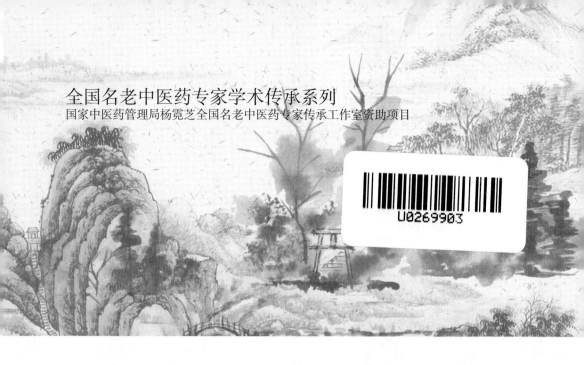

全国名老中医药专家学术传承系列

国家中医药管理局杨霓芝全国名老中医药专家传承工作室资助项目

U0269903

名中医杨霓芝学术思想及临证验案

主　审　杨霓芝
主　编　包　崑　林启展
副主编　侯海晶　左　琪　徐　鹏　朴胜华　金　华　张再康　毛　炜
编　委　（按姓氏笔画排序）

王立新　王永生　王丽娟　毛　炜　邓晓玮　左　琪　卢富华　包　崑
朴胜华　刘立昌　苏佩玲　杨　敏　吴东明　吴禹池　余鹏程　邹　川
张再康　陈国伟　范　萍　林文秋　林启展　金　华　周　敏　郑　远
胡天祥　钟　丹　侯海晶　袁卓杰　桂定坤　徐　鹏　黄　金　曹爱琴
龚保文　梁　晖　彭　钰　董金莉　曾翠青

人民卫生出版社

·北京·

版权所有，侵权必究！

图书在版编目（CIP）数据

名中医杨霓芝学术思想及临证验案 / 包崑，林启展
主编 . —北京：人民卫生出版社，2020.11
ISBN 978-7-117-30746-8

Ⅰ.①名… Ⅱ.①包… ②林… Ⅲ.①中医临床-经
验-中国-现代②医案-汇编-中国-现代 Ⅳ.
①R249.7

中国版本图书馆 CIP 数据核字（2020）第 201708 号

人卫智网	www.ipmph.com	医学教育、学术、考试、健康，购书智慧智能综合服务平台
人卫官网	www.pmph.com	人卫官方资讯发布平台

名中医杨霓芝学术思想及临证验案
Mingzhongyi Yang Nizhi Xueshu Sixiang ji Linzheng Yan'an

主　　编：包　崑　林启展
出版发行：人民卫生出版社（中继线 010-59780011）
地　　址：北京市朝阳区潘家园南里 19 号
邮　　编：100021
E - mail：pmph @ pmph.com
购书热线：010-59787592　010-59787584　010-65264830
印　　刷：保定市中画美凯印刷有限公司
经　　销：新华书店
开　　本：710×1000　1/16　印张：21　插页：8
字　　数：366 千字
版　　次：2020 年 11 月第 1 版
印　　次：2020 年 12 月第 1 次印刷
标准书号：ISBN 978-7-117-30746-8
定　　价：75.00 元

打击盗版举报电话：**010-59787491**　**E-mail：WQ @ pmph.com**
质量问题联系电话：**010-59787234**　**E-mail：zhiliang @ pmph.com**

项 目 资 助

1. 国家重点研发计划资助

项目名称：基于"道术结合"思路与多元融合方法的名老中医经验传承创新研究（项目编号：2018YFC1704100）

课题名称：东部地区名老中医学术观点、特色诊疗方法和重大疾病防治经验研究（课题编号：2018YFC1704102）

2. 广东省中医药防治难治性慢病重点实验室的资助

项目名称：广东省中医药防治难治性慢病重点实验室（2018年度）

项目编号：2018B030322012

3. 国家中医药管理局杨霓芝全国名老中医药专家传承工作室资助

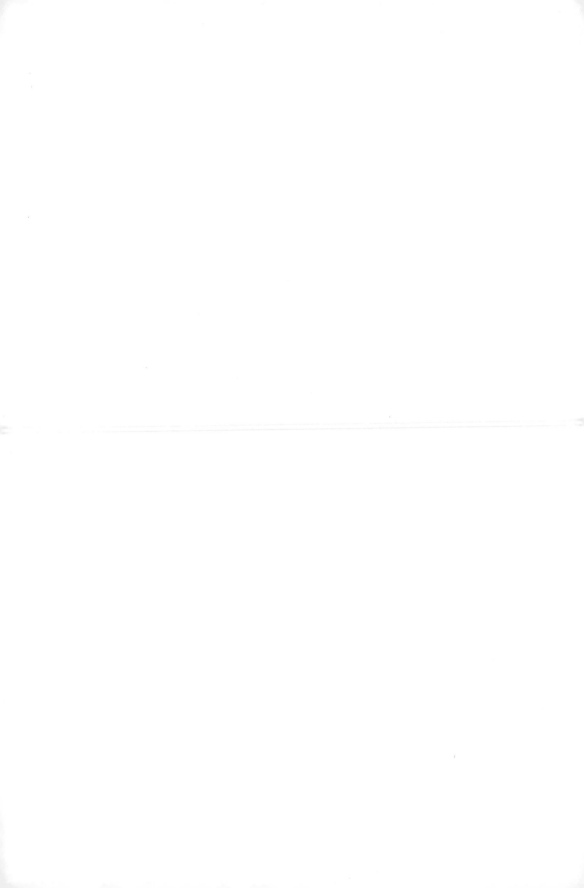

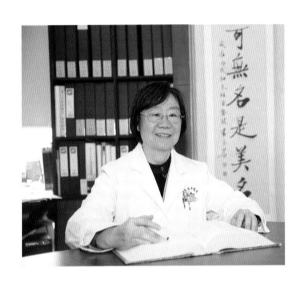

　　杨霓芝,广州中医药大学教授、主任医师、博士研究生导师、博士后合作教授,广东省名中医,第五批全国老中医药专家学术经验继承工作指导老师,国家中医药管理局建设项目"杨霓芝全国名老中医药专家传承工作室"导师,国家中医肾病临床研究基地、广东省中医院肾病科学术带头人。

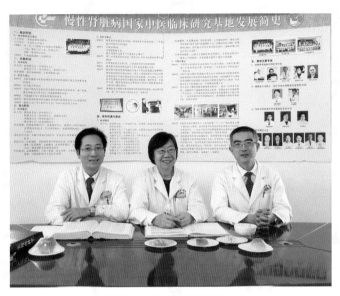

杨霓芝和包崑、林启展两位主编

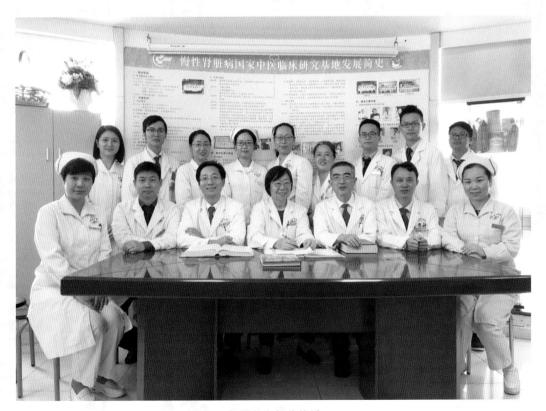

杨霓芝和部分编委

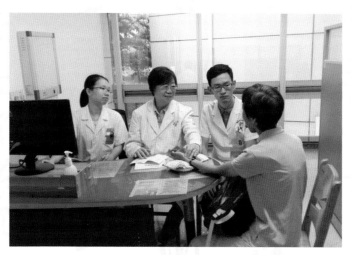

专科门诊

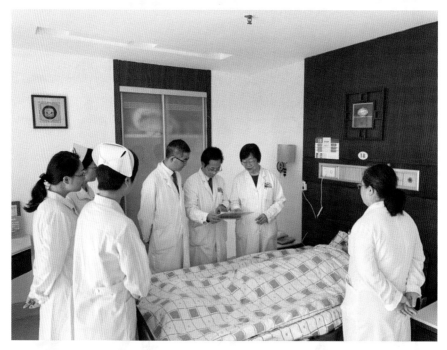

病区查房

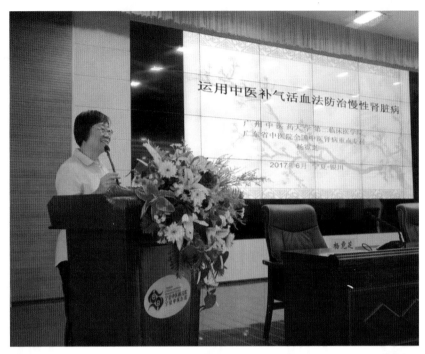

学术讲座

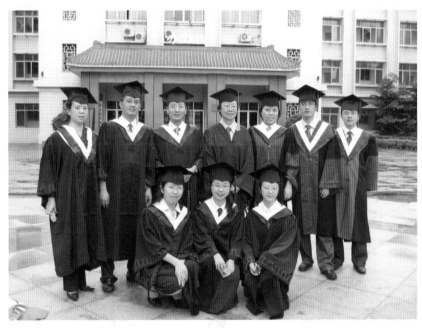

杨霓芝和她的硕博研究生刘旭生（后排左起第二）、林启展（后排左起第三）、
包崑（后排右起第二）、王立新（后排右起第三）等

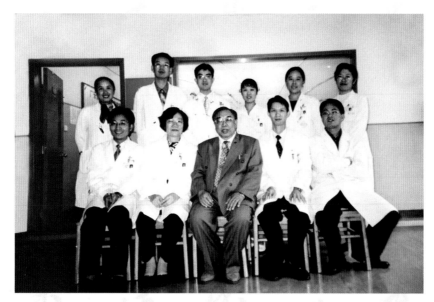

国医大师张琪与杨霓芝团队合影

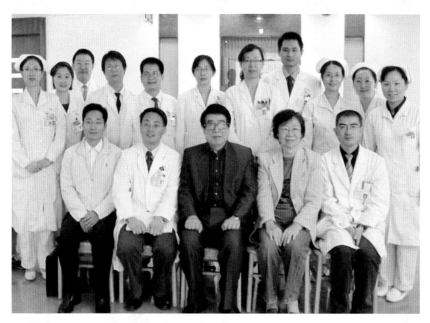

国医大师张大宁与杨霓芝团队合影

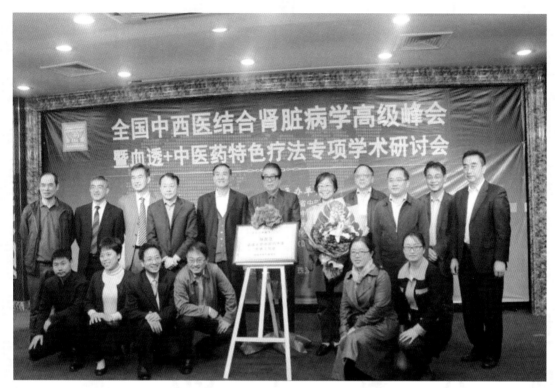

国家中医药管理局建设项目"杨霓芝全国名老中医药
专家传承工作室"启动

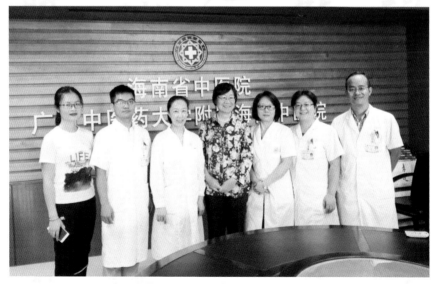

杨霓芝在海南省中医院指导工作

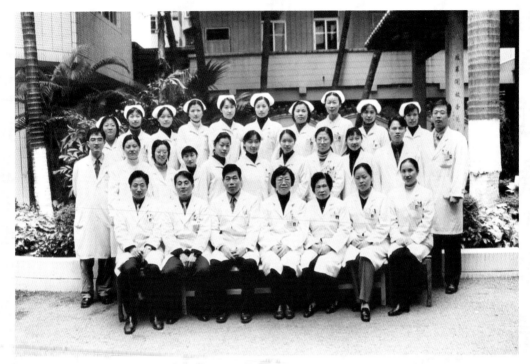

最佳科室

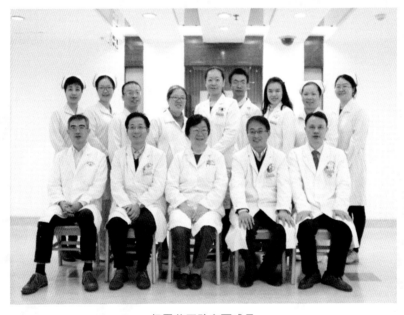

杨霓芝团队主要成员

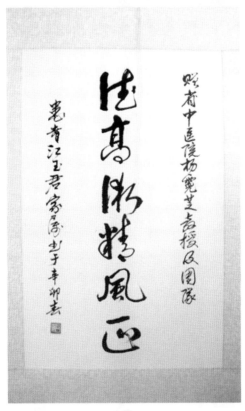

患者的心声

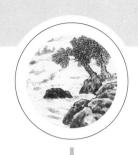

主编简介

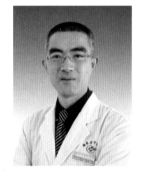

包崑,医学博士,主任医师,博士研究生导师。广东省中医院大学城医院肾内科主任。广东省基层医药学会中西医结合肾病专业委员会主任委员,广东省中西医结合学会肾病专业委员会副主任委员,中华中医药学会肾病分会委员。

1993年本科毕业于安徽中医学院(现安徽中医药大学),1997年攻读硕士期间师从黄春林、杨霓芝,2003年博士学习期间师从杨霓芝,2007年拜师于全国名老中医李寿山,跟师学习中医药防治慢性肾脏病的经验。2009年被广东省中医院授予"青年专业技术拔尖人才";2010年成为广州中医药大学"千百十工程"培养人才;2016年获得广东省中医院第一批"青年名中医"称号;2019年入选广州日报报业集团"广州实力中青年医生"榜。

从事中西医结合防治慢性肾脏病的临床、科研和教学工作近30年,积极发挥中医药优势诊治疑难、危重肾脏疾病。目前重点主攻方向是中医药防治膜性肾病,致力于研究膜性肾病的中医病机演变规律及其内在演变机制,提出膜性肾病的主要病机是气虚血瘀兼有湿邪为患,着重于分层辨证施治以提高中医药治疗膜性肾病的疗效。

主持国家自然科学基金、国家中医药管理局、广东省自然科学基金等各级课题10余项;获广东省科学技术进步奖、中华中医药学会科学技术奖等奖项3项;在国内外发表学术论文20余篇;培养硕士研究生20余名。

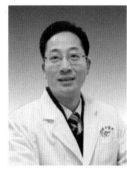

林启展，主任中医师，博士研究生导师，广东省中医院总院透析科主任。

目前担任中国民族医药学会肾病分会副会长兼秘书长，中华中医药学会肾病分会常务委员，广东省医院管理学会血液净化中心管理专业委员会副主任委员，广东省生物医学工程学会血液净化分会副主任委员，广东省中西医结合学会肾病专业委员会副主任委员，中国中医药肾脏病防治联盟血液透析技术专家委员会主任委员，广东省中医血液透析联盟发起人兼秘书长，广东省卫生厅血液净化质控中心专家组成员。

1989年毕业于广州中医学院（现广州中医药大学），之后一直在广州中医药大学第二临床医学院（广东省中医院）从事临床工作，1994年协助杨霓芝创建广东省中医院肾病专科并任医疗组长，1996年至复旦大学附属华山医院进修肾内科及血液净化，2001年拜国医大师张琪为师，并成为其学术继承人。2003年考取杨霓芝在职研究生，2006年获硕士学位。先后主持参与各级课题20多项，在国内外期刊发表论文90多篇，其中SCI 4篇，累计出版代表性专著10多部，其中"中医综合疗法延缓慢性肾功能衰竭的研究"获"中华中医药学会科学技术进步奖三等奖"，"中医药综合疗法治疗慢性肾衰的临床系列研究"获"广州市科学技术进步奖二等奖"，"益气活血法在维持性血液透析中的应用"获"广东省科学技术厅科学技术进步奖三等奖"。获"全国第二届百名杰出青年中医"提名奖，首届中西医结合优秀青年贡献奖。2015—2018年入选《岭南名医录》。2016年入选中国中医科学院中青年名中医。

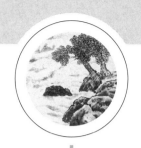

序　一

　　杨霓芝教授乃我国著名中医肾病专家,第五批全国老中医药专家学术经验继承工作指导老师,广东省名中医,广东省中医院全国中医肾病重点专科的创建人,国家中医肾病临床研究基地奠基人。杨霓芝教授勤求古训,博采诸家,从《内》《难》到东垣、景岳等,通古贯今,集众家之所长,历经40余年的临床和科研,创立并完善了以"益气活血"为基本原则的肾病治疗大法,在防治慢性肾小球肾炎、难治性肾病综合征、慢性肾衰竭、糖尿病肾病及痛风肾病等方面均疗效显著。在此基础上研制了具有益气活血功效的院内制剂"三芪口服液",形成了理法方药完备的肾病治疗体系,丰富和完善了中医药治疗肾脏病的理论和治疗方法,具有重要的科学意义和实用价值。

　　杨霓芝教授从医40余年,学验俱丰,德艺双馨,活人无数,桃李芬芳,医教科研硕果累累。《名中医杨霓芝学术思想及临证验案》由其门人弟子将其历年论著、讲稿及弟子跟师记录等资料广泛收集,精选其临床病案汇集成册。本书收集广泛,以案为据,全面总结了杨霓芝教授"益气活血法"形成的理论源流及在肾脏病及内科杂病中的应用,较完整系统地展现了杨霓芝教授"益气活血法"的学术思想及临床经验,对传承后学,堪称佳作。值此即将付梓出版之际,乐以为序。

国医大师　张镜

2020 年 6 月 19 日

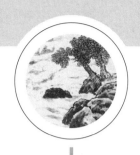

序　二

祖国医学是一个巨大宝库，需要不断地挖掘整理古人、今人之经验，在此基础上，更需要吸收其精华并发扬光大，才能造福于这个新时代。名老中医的学术思想及临证经验是中医学术的精华部分，有效整理、推广名老中医的经验是当今中医发展的重要环节。

杨霓芝教授是第五批全国老中医药专家学术经验继承工作指导老师、广东省名中医；原任广东省中医院肾病科主任、肾病中心主任、国家级肾病重点专科主任、学科带头人；现为国家中医肾病临床研究基地、广东省中医院全国中医肾病重点专科主任导师、学术带头人；先后兼任中华中医药学会肾病分会副主任委员、广东省中西医结合学会肾病专业委员会主任委员、广东省中医药学会肾病专业委员会副主任委员等。杨教授从事临床医疗、教学、科研工作40多年，充分发挥中医特色与优势，积极开展中医药防治肾脏病工作，获效显著，赞誉甚多。她1995年即提出以益气活血法防治慢性肾脏病的学术思想，具体临床实践中多以益气活血法防治慢性肾小球肾炎、益气活血利水法治疗难治性肾病综合征、益气活血蠲毒的中医综合疗法延缓慢性肾衰竭，创新了肾病领域的诊疗思路。

此部《名中医杨霓芝学术思想及临证验案》由杨教授指导的博士、硕士及师承弟子们在长期跟师临证中，潜心侍诊悟道，整理、挖掘并总结了老师的经验，终而成书。本书第一部分首次系统阐述了杨教授学术思想的形成过程。学术思想的形成必然源于学术创新，杨教授应用益气活血法防治慢性肾脏病，是将传统经典的理论结合现代医学的相关研究,验证于临床,再反复改进诊疗方案,真正做到了理论与实践、基础研究与临床研究的完美结合。第二部分着重通过验案来反映杨教授的诊疗策略、组方特点及用药经验。杨教授行医多年,积累了众多的典型验案。这些医案是传承杨教授中医经验的重要载体,后学者若能认真汲取,应能有效提高临证疗效。

此书付梓之际,先行拜读初稿,感慨良多。中医需要现代化,但中医现代化的基础必须先是传承。传承是动力,发展是目标。中医药学的发展要靠一代又一代人的努力,而传承名老中医经验是未来中医学术发展的关键所在。故吾乐而为之序。

国医大师 张大宁

2020 年 6 月 10 日

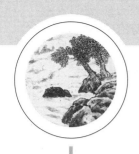

前　言

　　中医药学是具有中国特色的生命科学，是科学与人文相融合的学科。然而近年来一些中医师，尤其是一些正规中医药大学毕业的学院派医生，诊治疾病时常以西药打头阵、中药作陪衬。更有甚者，凡遇炎症则以清热解毒之药，凡遇水肿则加利尿逐水之品，不审因、不辨证，草草了事，却总欲求获得奇效，岂不难于上青天乎？中医治学本应溯本求源，古为今用，简单地以西医理论指导中医药使用，就失去了传统中医辨证之精华所在，就如邯郸匍匐，蛟龙失水。名医经验的继承为中医药学发展之基本，故当参师襄诊，拜读学习名医临床经验，提高中医临床思维、思考、思辨的能力。

　　杨霓芝是广州中医药大学内科教授、主任医师、博士研究生导师、博士后合作教授，第五批全国老中医药专家学术经验继承工作指导老师，广东省名中医，国家中医药管理局建设项目"杨霓芝全国名老中医药专家传承工作室"导师，国家中医临床研究基地重点病种慢性肾脏病研究专家组组长。杨霓芝自20世纪70年代从事医疗工作至今已40余年，长期工作在临床医疗、教学和科研的第一线，在应用中医药防治肾脏病方面造诣深厚，培养了大量的复合型人才，获得了数项省级科技进步奖励和国家发明专利。

　　名中医杨霓芝的学术思想渊源于《黄帝内经》《难经》及《医林改错》等，并受现代肾病医家学术思想的影响，既传承了经典理论，又结合现代医学研究成果，在多年的临床实践中，提出了"气血之要，古今脉承；气虚血瘀，肾病之由"的肾脏病诊疗思想，认为慢性肾脏病的病机特点是气虚血瘀证贯穿于疾病过程的始终，主张以益气活血法防治慢性肾小球肾炎、益气活血利水法防治难治性肾病综合征、益气活血蠲毒法延缓慢性肾衰竭等,效如桴鼓。其学术理念充分将传统中医理论与西医学进行了有机结合,坚持以中医药为主、中西医结合的诊疗策略,衷中参西,病证互参,师古而不泥古,参西而不背中。

吾等有幸跟随杨霓芝出诊、查房,对杨霓芝的学术思想、临证经验进行了收集整理,编辑成此册。本书先系统总结整理了杨霓芝的学术思想,对其溯源、形成、应用和发挥进行了分类阐述,同时对杨霓芝在肾脏病学科建设方面的成效进行了详细的归纳和总结,均可供同行借鉴学习。本书后半部分则重点介绍杨霓芝的临证验案,对具体疾病的中医切入点进行了较深入的叙述,并分析其诊治疾病的处方用药特点,同时附有经典医案,也可供后学者参考继承。本书得到了国医大师张琪、张大宁的肯定和支持,并作序以兹鼓励。

本书编者都是杨霓芝的学生或弟子,他们为编撰此书尽心尽力,反复数稿修改整理,现一并致以谢意。尽管众编著者已竭尽所能,终因水平有限,且书中内容涉及面广,肯定仍存在诸多不足,恳请关心此书的前辈、专家、学者及同行给予批评指正,以便再版时修订和更正,我们将感激不尽。

包 崑

2020 年 6 月 18 日

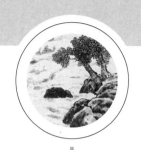

目　录

总　论

各　论

第五章　内科杂病临证验案 282

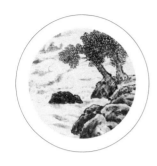

总　　论

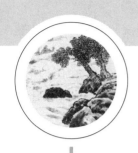

第一章
杨霓芝简介

　　杨霓芝,女,广东汕头市人,中国共产党党员。1968年参加工作,广州中医学院医疗系毕业。现为广州中医药大学内科教授、主任医师、博士研究生导师、博士后合作教授;第五批全国老中医药专家学术经验继承工作指导老师;广东省名中医;国家中医肾病临床研究基地、中医药防治慢性肾脏病研究专家组组长;广东省中医院全国中医肾病重点专科学术带头人;国家中医药管理局建设项目"杨霓芝全国名老中医药专家传承工作室"导师。先后任中华中医药学会肾病分会副主任委员、广东省中西医结合学会肾病专业委员会主任委员、广东省中医药学会肾病专业委员会副主任委员;广东省中医药学会理事、终身理事;广东省中西医结合学会理事、终身理事。1998年以来曾先后任国家科学技术奖评审专家,国家自然科学基金项目评审专家,教育部学位与研究生教育发展中心评审专家,广东省自然基金项目、广东省重点科技攻关项目、广东省高级职称评审委员会、中国中西医结合学会科学技术奖、广东省广州市科学技术奖等评审专家;《中国中西医结合肾脏病杂志》编委。

　　杨霓芝于广州中医学院医疗系毕业后留校,分配至广东省中医院内科从事医疗教学科研工作至今。杨霓芝对内科常见病、多发病及疑难重症的临床诊治经验丰富,尤其在中医药防治肾脏病方面造诣颇深,是广东省中医院肾内科的奠基人。40多年来,杨霓芝全身心奉献于工作，作为肾病科学科带头人，在医院领导指导下，带领全科医务人员开展肾脏病科临床诊治及教学、科研工作。她身体力行，除自己认真刻苦地学习中西医知识外，还组织同事认真学习中医经典、中医理论、中医治肾知识，不断提高中医诊疗水平，发挥中医特色与优势，不断提高临床疗效。她说："医院建院目标是'中医走在前沿，现代医学跟踪得上，创建全国一流的中医医院'，我们肾科也应跟医院目标一致，创建全国一流的中医肾病科。"她坚持以中医药为主防治肾内科常见病、多发病，以中西医结合手段抢救治疗肾内科急危重疑难病；开展新技术新疗法，中药配合血液透析、腹膜透析治疗终末期肾脏病等，临床疗效明显，诊治水平、好转率、治愈率显著提高，使肾病科综合诊治水平不断提高并上新台阶。

杨霓芝在学术上主张以中医益气活血法防治慢性肾脏病。根据中医学理论、慢性肾脏病常见证候以及长期的临床经验，杨霓芝认为慢性肾脏病的主要病机为"气虚血瘀"，并于1995年提出以中医"益气活血法"为主防治慢性肾脏病。主张以益气活血法防治慢性肾小球肾炎，以益气活血利水法治疗难治性肾病综合征，以益气活血蠲毒为主的中医综合措施延缓慢性肾衰竭，以及以中药配合血液透析、腹膜透析治疗终末期肾脏病防治相关并发症等，并取得明显疗效。研制具有益气活血作用的院内制剂"三芪口服液"（原"通脉口服液"），用于中医临床防治慢性肾脏病取得显著临床疗效。目前正在进行中药新药开发研究。

杨霓芝注重中医七情致病防病，重视中医治未病理念，对于就诊患者都要进行详细的诊治及预防调护的指导，由于其医术精湛、态度和蔼可亲，待患者如亲人，对患者身心俱医，吸引了国内外众多患者，包括美国、法国、泰国、印度尼西亚以及中国香港、中国澳门等地的患者，均慕名而来，满意而归。

杨霓芝主持广东省中医院全国中医肾病重点专科工作，突出中医特色与优势，使肾病科中西医诊治水平及临床疗效不断提高。该肾病重点专科牵头全国30家中医肾病重点专科进行慢性肾脏病重点病种"慢性肾衰竭"中医诊疗方案及临床路径的制定和临床研究工作，获国家中医药管理局领导及同行好评，"十五"期间获国家优秀中医重点专科（全国中医肾病重点专科中唯一的一个），为广东省中医院成为国家中医临床研究基地创造了必备条件。2008年广东省中医院被遴选为国家中医临床研究基地（重点研究病种：中医药防治慢性肾脏病）；承担国家行业专项项目及指导开展中医药防治慢性肾脏病的相关临床研究工作。

杨霓芝长期担任中央首长保健工作，工作认真负责，临床疗效好，获中央首长好评。

　　杨霓芝重视中医传承工作，2016 年获国家中医药管理局建设项目"杨霓芝全国名老中医药专家传承工作室"，并多次到基层医院指导开展肾病防治工作，已先后在海南省中医院、汕头市中医院、珠海市中医院设立"杨霓芝名中医工作室"，指导中医防治慢性肾脏病诊治及传承工作、学术思想推广工作。

　　主持国家自然科学基金 2 项（"通脉口服液配伍规律及作用机制研究""基于系统生物学技术探讨益气活血法防治慢性肾纤维化的物质基础"），"十一五"国家行业专项"慢性肾炎蛋白尿和慢性肾脏病 4 期中医优化方案推广研究" 1 项，省部级课题 11 项。获广东省科学技术进步奖、广州市科学技术进步奖、中华中医药学会科技奖、"康莱特杯"全国中医药优秀学术著作奖等奖项 6 项（其中省部级二等奖、三等奖 4 项，均为第一完成人）；获国家发明专利 4 项；获广东省中医院建院 80 周年杰出贡献奖荣誉称号；主编《泌尿科专病中医临床诊治》《中西医结合肾脏病学研究新进展》等著作 3 部，副主编《现代中医肾脏病学》等著作 6 部；发表论文 80 多篇；培养博士后 3 名、博士研究生 13 名、硕士研究生 15 名、全国师承弟子 2 名、省级师承弟子 5 名、广州中医药大学师承弟子 12 名、院内青年医师 30 多名。

　　多次主办、协办全国及广东省中医、中西医结合学术年会和肾脏病新进展学习班。先后应邀参加国际肾脏病会议、国际中西医结合肾脏病会议、中日女科学家研讨会等。2014—2018 年先后获"岭南名医""羊城好医生"等荣誉称号。

（左 琪　侯海晶）

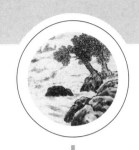

第二章
杨霓芝益气活血法的学术思想

第一节　气虚血瘀的理论源流

中医气虚血瘀证，是以气虚为本，血瘀为标，气虚和血瘀同时并存的一种本虚标实证。该理论肇始于先秦，发展于汉唐宋元，成熟于明清。

一、肇始于先秦

先秦时期，奠定了气虚血瘀理论的基础，其特点是对气虚血瘀的病因病机给予了初步的研究。代表著作是《黄帝内经》。

《黄帝内经》最早提出了气的概念。如《灵枢·决气》："上焦开发，宣五谷味，熏肤、充身、泽毛，若雾露之溉，是谓气。"《素问·宣明五气》："久视伤血，久卧伤气，久坐伤肉，久立伤骨，久行伤筋，是谓五劳所伤。"《素问·举痛论》说："怒则气上，喜则气缓，悲则气消，恐则气下……惊则气乱……思则气结。"

《黄帝内经》最早提出气虚的概念。如《素问·阴阳应象大论》曰："定其血气，各守其乡，血实宜决之，气虚宜掣引之。"《素问·玉机真脏论》曰："急虚身中卒至，五脏绝闭，脉道不通。"

《黄帝内经》最早奠定了气血理论。其曰："人之所有者，血与气耳。"《素问》指出了人之根本乃气血。同时提出了"血气不和，百病乃变化而生"，认为疾病的产生是源于气血的病变。在治法上应"谨守病机……疏其血气",明确指出了临床上应辨证论治。

《黄帝内经》中尽管尚未明确"血瘀""瘀血"一词,但"血脉凝泣""血凝泣""恶血""留血"及"脉不通"等名称散载于各篇。如《灵枢·痈疽》云:"寒邪客于经络之中则血泣,血泣则不通。"

《黄帝内经》尽管尚未有明确的"气虚血瘀"一词,但已经有了不少相关论述。如《素问·调经论》谓:"五脏之道皆出于经隧,以行血气,血气不和,百病乃变化而生。"血气不和,既包括气滞血瘀等实证,也包括气虚血瘀等虚实夹杂证。《灵枢·营卫生会》云:"老者之气血衰,其肌肉枯,气道涩。"年老以后,气血亏虚,日久可以导致血液瘀滞,进而可以导致气虚血瘀。《素问·痹论》曰:"病久入深,荣卫之行涩,经络时疏,故不通。"病久也可导致气虚,不通可为血瘀。《灵枢·厥病》说:"真心痛,手足青至节,心痛甚,旦发夕死,夕发旦死。""手足青至节,心痛甚"为瘀血阻闭之征。瘀血阻闭的根本原因常常是心气亏虚或心阳虚衰,所以真心痛的基本病机是气虚血瘀。《灵枢·刺节真邪》云:"虚邪偏客于身半,其入深,内居荣卫,荣卫稍衰,则真气去,邪气独留,发为偏枯。"中风的病机是真气去、虚邪客。真气去自然包括气虚,邪气客不仅仅指外邪,也包括痰、瘀等病理产物在内。所以,《黄帝内经》已经认识到中风的发生与气虚血瘀有关。《灵枢·经脉》曰:"凡诊络脉,脉色青则寒且痛,赤则有热。胃中寒,手鱼之络多青矣;胃中有热,鱼际络赤;其暴黑者,留久痹也;其有赤有黑有青者,寒热气也;其青短者,少气也。"络脉青短即为气虚血瘀之征。《灵枢·百病始生》曰:"虚邪之中人也,始于皮肤,皮肤缓则腠理开,开则邪从毛发入……留而不去,则传舍于络脉……留而不去,传舍于经。"虚邪即是因虚受到外来邪气的侵袭,此虚可为气虚。留而不去,则可导致血瘀。

二、发展于汉唐宋金元

汉唐宋金元时期,对气虚血瘀理论进行了广泛研究,其特点是将气虚血瘀理论与临床实践紧密结合,对气虚血瘀证给予补气活血通络治疗。其突出代表医家是张仲景。

东汉张仲景创立了瘀血概念。他在《黄帝内经》的基础上,针对血瘀提出了"瘀血""蓄血""干血证"等不同名称,并详述血瘀证的症状、脉象、病因和治法。仲景创立了血瘀证的辨证论治法则,如理气活血法、活血逐瘀法、泄热祛瘀法、扶正祛瘀法等活血化瘀的方法,并创有旋覆花汤、抵当汤、下瘀血汤、桃核承气汤、桂枝茯苓丸等活血化瘀方药。

张仲景在《黄帝内经》有关气虚血瘀证病因病机认识的基础上,提出了具体的辨证论治方法，开创了寓补于攻、攻补结合治疗气虚血瘀的先河。如《金匮要略》："夫脉当取太过不及，阳微阴弦，即胸痹而痛，所以然者，责其极虚也。"胸痹而痛为有瘀血阻滞之征，极虚即包括气虚证。《金匮要略》曰："血痹阴阳俱微，寸口关上微，尺中小紧，外证身体不仁，如风痹状，黄芪桂枝五物汤主之。"寸口关上微为气虚之征，身体不仁、尺中小紧为瘀血阻滞之征。用黄芪桂枝五物汤益气温经、和血通痹。在气虚血瘀证中，张仲景更加重视气虚对血瘀的影响。如《金匮要略·脏腑经络先后病脉证》云："若五脏元真通畅，人即安和；客气邪风，中人多死。千般疢难，不越三条：一者，经络受邪入脏腑，为内所因也；二者，四肢九窍，血脉相传，壅塞不通，为外皮肤所中也；三者，房室、金刃、虫兽所伤。以此详之，病由都尽。"元真通畅，即为元气旺盛，畅达无阻，则健康平和。如果元气亏虚，则容易导致外邪侵袭，经络不通，血行郁滞，进而传入脏腑。

东汉张仲景治疗气虚血瘀证的特点，是在补气活血的基础上，非常重视用虫类药物活血通络，实开用虫类药物活血通络之先河，具体的方剂有抵当汤、抵当丸、大黄䗪虫丸、鳖甲煎丸、下瘀血汤等。《伤寒论·辨太阳病脉证并治中》曰："太阳病六七日，表证仍在，脉微而沉，反不结胸，其人发狂者，以热在下焦，少腹当鞕满，小便自利者，下血乃愈。所以然者，以太阳随经，瘀热在里故也，抵当汤主之。""太阳病，身黄，脉沉结，少腹鞕，小便不利者，为无血也。小便自利，其人如狂者，血证谛也，抵当汤主之。"《金匮要略·血痹虚劳病脉证并治》曰："五劳虚极羸瘦，腹满不能饮食，食伤、忧伤、饮伤、房室伤、饥伤、劳伤、经络荣卫气伤，内有干血，肌肤甲错，两目黯黑。缓中补虚，大黄䗪虫丸主之。"《金匮要略·疟病脉证并治》曰："病疟，以月一日发，当以十五日愈；设不差，当月尽解；如其不差，当如何？师曰：此结为癥瘕，名曰疟母，急治之，宜鳖甲煎丸。"上述方药中即应用了鳖甲、蜂房、鼠妇、土鳖虫、蜣螂、水蛭、虻虫等。

北宋陈无择《三因极一病证方论·失血叙论》说："夫血犹水也，水由地中行，百川皆理，则无壅决之虞。血之周流于人身荣经腑俞，外不为四气所伤，内不为七情所郁，自然顺适。万一微爽节宣，必至壅闭。故血不得循经流注，荣养百脉，或泣或散，或下而亡反，或逆而上溢，乃有吐衄。"壅闭即可为血瘀，其所致虽然多种多样，但气虚不能推动也是其中原因之一。

南宋杨士瀛《仁斋直指方》首次提出了"气为血之帅、血为气之母"的理论学说。他说"气者，血之帅也，气行则血行，气止则血止，气温则血滑，气寒则血凝，气有一息不通，则血有一息不行"，明确指出了气对血的统帅作用。因此，他在治疗上首先重视调气，其次重视调血。如果是因气虚导致的血瘀，则气血并调,补气的同时兼以活血,达到气血兼顾,标本兼施。

元代李东垣在"内伤脾胃,百病由生"学术思想指导下,重视脾胃、元气、血行之间的密切关系。如《脾胃论·脾胃胜衰论》曰:"脾胃不足,皆为血病,是阳气不足,阴气有余,故九窍不通。"脾胃虚弱、元气不足是血瘀形成的重要因素,从而将滋养脾胃、壮旺元气、活血化瘀熔于一炉治疗气虚血瘀证。补中益气之品,常用黄芪、党参、白术、甘草、大枣等;活血化瘀药常用红花、桃仁、当归梢、苏木、姜黄、丹皮、丹参、赤芍、川芎、三棱、莪术等,病种涉及内、外、妇、五官等科。他所创制的名方清阳汤(黄芪、当归、升麻、葛根、炙甘草、生甘草、桂枝、红花、苏木、酒黄柏),主治口歪、颊腮急紧、胃中火盛、汗出不止而小便数者,为后世从气虚血瘀论治中风开创了先河,对后世王清任治疗气虚血瘀证中风产生了深刻的影响。正如现代著名医家丁光迪所说:"益气祛瘀,治疗风中经络,实为李氏首创,富有特点,并为王清任的补阳还五汤打开门径。"张锡纯也说:"补阳还五汤方重用黄芪四两以竣补气分,此即东垣主气之说也。"

元代朱丹溪非常重视气血的作用,擅长从气血入手治疗内伤杂病。他说:"人所以借以为生者,血与气也""气血冲和,万病不生,一有怫郁,诸病生焉,故人身诸病多生于郁"。气既可是气滞,也可以是气虚;血既可是血虚,也可以是血瘀。所以,对某些疾病,他很重视以补气活血法来治疗。例如,他除了强调痰在中风发病过程中的重要性之外,还认为气虚血瘀等对中风的发生有重要影响。《丹溪心法·中风》曰:"中风……又须分气虚血虚。半身不遂,大率多痰,在左属死血瘀血,在右属痰有热,并气虚。"死血,即久病入络之瘀血。并气虚,也即伴有气虚证。

三、成熟于明清

明清时期对气虚血瘀理论有了更深入的认识,其突出特点有二:王清任中风的主要病机归属气虚血瘀,提高了气虚血瘀理论的重要性,更加引起了医家对气虚血瘀理论的重视;二是叶天士发展了张仲景的补气活血通络学术思想。

明代王纶《明医杂著》曰:"古人论中风偏枯,麻木诸症,以气虚死血为言,是论其致病之根源。"第一次明确提出气虚血瘀是中风的根本原因,也是较早明确将气虚和血瘀有机联系起来形成气虚血瘀复合病机的医家。

明代张景岳《质疑录》曰:"人之气血,周流于一身,气如囊籥,血如波澜,气为血行,血为气配,阴阳相维,循环无端。"《景岳全书·杂证谟·胁痛》说:"凡人之气血,犹源泉也,盛则流畅,少则壅滞,故气血不虚则不滞,虚则无有不滞者。"虚包括气虚,滞为血瘀。《景岳全书·杂证谟·积聚》说:"脾肾不足及虚弱失调之人，多有积聚之病。"虚弱包括气虚，积聚包括瘀血。

明代李中梓《医宗必读》曰："积之成也，正气不足，而后邪气踞之。"正气不足包括气虚，邪气也包括瘀血。

明代朱橚《普济方·方脉总论》曰："气者血之帅也，气行则血行，气止则血止，气温则血滑，气寒则血凝，气有一息之不运，则血有一息之不行。"如果气虚，则会导致气虚血瘀。

明代虞抟《医学正传·诸气》曰："夫人身之正气，与血为配，血行脉中，气行脉外……气血并行，周流乎一身之中，灌溉乎百骸之内，循环无端，运行不悖，而为生生不息之妙用也。"如果气虚，则会导致气虚血瘀。

明代王绍隆《医灯续焰·气动脉应》曰："气血以水喻之，血犹水体，气犹水用，体用不可须臾离。"如果气虚，则会导致气虚血瘀。

明末清初张璐《张氏医通·诸血门》云："盖气与血，两相维附，气不得血，则散而无统；血不得气，则凝而不流。"血不得气、凝而不流，则包括气虚血瘀。

清代王清任《医林改错》，将中风的主要病机归属于气虚血瘀。王清任极其重视气血理论，认为气血为人体最重要的生命物质，诊治疾病首先要辨清气血的虚实。他说："无论外感内伤……所伤者无非气血""治病之要诀，在明白气血"。他是专门将气虚血瘀理论应用于中风的首创者。他说："半身不遂，亏损元气，是其本源""元气既虚，必不能达于血管，血管无气，必停留而瘀"。故治疗上补气为主兼以活血，创立了著名的补阳还五汤，至今仍是临床治疗中风病气虚血瘀证的有效方剂。王清任与李东垣相比，更加重视元气在中风发病中的决定作用，把气虚血瘀这一病机提高到前所未有的高度。

清代叶天士在继承张仲景善用虫类药活血化瘀的基础上，提出了著名的"久病入络说"，将活血化瘀药的应用提高到了一个新的高度。他说："初病气结在经，久则血伤入络""久病入络""久痛入络""经年宿病，病必在络""初病在气，久病入血"。创用辛温通络、辛润通络、辛香通络、虫蚁通络等方法活血化瘀。不仅如此，他还非常重视瘀血因虚所致者。他说："至虚之处，便是容邪之所"。例如《临证指南医案·肩臂背痛》沈案云："汗出，失血背痛，此为络虚"；《胃脘痛》费案云："初病气伤，久泄不止，营络亦伤，古谓络虚则痛"；《腰腿足痛》汪案云："下焦空虚，脉络不宣，所谓络虚则痛是也"。《临证指南医案·痹》："经年累月，外邪留着，气血皆伤，其化为败瘀凝痰，混处经络……年多气衰，延至废弃沉疴。"上述病证的治疗方法是补中兼通，他说："大凡络虚，通补最宜。"补则包括补气。

晚清唐宗海《血证论》，将出血的病机与气虚血瘀证密切联系。唐宗海通过多种血证的治疗,摸索出血证治疗的四大法则——"止血""消瘀""宁血""补虚"。消瘀就是活血化瘀,补虚包括补气。通过补气可以摄血止血,活血可以消瘀止血。当因为气虚血瘀导致出血时,则可以用补气活血来达到止血的目的。

晚清张锡纯《医学衷中参西录》,将补气活血法应用于虚劳、痹证、痿证、中风、痈肿、胸中大气下陷兼气分郁结经络湮淤等多种疾病的治疗。他创制的加味补血汤、干颓汤、起痿汤等都将补气活血两法熔于一炉。如《治内外中风方·加味补血汤》曰:"因气血虚者,其经络多瘀滞,此与偏枯萎废亦颇有关系,加此通气活血之品,以化其经络之瘀滞,则偏枯痿废者自易愈也。"

晚清周学海《读医随笔·承制生化论》曰:"气虚不足以推血,则血必有瘀。"明确指出了气虚血瘀。

清代高秉钧《医学真传》曰:"通络之法各有不同,调气以和血,调血以和气,通也;下逆者使之上行,中结者使之旁达,亦通也;虚者助之使通,无非通之之法。"虚者助之使通即包括补气活血法。

中医理论认为,气、血是组成人体的重要物质,具有温煦、濡润、滋养机体的作用,维持人体功能。气能生血、行血,血能养气、载气。气血相互资生,互为生长。《黄帝内经》所云"人之所有者,血与气耳",指出了气血乃人之根本。王清任曰:"治病之要诀,在明白气血"。"无论外感内伤……所伤者无非气血。"唐宗海指出:"人之一身,不外阴阳,而阴阳二字,即是水火,水火二字,即是气血。"《景岳全书·杂证谟·血证》又说:"人有阴阳,即为血气。阳主气,故气全则神旺;阴主血,故血盛则形强。人生所赖,唯斯而已。"

气与血相互滋养、维系,气是血生成和运行的动力,血是气运行的载体和基础,血为气之府,气为血之帅,气旺则血液充盈,气虚则血液生成少。气血失调贯穿在多种疾病病理变化的发生和发展过程中。《仁斋直指方》说:"盖气者,血之帅也,气行则血行,气止则血止,气温则血滑,气寒则血凝,气有一息不通,则血有一息不行。"朱丹溪云:"气升则升,气降则降,气凝则凝,气滞则滞。"王清任《医林改错》云:"元气既虚,必不能达于血管,血管无气,必停留而瘀""气通而不滞,血活而不瘀,气通血活,何患疾病不除"。《张氏医通》亦谓:"盖气与血,两相维附,气不得血,则散而无统;血不得气,则凝而不流。"

杨霓芝在慢性肾脏疾病的诊治过程中,非常重视气血理论在疾病发生和发展中所起的重要作用,提出"气血之要、古今脉承,气虚血瘀、肾病之由"是慢性肾脏病核心病机的学术思想,认为气虚血瘀贯穿慢性肾脏病始终,创立益气活血法治疗慢性肾脏病的治疗新策略。"益气",一则气旺能生血,二则气行则血行,为治本之法;"活血"则瘀除血脉得通,新血得生,为治标之法。"益气"与"活血"相得益彰,则能使机体早日康复。

(张再康　徐　鹏)

第二节　杨霓芝益气活血法防治慢性肾脏病的思路

一、杨霓芝益气活血学术思想的形成

(一) 博采中医经典,提出"气虚血瘀"理论

杨霓芝从中医经典入手,采撷《素问·阴阳应象大论》"年四十,而阴气自半也,起居衰矣;……年六十,阴痿,气大衰,九窍不利,下虚上实,涕泣俱出矣"之论,认为随着年龄的增加,阳气逐渐耗损,正常人亦将呈现出一种气虚状态。正如《灵枢·营卫生会》所云"老者之气血衰,其肌肉枯,气道涩",表现出老年人之气虚状态。杨霓芝认为随着年龄增加,阳气耗损,正气日减,是人的正常生理现象。结合中医经典的疾病发病理论"正气存内,邪不可干"(《素问遗篇　刺法论》),"邪之所凑,其气必虚"(《素问　评热病论》),"血气不和,百病乃变化而生"(《素问·调经论》),提出疾病的发生必以正虚为基础,气血不足是发病的重要内在因素。气血之间的关系乃是相互资生、相互维系的,气为血之帅,血为气之府,但二者的关系不是对等关系,而是气为主导,气旺则血充,气虚则血少。故"气虚"是发病的核心因素。气虚最常见于肺、脾、肾三脏,其中对于肾脏病的发生尤重视脾、肾,而二者中的脾在发病中起着始动及核心因素。正如《脾胃论·脾胃胜衰论》中所说:"脾胃不足,皆为血病,是阳气不足,阴气有余,故九窍不通。诸阳气根于阴血中……"脾气不足,气血生化乏源,加重气虚,气虚血运无力,导致瘀血形成。《景岳全书》云:"凡人之气血,犹源泉也,盛则流畅,少则壅滞,故气血不虚则不滞,虚则无有不滞者。"对气虚血瘀理论进一步论述,认为气血不足是导致瘀血的重要因素。杨霓芝所提的"气虚血瘀"理论与之不谋而合。王清任在《医林改错》中同样指出:"元气既虚,必不能达于血管,血管无气,必停留而瘀……"而周学海的《读医随笔》更是将该理论简化为"气虚不足以推血,则血必有瘀"。杨霓芝上至《内》《难》,下至明、清,创新性提出"气虚血瘀"是疾病发病的核心病机。

(二) 结合临床,提出慢性肾脏病"气虚血瘀"理论

气虚血瘀理论是当代研究比较深入的中医基础理论之一,研究者分别从气、血的角度对该理论进行了详细阐释,具体研究内容简要如下:

首先,在气的研究方面:将中医理论中的元气或真气与现代分子生物学的基因相比较,发现两者具有统一性。基因指导蛋白质的合成与代谢,蛋白质合成代谢正常,则元气充足;蛋白质分解代谢旺盛或蛋白质供应不足,则元气不足或损伤元气。宗气是由自然界吸入之气和经由脾胃消化而来的水谷精微结合而成,相当于脾胃消化得来的水谷精微即糖、脂肪、蛋白质在体内进行氧化代谢。人体的呼吸器官主要是肺,肺循环使血液与外环境之间进行气体交换,体循环使组织细胞与血液之间进行气体交换。整个过程是机体与外界环境进行气体交换的过程。即《黄帝内经》所云:"宗气积于胸中,出于喉咙,以贯心脉,而行呼吸焉。"宗气对于蛋白质的新陈代谢起着非常重要的作用。蛋白质合成时的原料氨基酸来源于食物,蛋白质合成时所需要的能量来源于机体生物氧化过程中释放出的能量。蛋白质分解产物的氧化也需要氧的参加。人体通过气体交换,维持内环境 pH 的恒定,以利于蛋白质的正常代谢,维持人体正常功能。营气由水谷精微所化生。营气包括物质代谢的全过程——消化、吸收、代谢和排泄 4 个阶段。营气相当于物质代谢。人体内物质的新陈代谢也是以蛋白质为主的各种物质的代谢,如果蛋白质代谢停止,生命也就失去了生存的基本条件。卫气性质剽悍滑疾,具有温分肉、充皮肤、肥腠理、司开合的功能。西医学认为,机体所需要的物质以食物形式摄入体内,食物蕴藏着一定的化学能。食物中的化学能转变成机体的能量,物质的新陈代谢伴随着能量的转移。物质的合成代谢吸收能量,物质的分解代谢释放能量。这些能量在体内经过一系列转化过程,以机械能、电能、化学能、热能等形式被机体利用,维持机体蛋白质合成、血液循环、消化吸收、腺体分泌、神经兴奋传导等功能的正常进行。卫气即相当于机体的能量代谢。能量代谢过程中所产生的热能有温分肉、充皮肤、肥腠理、司开阖的作用。物质代谢与能量代谢是相互联系、相互制约的。这与中医学关于营卫关系"卫称之为阳,营称之为阴"的理论相符合,是辩证统一的关系。

其次,在血的研究方面:血是构成和维持人体生命活动的基本物质之一,具有营养和滋润作用。中医学认为,血源于脾胃运化的水谷精微和先天之精,主要由营气和津液所组成。血的生理功能主要是濡养滋润全身脏腑肢节,也是神志活动的物质基础。现代生理学认为,血液是流动在心脏和血管内的不透明红色液体,主要成分为血浆和血细胞,属于结缔组织。血液中含有无机盐、氧、代谢产物、激素、酶和抗体等各种成分,有营养组织、调节器官活动和防御有害物质的作用。红细胞的主要功能是运输氧气,为人体各组织器官提供氧气。血小板是重要的凝血物质,主要功能是促进止血和加速凝血,收缩血管,形成止血栓,防止血管破裂,营养和支持毛细血管内皮,促进血液循环。白细胞是维持人体免疫功能的重要成分,通过吞噬和产生抗体等方式来抵御和消灭入侵的病原微生物。红细胞、血小板、白细胞含量和功能正常,则人体精力充沛,皮肤红润,肌肉丰满,运动灵敏,新陈代谢旺盛,抗御病邪能力强。依据现代生理学与中医理论,红细胞、白细胞、免疫球蛋白均是人体不可缺少的物质,它们均来源于饮食物质,在脉中循环运行,内达脏腑,外至肢节,为人体全身提供营养物质,均与人体新陈代谢密切相关,二者具有很高的相似性。红细胞、白细胞、免疫球蛋白生成不足,或破坏过多,或携氧功能异常,则会出现身体虚弱症状。而因失血过多,或久病阴血虚耗,或脾胃功能失常,水谷精微不能化生血液出现中医血虚证时,则表现为脏腑失于濡养,面色无华、肢体乏力等虚弱症状。中医的"血"与现代生理学的红细胞、白细胞、免疫球蛋白及相关物质是两种理论体系对同类物质的不同角度不同程度的认识,其本质可能有同源性。

　　杨霓芝在博采中医古代经典文献基础上,采撷当代气、血研究的精华,结合多年临证及基础研究的经验,创建性提出了"气虚血瘀"是慢性肾脏病发病的主要病机的理论。杨霓芝多年临床发现,慢性肾脏病患者常常有上呼吸道感染、血尿、蛋白尿以及水肿、倦怠乏力、腰酸等临床表现。究其病机,当属本虚标实之证。所谓本虚即为"气虚":肺气不足,卫外不固,则肾病患者常易感受外邪而发为感冒;脾气不足,气血生化乏源,水湿运化失调,则肾病患者常见体倦乏力、纳呆、水肿、蛋白尿、血尿;肾气不足,腰府失养、气化无权,精微不固,则肾病患者见腰痛、水肿、气喘、蛋白尿、血尿、少尿、多尿。所谓标实即为"水湿""痰饮""浊毒""瘀血"等,无论何种病理产物最终都会导致"瘀血"的形成,所以瘀血是慢性肾脏病的核心病理产物也是最为主要的"标实"。就气虚血瘀产生的机制而言:①气虚是慢性肾脏病的主要致病因素。肺主一身之气、主治节,肾为先天之本,脾为后天之本,气虚以肺、脾、肾气虚最为常见。气虚可致机体免疫力紊乱,致使慢性肾脏病发病,而通过益气法可以调整机体的免疫功能,减轻肾脏损伤。②瘀血是慢性肾脏病的重要致病因子,始终贯穿慢性肾脏病的各个阶段。③瘀血在慢性肾脏病过程中,主要由以下3个主要途径形成。其一,因虚致瘀,气虚不足以行血则成瘀;其二,肾元亏虚,由母及子,肝失疏泄,气机郁滞,血脉瘀阻;其三,水湿成瘀,湿性黏滞,阻碍气机,血行不畅,因湿致瘀。其中,因虚致瘀是瘀血产生的第一要务。④瘀血作为慢性肾脏病的重要病理产物,产生后可以作为新的致病因素加重脏腑损伤,使虚者更虚,进而加重慢性肾脏病的病情,也成为导致慢性肾脏病缠绵难愈的重要因素。

⑤中医的血瘀证与微循环密切相关,微循环障碍是血瘀证的基本病理表现。
⑥肾小球内高凝状态、肾小球硬化、肾间质纤维化为公认的慢性肾脏病重要发病和进展机制,这些变化都与中医的瘀血密切相关。

(三)深耕临床病机,验证慢性肾脏病的气虚血瘀理论

杨霓芝博采中医经典结合临床实践提出慢性肾脏病气虚血瘀理论后,我们开展了相关的临床证候研究工作,发现气虚血瘀确实是导致慢性肾脏病发生发展的根本病机。我们收集了 1997 年 1 月—1999 年 4 月住院的 197 例慢性肾炎患者病例,其中气虚证 111 例(占 56.3%),阳虚证 48 例(占 24.4%),阴虚证 14 例(占 7.1%),气阴两虚证 24 例(占 12.2%),提示气虚证是慢性肾炎中较常见的证型。同时发现,111 例气虚证患者中血清肌酐(Scr)<133μmol/L 者 46 例(占 41.44%),Scr133~177μmol/L 者 31 例(占 27.93%),Scr178~442μmol/L 者 20 例(占 18.02%),Scr443~707μmol/L 者 10 例(占 9.01%),Scr>707μmol/L 者 4 例(占 3.60%),提示气虚证多处于肾功能正常期或代偿期。此外,我们还分析了气虚证的兼夹证候,发现 111 例中有 36 例兼夹 2 种标证,有 15 例兼夹 3 种标证,其中兼夹瘀血者 95 例(占 85.6%),兼夹外感者 17 例(占 15.3%),兼夹水湿者 30 例(占 27.0%),兼夹湿热者 12 例(占 10.8%),兼夹湿浊者 23 例(占 20.7%),提示气虚证多兼夹血瘀标证。根据上述研究结果,我们认为对慢性肾炎患者,辨证应考虑"气虚血瘀证"的普遍存在,治疗上主张益气活血应贯穿慢性肾炎治疗过程的始终,即一方面通过益气扶正来提高免疫功能,增强免疫稳定性,抑制已发生的免疫反应;另一方面,通过活血祛瘀来改善体内微循环,降低血液高凝状态,最终共同促使损伤组织修复,达到改善或稳定肾功能的目的。

(四)精研用药,结合现代药理研究为气虚血瘀的治疗提供依据

杨霓芝在提出慢性肾脏病气虚血瘀理论基础上针对临床用药开展了大量研究工作,在传统中药理论基础上提出中医辨证用药要与中药药理研究成果相结合,应以传统中药理论为基础,以现代中药的药理研究为补充的慢性肾脏病中药使用原则。在慢性肾脏病患者表现为面色晦暗、唇甲紫暗、腰痛、舌质暗、脉细涩等为血瘀证时,常需配伍活血化瘀中药,如桃仁、红花、丹参、赤芍、牛膝等。现代药理研究认为,该类中药具有改善血液流变学、微循环和血流动力学的作用,因此能够改善肾脏微循环,增加肾血流量;能够抑制肾小球纤维化作用;也具有抗变态反应作用,可以减轻肾脏反应性炎症。慢性肾脏病患者见腰酸乏力、易感冒、纳差、舌淡、脉细等,多辨证为气虚诸证,常需配伍益气固本中药,如黄芪、党参、太子参、白术、甘草等。此类中药大多具有增强非特异

性免疫、促进或调节特异性免疫的功能,对肾脏系膜细胞增殖和基质增生具有一定的抑制作用。

总之,杨霓芝基于慢性肾脏病的特点,提出"气血之要、古今脉承,气虚血瘀、肾病之由"的慢性肾脏病的治疗思想,强调"气虚血瘀"是慢性肾脏病产生的重要因素,贯穿慢性肾脏病的始终,是慢性肾脏病缠绵难愈的重要因素,在治疗慢性肾脏病过程中始终坚持以"益气活血"为基本治疗原则。杨霓芝的慢性肾脏病气虚血瘀学术思想,为中医药防治慢性肾脏病寻找出了一条新的规律,为中医药防治慢性肾脏病开辟了一条崭新的途径,为古代医家的气虚血瘀理论注入了新鲜血液,是对古代医家气虚血瘀理论的充分继承和丰富发展创新。

二、杨霓芝益气活血防治慢性肾脏病的治则治法

中医学认为,气与血分属阴阳,气血阴阳调和,生命活动才得以正常运行。当阴阳气血不和时,则容易出现疾病的发生发展,诚如《素问·调经论》所云"血气不和,百病乃变化而生"。而在疾病的演变过程中,各种慢性肾脏病都明显体现出气虚的基本特征,主要表现为脾肾气虚,气虚无以行血则出现瘀阻脉络,气虚与血瘀,或因虚致实,或因实致虚,虚与瘀均贯穿于疾病发展的始终。杨霓芝根据中医学理论及患者的临床证候,结合自己丰富的临床经验总结,提出"气虚血瘀"为慢性肾脏病的主要病机。《医学源流论》曾谓:"人禀天地之气以生,故其气体随地不同,西北之人气深而厚……东南之人气浮而薄。"人与自然密不可分,环境气候对人的体质、疾病的发生发展有着深刻的影响,而岭南的气候特点以温高湿重为主,与此相应,岭南人的体质也有自身特点。杨霓芝认为该地区慢性肾脏病的患者在疾病初期多以湿热夹杂为主要临床表现,患病日久易耗气伤阴,继而损伤阳气。杨霓芝认为慢性肾脏病的产生正是邪正相搏的结果,正气虚衰会给予外邪可乘之机,邪气的进犯则会耗损正气。正如《黄帝内经》所云"正气内存,邪不可干""邪之所凑,其气必虚"。由于地理环境及气候因素的影响,岭南地区患者在起病初主要是受风水湿热等外邪因素的影响,出现湿热夹杂的外表之证;由于治疗失当,慢慢耗伤正气,导致痰饮、水湿、湿热、瘀血等内邪聚生,更加耗气伤阴损阳,出现气血阴阳俱虚。痰饮、水湿、湿热、瘀血等既为病理产物,同时由于疾病发展及加重的重要因素,且多缠绵难愈,加之正气日虚,抗邪乏力,导致邪盛正虚愈加明显,终致浊毒丛生。

在确定基本病机的基础上,杨霓芝提出以"益气活血"为治疗大法防治慢

性肾衰竭、慢性肾炎，延缓肾衰竭的进展。杨霓芝认为："慢性肾脏病的论治需从正虚、邪实两方面同时着手，以'虚则补之，实则泻之'为治疗大则，以'益气活血'为治疗大法，从而达到祛邪外出的目的。通过益气可以生血、行血、摄血，通过活血祛瘀通络可以消散瘀血，畅通脉络，最终使所补之气血能运行周身发挥其濡养、推动、调控等生理功能。"正如清代著名医家王清任所言："气通而不滞，血活而不瘀，气通血活，何患疾病不除。"而在具体的临床诊疗中，杨霓芝根据岭南地区慢性肾脏病的发病特点，结合机体本虚标实之不同，注重因人、因时、因地制宜，总结并提出益气活血兼滋阴、益气活血兼补阳、益气活血兼清热、益气活血兼利湿、益气活血兼蠲毒等防治慢性肾脏病的具体治则治法。

（一）益气活血，滋阴补肾

益气活血、滋阴补肾法主要针对慢性肾脏病以气阴两虚血瘀为主要辨证的患者群体。主要临床表现：气短懒言，倦怠乏力，口干咽燥，自汗盗汗，五心烦热，心悸失眠，腰膝酸软，溲赤便秘，舌红少津，舌体胖大，苔薄或花剥，脉弦细或细数。该类患者临床上多表现为易感冒。气属阳，阴为阴精、津液，属阴，两者均源于脾胃所运化的水谷精微，在其生成和输布过程中有着密切的关系。《黄帝内经》主要从气血阴阳互相资生的角度论述了其病理生理基础。《素问·阴阳应象大论》有"精化为气"，《素问·疏五过论》有"气虚无精"，《灵枢·本神》有"五脏主藏精者也，不可伤，伤则失守而阴虚，阴虚则无气，无气则死矣"。由此可见，《黄帝内经》奠定了气阴两虚证的理论基础，论及了阴虚及气、气损及阴所致气阴两虚证的病理过程。而一般认为肺脾肾不足是慢性肾脏病的基本病机，故气损日久，极易损及肺脾肾三脏的阴液。且肝肾之间阴液互相滋养，精血相生，被称为肝肾同源。故肾脏虚损常累及肝阴，故此时的病位可以涉及肺脾胃肾肝等脏腑。

慢性肾病以正气虚损为主，且病程较长，由于脏腑虚损，久虚不复，气血津液生化乏源，所以气阴并损亦在所难免，且常与其他虚损相并，或相互转化。慢性虚损所致的气阴两虚也可出现因虚致实，虚实夹杂的情况。气阴两虚时气虚无以行血和统血，则血行无力或血溢脉外而致瘀；阴虚则血中津液不足，血液黏稠而运行迟缓，或阴虚火旺，灼伤脉络，血溢脉外，亦能致瘀。所以说，瘀血是气阴两虚证迁延不愈的转归之一。

杨霓芝认为，气阴互根互用，补气能助阴生，滋阴可聚正气，气阴同补则更有助于气血津液共同恢复；血得正气固摄则行于脉内，正气充足则血行顺畅，从而起到祛瘀通络的作用；阴血充足则血脉充盈，可防血少脉枯而导致血行瘀滞。综合以上病机病理，杨霓芝提出益气活血滋阴的治法。该法着眼于益气、滋阴、活血化瘀三方面。益气滋阴则血瘀自除,更佐以活血通络之品使瘀去不留痕。杨霓芝认为补气滋阴药物难免存在滋润黏腻的特性,可在益气养阴的基础上配合辛行特性的活血化瘀之品,使得补而不滞。

杨霓芝根据长期临床经验总结出益气活血滋阴代表方——滋肾益气活血汤。主要组成:黄芪20g,太子参15g,山萸肉15g,女贞子15g,丹参12g,桃仁5g,红花5g,山药18g,茯苓18g,泽兰18g,甘草5g。方中黄芪能补气升阳、益卫固表。山萸肉,补益肝肾,为补阴之冠,又能敛阴固气。丹参活血祛瘀,能通行血脉,专入血分,为祛瘀生新之品。山药能健脾益气,补肾益精,为治气阴两虚之佳品,合女贞子补肝肾、太子参补气,以加强主药益气养阴之功效;桃仁、红花、泽兰能活血化瘀通络,茯苓功能利水渗湿、健脾,以上共为佐药,以加强滋肾益气活血的作用,并能减轻黄芪的燥热之性。诸药合用,配伍严谨,用药精而力专,且攻补兼施,标本兼治,补而不滞,滋而不腻,活血不动血,能气旺阴生,瘀去血通,本虚得复,从而使脏腑功能恢复正常。若阴虚较重者,可以加熟地、石斛、黄精益肾养阴等;若气虚明显者,可加大黄芪用量至30g,另加白术、党参健脾益气;若瘀血明显者,加当归、牡丹皮、鸡血藤、赤芍等加强活血化瘀。

(二) 益气活血,温经通阳

益气活血、温经通阳法主要针对慢性肾脏病以脾肾阳虚血瘀为主要辨证的患者群体。主要临床表现:神疲乏力,倦怠思睡,面色㿠白,头晕耳鸣,气喘胸闷,纳呆腹胀,便溏腹泻,畏寒肢冷,腰膝酸软,男子阳痿遗精,女子月经失调,或见小便不利,面浮肢肿,甚则腹胀如鼓;或见小便频数,余沥不尽,或夜尿频数,蛋白质随尿漏出,舌质淡胖而有齿痕,苔白滑,脉沉迟细弱。脾肾阳虚是慢性肾脏病常见证型之一,一般由初期的肺脾肾气虚发展而来,由于脾虚运化无力则不能化生精微以资肾阳,肾气亏虚亦使脾失温煦,故可发展成为脾肾阳虚证。阳虚机体失于温煦,血得温则行,得寒则凝。感受外寒,或阴寒内盛,使血液凝涩,运行不畅,则成瘀血。

脾肾阳虚证的形成原因主要有:①脾肾久病,耗气伤阳;②久泻久痢,损伤肾阳,脾肾两伤;③水邪久踞,肾阳虚衰,不能温养脾阳;④脾阳久虚,不能充养肾阳。

慢性肾脏病根据阳虚的具体病位分为如下几种表现:

1. 寒邪袭表 慢性肾脏病患者正气虚损,容易遭受外邪袭击,感邪之后则呈现出本虚标实的局面。如果以阳虚为主的患者则易感受寒邪而表现为发热恶寒无汗、头痛身痛、四肢不温、舌质淡嫩、苔白薄、脉沉细等阳虚见证。

2. 寒实内结 若患者可见畏寒蜷卧,口中尿臭,口淡口黏,胸脘痞闷,不思饮食,舌苔白腻,脉象沉细者,乃寒实内结的表现。

3. 寒浊内阻　慢性肾衰竭尿毒症时以呕吐为主症,不伴有便秘,其病机为湿浊中阻,胃失和降,则应以化浊降逆止呕为主。最常见证型有湿浊寒化和热化。若恶心呕吐的同时伴有口中黏腻,舌苔白腻者,为寒湿中阻,宜用温化降浊法。化浊降逆止呕为治标之法,呕止即宜从本论治。

4. 阳虚水泛　慢性肾脏病患者水肿的同时有阳虚表现,根据阳虚的轻重或在脾在肾而区别运用温阳健脾利水和温肾利水。脾阳虚衰,运水无权者,表现为全身水肿,面色萎黄或白,手足不温,便清懒食,口中不渴,舌淡胖苔水滑,脉沉迟,治宜温阳健脾利水;肾阳虚衰,主水无权,水气泛滥者,可见全身水肿,畏寒肢冷,腰膝冷痛,舌质淡嫩有齿痕,脉沉细弱,甚者可见咳喘胸闷,不得平卧,治宜温肾利水。

5. 中阳虚衰　慢性肾脏病患者也有表现为中阳虚衰者,证见大便泄泻,腹胀满冷痛,得温痛减,舌淡暗,苔薄白,脉细弱,治宜温中健脾;若腹泻顽固不愈者,宜温中固涩并用。

6. 肾气不足　肾阳虚弱,气化功能减退,津液不得蒸化,临床可见小便清长、或夜尿频多、畏寒肢冷、舌质淡嫩、脉沉细等。多见于慢性肾功能不全失代偿的早期,尿比重和尿渗透压降低,治宜温肾化气。

杨霓芝认为,脾为后天之本,肾为先天之本,先天与后天是相互资助、相互促进的关系,脾肾之气充盈,是疾病向愈的基础,故而补脾益肾是为慢性肾脏病的治疗大则。由于慢性肾脏病的长期发展,导致本以亏虚的脾肾之气日益虚弱,最终损及脾肾阳气,导致脾肾阳虚,从而出现面色㿠白、畏寒肢冷等寒气凝滞的表现。血得温则行,得寒则凝,脾肾阳气的虚损明显加重血液凝滞的程度,使得血瘀更加明显,从而加重病情。杨霓芝经过多年临床实践,发现先天之气除了有赖于先天发育之外,跟后天脾胃功能关系亦十分密切,强调补脾健胃益气是补肾的关键。杨霓芝指出只有后天脾胃健运,水谷精微充足,才能不断充养先天之肾,使肾水得生,肾精充盈。血为气之帅,气为血之母。肾精充盈,精血旺盛,则肾气得生,肾阳得壮。张景岳在《景岳全书》中称脾胃为"五脏之根本"。其曰:"五脏六腑赖脾胃运化输布之水谷精微滋养,方能气血旺盛,气机和畅,人体安和。"

根据脾肾阳虚血瘀的病机病理,杨霓芝提出益气活血温阳法的治疗法则。该法以温补脾肾阳气为主,以活血化瘀为辅,同时根据血瘀的不同程度和表现,恰当配合活血化瘀之品。在疾病初期,以温阳益气为主,活血化瘀为辅;待阳气恢复后,则加重活血化瘀的力度,使其更好地疏通气血,促进肾功能恢复。杨霓芝经过长期的临床实践总结并提出益气活血温阳法的代表方——益气温阳活血汤。主要组成:黄芪 15g,党参 15g,生白术 15g,淫羊藿 15g,肉苁蓉 15g,肉桂 3g(焗服),何首乌 15g,女贞子 10g,泽兰 15g,丹参 15g,桃仁 5g,炙甘草 3g 等,若处于尿毒症期可以加大黄 3g、海螵蛸 5g。方中黄芪、党参、白术,益肺气补脾气,着重调补后天;肉桂补火助阳,温经通脉,配伍淫羊藿、肉苁蓉补肾温阳共补先天;何首乌、女贞子既能补益精血,又可防温药伤阴,同时有润肠解毒之功效;丹参、泽兰、桃仁活血化瘀,通络消肿;海螵蛸软坚泻浊,大黄通腑泻浊。诸药合用,具有益气温阳、健脾益肾、活血通腑降浊的功效。

(三) 益气活血,清利湿热

益气活血、清利湿热法主要针对慢性肾脏病患者以气虚血瘀湿热内蕴为主要辨证的患者群体。在临床上,除了气虚血瘀的主要表现外,可见明显热邪致病的临床表现。多表现为少气懒言、肢体乏力,发热,口渴喜饮,口腔溃疡,咽红舌燥,可见关节肿痛,皮肤发斑,心烦失眠,小便短赤、尿血,大便秘结、便血,脉洪数,舌尖红赤等症。临床上多见于过敏性紫癜肾炎、狼疮肾炎等疾病的急性发作期,如急性肾炎因疮毒所致者,慢性肾炎因咽部红肿疼痛以致迁延不愈者,慢性肾炎脾肾阳虚过用温补而化热者,肾病综合征用激素后化热或合并感染者等。

热邪的性质和致病特点主要表现为以下几方面。①热为阳邪,燔灼向上,易耗气伤津:热邪伤人,在临床上多表现为恶热、面赤、脉洪等一派热的症状,在内迫津外出,煎熬津液,导致气随津泄,使气更耗伤。②热(火)性炎上:是指热邪具有燔灼向上的特点,容易侵袭人体上部,临床主要表现为头痛、耳鸣、咽痛等症状。③热邪易生风动血:"生风"是指热邪侵犯人体易引起"肝风内动"。"动血"是指热邪为病,灼伤血络,易引起各种出血的病症,如吐血、便血、皮肤发斑等。④热邪易扰心神:火热之邪入于营血,尤其容易影响心神,轻者心神不宁而心烦失眠,重者可扰乱心神、出现狂躁昏谵等。⑤热邪易致疮痈:火热之邪侵犯人体血分,可聚于局部,腐蚀血肉而发为疮疡痈肿。

热邪形成的原因一般可分为外因和内因。外因方面包括因风、寒、湿、燥等邪伤表,郁久化热;或喜食肥甘酒酪或辛辣之品。内因方面包括:或因阳盛之体或阴虚之质易于化火;或因气机不畅,脉络受阻,出现气滞、血瘀、结石等郁久化火;或因失治误治过服温补药、利水药,伤阴助火;或情志郁结,五志过极亦可久郁化火;或因长期服用大量激素、抗生素、免疫抑制剂等药源性因素。

杨霓芝认为,湿为阴邪,热为阳邪,湿热常并存出现,为阴阳合邪,弥漫三焦,阻遏气机,最易耗气伤阴。治疗上存在一定的矛盾性,如补气太过则温,易助热邪为虐;清热太过则寒,易助湿伤阳;祛湿太过则燥,易伤阴助火;滋阴不当则腻,易助湿邪横生;从而导致慢性肾病迁延不愈,反复发作,甚则变生恶证。因此,对于慢性肾脏病患者辨证属气虚血瘀、湿热内蕴的治疗,杨霓芝认为绝不可简单对症治疗,须缜密辨别邪正盛衰的程度,考量病位深浅,分清湿热轻重,从补益正气、清热利湿、活血化瘀通络、调畅气机等多方面综合调治,进行综合治疗才能取得良好疗效。例如慢性肾炎中热伤血络可出现血尿,杨霓芝从"热在下焦则尿血"入手,辨清虚实。心经热盛,肝胆湿热,肝火内盛,膀胱湿热属实火;思虑劳心,肝伤血枯,肾阴内耗属虚火,皆可导致血热妄行引起血尿。治疗中虚实有所侧重,实热重于清热,虚火重于补益,才能达到良好疗效。再有,临床中杨霓芝常将紫癜肾炎分为急性期和稳定期,急性期以肺经风热和肝经血热论治,稳定期则突出益气活血的关键作用,这即是益气活血清热法的具体实践。

杨霓芝认为肺脾肾是肾脏病发病及病程演变的重要脏腑,故健脾补肾益肺是治疗慢性肾脏病的首要治疗法则。而在治本的同时也要兼顾清热利湿、活血化瘀等治标之则,方可使邪去正存。杨霓芝经过长期的临床实践,提出益气活血清热法,并总结出益气活血清热代表方。主要组成:黄芪15g,党参15g,女贞子15g,白术15g,茯苓15g,泽泻15g,当归5g,丹参15g,桃仁5g,鱼腥草15g,白花蛇舌草15g,蒲公英15g,薏苡仁15g,甘草3g。该方要点为补脾益肾、扶正祛邪与清热解毒、湿热分治、活血化瘀通络齐驱并进。本方以黄芪为君药,白术、党参为臣以健脾益气,并突出黄芪补气升阳、益卫固表之效;薏苡仁、茯苓、泽泻是淡渗利湿之品,利湿而不伤阴,祛邪而不伤正,使下焦湿热自小便而解;鱼腥草、白花蛇舌草、蒲公英能起清热解毒之效;加当归以制性存用,防止湿邪遏阳伏热,又可防清热利湿药过于寒凉;加女贞子滋肾养阴,增补湿热耗伤之阴;丹参、桃仁活血化瘀。诸药共用,共奏益气活血、清热利湿之功。

(四)益气活血,利水渗湿

益气活血、利水渗湿法主要针对慢性肾脏病患者以气虚血瘀湿浊内蕴为主要辨证的患者群体。在临床上除了气虚血瘀的主要表现外,可见明显湿邪致病的临床表现。多表现为神疲乏力,面色㿠白或晦暗,水肿,尿少不畅,纳呆口淡,腹胀便溏等,舌淡暗、边有齿痕,苔厚腻,脉细沉迟无力。中医学认为湿为重浊之邪,属阴,其性黏腻、停滞、弥漫,其伤人多隐缓不觉,易导致多种病变。

湿邪的致病特点主要表现在以下几方面。①湿为阴邪,易损伤阳气,阻遏气机:湿为重浊之邪,属阴邪。湿邪入侵后,机体内的阳气奋起与之抗争,故易耗伤阳气。如清代叶天士《温热论·外感温热篇》说："湿胜则阳微。"因湿性重浊，形质俱备，入侵后易留滞于脏腑经络，阻遏气机流转，导致气机升降失常，经络阻滞不畅，易出现胸膈满闷、脘痞腹胀、食欲减退、小腹胀满、小便淋涩不畅等。②湿性重浊：湿邪致病，可见以沉重感及分泌物、排泄物秽浊不清为特征的临床表现，故曰湿性重浊。如头身困重、四肢酸楚沉重、大便溏泄、小便混浊、白带过多等。《素问·生气通天论》说："因于湿，首如裹。"③湿性黏滞：湿邪致病，其黏腻停滞的特性主要表现在两方面：一是症状的黏滞性。如大便排泄不爽，淋证的小便滞涩不畅等。二是病程的缠绵性。因湿邪易耗伤阳气，致气机升降失司，水湿停滞，经络阻滞不畅，导致病情反复发作，缠绵难愈。④湿性趋下，易袭阴位：湿邪重浊，有趋下之势，易伤及人体下部。多表现为下肢水肿、湿疹等病。诚如《素问·太阴阳明论》所说："伤于湿者，下先受之。"

湿邪分为外湿和内湿两种。①外湿：指外感湿邪，如气候潮湿、久居湿气重的地方、淋雨、长期水中作业等，这些因素导致外部水气入侵人体，脾脏运转不透容易发展成为外湿。②内湿：中医认为，人体内水液代谢主要是靠肺脾肾三脏进行调节，肺脾肾虚损，导致三脏功能失调，引起机体水液分布代谢障碍，聚于体内则成内湿之邪。临床见到的肿、满、胀、泄、带等都与湿有关。外湿属于六淫范畴，多因摄生不当引起，如临床见到的风湿痹证、风水、暑湿病、湿温病等。内湿大多由于脏腑功能虚损，正气亏虚所致。

杨霓芝认为，肺脾肾三脏主责调节体内津液的运行、输布、传化，该三脏的功能失调会导致机体水液分布代谢障碍，聚集体内生成湿邪。故治病必求于本，治湿当先补气，只有调整好肺脾肾三脏的功能，使肺脾肾三脏各司其职，体内津液运化正常，才能真正做到湿去不留痕。湿邪是影响慢性肾脏病发展的重要病理因素，虽可分为外湿和内湿，且两种起因各不相同，但两者常相互影响，相互转化。外湿迁延不愈，久必损伤脏器，导致脏腑功能失司，进而使外湿转化为内湿；内湿日久，脏腑功能虚损加重，致正虚邪凑，可使机体更加容易发生外湿之证。针对合并湿邪的慢性肾脏病患者，杨霓芝因地制宜提出益气活血利湿法进行治疗。杨霓芝认为，从湿邪的性质论治，外湿当以祛风除湿或芳香化湿，内湿当宣肺降湿，健脾渗湿，温阳利水。从湿邪的位置论治，需辨明病位，分治三焦，如上焦宜用宣肺利水，中焦宜用健脾渗湿，下焦宜用温阳利水。杨霓芝认为慢性肾脏病虚实错杂，病机复杂，病势迅疾，尤其是合并湿邪的患者，稍有不慎则会加重病情，故治疗过程中当明辨虚实程度，合而治之。

通过长期临床实践，杨霓芝总结出益气活血利湿代表方。主要组成：黄芪

15g,党参 15g,薏苡仁 15g,白术 15g,砂仁 6g(后下),茯苓皮 15g,泽泻 15g,车前子 15g,桃仁 5g,红花 5g,丹参 15g,陈皮 6g,甘草 5g。方中黄芪能益气固表、利水消肿,配合党参补益脾气,加强益气行水之功;薏苡仁、白术能健脾渗湿,桃仁、红花、丹参活血化瘀;合茯苓皮、泽泻、车前子能渗湿利水;陈皮、砂仁理气和中,使滋补不碍胃,又能理气化湿。诸药合用,共奏奇效。

(五) 益气活血,泄浊蠲毒

　　益气活血、泄浊蠲毒法主要针对慢性肾脏病以气虚血瘀浊毒内蕴为主要辨证的患者群体。主要临床表现:倦怠乏力,气短微言,面色晦暗,恶心呕吐,胸闷胸痛,腹胀,纳呆,腰膝酸软,夜尿清长,大便秘结,皮肤瘙痒,甚则嗜睡、昏迷、抽搐,舌质淡暗或有齿痕、苔腻,脉沉。慢性肾脏病的病机复杂,病性以本虚标实为主,本虚方面主要责之于肺脾肾三脏亏虚,以气虚为主要表现,标实方面多以水湿、湿热、痰饮、血瘀、浊毒为主。起病初期多以水湿、湿热、痰饮、血瘀为主要标证,而水湿、湿热、痰饮、血瘀等既为病理产物,同时也是慢性肾脏病发展并加重的主要因素;在疾病后期,由于各种因素综合作用,最终出现浊毒内蕴的表现,使得该病积重难返,变证丛生。

　　杨霓芝认为,湿浊毒邪既是慢性肾脏病后期的代谢产物,同时也是肾脏病持续加重的根本因素。在众多临床观察中发现,湿浊毒与西医学的检测指标肌酐、尿素氮等呈正相关性。杨霓芝认为,慢性肾脏病后期,由于病程日久,病情迁延难愈,使得正气耗损相当严重,出现气损及阳的表现,而浊毒之邪日渐加重,正虚邪实较为明显。此时切不可强行攻伐邪气,如过度泻浊蠲毒,则恐更加重正气的耗损,使得阳损及阴,阴阳俱损,严重者可致阴阳离决。应该在扶正的基础上进行祛邪,只有后天脾胃功能恢复,方可输送精微物质以补先天肾精,充养全身脏腑;只有正气恢复,才能使湿浊瘀毒之邪渐去,达到正盛邪衰,乃可行攻伐之道。故杨霓芝在慢性肾脏病末期患者的治疗中非常注意顾护中焦,善于调治气机,使得脾胃升清降浊功能日渐恢复,为后期攻伐瘀毒奠定坚实的基础。杨霓芝常用辛开苦降法、芳香化浊法、清胃和中法、通腑和中法等来调理中焦气机。而针对慢性肾脏病后期出现水湿浊毒之邪,且急需祛邪解毒者,杨霓芝多采用分消走泄解毒法进行治疗,具体方法有通利小便、通腑泻浊与发汗祛毒 3 种方法。最常用的方法当属通腑泻浊法,主要采用中药灌肠的手段,起到荡涤肠胃、推陈致新的作用。

　　杨霓芝根据多年的临床实践经验总结并提出了益气活血蠲毒的治疗法则。慢性肾衰竭治疗的总原则是扶正祛邪,标本兼治。当病机以正虚为主,邪实亦较重时,若正虚不耐攻伐,则需以扶正为主,祛邪为辅;当正虚邪实相当时,正虚尚耐攻伐,则需扶正祛邪并重;当病机以邪实为主时,当以祛邪为务,着重化浊排毒,邪去则正安。《素问·阴阳应象大论》曰:"因其轻而扬之,因其重而减之……其高者因而越之,其下者引而竭之,中满者泻之于内,其有邪者渍形以为汗,其在皮者汗而发之……其实者散而泻之。"这些都属于不同方式的祛邪方法。病邪祛除,正气自安。

杨霓芝经过反复临床实践,结合慢性肾衰竭"气虚血瘀浊毒"的基本病机,创立益气活血蠲毒汤,并常辅助中药灌肠治疗,是治疗慢性肾衰竭的有效验方。其代表方益气活血蠲毒汤组成:黄芪 15~30g,党参 15g,白术 15g,茯苓 15g,山药 15g,山茱萸 10g,淫羊藿 15g,桃仁 5g,丹参 15g,泽兰 15g,大黄 5g。方选黄芪、党参、山药补气扶正,黄芪侧重补肺固卫,党参侧重补脾益气,山药则平补肺脾肾,三药合用可共补肺脾肾之气,使得正气日攒,提高抗邪能力;白术、茯苓有健脾(利水)之能,可助党参健脾益气,与泽兰同用则淡渗利湿之功更显;山茱萸,淫羊藿能补肝益肾,前者性酸,能敛精固肾,后者性温,能补肾温阳;泽兰、丹参、桃仁活血祛滞,化瘀通络;大黄为治疗要药,能清热解毒,逐瘀通络,推陈致新。本方扶正祛邪,标本兼治,多法并用,且以甘平之剂为主,补而不滞,滋而不腻,温而不燥,可以明显改善临床症状,延缓肾衰进程。兼有湿浊证加砂仁(后下)10g、藿香 10g、法半夏 15g,以健脾理气和胃,芳香化浊,使气机调畅,湿浊得化;湿热证加清热利湿之品如竹茹 15g、苏叶 10g、布渣叶 15g 以祛湿清热;水气重者加茅根 30g、泽泻 30g、猪苓 15g,加强利水之功。在中药辨证施治的同时配合中药灌肠治疗以通腑泻浊排毒。灌肠方之结肠透析Ⅰ号方:生大黄 30g,牡蛎 30g,蒲公英 30g,益母草 30g。有阴寒凝滞者,可改为结肠透析Ⅱ号方,即在Ⅰ号方中加附子 30g。诸药浓煎成 50ml,加生理盐水 50~100ml 保留灌肠,每次保留时间 30 分钟以上,每天 1 次,每周 5 次。

结语:在慢性肾脏病的发展过程中,始终存在正虚邪实的矛盾。正虚以肺脾肾亏虚为主,在疾病的不同阶段可分别表现为气虚、气阴两虚、阳气亏虚等;而邪实则以水湿、湿热、痰液、瘀血及浊毒为主,可分别出现在疾病的不同阶段,亦可同时出现在疾病的后期。杨霓芝经过长期临床实践,清晰地认清该病的病机,灵活掌握该病的发展规律,提出了"益气活血"的基本治疗大法,并在疾病发展的不同阶段及合并不同兼证时,创造性地总结出了"益气活血利湿法、益气活血清热法、益气活血滋阴法、益气活血温阳法、益气活血蠲毒法"等重要的防治慢性肾脏病的治疗法则,强调在临床诊疗中需从整体角度探讨病因病机,要求时时分析疾病过程中各个阶段的病症本质,相机治疗。另外,在治疗中应分清主次,抓住治疗的关键,或缓则治本,或标本兼顾,或急则治标。

三、杨霓芝益气活血法防治慢性肾脏病的用药特点

(一) 善用古方,化裁新义

1. 二至丸　二至丸出自《证治准绳》,由墨旱莲、女贞子两味药组成。用于肝肾阴虚、虚火上炎所致的骨蒸潮热、盗汗、咳嗽、咯血、吐血;或见烦热易饥、足膝疼痛、舌红少苔、尺脉数而有力等症。有滋阴降火之功。

"二至",源于组方二药的采摘时间恰逢夏至和冬至两个节气。墨旱莲为草本植物,盛夏时茎叶繁茂,叶黑汁足,夏至日采集最佳;女贞又名白蜡树、冬青,历寒而不凋谢,其花期6—7月,果期8—12月,冬至日果实熟透,味全气厚,故女贞子以冬至日采集最佳。两药组方故名"二至丸"。服之可以补益肝肾,从而使阴血充足而虚火自平。

现代药理研究发现,二至丸有良好的增强免疫作用。方中女贞子甘、苦、平,入肝、肾经;功能补肾滋阴,养肝明目;主治肝肾不足,头晕耳鸣,两目昏糊,须发早白等病症。女贞子,《神农本草经》列之为"上品",云:"补中,安五脏,养精神,除百疾,久服肥健,轻身不老"。李时珍称之为"上品无毒妙药"。现代药理研究发现,女贞子能明显调节免疫功能,增加冠脉流量,降低血脂,抑制动脉粥样硬化;同时有保护肝脏、抗炎抑菌及强心利尿等多种作用。墨旱莲甘、酸,寒,入肝、肾经;功能养阴益肾,凉血止血;主治肝肾阴亏,头晕,目眩,头发早白,以及阴虚血热所致的各种出血证候如咯血、吐血、尿血、便血以及崩漏等病症。李时珍在《本草纲目》中提到:"(墨旱莲)乌须发,益肾阴。"现代药理研究证实,墨旱莲有良好的止血、增加冠脉血流量、延长生命、镇静、镇痛、抗菌作用。杨霓芝认为女贞子滋阴补肾,养肝明目,强健筋骨,乌须黑发;墨旱莲养肝益肾,凉血止血,乌须黑发。二药均入肝肾两经,相须为用,相互促进,补肝肾,强筋骨,清虚热,疗失眠,凉血止血,乌须黑发之力更强。另外,上方二药性味平和,杨霓芝常于上方基础上加用党参、黄芪等益气之品,与二至丸共奏益气养阴(血)之义,广泛运用于肾病阴虚或气阴两虚的患者,可久服。

2. 金匮肾气丸　金匮肾气丸出自东汉张仲景《金匮要略》。《金匮要略·消渴小便利淋病脉证并治》:"男子消渴,小便反多,以饮一斗,小便一斗,肾气丸主之。"《金匮要略·血痹虚劳病脉证并治》:"虚劳腰痛,少腹拘急,小便不利者,八味肾气丸主之。"本方专治肾阳不足之水肿病。由于肾阳虚衰,无以温煦,气化失司,导致水液代谢失常而引起水肿之证。治疗上宜补肾助阳,化气利水,恰如启玄子王冰所总结之"益火之源,以消阴翳"。方中以大辛大热之附子温

补命门之火,桂枝通阳化气,二药相合,共奏补肾阳、化水气之功,同为君药;重用干地黄滋阴补肾生精,配伍山茱萸、山药补肝养脾益精,阴生则阳长,同为臣药;泽泻、茯苓利水渗湿,丹皮活血散瘀,此三味寓泻于补,共制诸滋阴药碍湿之虞,俱为佐药。诸药合用,助阳之弱以化水,滋阴之虚以生气,使肾阳振奋,气化复常,则诸症自除,体现了《景岳全书》中所说的"善补阳者,必于阴中求阳,则阳得阴助而生化无穷"。杨霓芝认为,本方配伍特点有二:一是少量温阳补火药与大队滋阴益精药为伍,旨在阴中求阳,少火生气;二是以补为主,佐用通散渗利,寓泻于补,使补而不滞。

3. 参芪地黄汤 参芪地黄汤出自《杂病源流犀烛》,具有益气养阴、滋肾健脾之功效,主治脾肾不足,气阴两虚。《沈氏尊生书·杂病源流犀烛》卷三载:"大肠痈,溃后疼痛过甚,淋沥不已,则为气血大亏,须用峻补,宜参芪地黄汤。"参芪地黄汤即六味地黄汤去泽泻加人参、黄芪,药物组成包括人参、黄芪、熟地黄、山茱萸、山药、茯苓、丹皮。方中人参补气兼顾脾阴以防伤阴,黄芪健脾补中,以后天补先天,充养肾气,加之六味地黄汤滋养肾阴,实为气阴双补的代表方剂。现代药理研究表明,黄芪含有黄芪皂苷、黄酮类等多种有效成分,具有扩张肾血管、改善微循环、促进蛋白合成、提高血浆白蛋白、清除自由基、减低基底膜厚度、降低糖尿病肾病尿蛋白的分泌量等作用。杨霓芝认为该方具有肝、脾、肾三脏同调之功,是益气养阴、补益精气的代表方剂,适合慢性肾脏病患者长期服用。方中用药动静结合,药力平和;针对慢性肾脏病肝、脾、肾三脏功能失调的病机,以健脾补肾、补益肝肾为治疗大法,补体而助用,使肝、脾、肾三脏之升清、统摄、藏血、藏精功能逐渐恢复正常,特点鲜明。

4. 当归补血汤 当归补血汤出自《内外伤辨惑论》,主治血虚阳浮发热证。《内外伤辨惑论》说:"血虚发热,证象白虎……惟脉不长实,有辨耳,误服白虎汤必死。"由于白虎汤证是因于外感,热盛于内,病情属实;当归补血汤证由于内伤,为血虚气弱,病情属虚。故虽症类似但证属相反,故误治者则死。《黄帝内经》所谓脉虚、血虚是也。当归味厚,为阴中之阴,故能养血;而黄芪则味甘补气者也,今黄芪多于当归数倍,而曰补血汤者,有形之血不能自生,生于无形之气故也。杨霓芝认为,慢性肾脏病的关键病机是气虚血瘀,治以益气活血为大法;而中医认为气血同源,气不摄血导致血虚,血虚无以载气则加重气虚,最终必致气血俱虚,出现血虚发热,严重者可危及生命。当归补血汤是急用方,作为固气摄血的一种方法,不能常用,一旦气固新血生,黄芪就应该减量,改为更平稳的方剂如八珍汤等。现代研究主要运用于各种急性失血、过敏性紫癜急性期等属血虚气弱者。杨霓芝强调,切记中病即止,及时更方,不可过用。

5. 香砂六君子汤 香砂六君子汤出自《古今名医方论》卷一引柯韵伯方。主治气虚痰饮,呕吐痞闷,脾胃不和。方中用人参、白术、甘草益气,人参偏于大补,白术偏于燥湿,甘草偏于平补;陈皮、砂仁、木香理气,陈皮偏于化滞,砂仁偏于醒脾,木香偏于消积;半夏、茯苓降利,半夏偏于降逆燥湿,茯苓偏于渗利水湿;又,半夏与白术配伍以燥湿,与陈皮配伍以调理气机。方药相互为用,以健脾和胃、理气止痛为主。柯韵伯认为:"四君子气分之总方也,人参致冲和之气,白术培中宫,茯苓清治节,甘草调五脏,胃气既治,病安从来。然拨乱反正,又不能无为而治,必举夫行气之品以辅之,则补者不至泥而不行。故加陈皮以利肺金之逆气,半夏以疏脾土之湿气,而痰饮可除也;加木香以行三焦之滞气,缩砂以通脾肾之元气,而郁可开也。君得四辅,则功力倍宣,四辅奉君,则元气大振,相得而益彰矣。"《古今名医方论》认为该方具有益气补中、化痰降逆作用,主治脾胃气虚,痰饮内生,呕吐痞闷,不思饮食,消瘦倦怠,或气虚肿满。杨霓芝非常重视慢性肾脏病中脾胃功能的顾护,对于慢性肾脏病出现脾胃虚弱,运化失司兼有痰阻气滞证的患者,常以此方化裁以补后天之本,效果显著。

6. 桃红四物汤 桃红四物汤原为古代调经要方之一,是《玉机微义》转引《医垒元戎》中的一个方子,又称加味四物汤。清代医家吴谦在《医宗金鉴》中首先提出桃红四物汤这一方名。本方由四物汤加桃仁、红花组成,功能养血活血;主治血瘀所致的妇女经期超前,血多有块,色紫稠黏,腹痛等。方中桃仁、红花、川芎活血化瘀,熟地补血养阴(改为生地可加强活血作用),当归补血养肝、活血止痛,白芍敛阴养肝、缓急止痛。全方活血养血,以活血为主,行中有补,则行而不泄;补中有行,则补而不滞。诸药合用,共奏活血化瘀、消肿止痛之功。全方配伍得当,使瘀血祛、新血生、气机畅。化瘀生新是该方的显著特点。费伯雄曰:"理血门以四物汤为主方,药虽四味而并治三阴。"桃红四物汤在四物汤基础上复用桃仁、红花二味,加重了活血化瘀功效。《医宗金鉴》用本方治疗经期超前属瘀血证者——"若血多有块,色紫稠黏,乃内有瘀血,用四物汤加桃仁、红花破之,名桃红四物汤"。现代研究表明,桃红四物汤具有扩张血管、抗炎、抗疲劳、抗休克、调节免疫功能、降脂、补充微量元素、抗过敏等作用,常用于慢性肾炎、糖尿病周围神经病变、功能性子宫出血、血小板减少性紫癜等疾病。杨霓芝认为慢性肾脏病多夹瘀血为患,临床上强调活血化瘀药物的使用。该方补血而不伤血,活血而不破血,对临床夹有血虚或血瘀证者均可加减使用。

(二) 巧用药对,奇效凸显

1. 黄芪-田七 黄芪,甘,微温,归肺、脾经,为升阳补气之圣药。生品入药,具有升发之性,既能升阳举陷,又能温分肉、实腠理、补肺气、泻阴火;炙品用药,可补中气、益元气、温三焦、壮脾阳、利水消肿、生血生肌、排脓内托。《名医别录》认为其"无毒,逐五脏间恶血,补丈夫虚损,五劳羸瘦,腹痛泄利,益气,利阴气",即黄芪一味兼具益气健脾、活血化瘀的功效。

三七,又名田七,甘、微苦,温,归肝、胃经,专走血分,善化瘀血、止出血、散瘀血、消肿块、行瘀血、止疼痛,故为血家要药,又为理血妙品,能散瘀止血、消肿定痛。《本草纲目拾遗》云:"人参补气第一,三七补血第一,味同而功亦等,故称人参三七,为中药之最珍贵者。"《药性蒙求》记载:"三七,味甘苦同人参,故人并称曰参三七,去瘀损,止吐衄,补而不峻。"即三七在活血散瘀的基础上,还有补血、健益脾胃之效。黄芪和三七分别是益气健脾法和活血化瘀法的代表中药,二药配伍是益气活血法的代表。现代药理研究证实,黄芪对机体免疫系统有广泛的影响,具有较强的免疫调节功能。三七亦具有免疫调节剂的作用,表现以免疫增强为主,但在某些条件下又具有免疫抑制作用,表现有双向免疫调节作用;且能抑制血小板功能,促进纤溶,使血液黏度降低,显著改善体内高凝状态。进一步对三七皂苷进行研究尚发现,其能促进肾间质细胞凋亡,防止间质细胞增殖过度,可延缓肾小球硬化的发生。

杨霓芝据此原理制成的复方三芪口服液(原三芪口服液,主要成分有黄芪、三七等,广东省中医院防治慢性肾炎的院内制剂),10余年来,由国家自然科学基金等各级课题资助的研究表明:抑制肾小球系膜细胞增生、延缓肾纤维化方面效果显著;对维持性血液透析患者的血管内皮损伤存在拮抗作用,以及对微炎症状态有改善作用。杨霓芝在临床上经常选取黄芪配三七或者三芪口服液治疗本病,取益气活血补血之功效,黄芪、三七用量比例常为(3~6):1,具体用量视气虚或血瘀的程度而定。

2. 女贞子 - 墨旱莲 墨旱莲与女贞子二药合用,名曰二至丸,方出《证治准绳》。二药味甘性皆寒凉,均入肝肾,具有滋补肝肾、乌须明目、凉血止血之功。《本草正》谓本方"养阴气,平肝火,解烦热骨蒸,止虚汗消渴及淋浊崩漏,便血,尿血"。故临床上多用其加减治疗各种肾脏疾病。现代药理研究表明,墨旱莲配女贞子有增强免疫、降血脂、抗血栓、抗氧化、耐缺氧、护肝及镇静作用;能抑制血小板聚集,促进血小板解聚;降低血清过氧化物含量,加速自由基的清除;能提高心肌有氧代谢能力。杨霓芝认为,此二药,味甘、性寒凉,药力平和,擅长滋补肾阴,补而不腻,适合慢性病长期服用。常用剂量比例为1:1(如墨旱莲、女贞子各15g),必要时重用二药(各30g)。

3. 桃仁 - 红花 桃仁始载于《神农本草经》,为蔷薇科植物桃或山桃的种子。味苦、甘,性平,归心、肝、大肠经。功能活血祛瘀,润肠通便。主治痛经,血滞经闭,产后瘀滞腹痛,癥瘕结块,跌打损伤,瘀血肿痛,肺痈,肠痈,肠燥便秘等。《神农本草经》谓其"治瘀血血闭,癥瘕邪气,杀小虫"。《本草经疏》:"夫血者阴也,有形者也,周流夫一身者也,一有凝滞则为癥瘕,瘀血血闭,或妇人月水不通,或击扑损伤积血,及心下宿血坚痛,皆从足厥阴受病,以其为藏血之脏也。桃核仁苦能泄滞,辛能散结,甘温通行而缓肝,故主如上等证也。心下宿血去则气自下,咳逆自止。味苦而辛,故又能杀小虫也。桃仁性善破血,散而不收,泻而无补,过用之,及用之不得其当,能使血下不止,损伤真阴。"《用药心法》:"桃仁,苦以泄滞血,甘以生新血,故凝血须用。又去血中之热。"

红花为菊科植物红花的花。味辛,性温,归心、肝经。功能活血通经,祛瘀止痛。主治经闭痛经,产后瘀阻腹痛,胸痹心痛,癥瘕积聚,跌打损伤,关节疼痛,中风偏瘫,斑疹等。《本草纲目》:"活血,润燥,止痛,散肿,通经。"《本草再新》:"利水消肿,安生胎,堕死胎。"《开宝本草》:"主产后血运口噤,腹内恶血不尽,绞痛,胎死腹中,并酒煮服。亦主蛊毒下血。"

杨霓芝认为"气虚血瘀"是慢性肾脏病发生发展的关键病机,从而提出"益气活血"法。在长期的临床实践中,杨霓芝将桃仁 - 红花这一药对提炼为活血化瘀的基本药物。现代药理研究表明,该药对具有抗心肌缺血、抑制血小板聚集、改善血流动力学、改善微循环、改善心脏功能等作用,同时具备抗氧化、增强免疫等功效。杨霓芝常在该药对的基础上配合益气之品,达到补而不腻、静中有动的作用。

4. 川芎 - 三七　川芎为伞形科植物川芎的根茎,《神农本草经》中列为上品。味辛,性温。归肝、胆、心包经。功能活血祛瘀,行气开郁,祛风止痛。主治月经不调,经闭痛经,产后瘀滞腹痛,癥瘕肿块,胸胁疼痛,头痛眩晕,风寒湿痹,跌打损伤,痈疽疮疡。《神农本草经》:"主中风入脑,头痛,寒痹,筋挛缓急,金疮,妇人血闭无子。"《名医别录》:"除脑中冷动,面上游风去来,目泪出,多涕唾,忽忽如醉,诸寒冷气,心腹坚痛,中恶,卒急肿痛,胁风痛,温中内寒。"《日华子本草》谓:"治一切风,一切气,一切劳损,一切血,补五劳,壮筋骨,调众脉,破癥结宿血,养新血,长肉,鼻洪,吐血及溺血,痔瘘,脑痈发背,瘰疬瘿赘,疮疥,及排脓消瘀血。"《珍珠囊》记载川芎"散诸经之风,治头痛、颈痛""上行头角,助清阳之气,止痛;下行血海,养新生之血、调经"。

三七,又名田七,甘、微苦,温,归肝、胃经,专走血分,善化瘀血、止出血、散瘀血、消肿块、行瘀血、止疼痛,故为血家要药,又为理血妙品,能散瘀止血、消肿定痛。《本草纲目拾遗》云:"人参补气第一,三七补血第一,味同而功亦等,故称人参三七,为中药之最珍贵者。"《药性蒙求》记载:"三七,味甘苦同人参,故人并称曰参三七,去瘀损,止吐衄,补而不峻。"即三七在活血散瘀的基础上,还有补血、健益脾胃之效。

杨霓芝认为川芎为血中气药,既可活血,又可行气;三七长于化瘀止血,祛瘀而不留痕,尤其擅于治疗外伤出血;二药合用通行上下,活血化瘀效力显著。

5. 丹参 - 泽兰　丹参,苦,微寒,归心、肝经;功能祛瘀止痛,活血通经,清心除烦;用于月经不调,经闭痛经,癥瘕积聚,胸腹刺痛,热痹疼痛,疮疡肿痛,心烦不眠,肝脾肿大,心绞痛。《本草纲目》:"活血,通心包络。治疝痛。"《本草汇言》:"丹参,善治血分,去滞生新,调经顺脉之药也。主男妇吐衄、淋溺、崩血之证,或冲任不和而胎动欠安,或产后失调而血室乖戾,或瘀血壅滞而百节攻疼,或经闭不通而小腹作痛,或肝脾郁结而寒热无时,或癥瘕积聚而胀闷痞塞,或疝气攻冲而止作无常,或脚膝痹痿而痛重难履,或心腹留气而肠鸣幽幽,或血脉外障而两目痛赤,故《明理论》以丹参一物,而有四物之功。补血生血,功过归、地,调血敛血,力堪芍药,逐瘀生新,性倍芎劳,妇人诸病,不论胎前产后,皆可常用。"

泽兰,苦、辛,微温,归肝、脾经;功能活血化瘀,行水消肿;用于月经不调,经闭,痛经,产后瘀血腹痛,水肿。《本草通玄》:"泽兰,芳香悦脾,可以扶气;疏利悦肝,可以行血。"《本经逢原》曰:"专治产后血败,流于腰股,拘挛疼痛,破宿血,消癥瘕,除水肿,身面四肢浮肿。"《雷公炮炙论》:"能破血,迪久枳。"《本草求真》:"泽兰,虽书载有和血舒脾、长养肌肉之妙,然究皆属入脾行水、入肝治血之味,是以九窍能通,关节能利,宿食能破,月经能调,癥瘕能消,水肿能散,产后血淋腰痛能止,吐血、衄血、目痛、风瘫、痈毒、扑损能治。观此,则书所云舒脾和血,不过因其水消血除之意,岂真舒脾和血之味也乎,入补气补血之味同投,则消中有补,不致损真,诚佳品也。"

杨霓芝认为该药对能活血化瘀,且合用兼有养血生血、利水消肿之效;对于肾病合并水肿的患者尤为适用,可达到活血利水而不伤正的奇效。

6. 丹参 - 首乌　丹参,苦,微寒,归心、肝经;功能祛瘀止痛,活血通经,清心除烦;用于月经不调,经闭痛经,癥瘕积聚,胸腹刺痛,热痹疼痛,疮疡肿痛,心烦不眠,肝脾肿大,心绞痛。《本草纲目》:"活血,通心包络。治疝痛。"《本草汇言》:"丹参,善治血分,去滞生新,调经顺脉之药也。主男妇吐衄、淋溺、崩血之证,或冲任不和而胎动欠安,或产后失调而血室乖戾,或瘀血壅滞而百节攻疼,或经闭不通而小腹作痛,或肝脾郁结而寒热无时,或癥瘕积聚而胀闷痞塞,或疝气攻冲而止作无常,或脚膝痹痿而痛重难履,或心腹留气而肠鸣幽幽,或血脉外障而两目痛赤,故《明理论》以丹参一物,而有四物之功。补血生血,功过归、地,调血敛血,力堪芍药,逐瘀生新,性倍芎劳,妇人诸病,不论胎前产后,皆可常用。"

何首乌味苦、甘、涩,性微温,归肝、肾经。功能补益精血(制用);解毒,截疟,润肠通便(生用)。主治精血亏虚,头晕眼花,须发早白,腰膝酸软,久疟,痈疽,瘰疬,肠燥便秘。《开宝本草》:"主瘰疬,消痈肿,疗头面风疮,五痔,止心痛,益血气,黑髭鬓,悦颜色,亦治妇人产后及带下诸疾。"《滇南本草》:"涩精,坚肾气,止赤白便浊,缩小便,入血分,消痰毒。治赤白癜风,疮疥顽癣,皮肤瘙痒。截疟,治痰疟。"《药品化义》:"益肝,敛血,滋阴。治腰膝软弱,筋骨酸痛,截虚疟,止肾泻,除崩漏,解带下。"

杨霓芝认为首乌善补,以守为主,丹参善行,以走为用;二药合用,一守一走,相互制约,相互为用,益肾补虚;同时又能活血祛瘀,能起补肾活血功效。对肾虚血瘀证患者尤为适用。

7. 黄精 - 白术　黄精为百合科多年生草本植物的根,味甘,性平,入肺、脾、肾经。本品质润,善补脾阴,为滋补强壮之品。上入于肺,有养阴润肺之功;中入于脾,有滋养补脾之功;下入于肾,可补阴血、填精髓、理虚弱。《本草求真》:"黄精止是入脾补阴,若使夹有痰湿,则食反更助湿。"《本草便读》:"黄精味甘而厚腻,颇类熟地黄……按其功力,亦大类熟地,补血补阴,而养脾胃是其专长。"现代药理研究证实,黄精有延缓衰老之功。

白术为菊科多年生草本植物白术的根茎,以浙江於潜所产品质最佳,故又名於术。本品味甘、苦、微辛,性温,入脾、胃经。甘温补中,苦温燥湿,既能补脾益气,还能固表止汗。《本草纲目》:"白术可治风寒湿痹,颈强直,背反张,止汗除热消食。"

杨霓芝认为两药合用能脾肾并补,黄精一药能滋补肺脾肾三脏之阴,白术补脾益气,且能燥湿,同时可防黄精滋腻碍脾,共奏益气养阴(血)之功。

8. 川牛膝 - 泽兰　川牛膝,甘、酸,平,擅长活血祛瘀,引血下行;泽兰,苦、辛,温,功专活血利水,利水消肿。实验研究表明,川牛膝与泽兰的水煎剂可对抗体外血栓,抑制凝血系统。研究发现牛膝中总皂苷能有效保护实验性内皮细胞的损伤,从而起到抗动脉粥样硬化的作用;川牛膝具有降压作用并通过降低自发性高血压大鼠(SHR)心肌血管紧张素转化酶(ACE)活性及抗心肌肥厚和心肌纤维化对高血压及高血压导致的左心室重塑等并发症发挥治疗作用。

泽兰,苦、辛,微温,归肝、脾经;功能活血化瘀,行水消肿;用于月经不调,经闭,痛经,产后瘀血腹痛,水肿。《本草通玄》:"泽兰,芳香悦脾,可以扶气;疏利悦肝,可以行血。"《本经逢原》曰:"专治产后血败,流于腰股,拘挛疼痛,破宿血,消癥瘕,除水肿,身面四肢浮肿。"《雷公炮炙论》:"能破血,通久积。"《本草求真》:"泽兰,虽书载有和血舒脾、长养肌肉之妙,然究皆属入脾行水、入肝治血之味,是以九窍能通,关节能利,宿食能破,月经能调,癥瘕能消,水肿能散,产后血淋腰痛能止,吐血、衄血、目痛、风瘫、痈毒、扑损能治。观此,则书所云舒脾和血,不过因其水消血除之意,岂真舒脾和血之味也乎,入补气补血之味同投,则消中有补,不致损真,诚佳品也。"研究证明其具有体外抑制人碱性成纤维生长因子、人表皮生长因子刺激人冠状动脉平滑肌细胞增殖的活性。

杨霓芝认为,慢性心肾综合征患者临床上常表现为高血压,辨证属瘀阻清窍,证见头面红赤、偏身麻木、活动不利、肢体肿胀、舌暗脉涩,对于此类患者,可选取川牛膝配泽兰,取其活血利水、引血下行之功效,临床上常收到良好疗效。

(三) 重视脾胃,先后天并补

脾胃为后天之本,气血生化之源,气机升降的枢纽。人以胃气为本,治病注重调理脾胃。慢性肾炎病程长,在病机上多表现为本虚标实、虚实夹杂;其正虚主要有肺、脾、肾虚的不同,而以脾肾不足为关键,脾虚是慢性肾炎发病及病机演变的重要环节,肾虚是慢性肾炎演变与转归的必然结果。正如《素问·至真要大论》所云:"诸湿肿满,皆属于脾。"张仲景继承《黄帝内经》脾胃理论,将顾护脾胃的学术思想贯穿于整个六经辨证理论体系之中。李东垣《脾胃论》认为"脾胃为元气之本","元气乃先身生之精气也,非胃气不能滋之","元气之充足皆由脾胃气之无所伤,而后能滋养元气",这就是"脾胃为后天之本"及"后天养先天"的论点。《脾胃论》说"若胃气本弱,饮食自倍,则脾胃之气既伤,而元气亦不能充,而诸病之所由生也",提出百病皆由脾胃伤而生。脾胃功能的盛衰、强弱直接影响荣卫气血的化生,甚至生命的安危。

杨霓芝认为,脾为后天之本、气血生化之源,肾主藏精、为先天之本,肺主一身之气、主治节,故脾气虚容易导致肺肾气虚。从传统中医的辨证思想出发,慢性肾脏病的病位应该以脾胃为中心,病机核心为脾胃气虚。治疗慢性肾脏病要从补养脾胃为切入点,不可受西医学病理解剖的影响。慢性肾脏病病程长,在病机上多表现为本虚标实、虚实夹杂;其正虚主要有肺、脾、肾虚的不同,而以脾肾不足为关键,脾虚是慢性肾脏病发病及病机演变的重要环节,肾虚是慢性肾脏病演变与转归的必然结果。故杨霓芝在临证中尤其重视脾胃,强调先后天并补的理论。治以补益脾肾为法,临床多选用四君子汤、肾气丸加减。若仅以气虚为主,常选太子参、党参、黄芪、山药、白术、薏苡仁、茯苓、泽泻等;脾肾气虚日久则导致阳虚,而见畏寒、大便溏泄,常选用仙茅、淫羊藿、肉桂等;若以肾阴不足为主,证见口干、五心烦热、舌红、少苔,多选女贞子、墨旱莲、黄精、何首乌、山茱萸等。并嘱咐患者劳逸有度,以免造成脏腑虚损更甚。杨霓芝强调,通过健运脾胃、斡旋中焦、调整气机以促进水谷精微及水湿的及时运化,使水液代谢得以调整,气血得以生化,毒素得以排泄,分清泌浊功能得以恢复正常,从而不同程度地改善水肿,减少精微物质的丢失,延缓肾衰竭的进展。

(四) 辨证精准,用药轻灵

辨证论治历来都是中医的精髓。杨霓芝在临床中常常强调辨证要精准,用药宜平正轻灵。杨霓芝认为,一个医生的经验是否丰富,医术是否高明,主要取决于他对疾病的辨证是否熟练而准确。只有立足辨证,方可精准论治,合理遣方,用药轻灵,直达病所,收获奇效。在用药方面,杨霓芝认为,应先辨明虚实,根据本虚标实的具体情况,或泻其实,或补其虚,或先攻后补,或先补后攻,或攻补兼施,灵活立法,合理用药;其次用药时应立足以改善患者预后为目的,强调应以平为期,恐过犹不及。在《黄帝内经》中就有"大毒治病,十去其六,常毒治病,十去其七,小毒治病,十去其八,无毒治病,十去其九,谷肉果菜,食养尽之,无使过之,伤其正也"的道理,强调了用药祛病宜顾卫正气,重视人体自愈的趋势。杨霓芝认为组方用药不在多而在精,量不在大而在中病,贵在轻灵,直中病所;力求用药平稳,用药轻灵。

杨霓芝用药轻灵概括为以下三点:①药量不大、药味不多。杨霓芝认为,药量不宜过大,药味不宜过多、过杂;若量大药杂味厚,则脾胃难以运化,并且药多庞杂,相互牵制,药效欠佳。②选药以甘淡平和为主。杨霓芝认为,选药宜用甘淡平和之品,避免味厚质浊黏腻药物,以免闭塞气机,助湿生痰。③慎用苦寒之品。杨霓芝认为,应尽量避免大苦大寒之品,以防败坏脾胃,克伐后天之本,而对于苦寒药即使要用也常是小量应用,且应避免长期服用。纵观杨霓芝组方,药味以 9 味居多,极少超过 12 味;药量多以 9~15g 为主,且以甘淡平和药物为主,极少大苦大寒之品。

(朴胜华　王永生　徐　鹏)

参考文献

1. 蓝茂科,杨霓芝,陈建锋,等. 杨霓芝教授运用经方思维辨治肾性水肿临床经验[J].四川中医,2018,36(12):3-5.

2. 蔡寸,马红岩. 杨霓芝教授运用益气活血法治疗糖尿病肾病经验[J].河北中医,2018,40(6):805-808.

3. 黄贵锐. 糖肾方药规律的古籍挖掘及杨霓芝教授治疗糖肾的学术思想研究[D].广州:广州中医药大学,2018.

4. 王丽娟,林文秋,包崑,等.杨霓芝教授用益气活血法治疗慢性肾炎蛋白尿的经验[J].中国中西医结合肾病杂志,2017,18(8):665-667.

5. 白艳洁.杨霓芝教授治疗原发性肾病综合征经验及用药特色研究[D].广州:广州中医药大学,2017.

6. 苏琼,王立新,杨霓芝.杨霓芝教授治疗肾小球性血尿的经验浅探[J].四川中医,2017,35(4):23-25.

7. 白艳洁,王文凤,杨霓芝.杨霓芝教授治疗原发性肾病综合征临床经验介绍[J].中国中西医结合肾病杂志,2017,18(2):100-101.

8. 金晓.基于数据挖掘方法总结杨霓芝教授治疗慢性肾衰经验研究[D].广州:广州中医药大学,2016.

9. 王文凤.杨霓芝教授治疗慢性肾脏病学术思想及临床经验总结研究[D].广州:广州中医药大学,2015.

10. 左琪,屈展航,包崑,等.益气活血法防治慢性肾脏病临床验案举隅[J].新中医,2014,46(8):234-236.

11. 金华,张蕾,杨霓芝.杨霓芝运用益气活血法治疗慢性肾炎的临床经验[J].辽宁中医杂志,2011,38(7):1283-1285.

12. 段小军,张蕾,金华,等.杨霓芝从阴虚湿热论治肾性血尿经验[J].上海中医药杂志,2010,44(3):22,25.

13. 张蕾,杨霓芝.杨霓芝运用益气活血法治疗慢性肾脏疑难病个案分析[J].中医药临床杂志,2009,21(6):497-498.

14. 张再康,杨霓芝,王立新,等.杨霓芝应用益气活血法治疗糖尿病肾病的学术思想探讨[J].中国中医基础医学杂志,2009,15(8):603-604.

15. 张再康,王立新,包崑,等.杨霓芝教授运用益气活血法治疗慢性肾脏病的学术思想[J].中国中西医结合肾病杂志,2009,10(2):98-100.

16. 钟丹,杨霓芝.杨霓芝教授运用益气活血法治疗慢性肾脏病的经验[J].中国中西医结合肾病杂志,2005,6(11):10-11.

17. 徐大基,杨霓芝.活血六法在肾病综合征中的应用[J].甘肃中医,1998,11(3):16-17.

第三节　杨霓芝益气活血法在慢性肾脏病中的应用

　　杨霓芝在长期临床实践中,继承和发扬了古今益气活血法的理论精髓,并结合西医学研究,中西医结合,将益气活血法娴熟地运用在疑难病肾脏病的治疗上,提出了"气血之要、古今脉承,气虚血瘀、肾病之由"的肾脏病治疗学术

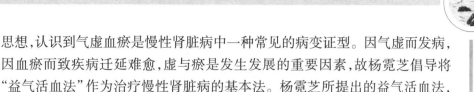

思想，认识到气虚血瘀是慢性肾脏病中一种常见的病变证型。因气虚而发病，因血瘀而致疾病迁延难愈，虚与瘀是发生发展的重要因素，故杨霓芝倡导将"益气活血法"作为治疗慢性肾脏病的基本法。杨霓芝所提出的益气活血法，是将补气和活血化瘀两大治疗法则相结合，在治疗中既重视气虚，亦不忘血瘀，立足气虚血瘀这一根本，同时兼顾气滞、血虚、水湿、浊毒等兼杂之证，力求调整机体气血阴阳之平衡。其具体运用如下。

一、益气活血法在慢性肾炎中的应用

慢性肾小球肾炎（chronic glomerulonephritis，CGN）简称慢性肾炎，是由多种原因、多种病理类型组成的原发于肾小球的一组免疫性疾病，发病机制为变态反应所致的肾小球免疫性炎症损伤。细胞免疫在肾炎发病中不容忽视。本病起病隐匿，病程冗长，可以有一段时间的无症状期，尿常规检查有不同程度的蛋白尿、血尿及管型尿，大多数患者有不同程度的水肿、高血压及肾功能损害。病情缓慢进展，治疗困难，预后较差，至慢性肾炎晚期，由于肾单位不断地毁损，纤维组织增生，肾萎缩，最终导致肾衰竭、尿毒症。慢性肾炎是导致慢性肾衰竭的第二大原因。

中医学认为，慢性肾炎属于"水肿""腰痛"等范畴，后期可属"虚劳"范畴。《景岳全书·杂证谟·肿胀》指出："凡水肿等证，乃肺、脾、肾三脏相干之病。"肺主一身之气，肺虚不能通调水道，水液内停；脾为后天之本，气血生化之源，主运化，脾虚则运化失司，湿浊内生；肾为先天之本，主水液，肾虚则气化功能失常，内生水湿，最终均导致气血运行不畅，血行迟滞而成瘀。

杨霓芝认为，慢性肾炎多为本虚标实之证。本虚为肺脾肾三脏气血阴阳的亏虚，在病情不同阶段各有所侧重，临床以脾肾气虚最常见；标实多为瘀血、湿热、湿浊为患，其中又以瘀血最为关键。同时，杨霓芝在长期的临床研究中发现，慢性肾炎发展过程中，气虚血瘀型占很大比例，约占 56.3%；慢性肾炎患者临床也多表现为体倦乏力、易感冒等临床证候，以及病情长期迁延不愈的特点。慢性肾炎一般存在高凝状态和静脉血栓形成的危险性，这些病理状态与中医"瘀"的概念相符和。即因气虚而发病，因血瘀而致疾病迁延难愈，虚与瘀均贯穿疾病过程的始终。因此杨霓芝提出以"益气活血法"来调节免疫功能、改善肾小球内凝血状态，进而防治慢性肾炎，并研制了具有益气活血作用的中药复方院内制剂"通脉口服液"用于慢性肾炎的治疗，疗效显著。经模型大鼠实验发现，通脉口服液通过补气活血作用，调节模型大鼠的免疫功能，改善血液高凝状态，减轻肾脏病理损害，从而达到改善或稳定肾功能的目的，延缓了

第二章　杨霓芝益气活血法的学术思想

肾小球硬化的发生。

临床中医治疗的切入点，结合西医学对慢性肾炎的诊疗方案，临床上中医药的应用往往也会有所侧重，主张扶正祛邪并举。对于单纯接受非免疫抑制剂治疗的患者，往往采用中医药辨证治疗为主。尤其对于以血尿为主要表现的患者，西医方面尚无较好的治疗措施，这时，中医药发挥了无可替代的作用。对于接受免疫抑制剂治疗的患者，此时中医药的应用主要是改善临床症状、减轻药物的毒副反应等。部分患者不耐受免疫抑制剂治疗时，中医药治疗即应发挥主要作用。

总体通过补气调整机体的免疫功能，通过活血改善体内的微循环障碍，达到改善临床症状、稳定或逆转肾功能损害的目的，从而延缓肾小球硬化的发生，方用当归补血汤合桃红四物汤加减，药用黄芪、生地黄、当归、赤芍、桃仁、红花、女贞子、丹参等。处方用药特点体现在：①注意对邪实证的治疗，尤其近期出现外感之患者，此时重点应以祛邪为主；②基于脾虚是慢性肾炎发病及病机演变的重要环节，肾虚是慢性肾炎演变与转归的必然结果的思路，注重健脾补肾；③湿热不仅是慢性肾炎发病的一个重要因素，也是慢性肾炎病变过程中的一个病理产物，重视清热利湿；④瘀血是慢性肾炎的主要发病因素，贯穿于疾病全程，活血化瘀贯穿始终。

二、益气活血法在肾病综合征中的应用

肾病综合征（nephrotic syndrome，NS）是由多种病因和多种病理因素引起肾小球疾病中的一组临床综合征，典型临床表现为大量蛋白尿（每日 ≥3.0~3.5g）、低蛋白血症（血浆白蛋白 <30g/L）、高脂血症和水肿。在肾病综合征中，约 75% 是由于原发性肾小球疾病引起，约 25% 是由于继发性肾小球疾病引起。肾病综合征由于存在低蛋白血症、高凝状态、脂质代谢紊乱、容易感染等因素，导致病程长、复发率高。其病理类型分为局灶性节段性肾小球硬化、膜增殖性肾炎、膜型肾病、系膜增殖性肾炎、微小病变性肾病等。

水肿是肾病综合征的主要症状之一，也是中医诊断该病的主要病名。中医认为血能病水，水亦能病血，肾小球疾病水肿反复不退，水阻经络，日久成瘀。《脉经》卷九指出"先病水，后经断，名曰水分"，说明水能病血。《金匮要略·水气病脉证并治》云："经为血，血不利则为水。"水肿可以造成血瘀，血瘀亦可致水肿，瘀血既是水肿形成的病理产物，也是加重水肿的病因。唐宗海《血证论》云："瘀血化水亦发水肿，是血病而兼水也。"中医用活血化瘀法治疗本病，在《素问·汤液醪醴论》就有"平治于权衡，去宛陈莝……开鬼门，洁净府"等论述。

现代研究发现,肾病综合征患者由于体内小分子蛋白质流失,以及继发性肝脏合成蛋白质及脂肪增多,引起机体凝血、抗凝、纤溶系统成分及血小板功能紊乱,绝大多数肾病综合征患者出现血液高凝状态。西医常用抗凝、促纤溶、祛聚等方法,多选用链激酶、尿激酶、肝素等药物治疗。在并发严重的低蛋白血症及使用肾上腺糖皮质激素治疗时常加重高凝状态,易导致患者并发静脉血栓,这也是造成一些肾病综合征病情反复缠绵不愈的重要原因。中医治疗上,杨霓芝以活血祛瘀通络为法,采用川芎嗪、血栓通、毛冬青甲素等,配合使用活血祛瘀之中药,如丹参、红花、桃仁、益母草、赤芍等活血祛瘀之品,能取得满意疗效。高度水肿的基本病理变化为肺失通调,脾失传输,肾失开阖,三焦气化不利。杨霓芝对此多采用宣肺、健脾、温肾利水、疏利三焦之法治疗水肿。如病之初期的水肿,多采用宣肺行水、疏风清热法;病之中期,多采用运脾化湿、温阳利水法;后期多采用温肾助阳利水之法;方按辨证可选越婢加术汤、实脾饮、真武汤、五苓散、猪苓汤等。以活血祛瘀通络为法,活血则脉管通利,水液循于常道,则水肿自消。

　　体倦乏力、纳呆也是肾病综合征的常见临床症状。多因精微物质随尿外泄导致气随精泄,致气虚运化失常,不能充养形体,病位在肺脾肾,以脾虚为主。宜健脾为首要,重用四君子汤。肾病综合征患者临床表现以大量蛋白尿为主,治疗难度大,长期丢失大量蛋白,会对肾功能产生严重损害。中医学认为肾是先天之根本,五脏六腑之精藏于肾,长期肾病可耗伤肾气,造成肾气亏虚,精关不固,肾不藏精,造成精微乏源,湿浊内生,瘀血停滞,蛋白丢失。杨霓芝多采用补肾健脾活血法,予当归补血汤加减,常用黄芪、党参、白术、山萸肉、覆盆子、菟丝子、金樱子、芡实等。肾病综合征患者纳呆多由于脾胃不和,或高度水肿导致湿邪困于中焦,中焦不运所致。由于激素、免疫抑制剂等西药影响脾胃功能,以致脾胃失和,纳食减少,甚至恶心呕吐,多采用香砂六君子之类的方剂加减治疗。既可减少西药对胃肠道的不良反应,又能促进脾胃的运化功能。从而提高临床疗效。

　　原发性肾病综合征病程绵长,根据中医理论"久病入络""久病多瘀",杨霓芝提出,运用"益气活血法"治疗时既要注重补气与活血化瘀,同时兼顾湿热、湿浊、气滞、浊毒等兼杂之证,辨证论治中活用益气活血法恢复机体的阴阳气血平衡。即在治疗原发性肾病综合征的药物中,始终要佐以益气活血药,才能取得更好疗效。其益气活血基本方:黄芪、党参、桃仁、红花、丹参。

　　难治性肾病综合征的发病率约占原发性肾病综合征的50%,治疗过程中可出现:①频繁复发(指半年内复发2次,1年内复发3次)或泼尼松依赖者;②初治8周有反应,但复发再治无效应;③泼尼松初治8周无效应或仅有部分效应;④免疫抑制剂联合治疗无效者。凡具备上述任何一种情况者,即可诊断为难治性肾病综合征。难治性肾病综合征由于存在低蛋白血症、高凝状态、脂质代谢紊乱、容易感染等因素,病程长、复发率高。

杨霓芝在治疗难治性肾病综合征上,同样强调攻补兼施,以益气活血为基本法,在辨证论治的基础上使用桃红四物汤加减治疗。同时采用中西医结合,以减少复发,提高治愈率。此外,无论何型难治性肾病综合征,杨霓芝认为均可配合三芪口服液治疗。

三、益气活血法在特发性膜性肾病中的应用

膜性肾病是以肾小球基底膜上皮细胞下免疫复合物沉积伴基底膜弥漫增厚为特征的一组疾病,是成人肾病综合征常见的病理类型之一。本病可分为特发性、继发性及家族性膜性肾病。特发性膜性肾病(idiopathic membranous nephropathy,IMN)即病因未明者。本病患者自然病程差异悬殊,可表现为自发缓解、持续蛋白尿伴肾功能稳定、持续蛋白尿伴肾功能进行性减退等 3 种转归形式。近年来,国内外虽有一些指南发布,但由于本病存在用药时间长、药物敏感度不一、药物副作用多的原因,临床上仍颇感棘手。

杨霓芝认为特发性膜性肾病患者病性也属本虚标实,以脾肾亏虚(气虚、阳虚)为本,水湿、湿热及瘀血为标,标实中尤其以瘀血为著。气虚、瘀血为本病最常见及关键的病理产物及致病因素。西医学研究发现,膜性肾病易出现血栓、栓塞等并发症,如肾静脉血栓、下肢静脉血栓及肺栓塞,发生率约为10%~60%。杨霓芝也主张治疗本病时需"益气"与"活血"并举,并贯穿本病治疗始终,使脾肾之气得补,中焦得充,精微得固,气得到生化之源,气盛推动有力,水湿得化生,同时辅以活血化瘀,使瘀血得以化生,脉络得以通畅,使得"气行血行""气行水化"。提出"益气活血法"为特发性膜性肾炎的治疗大法。拟定的基本方为北黄芪 20g,党参 15g,白术 15g,熟地黄 15g,盐山萸肉 10g,菟丝子 20g,丹参 15g,泽兰 15g,当归 15g,桃仁 5g,红花 5g,白芍 15g,甘草 3g。其中北黄芪、党参、熟地黄、山萸肉、菟丝子共奏益气健脾、补肾填精之功效,丹参、泽兰、当归、桃仁、红花活血化瘀利水;关于芍药,《名医别录》有曰"通顺血脉,缓散恶血,逐贼血",故其有和营理血、充养血脉之功效。

杨霓芝在临床上多选用黄芪配当归、白芍,三者相生为用,可共奏益气健脾、活血养血,以及疏通气机、畅达三焦之功,使得"气行血行""气行水化",适用于特发性膜性肾病证属脾肾气(阳)虚、瘀血内阻日久,伴气机郁滞的患者,其中黄芪、当归、白芍比例常为 5:1:1~2:1:1。

临证中医治疗切入点:第一,根据疾病危险分层,确定中医药分层治疗的目标。根据循证医学及北京大学医院对我国特发性膜性肾病患者提出的治疗方案,杨霓芝结合多年的临床经验提出以下治疗建议。低危患者以中医药治疗为主,治疗目标为降低尿蛋白和保护肾功能,中医辨证治疗在益气活血基本方基础上加减;针对高危患者或中危患者治疗 6 个月病情无缓解,则应启动免疫抑制治疗,此时中医药的应用目的在于改善临床症状、减轻药物的毒副作用。第二,不同的免疫抑制治疗阶段,中医药的应用也要有所改变。在免疫抑制剂治疗起始阶段,中医药多采用滋阴清热解毒为主;免疫抑制剂减量及小剂量维持阶段,中医药以益气养阴或益气(温阳)为主。

四、益气活血法治疗糖尿病肾病

糖尿病(diabetes mellitus,DM)属中医"消渴病"范畴,一般认为其病机乃阴津亏虚、燥热偏胜,临床表现为消渴、多食、多尿等。糖尿病肾病(diabetic nephropathy,DN)由糖尿病发展而来,属于中医"消渴病"合并"水肿""尿浊""腰痛"等范畴,以阴津亏虚、燥热偏胜为基础证型。

杨霓芝认为,糖尿病肾病的中医证型与糖尿病相比发生了变化,阴虚燥热证不具有普遍性,而气虚血瘀证是糖尿病肾病的基本证型,且往往贯穿 DN 的始终。益气活血法为治疗糖尿病肾病的基本治法,并应贯穿糖尿病肾病治疗的全过程。

近年来,针对糖尿病肾病的免疫功能、血流动力学和血液流变学、脂代谢紊乱等方面进行的一系列研究发现,中医药治疗糖尿病的优势不仅表现在降低血糖的疗效上,更在于有效防治糖尿病所伴发的免疫功能低下、血流动力学和血液流变学异常、脂代谢紊乱等方面。目前,糖尿病肾病的中医辨证分型还缺乏统一性,但很多专家根据糖尿病肾病的临床症状,也认识到糖尿病肾病气虚血瘀证更为常见。治疗中应不失时机运用补气药,扶正以祛邪,如人参、红参、党参等。现代药理研究证明,人参皂苷能明显降低血糖,促进肝糖原分解,增强和促进糖醇解作用,调节脂代谢,对于缓解和稳定病情可起重要作用。此为中医治疗本病的特点之一。糖尿病肾病由于多种因素产生血脉瘀阻、脉络闭塞而并发多种血管病变。因此,治疗糖尿病肾病要运用活血化瘀药,以促进肾动脉灌流量的增加,改善微循环,缓解血液高凝状态,减轻或延缓肾损害,使本病及血管病变合并症得到治疗和改善。根据病情选用桃红四物汤或血府逐瘀汤。

杨霓芝认为,糖尿病肾病和慢性肾炎虽然属于不同的疾病,但临床表现有相似之处,都属于慢性疾病,病情迁延,最终都导致肾衰竭和尿毒症,都存在着免疫功能低下、生化代谢异常、血流动力学异常等病理状态,肾脏病理都存在肾小球滤过膜的损害和系膜细胞及系膜基质的增生,最终都导致肾小球硬化。有关研究也证实,糖尿病肾病常伴有高凝状态,是加重微血管病变、导致肾硬化的重要原因之一。因此,三芪口服液对慢性肾炎的一系列临床和实验研究对指导应用该药治疗糖尿病肾病有着重要的启发作用。基于此,杨霓芝运用益气活血代表方药三芪口服液治疗糖尿病肾病也取得了良好疗效。现代药理研究证实,活血化瘀中药能改善血液高凝状态,药如三七、丹参、益母草、大黄、水蛭、泽兰、红花、当归、桃仁、赤芍等。结合临床,适当选用上述药物,可达到抗凝、防治肾小球硬化的目的。

由于糖尿病患者一旦出现大量蛋白尿,往往很难逆转,治疗非常困难。因此,糖尿病肾病临证中医治疗切入点,应在疾病早期阶段就提倡予以中医药积极治疗。此外,DN 为本虚标实之证,基本病机为气阴两虚,兼夹瘀血、水湿、痰浊等标证,其中气虚血瘀贯穿始终。因此,益气活血法是 DN 的基本治法,应贯穿 DN 治疗的全过程。

五、益气活血蠲毒法治疗慢性肾衰竭

慢性肾衰竭(chronic renal failure,CRF)是各种肾脏病(包括原发及继发肾脏病)引起的慢性缓慢进行性肾功能损害,最后导致尿毒症和肾功能完全丧失而需替代治疗。近年来的替代疗法,如肾移植、血液透析和腹膜透析等技术迅速发展,但因费用昂贵等原因,这些疗法在我国目前尚难普及。因此,积极寻求延缓 CRF 病情进展,延迟进入尿毒症期的治疗方法具有重要意义。

慢性肾衰竭属中医学"水肿""关格"等范畴,属正虚邪实,寒热错杂。慢性肾衰的形成往往是因水肿、淋证、腰痛、癃闭、消渴、眩晕等病证拖延日久,或因失治误治,或因反复感受外邪,迁延缠绵,久治未愈,最终导致脾肾功能衰败,脾不能运化水湿,肾不能化气行水,水湿内停,清者不升而泄漏,浊者不降而内聚,清浊相干,久则酿为浊毒、溺毒,或化生热毒,生风动血;或化瘀成痰,蒙神蔽窍;或浊瘀互结,戕伐五脏,最终导致肾气衰竭,气化失司,湿浊尿毒不得下泄。其基本病机主要为气虚血瘀,浊毒内阻。临床表现为面色晦浊、舌苔浊腻,胸闷烦躁,气短心悸、恶心呕吐、纳呆厌食,便秘腹胀便溏,尿少或尿闭,惊厥抽搐,神昏谵语,甚或鼻衄、齿衄、尿血,皮肤瘙痒、皮屑等。西医学已经证实,慢性肾衰竭患者存在免疫功能低下、毒素蓄积、凝血机制障碍、脂质代谢紊乱等,是造成肾单位进行性毁损的重要原因。临床主要表现是由于有毒代谢产物积聚在体内而产生的。当慢性肾衰竭进行性加重时,体液内约有 200 多

种物质的浓度比正常增高。

本着延缓肾衰竭进展，延长进入透析期的指导思想，杨霓芝提出"气虚、血瘀、浊毒"是慢性肾衰竭的主要病机或较普遍的证候特点；中医治疗切入点以慢性肾衰竭非透析期为主，采用补气活血蠲毒为法则的中医综合疗法治疗。具体包括中医辨证治疗、口服大黄胶囊、三芪口服液联合尿毒康等，补气活血，利水泄浊排毒，达到补气而不滞腻、泄浊而不伤正的目的。针对浊毒内阻，不得下泄，将"开鬼门""洁净府"的治则应用到临床中，提出了中药灌肠和中药药浴即肠透析、皮肤透析这两大特色疗法，力求通过中药药浴开泄腠理，中药灌肠通腑泻浊，促使浊毒之邪从皮肤及肠道排出。对于尿毒症患者，由于此时患者频繁呕吐，病情危重，服药困难，杨霓芝仍以补气活血蠲毒为法，配合中药保留灌肠，给予中药结肠透析，选灌肠方之结肠透析Ⅰ号方(生大黄30g，牡蛎30g，蒲公英30g，益母草30g)；有阴凝征象者，给予结肠透析Ⅱ号方，即在Ⅰ号方中加附子30g。

补益正气法常能有效提高机体抵抗力，减少感染机会，延缓慢性肾衰竭的进展。健脾益肾、利水化湿、泄浊祛毒及活血散瘀之疗法，能使邪毒及时排出体外，废用的脏腑尽快得以恢复，延缓慢性肾衰竭进程。

中医综合疗法所用的大黄胶囊能降浊通腑；三芪口服液含黄芪、三七、丹参等，健脾益气、活血化瘀；尿毒康由何首乌、大黄、女贞子、泽兰、肉桂、黄芪、丹参、海螵蛸等组成，乃纯中药制剂。尿毒康中何首乌、女贞子补益精血，解毒，润肠通便；肉桂补火助阳，温经通脉；丹参活血化瘀，利水消肿；海螵蛸软坚泻浊；黄芪益气健脾；大黄通腑泻浊。诸药合用，具有益气温阳、健脾益肾、活血通腑降浊的功效。结肠透析液由大黄、牡蛎、蒲公英等药组成，直接作用于结肠，起到通腑降浊，加强血中毒素从肠道直接排出的作用。中药药浴的主要组方成分为麻黄、地肤子、苦参、细辛、桂枝，采用发汗解表作用的中药熏洗以促进发汗，消除积存在体内过多的毒素及水分，进而减轻肾脏负担，保护残余肾单位，延缓透析期到来，并可缓解慢性肾衰竭患者皮肤瘙痒症状。

现代药理研究表明，中药大黄具有降低尿素氮，抗凝、降低血黏度，免疫调节，改善氨基酸和脂质代谢，抑制肾小球系膜细胞增殖，抑制肾小管高代谢等作用；黄芪、三七等也具有降低血黏度、血脂和调节免疫等作用，从而延缓慢性肾衰竭的进展。益气活血化瘀药能改善微循环，降低血黏度，解聚积聚的血小板，激活纤溶系统，调节免疫功能，促进受损肾小球细胞和基膜的修复，有效阻断肾小球疾病的发病机制。

六、益气活血法在透析患者中的应用

从中医学角度来看,维持性血液透析患者的基本病机多为正虚而邪实。正虚多为气血衰败,肾元虚惫;邪实则与湿、浊、痰、瘀、热有关。其正与邪、虚与实、寒与热的矛盾始终贯穿病情的全过程,因此中医治疗切入点必须坚持中医综合治疗的方法,把扶正与祛邪的原则体现在治病的全过程,切不可冀求以一方一药取效。杨霓芝认为透析阶段患者的关键病机是"气虚血瘀",治疗上采用"益气活血"为大法,在常规血液透析外再施以中成药通脉口服液及大黄胶囊口服治疗。其中黄芪具有补中益气、利尿固表之功,现代药理研究证实其有调节免疫的作用,又能改善肾小球毛细血管的血运情况,降低血黏度,增加兔肾动脉血流量,从而促进损害肾组织的修复;能增加鼠肝白蛋白 mRNA 的表达;田七能活血祛瘀,药理研究证明有扩张血管抗凝、降血脂的作用;大黄则有清热泻下、利湿降浊、活血祛瘀之功,现代研究也认为其有促进肠蠕动及降低氮质的作用,并能抗凝,降低血黏度,双向免疫调节,改善氨基酸代谢及脂质代谢,抑制肾小球系膜细胞增殖,抑制肾小管高代谢等。以上诸药合用,切中病机,疗效立见,值得进一步推广。

七、西医治疗基础上益气活血法的应用

不同慢性肾脏病的西医治疗存在较大差异,常用药物多为激素或免疫抑制剂,或随着病情的加重进入透析期。机体会随着西医治疗方案的不同出现不同的中医病理变化,因此,中医治疗切入点须根据不同用药阶段的中医病理变化辨证治疗,总体以扶正祛邪为主。

对于难治性肾病综合征激素依赖型和常复发型者,通过对激素治疗不同阶段进行分期辨证,随着激素剂量的变化"首剂量—减量—维持量—停用",机体相应出现"阴虚—气阴两虚—阳虚—阴阳两虚"的病理改变,即初期大剂量激素治疗阶段用滋阴降火、清热解毒;激素减量阶段用益气养阴;激素维持治疗阶段用温肾助阳,去浊分清;激素停止阶段为防止复发,以阴阳并补为主,从而明显地提高了临床疗效,并减轻或避免了其副作用的产生,减少了激素的依赖和病情的复发。

在原发性肾病综合征的治疗中发现,应用肾上腺皮质激素、免疫抑制剂及细胞毒性药物等治疗,只对一部分患者起效,常常因为出现严重并发症而中止治疗。杨霓芝根据多年临床经验总结出中药治疗原发性肾病综合征治疗的时机及分阶段用药的必要性,中医的治疗宜根据激素及免疫抑制剂使用过程,制

订中药治疗方案。在降低西药治疗带来的不良反应的同时,也提高了疗效。

对于慢性肾衰竭患者,在非透析期,杨霓芝采用中医治疗为主。针对具体病因或加重因素,采用辨证治疗的中药汤剂、中成药及院内制剂口服,以及中药保留灌肠、中药药浴、中药穴位注射等方法综合治疗 CRF,且"益气活血法"贯穿始终。通过查找原发病,进行有针对性的病因治疗,防止肾功能进一步恶化。在透析期,则以西医治疗为主,中医治疗为辅。CRF 尿毒症患者如果出现严重并发症如高钾血症、严重酸中毒、急性心力衰竭等,则主要采用血液透析、腹膜透析等西医治疗为主,如果无明显严重并发症,仍然可以采用中西医结合保守治疗。中医药治疗主要为辅助作用,方法和非透析期有所不同,注重扶正固本的中医药配合血液透析或腹膜透析治疗 CRF 尿毒症,在改善患者的临床症状、改善机体免疫与营养状态、降低并发症的发生,提高患者生活质量等方面取得明显疗效。

八、总结

综上所述,杨霓芝在治疗肾脏病上具有非常丰富的临床经验。杨霓芝在长期的临床实践中认识到气虚血瘀是慢性肾脏病中一种常见的病变证型,切中慢性肾脏病包括糖尿病肾病在内的气虚血瘀的病机,发现因气虚而发病,因血瘀而致疾病迁延难愈,气虚为本,血瘀为标,二者互为因果,构成本虚标实、虚实夹杂的病机特点。运用三芪口服液、桃红四物汤加减、二至丸以及三七、丹参、白芍、当归等活血药配伍补气药黄芪、党参治疗慢性肾脏病非常广泛,并且深入挖掘慢性肾衰竭的气虚血瘀浊毒的病机,采用益气活血蠲毒治疗肾衰竭具有重要意义,而大黄胶囊、尿毒康、结肠透析液以及药浴等综合疗法对延缓病程都有重要作用。从西医学观点来看,慢性肾脏病大多与机体免疫功能紊乱有关,而凝血机制障碍则贯穿疾病的发生、发展过程中。益气活血类方药可有效调整机体的免疫功能,改善血液流变学,从而延缓慢性肾脏病的病程。杨霓芝善于通过西医学对气血、益气活血法的生物学研究,将传统医学益气活血理论与西医学的检测技术、生理病理及药理研究相结合,使遣方用药与治疗方式更具说服力、有效性,充分发挥中医学的宝贵智慧,让传统医学更好地服务于临床。

(朴胜华　王永生)

参考文献

1. 白艳洁,王文凤,杨霓芝.杨霓芝教授治疗原发性肾病综合征临床经验介绍[J].中国中西医结合肾病杂志,2017,18(2):100-101.

2. 苏琼,王立新,杨霓芝.杨霓芝教授治疗肾小球性血尿的经验浅探[J].四川中医,2017,35(4):23-25.

3. 王丽娟,林文秋,包崑,等.杨霓芝教授用益气活血法治疗慢性肾炎蛋白尿的经验[J].中国中西医结合肾病杂志,2017,18(8):665-667.

4. 金晓,王文凤,杨霓芝.杨霓芝教授治疗慢性肾病药对应用经验撷菁[J].中国中西医结合肾病杂志,2015,16(9):758-759.

5. 代晓光,封娟霞,陈晶.中医药治疗慢性肾脏病的辨证论治[J].中国中西医结合肾病杂志,2013,14(10):933-934.

6. 侯海晶.杨霓芝教授治疗肾小球疾病经验拾零[J].新中医,2012,44(7):209-210.

7. 彭钰,段小军.杨霓芝教授治疗慢性肾衰竭临证经验[J].辽宁中医药大学学报,2011,13(10):188-189.

8. 金华,张蕾.杨霓芝运用益气活血法治疗慢性肾炎的临床经验[J].辽宁中医杂志,2011,38(7):1283-1285.

9. 段小军.杨霓芝教授治疗慢性肾脏病验案4则[J].新中医,2010,42(6):143-144.

10. 张再康,杨霓芝,王立新,等.杨霓芝应用益气活血法治疗糖尿病肾病的学术思想探讨[J].中国中医基础医学杂志,2000,15(8):603-604.

11. 张再康,王立新,包崑,等.杨霓芝教授运用益气活血法治疗慢性肾脏病的学术思想[J].中国中西医结合肾病杂志,2009,10(2):98-100.

12. 张蕾,杨霓芝.杨霓芝运用益气活血法治疗慢性肾脏疑难病个案分析[J].中医药临床杂志,2009,21(6):497-498.

13. 马红岩,杨霓芝.杨霓芝治疗慢性肾炎经验介绍[J].中国中医药信息杂志,2008,15(7):88-89.

14. 张文青,杨霓芝.杨霓芝论治慢性肾脏病特色[J].辽宁中医药大学学报,2007,9(4):89-90.

15. 钟丹,杨霓芝.杨霓芝教授运用益气活血法治疗慢性肾脏病的经验[J].中国中西医结合肾病杂志,2005,6(11):10-11.

16. 左琪,杨霓芝.杨霓芝教授论治良性小动脉性肾硬化特色撷拾[J].中医药学报,2004,32(2):8-9.

17. 包崑,庞巍,毛炜.杨霓芝主任医师诊治肾小球疾病临证撷菁[J].中医药学刊,2001,19(2):102-103.

18. 王立新.杨霓芝主任医师治疗糖尿病肾病经验拾萃[J].中医药研究,2000,16(6):36-37.

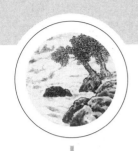

第三章
发挥中医特色与优势，重视传承与创新

第一节　肾病重点专科建设

　　杨霓芝是广东省中医院肾内科的奠基人，从事临床、医疗、教学和科研工作 40 多年，临床经验丰富；在肾内科疾病的诊治方面造诣颇深。发挥中医特色与优势，开展新技术、新疗法，使肾病科综合诊治水平不断提高并上新台阶。在"十五"期间，广东省中医院肾病科被评为全国中医优秀重点专科，目前已是国家中医肾病临床研究基地。2017 年，肾病专科被评为广东省最强科室。2018 年获广东省"五一劳动奖"。2018 年肾病专科获国家区域（中医）诊疗中心项目，国家重大疑难疾病（慢性肾衰竭）中西医临床协作试点项目，目前正联合全国中医肾病相关重点专科开展中医肾病相关临床研究工作。

　　广东省中医院开展肾脏病的诊治工作已有多年的历史。1994 年正式成立广东省中医院肾病科并按国家中医药管理局重点专科进行建设并开展工作。同时又是广州中医药大学及广东省中医院重点专科。在国家中医药管理局的大力支持下，在广州中医药大学及医院各级领导的支持和指导下，在本学科学术带头人和学科带头人杨霓芝的领导和带领下，全科人员共同努力，根据重点专科的建设目标，突出中医特色与优势，把肾病专科建设成为中医特色明显、临床疗效显著、医教研并进的全国一流的中医肾病重点专科，从此开始了肾内科的创业传奇。

肾病科成立以来，按照国家中医药管理局重点专科建设的具体要求，紧扣既定的专科建设总体目标和任务，建设奋斗，圆满完成了重点专科建设任务，基本实现了专科建设规划中制订的建设目标。经过重点专科建设，肾病重点专科中医特色明显，临床疗效显著，主攻方向明确稳定，科研教学、人才培养均得到了较大发展。

重点专科建设期间，肾病科由无到有、由小到大、由弱到强发展，病床由12张发展到目前的135张，血透机从2台到目前的128台，现有肾病专科门诊5个、肾病研究室1个、肾病实验室1个以及信息情报室、慢病管理门诊1个。

肾病重点专科突出中医特色与优势，坚持采用中医为主诊治肾科常见病、多发病、疑难病，以中西医结合手段抢救急危重症。利用现代科技手段，开展了肾活检技术、肾病理检查及血液透析、腹膜透析、体外超声波碎石、肾移植等肾科特殊诊疗项目；开展了大肠水疗、中药配合血液透析、腹膜透析等中医特色疗法。年门诊量逐年递增，专科门诊量及年收治患者数均较前不断增加，疑难、危急重病比例逐年增加，好转率、治愈率不断提高，年平均住院日逐年下降。综合诊治能力及临床疗效不断提高，影响力及辐射面均不断扩大，患者来源广泛，除省内国内外，尚有来自泰国、法国、印尼、日本、美国、法国等国的患者。

专科建设期间，突出中医特色与优势，不断提高中医诊治慢性肾脏病的疗效。牵头全国30家中医肾病重点专科进行慢性肾脏病重点病种——慢性肾衰竭中医诊疗方案及临床路径的制定和临床研究工作，并执笔编写糖尿病肾病的中医诊疗方案。"十五"期间，广东省中医院肾内科被评为全国中医优秀重点专科（全国肾病重点专科中的唯一一个），为广东省中医院获国家中医临床研究基地打下必备条件。2008年，医院获准建设国家中医临床研究基地，其主要研究病种就是当时杨霓芝牵头的中医药防治慢性肾脏病的研究。

随着临床诊治水平的提高，患者满意度越来越高，2004年被共青团中央授予"全国青年文明号"。务实、敬业、求实、进取是我们全体医务人员的座右铭。在杨霓芝的带领下，肾病科医护人员努力奋进，以医疗工作为重点，促进医、教、研等全面发展，使肾病重点专科再上新台阶，为我国肾脏病的防治工作作出更大贡献。

在临床有效基础上，积极开展科学研究。主持国家级或省部级课题50余项,其中承担国家自然科学基金8项、"十二五"国家科技支撑计划项目1项、国家公益性行业科研专项2项,广东省科学技术厅、广东省自然科学基金等课题40余项。近年来获省部级一等奖1项,二等奖2项。

在提高自身建设的同时,建立了相应的学术网络。同杭州市中医院、黑龙江中医研究院、江苏省中医院、武汉市中西医结合医院等建立了学术网络。同时肇庆市中医院、新会中医院、汕头市中医院、佛山市南海区中医院以及西部地区的贵州中医药大学第一附属医院成为我们的重点协助、扶持对象,并定期开展学术指导及学术交流。

重点专科充分发挥中医特色与优势,采用中医为主诊治肾科常见病、多发病、疑难病,采用中西医结合手段抢救急危难症。专科主攻方向明确,主攻病种有中医药防治慢性肾小球肾炎、中医药治疗肾病综合征、中医药延缓慢性肾衰竭3个,均获得省部级以上科研项目支持。

一、益气活血法防治慢性肾脏病相关研究

杨霓芝在学术上主张以中医益气活血法防治慢性肾脏病。根据中医学理论、慢性肾脏病常见证候以及长期的临床经验,杨霓芝认为慢性肾脏病的主要病机为"气虚血瘀",并于1995年提出以中医"益气活血法"为主防治慢性肾脏病。主张以益气活血法防治慢性肾小球肾炎,益气活血利水法治疗难治性肾病综合征,益气活血蠲毒为主的中医综合措施延缓慢性肾衰竭以及中药配合血液透析、腹膜透析治疗终末期肾脏病防治相关并发症等取得明显疗效。经过多年临床观察发现慢性肾炎多表现为体倦乏力、易于外感、病情迁延不愈等症状,通过证候研究发现气虚血瘀型患者比例明显增高。1995年,杨霓芝提出通过补气来调节免疫功能,通过活血化瘀来改善肾小球内凝血状态防治慢性肾炎的"益气活血法"治疗慢性肾炎,同年研制具有益气活血作用的院内制剂中药复方"通脉口服液"(现更名为三芪口服液),广泛应用于临床防治慢性肾炎,取得了可喜的成果。

围绕"益气活血"法防治慢性肾脏病,主持国家自然科学基金2项("基于系统生物学技术探讨益气活血法防治慢性肾纤维化的物质基础""通脉口服液配伍规律及作用机制研究")、"十一五国家行业专项"慢性肾炎蛋白尿和慢性肾脏病4期中医优化方案推广研究"1项、省部级等课题11项。主持的国家自然科学基金项目"通脉口服液配伍规律作用机制研究"提示防治慢性肾炎的通脉口服液有效部位确切、疗效肯定,为中药复方新药开发及中药现代化打下良好基础,并获国家发明专利;主持的广东省重点科技攻关项目"中药透

析液对维持性血液透析患者的影响"取得显著疗效，并获国家发明专利；主持的广东省重点攻关项目"中医综合措施延缓慢性肾衰竭的系列研究""通脉口服液防治慢性肾炎临床和实验研究"等均通过省级鉴定，成果水平达到国内领先。

围绕"益气活血"法防治慢性肾脏病，科研成果获广东省科学技术进步奖、广州市科学技术进步奖、中华中医药学会科学技术奖、"康莱特杯"全国中医药优秀学术著作奖等奖项 6 项（其中省部级二等奖、三等奖 4 项）；获国家发明专利 4 项；获广东省中医院杰出贡献奖荣誉称号。主编《泌尿科专病中医临床诊治》等 3 部，副主编《现代中医肾脏病学》等 6 部；发表论文 60 多篇；培养博士后 3 名、博士研究生 13 名、硕士研究生 14 名、全国师承弟子 2 名、省级师承弟子 5 名、广州中医药大学师承弟子 12 名、院内青年医师 30 多名。

（一）益气活血法防治慢性肾小球肾炎

多年来，围绕杨霓芝"益气活血法治疗慢性肾脏病"的学术思想，先后获得国家自然科学基金以及省、市多项课题资助研究，开展三芪口服液（原通脉口服液）的临床及药效、分子生物学机制、成药性评估等研究，取得了较好的研究结果。在中医药防治慢性肾小球肾炎研究中，根据慢性肾炎多因气虚而发病，因血瘀而导致疾病迁延难愈，与西医学之慢性肾炎主要因免疫失调而发病，因凝血障碍而致病情进展恶化的病理极其相似，提出了益气活血法防治慢性肾小球肾炎的学术理论；研制的以"益气活血"法为原则的通脉口服液防治慢性肾小球肾炎，经过多年的临床治疗观察，表明其在改善临床症状、降低蛋白尿、防治肾小球硬化等方面疗效肯定、明显，发表相关论文 20 余篇，承担课题研究 10 余项。

回顾性研究 338 例应用三芪口服液的慢性肾炎患者，发现三芪口服液与尿蛋白好转结局相关，且时间越长，尿蛋白好转的可能性越高；随机对照研究发现，三芪口服液在改善患者的临床症状、肾功能，减少 24 小时尿蛋白定量，调节机体免疫功能，改善血液流变学及降低血脂等方面优于金水宝。

2002—2008 年，在实施国家自然科学基金项目的过程中，成功提取出该复方组方有效物质群及最佳配伍比，并对其进行了药效学及作用机制研究，结果提示该有效部位能抑制体外系膜细胞增生，抑制促炎症因子 IL-18 的分泌，下调其 mRNA 的表达，促进抗炎症因子 1L-10 的分泌，上调其 mRNA 的表达。该研究初步阐明中药复方通脉口服液治疗慢性肾炎的有效部位明确、疗效肯定，为以益气活血为主的中药复方通脉口服液有效部位治疗慢性肾炎提供坚实的理论基础和充分的科学依据，为开发具有自主知识产权的新药奠定了基础，为中药复方研究提供了新的思路和方法。所获国家中医药管理局中药新药开发项目已经完成药理、药效、毒理实验。在临床有效的基础上，对组方成分药性进行了评估研究，结果表明：该制剂处方组成合理，其提取物具有明显降低肾炎模型动物蛋白尿、改善肾脏纤维化的作用，且制备工艺生产可行，药物安全、无明显毒副作用，具有很好的开发前景。现已获得4项发明专利授权。

因其药效稳定，无明显副反应，患者依从性良好，目前我院每月有300余例患者在长期应用三芪口服液，其适用患者人群不可忽视。鉴于尚未有治疗慢性肾炎的益气活血类中成药上市，若依照现行《药品注册管理办法》，进一步将其开发成6类中药新药投放市场（现已申请临床研究批件），必将造福于广大慢性肾炎患者，延缓其病程进展，减轻国家和患者的经济负担，具有极好的社会和经济效益前景。

（二）益气活血蠲毒法延缓慢性肾衰竭

研究根据慢性肾衰竭本虚标实的病机理论，探讨一种临床疗效确切、便于推广实施的综合治疗方法，延缓慢性肾衰竭的进展。

慢性肾衰竭是临床常见病、多发病，是各种肾脏病的最终结局，年发病率为（100~150)/100万，常进行性加重至尿毒症晚期而需替代治疗或肾移植。根据中医学慢性肾衰竭"气虚血瘀浊毒"的关键病机，采用"益气活血蠲毒"的治疗原则，提出从多层次治疗、多环节干预、多途径给药、扶正祛邪并举、辨证与辨病相结合的"中医综合疗法"。采用具有"益气活血蠲毒"的"中医综合疗法"延缓慢性肾衰竭，在临床应用20多年，疗效显著。一组研究数据表明，采用具有"益气活血解毒"的"中医综合疗法"治疗慢性肾衰竭非透析患者，可改善临床症状，降低血尿素氮、肌酐，延缓慢性肾衰竭进展。期间承担省部级相关研究课题多项，对于已经进入透析期的患者，为提高临床疗效，减少并发症，提高生存质量，针对存在的气虚血瘀证，在杨霓芝带领下，开展了中药透析液对维持性血液透析患者的影响的研究。"中药透析液对维持性血液透析患者的影响"2002年获广东省重点科技攻关项目资助，并由两位研究生作了系统观察。结果提示：中药透析液可以明显改善患者临床症状、减少透析并发症，提高患者生存质量。该项目已获国家发明专利1项。中医药防治慢性肾衰竭研究方面发表相关论文20余篇，承担各项各级课题10余项。

（三）益气活血利水法防治肾病综合征

杨霓芝认为原发性肾病综合征的病机以脾肾亏虚为主，常累及于肺，水湿、湿浊、湿热、瘀血为其常见病理因素，"气虚"是发病的根本，"瘀血"贯穿疾病的始终，"湿邪"为其缠绵难愈的关键。因此，治疗上应重视益气活血法的应用,补益脾肾是治疗的重要法则,养阴、清热、利湿也是辨证治疗过程中不可或缺的部分。同时,合理使用免疫抑制剂对本病的转归有一定的促进作用。

专科采用中医综合疗法(静脉滴注活血化瘀药物、口服通脉口服液、中药桃红四物汤加减)治疗肾病综合征合并栓塞并发症,治疗前后自身比较,血栓均全部或大部吸收,充分体现了中医中药在活血化瘀方面的优势。采用中医综合治疗的疗效满意,不仅可以预防血栓形成,而且对已经形成的血栓有溶解作用,临床症状、体征均明显好转,治疗过程中未出现凝血酶原时间延长等出血倾向副作用。

围绕杨霓芝以益气活血利尿为主治疗肾病综合征的学术思想为理论根源开展了相关益气活血法防治肾病综合征的临床及实验研究,获得"基于高通量人类全蛋白质组芯片的特发性膜性肾病自身抗原的发现研究""应用系统生物学结合 PK-PD 研究三芪口服液治疗膜性肾病的机制及物质基础"等国家级(国家自然科学基金)、省部级相关课题 6 项,相关论文 10 余篇。

(四)益气活血法防治糖尿病肾病

杨霓芝在多年的临床实践中发现,早期及临床期的有效治疗是病情扭转的关键,"气虚血瘀"可涵盖早期及临床期的基本病机。故针对防治,杨霓芝提出宗"治未病"思想,早期发现、早期治疗、早期防变;以"益气活血"法治疗早期、临床期糖尿病肾病。以此理论为核心思想,开展糖尿病肾病相关研究,获国家自然科学基金 3 项("基于 miR-214/PTEN 通路探讨黄芪三七合剂防治糖尿病肾病足细胞损伤的作用机制""黄芪和三七调节糖尿病肾病足细胞内质网稳态的有效成分配伍及作用机制""从足细胞重塑探讨益气活血法影响糖尿病肾小球硬化机制"),发表相关论文 10 余篇。

二、其他病种临床与实验研究

(一)血尿的治疗

中医药治疗慢肾风血尿具有优势,在干预病情进展方面能发挥积极作用,同时对证候的分布、证候与病理的关系都有深入探讨。许多研究都发现,证型和病理表现具有一定的相关性。总的来看,探讨虚证与病理改变的关系较多,而对于实证的研究较少,肾虚湿热为原发性肾小球性血尿的总体病机所在,但目前国内研究中对慢肾风的常见证候——湿热证与肾脏病理和免疫指标的关系研究较少。

我们针对岭南炎热、地处卑下、植物茂盛等环境因素,在前期慢性肾炎证候研究的基础上,总结出南方多发湿热血瘀型血尿的特点,因此提出清热利湿活血法治疗肾炎性血尿,并在邓铁涛运用南药地锦草经验的启迪下,研制开发了尿血合剂。尿血合剂(批准文号:粤药制字Z03020240)由斑地锦等草药组成,其功效是"清热利湿,凉血止血,解毒散瘀",主治湿热型或湿热血瘀型尿血。主药斑地锦,又称地锦草,味辛性平,具有清热解毒、活血、止血、利湿的功效。我们前期研究发现,应用具有清热利湿活血功效的尿血合剂(单味地锦草提取而成)治疗湿热血瘀型隐匿性肾炎血尿,能改善中医证候、降低尿中畸形红细胞(RBC)数量及24小时尿蛋白定量。

(二)肾移植术后慢性排异反应

肾移植术后的慢性排异反应是导致移植肾失去功能的主要因素。随着免疫抑制药物的发展,肾移植急性排斥反应已能有效得到控制,而慢性排斥反应(chronic rejection,CR)却尚无有效的治疗方法。CR的研究一直没有实质性的突破。降低CR的发生率,保护移植肾远期功能已成为当今器官移植领域研究的重点。怎样解决肾移植后的CR以及因CR所造成的肾损伤是能否提高移植肾长期存活的关键,是器官移植工作者面临的重大课题。实验研究表明,中医中药在肾移植中应用疗效确切,毒副反应低,为提高肾移植患者的生存质量及移植肾存活的研究提供了思路。

三、新技术、新项目的引进

开展了肾活检病理检查、肾移植术、床边血液净化技术、经皮肾微造瘘取石术、输尿管镜气压弹道碎石术、尿流动力学、后腹腔镜技术、钬激光等。

四、特色疗法

肾病专科开展了大肠水疗、结肠透析、皮肤透析治疗慢性肾衰竭,中药沐足按摩治疗肾性水肿,活血通络中药熏洗促进动静脉内瘘成熟,粗盐炒吴茱萸热敷腹部缓解肾病患者胃肠道反应及腹胀,肾病治疗仪辨证选穴法治疗慢性肾脏病,耳穴贴压法治疗血液透析相关性睡眠障碍,针灸疗法、外用荞麦包治疗肾病水肿,中药封包治疗肾病患者腰部疼痛、腰膝酸软症,甘遂末脐疗逐水消肿,经皮神经电刺激缓解肾病患者临床症状,中医音乐疗法治疗肾性高血压等中医特色疗法。

五、院内制剂

研制的院内制剂有通脉口服液、尿毒康、血尿合剂、益肾灵、大黄胶囊、益气固肾液、结肠洗液、温阳结肠洗液等多种,广泛应用于肾脏病临床。

六、重点专科建设成果

（一）主编专著 7 部

1. 杨霓芝、黄春林主编《心肾疾病临证证治》，广东人民出版社，2000 年。

2. 杨霓芝、黄春林主编《专科专病中医临床诊治丛书·泌尿科专病中医临床诊治》，人民卫生出版社，2000 年第 1 版，2005 年第 2 版。

3. 杨霓芝、刘旭生主编《专科专病中医临床诊治丛书·泌尿科专病中医临床诊治》（第 3 版），人民卫生出版社，2013 年。

4. 杨霓芝、毛炜主编《中西医结合肾脏病学研究新进展》，人民卫生出版社，2017 年。

5. 刘旭生、毛炜主编《专病专科中医古今证治通览丛书·慢性肾功能衰竭》，中国中医药出版社，2012 年。

6. 王立新主编《中西医结合慢性病防治指导与自我管理丛书·肾病综合征》，人民卫生出版社，2013 年。

7. 王文凤、王立新主编《跟名中医杨霓芝教授做临床》，人民卫生出版社，2018 年。

另外，参编著作包括 2007 年人民卫生出版社出版的《当代中医肾脏病临床经验精粹》等共 12 部。

论文：发表学术论文 272 篇，其中 SCI 论文 41 篇。

（二）获得奖项 6 项

1. 杨霓芝、王立新等，中医药综合疗法治疗慢性肾功能衰竭的临床系列研究，广州市人民政府，科学技术进步奖二等奖，2004 年。

2. 杨霓芝、刘旭生等，通脉口服液的配伍规律及作用机制研究，广州中医药大学自然科学奖一等奖，2009 年。

3. 杨霓芝、林启展等，益气活血法对慢性肾衰维持性血液透析患者的干预作用，中华中医药学会科学技术奖三等奖，2009 年。

4. 杨霓芝、林启展等，益气活血法对慢性肾衰维持性血液透析患者的干预作用，广东省科学技术奖三等奖，2010 年。

5. 杨霓芝、林启展等，中医益气活血法治疗慢性肾脏病的相关研究，广东省科学技术奖励三等奖，2012 年。

6. 刘旭生、杨霓芝等，基于慢性肾衰竭中医优化诊疗方案的临床路径构建及推广应用研究，中华中医药学会科学技术奖二等奖，2016 年。

（三）专利授权 6 项

1. 通脉口服液及其配制研究,杨霓芝等,2000 年。发明专利:01129938.X。

2. 用作慢性肾衰维持性血透的中药透析液及其制备方法,广州中医药大学第二临床医学院,杨霓芝等,2005 年。专利号:ZL01129939.8。

3. 杨霓芝、刘旭生、林励等,中药复方通脉口服液有效部位的药物组合物及其制备方法,中国,ZL2006100344809,2009 年 1 月 21 日。

4. 一种用于制备防治局灶性肾小球硬化症药物的中药组合物,卢传坚、杨霓芝、丘小惠等,2015 年,发明专利;ZL201310042446.6。

5. 卢传坚、杨霓芝、丘小惠等,防治慢性肾小球疾病的药物组合物及其制法,2014 年;发明专利;ZL201310043546.0。

6. 刘旭生、毛炜、杨霓芝等,一种治疗慢性肾脏病的中药制剂及其制备方法,中国,201210029862.8,2012 年 7 月 18 日。

广东省中医院肾病科在杨霓芝的带领下不断地奋勇向前,医教研多方面全面发展,重点专科建设每年评比均为优秀,在专科建设的道路上走上了一条康庄大道。

（侯海晶　左琪　袁卓杰）

第二节　人才培养

杨霓芝是广州中医药大学内科教授、主任医师、博士研究生导师、博士后合作教授,第五批全国老中医药专家学术经验继承工作指导老师、广东省名中医,广东省中医院全国中医肾病临床研究基地、国家级中医肾病重点专科学术带头人。在 40 多年的临床、科研等工作中,培养诸多中医肾病人才,并散布于全国各地。目前在广东省中医院各肾病专科有 8 位科室主任是杨霓芝精心培育和指导下茁壮成长起来的。她为我院培养了多名拔尖人才、朝阳计划人才。她作为千百十人才工程导师,先后培养博士后、博士研究生、硕士研究生、院内师带徒、全国名老中医师带徒共 60 余名,其中培养博士后 3 名、博士研究生 13 名、硕士研究生 15 名、全国名老中医师带徒弟子 2 名、省级师承弟子 5 名、院内青年医师及弟子 30 名,同时还在院外带徒 4 名。另外,广州中医药大学师承弟子 12 名(博士研究生 2 名、硕士研究生 6 名、本科生 4 名),目前跟师弟子有 15 名。跟随学习整理杨霓芝的学术经验及思想的专业博士研究生 2 人、硕士研究生 1 人,跟随杨霓芝门诊学习的专业博士研究生、硕士研究生 30 余人,涵盖了广东省中医院肾内科全部的硕士、博士研究生,为发扬、推广杨霓芝的学术思想增添活力。在 2017 年毕业的博士、硕士研究生中，有多人在跟诊学习期间撰写发表了杨霓芝的学术思想及文章共计 8 篇。

一、立足临床

临床方面，杨霓芝要求青年医师认真扎实工作，一步一个脚印，认真完成临床诊治工作，从写病历开始严格要求，对主管的患者病史要求背诵，验单结果精确汇报，结合医疗核心制度要求及时向上级医师汇报、反映患者病情，以便及时处理。严格按照三级医师培训制度，执行继续教育培训计划，定期考核。专科详细制订了肾内科、透析科主治及住院医师等各级医师培训计划，并按计划予以实施。要求临床基础扎实，熟练掌握内科常见、多发病的中西医诊治，尤精于肾病科常见及多发病、疑难重症的诊治，在此基础上外出参加学习、进修等。目前，人才结构日趋合理，人才优势明显，成绩突出。目前，科内已先后培养多名医护人员到北京大学第一医院肾病中心、上海交通大学医学院附属瑞金医院血液透析中心进修。另一方面按分类、分层、分方向的原则，按重点专科和基地业务发展需要相结合，连续选派相关人员，参加国内外肾病学术年会、国际腹膜透析年会，积极参加医院外派人员的选人工作，并派出年轻医师出国进修，为科室发展打下人才基础。另一方面，按照医院安排，安排年轻医师跟师名中医或国医大师，为中医治疗慢性肾脏病经验和理论的传承培养了一大批人才。

二、一专多能

对目前专科人才队伍进行分析，提出解决学科高水平人才结构形成的关键问题是重视人才培养"一专多能"的模式。如下：转变人才培养模式，培养高层次的临床科研复合型人才和临床医学家。借鉴国内顶尖学科和院士团队架构，对人才进行分类分层培养，要求专科复合型人才需要中西医肾病知识 + 临床流行病学知识，或中西医肾病知识 + 信息数据处理知识 / 一流外语。在以上模式的指导下制定了复合人才培养计划及相关的继续教育制度，并贯彻到研究生的培养措施中去，制定了大肾科研究生进修管理制度。

三、重视科研

在临床各种培养机制不断完善的情况下，每层次每个人都明确了主攻方向，比如专攻慢性肾炎、肾病综合征、糖尿病肾病、慢性肾衰竭等，围绕这些主攻病种开展了科研课题研究，进而造就了科研人才。比如肾病研究室的成立，使我院肾病科的研究水平更上一个台阶。而且得益于我院多年的临床基础及科研人员的国内、国外的广泛交流与合作，使我科的科研水平不断提高。截至2017年，我科申请了各级各类课题，其中国家自然科学基金及国家行业专项课题共6项，省部级25项，厅局级15项，校级3项，院级17项，获科研经费3千多万元。

四、大医精诚，仁心仁术

医者父母心，做医生如果没有一颗善良的心，那么他的医德注定是高不了的。杨霓芝多年以来对患者如亲人，始终都怀着一颗救死扶伤的心对待患者。她门诊时间长，给患者看病很仔细。经常从患者的角度多想想他们的难处，并尽最大能力帮他们解决，帮他们想办法、出主意，选择最有效、最合理的治疗方法。这就是同理心，这就是医德。她在日常诊疗活动中，处处用言行给弟子们做出好的表率。她以实际行动教育我们如何与患者沟通、如何理解患者的难处、如何为患者着想、如何用较少的费用最好的办法帮助患者治疗。

有时杨霓芝会带病坚持工作，只为了不让患者失望。同事们劝她休息，她笑着说：轻伤不下火线。"生命的火焰只要没有熄灭，就要有一分热，发一分光。"杨霓芝作为肾内科的领军人物，即使医疗水平顶尖，学习仍孜孜不倦，只为了更好地为患者服务，只为了为后继之人做到更好地引领。在有患者需要抢救的时候，她总是亲自到场，镇定、有条不紊地指挥，直到患者病情平稳。因临床疗效好，从国内外慕名而来的患者络绎不绝。法国、印尼、马来西亚等地的患者不远万里而来求医，满意而归。每年收到的锦旗、感谢信、牌匾不计其数。经她治疗的某首长曾赠匾"仁心、仁术"予勉励，患者赠送"德高、术精、风正"等字画予感恩等。

五、专业精英

"我希望每一个弟子、学生都成为学科带头人和业务骨干。"杨霓芝说。在杨霓芝的培养下，她的弟子学生很多都成为了肾病界的精英，比如全国青年中医优秀人才刘旭生，广东省青年杰出人才张蕾、赵代鑫，于2017年遴选为国家中医药管理局第四批优秀中医（临床、基础）人才的范萍博士，广东省高校千百十人才毛炜、王立新、包崑、徐鹏，广东省中医院拔尖人才刘旭生、林启展、王立新、包崑、徐鹏、张蕾等。除了留在本院的佼佼者外，还有不少学生、弟子学成后去了上海、河北、江西、福建、海南等多个省市，成为当地肾病治疗专家，传播老师的学术思想。如张再康为河北省高校百名优秀创新人才、国家自然科学基金项目评议人。有 3 名学生出国深造,如桂定坤 2015 年 9 月至哈佛大学医学院麻省总医院肾内科访学 1 年,目前入选上海市浦江人才计划;余鹏程 2015 年经福建省委组织部选派以优秀专业技术人员身份赴美国科罗拉多大学医学院肾脏病与高血压科访学研修;张蕾 2016 年为澳大利亚昆士兰大学附属亚历山大公主医院肾病中心访问学者,回国后,积极开展科研工作,主持国家自然科学基金课题,发表 SCI 论文多篇。

在广东省中医院肾病专科有 8 位科主任均是经由杨霓芝培养出来的,如刘旭生现为医院大肾科主任,林启展为广东省中医院大院透析科主任,王立新为广东省中医院芳村医院肾内透析科主任,包崑为广东省中医院大学城医院肾内科主任,赵代鑫为广东省中医院大学城医院透析科主任,毛炜为肾病研究室主任,韦芳宁为广东省中医院二沙岛分院体检科主任,刘立昌为广东省中医院珠海医院肾内科主任。

多名学生为省中医药学会各分会主任委员或副主任委员,如刘旭生为广东省中西医结合学会肾病专业委员会主任委员,毛炜为广东省中西医结合学会代谢性肾病专业委员会主任委员,王立新为广东省中西医结合学会危疾性肾病专业委员会主任委员,包崑为广东省基层医药学会中西医结合肾病专业委员会主任委员等,副主任委员有金华、王文凤、韦芳宁等。另外,再传弟子们也开始崭露头角。2017 年,刘旭生的学生苏国彬在医学权威杂志《柳叶刀》上发表《中国住院感染患者肾功能与住院结局的横断面分析》,并通过 ACRP 临床研究主要研究者(CPI)国际认证,令广东省中医院肾病科的学术影响进一步走向世界。还有多名青年医师正在不断进步成长中,在各自的岗位上奋发向上。这些无疑为中医药事业的传承、人才建设做出了巨大的贡献!

附:培养的研究生及师承弟子

1. 博士后

朴胜华:2007 年博士后出站,广东药科大学副研究员。

张再康:2008 年博士后出站,河北中医学院教授。

徐鹏:2009 年博士后出站,广东省中医院副研究员。

2. 博士

赵代鑫:2002 级博士,副主任医师,广东省中医院大学城医院血液透析科主任。

包崑：2003级博士，主任医师，博士研究生导师，广东省中医院大学城医院肾内科主任。

王立新：2003级博士，教授，主任医师，广东省中医院芳村医院肾内科主任。

钟丹：2003级博士，主任中医师、副教授，井冈山大学中医系工作。

范萍：2004级博士，主任中医师，硕士研究生导师，广州医科大学附属第一医院工作。

冷伟：2005级博士，副主任中医师，硕士研究生导师，陕西中医药大学附属医院工作。

侯海晶：2006级博士，副主任医师，杨霓芝第五批全国老中医药专家学术经验继承工作继承人，广东省中医院大院肾内科工作。

黄璟：2007级博士，广东省中医院芳村医院肾内科。

张蕾：2007级博士，硕士研究生导师，广东省中医院副研究员。

段小军：2007级博士，副主任医师，海南省中医院。

韦芳宁：2007级博士，主任医师，博士研究生导师，广东省中医院治未病中心二沙岛分院中医体质辨识中心主任。

金华：2008级博士，副主任医师，安徽省中医院肾内科副主任。

左琪：2014级博士，副主任医师，广东省中医院大学城医院肾内科工作。

3. 硕士

包崑：1997级硕士，主任医师，博士研究生导师，广东省中医院大学城医院肾内科主任。

余鹏程：1998级硕士，主任医师，福建省泉州市第一医院肾内科副主任。

李香兰：1998级硕士，主任医师，广东体育职业技术学院体育保健与康复专业带头人。

李红：1998级硕士。

侯海晶：1999级硕士，副主任医师，杨霓芝第五批全国老中医药专家学术经验继承工作继承人，广东省中医院大院肾内科工作。

杨倩春：2000级硕士，副主任医师，广州中医药大学第一附属医院工作。

左琪：2001级硕士，副主任医师，广东省中医院大学城医院肾内科工作。

马红岩：2001级硕士，广东省第二批省名中医师承弟子，师承杨霓芝。广东省中医院芳村医院肾病透析科工作。

桂定坤：2001级硕士，博士研究生导师，上海交通大学医学院，上海市第六人民医院东院肾内科工作。哈佛大学医学院麻省总医院访问学者。

韦芳宁：2006 级硕士，主任医师，博士研究生导师，广东省中医院治未病中心二沙岛分院中医体质辨识中心主任。

刘旭生：2006 年硕士，教授，主任医师，博士研究生导师，广东省中医院大肾科主任。

林启展：2006 年硕士，教授，主任医师，博士研究生导师，广东省中医院大院透析科主任。

4. 千百十工程

毛炜：2000 年广东省教育厅"千百十人才培养工程"省级培养对象，教授，博士研究生导师，广东省中医院肾病研究室主任。

王立新：2007 年广东省教育厅"千百十人才培养工程"省级培养对象。

包崑：2010 年广东省教育厅"千百十人才培养工程"省级培养对象。

徐鹏：2012 年广东省教育厅"千百十人才培养工程"省级培养对象。广东省中医院副研究员。

5. 中医师承弟子

全国师承弟子

王立凤：2012 年第五批全国老中医药专家学术经验继承工作继承人，硕士，广东省中医院珠海医院肾科主任医师，硕士研究生导师。

侯海晶：2012 年第五批全国老中医药专家学术经验继承工作继承人。

6. 省级中医师承弟子

（1）广东省中医师承弟子

蔡寸：2015 年广东省第二批省名中医师承弟子，师承杨霓芝。硕士，广东省中医院大学城医院血液透析科主治医师。

马红岩：2015 年广东省第二批省名中医师承弟子，师承杨霓芝。

（2）海南省中医师承弟子

董金莉主治医师、曾翠青副主任医师、吴冬明主治医师。

7. 广州中医药大学师承弟子（2017—2018）

广州中医药大学跟师弟子：胡天祥博士、罗粤铭博士；黄金、黄贵锐、叶美琴、李晓朋、邓翠霞、曾露硕士；盛泓沁、申妙莹、彭铭强、卢家言。

8. 外院师承弟子 4 名

汕头市中医院跟师弟子：龚保文，主任医师，汕头市中医院肾内科主任。

9. 本院师承弟子

广东省中医院梁晖副主任医师、张文青主任医师、曹爱琴副主任医师、庞巍副主任医师、郑远副主任医师、祈建勇副主任医师、彭钰副主任医师等。

广东省中医院珠海医院:刘立昌主任医师,珠海医院肾内科主任;何小平主任医师。

(侯海晶　胡天祥　吴良琴)

第三节　名中医工作室建设

广东省中医院在2016年12月27日获国家中医药管理局"杨霓芝全国名老中医药专家传承工作室"建设项目。"杨霓芝全国名老中医药专家传承工作室"是总结杨霓芝经验并推广、发扬的重要载体。

由于杨霓芝在岭南肾病学术水平首屈一指,为更好地做好中医药传承工作,总结杨霓芝学术思想及临床经验,工作室的成立得到了国家中医药管理局、广东省中医药局、医院、科室的极大支持和帮助。工作室具体负责人为肾内科副主任医师侯海晶。工作室成员包括大肾科主任刘旭生等高级职称8人,中级职称2人,初级职称2人,以及参与工作室工作的研究生数名。

2017年3月18日,在珠海市举行的"全国中西医结合肾脏病学高级峰会暨血透＋中医药特色疗法专项学术研讨会"上,国家中医药管理局建设项目"杨霓芝全国名老中医药专家传承工作室"正式揭牌。揭牌仪式由中国中医药研究促进会常务副会长兼秘书长高武主持。国家中医药管理局政策法规司副司长杨荣臣,中国中医药研究促进会会长、国医大师张大宁,广州中医药大学校长王省良,广东省中医院珠海医院院长李俊等专家领导亲自为工作室揭牌。

工作室自成立以来主要开展的工作主要有如下几方面。

一、临床指导,提高中医诊疗水平

杨霓芝自工作室成立以来,不辞劳苦、兢兢业业、认真工作;为了学术思想的继承,为培养年轻医师的成长付出了很多。她每周坚持查房2天,指导疑难病例的诊断思路及治疗方案的制订;每周3个半天的门诊,一边看患者一边指导跟师弟子处方,使肾内科医师对慢性肾脏病的中医诊疗水平不断提升。

二、制订中医诊疗方案

由工作室、肾内科临床科室研究制订的肾脏病中医诊疗方案也在积极实施过程中,主要包括慢性肾衰竭、狼疮肾炎、糖尿病肾病、慢性肾小球肾炎4个常见临床病种,其中慢性肾脏病中医诊疗方案已经制订形成,并在肾内科进行临床实践,指导慢性肾衰竭的中医临床诊疗工作,取得了较好的疗效,得到了医院的鼓励支持和患者的好评。

三、指导学生

工作室成立以来，杨霓芝秉承她一贯坚持的培养人才的思想观念，于海南省中医院、珠海市中医院、汕头市中医院共带徒 5 名，其中主任医师 2 名，副主任医师 1 名，主治医师 2 名，培养广州中医药大学跟师弟子 12 名，极大地促进了中医肾病人才的培养。2018 年，2 名省级师承弟子顺利结业出师。

四、学术思想推广

（一）学术讲座

2017 年 4 月 13 日（周四），在广东省中医院研修楼十五楼学术报告厅，杨霓芝作为院内 2017 年名中医学术经验传承系列讲座第一讲讲者，为院内主治医师、住院医师、规培医生、进修及实习医生作了题为"谈谈运用中医益气活血法防治慢性肾脏病"的学术讲座。杨霓芝分别从慢性肾脏病（CKD）的定义及分期、中医补气活血法防治慢性肾脏病、中医药防治慢性肾脏病的注意点三个主要方面论述自身实际临床工作的思路与方法，并结合切身的临床验案论证益气活血法在慢性肾脏病中的具体应用，得到在场医院领导和听讲者的好评。

2017 年 6 月 9—10 日，"中国中医药肾脏病防治联盟成立大会暨全国中医肾病国医名师学术经验研讨班"在广州成功举办。在 6 月 10 日的学术研讨会上，杨霓芝为广大与会者分享了题为"糖尿病肾病分期与中医辨证施治"的学术讲座。杨霓芝主要从糖尿病肾病的定义与诊断、糖尿病肾病的分期、糖尿病肾病的中医辨证分型、糖尿病肾病分期与中医辨证分型的关系、糖尿病肾病的中医辨证施治、糖尿病肾病的饮食、生活调理等方面详细讲述了杨霓芝对糖尿病肾病的中医治疗思路。杨霓芝深入浅出、提纲挈领的讲述，使来自全国多家单位的中医肾病临床工作者深受启发。杨霓芝结合自己的临床实践验案说明中医药在糖尿病肾病治疗中的有效性，坚定了年轻中医的自信心。

2017 年 7 月 29 日，在珠海市举行了由广东省中西医结合学会主办，广东省中西医结合学会肾病专业委员会、珠海市医学会肾病专业委员会、广东省中医院珠海医院、国家中医药管理局杨霓芝全国名老中医药专家传承工作室承办的"中西医结合肾脏病诊治新进展珠海论坛暨全国名老中医药专家杨霓芝学术思想及临床经验传承学习班"。

（二）学术会议

2017 年 5 月 13 日，应海南省中医院邀请，杨霓芝被聘为海南省中医院外聘专家,并在海南省中医院成立"杨霓芝全国名老中医药专家传承工作室",帮助海南省中医院肾内科发展建设,推广名老中医宝贵的学术思想和经验,培养中医肾病专业人才。

2017年6月18日,杨霓芝应邀赴宁夏参加由中国中医药研究促进会、宁夏中医医院举办的"中华国医肾病专科经方大师研究班暨全国中医药配合透析干预肾衰竭综合征科研协作专题论坛"。会上,杨霓芝作了题为"补气活血法防治慢性肾小球肾炎"及"三芪口服液的研发应用"学术讲座,受到广大与会者的热烈欢迎,为西部中医药的进步发挥了积极的作用。

2018年,参加第二届广东省中西医结合学会代谢性肾病专业委员会年会,作"杨霓芝教授辨治糖尿病肾病经验"的学术汇报,并获得优秀壁报论文。

(三) 指导协作医院学科建设

为更好地(发展)提高当地医院中医肾病诊治水平,培养中医肾病人才,分别在海南省中医院、汕头市中医院、广东省中医院珠海医院成立"杨霓芝名医工作室"。在杨霓芝带领下,工作室成员定期赴海南、珠海、汕头进行指导查房工作,进行义诊活动。协作医院在杨霓芝的带领下也初步取得可喜成绩,如海南省中医院牵头成立海南省中医肾病学会,并申请获批省部级课题,经费达20万元。

(四) 出版学术专著和论文

工作室成立之始,就计划整理出版杨霓芝的学术经验及学术思想相关著作,计划为广大中医从业者展现全面的临床诊疗验案,发扬、推广杨霓芝的学术思想。主要有包崑、林启展主编的《名中医杨霓芝学术思想及临证验案》,王文凤、王立新主编的《跟名中医杨霓芝教授做临床》,卢富华、侯海晶主编的《杨霓芝名老中医查房实录》(待出版),由赵代鑫、张蕾主编的《名中医杨霓芝谈治未病与慢性肾脏病的调护》(待出版)。目前指导学生发表论文多篇。

(侯海晶　左琪　黄金)

附:相关课题、成果

一、慢性肾小球肾炎

(一) 相关课题

1. 通脉口服液配伍规律及作用机制的研究。国家自然科学基金面上项目,2003-01—2005-12。杨霓芝等。

2. 益气活血对肾小球系膜细胞 MAPKS 信号转导的影响。国家自然科学基金，2004-01—2004-12。毛炜等。

3. 基于系统生物学技术探讨益气活血法防治慢性肾纤维化的物质基础。国家自然科学基金，2011—2013。杨霓芝等。

4. 基于生物芯片技术探讨益气活血法防治慢性肾纤维化的物质基础。中国博士后科学基金会，2012—2014。徐鹏等。

5. 慢性肾炎蛋白尿和慢性肾脏病 4 期中医优化方案推广研究。国家中医药管理局行业专项课题，2010。刘旭生、杨霓芝等。

6. 通脉口服液对系膜增生性肾炎的临床疗效研究。国家中医药管理局（基地），2012—2014。王立新、侯海晶等。

7. 通脉口服液防治慢性肾炎的研制。国家中医药管理局新药开发项目，2002-01—2004-12。杨霓芝等。

8. 益气活血中药对人腹膜间皮细胞 Smad 信号通路的影响。广东省自然科学基金，2013—2015。赵代鑫。

9. 通脉口服液防治慢性肾炎气虚血瘀型的临床与实验研究。广东省科学技术厅，1997。杨霓芝等。

10. 通脉口服液防治慢性肾小球肾炎肾小球硬化的临床与实验研究。广东省科学技术厅，1997。杨霓芝。

11. 基于 M 型 PLA2R 抗体探讨三芪口服液干预成人特发性膜性肾病的机制。广东省科学技术厅，2015—2018。包崑等。

12. 从尿液 miR-200/Zeb1/2 探索三芪口服液防治 IgA 肾病肾纤维化的临床研究。广东省科学技术厅，2014—2016。左琪等。

13. TGF-B1 诱导上皮细胞转分化中 miR-200 的表达及益气活血中药的调控作用。广东省科学技术厅，2017—2019。左琪。

14. 岭南地区慢性肾炎气虚证的分布及其演变规律的研究。广州中医药大学科研创新基金及健桥基金，2004。包崑等。

15. 中药复方通脉口服液有效部位防治慢性肾炎新药开发研究。广州市科学技术局，2007。杨霓芝、刘旭生等。

16. 通脉片防治慢性肾炎作用物质基础筛选评价与新药开发研究。广东省科学技术厅，2009。卢传坚、杨霓芝、丘小惠等。

17. 益气活血中药复方三芪片（通脉口服液）防治慢性肾炎。广东省科学技术厅新药开发项目，2010。卢传坚、杨霓芝等。

18. 广东省中医药局医院中医药制剂开发项目——三芪口服液制剂。

2015。刘旭生、杨霓芝等。

19. 研究课题：尿血合剂治疗原发性肾小球性血尿的实验研究。广东省科学技术厅。刘旭生等。

（二）相关论文

1. 研究生毕业论文

益气活血法防治慢性肾炎的毕业论文有：

（1）《通脉口服液治疗慢性肾炎"气虚血瘀证"的实验研究》，包崑，硕士学位论文，2000年。

（2）《通脉口服液药效物质基础研究》，林煌权，硕士学位论文，2005年。

（3）《通脉口服液配伍规律及有效组份新复方药效学评价》，刘明平，博士学位论文，2005年。

2. 发表文章

（1）包崑，杨霓芝．慢性肾小球肾炎气虚证及其兼夹标证分析．江苏中医，2000，21（5）：10-11.

（2）杨霓芝，包崑，王立新，等．通脉口服液对慢性肾炎气虚血瘀证大鼠模型的药效学研究．广州中医药大学学报，2000，17（4）：332-336.

（3）杨霓芝，包崑，王立新，等．通脉口服液对大鼠慢性肾炎"气虚血瘀证"模型的组织形态学影响．中国中医药信息杂志，2001，8（3）：31-33.

（4）王立新，杨霓芝，包崑，等．通脉口服液对慢性肾炎气虚血瘀证免疫功能的影响．中医药研究，2000，16（5）：16-18.

（5）王立新，段小军，杨霓芝，等．三芪口服液对实验性肾炎大鼠肾小管功能及 HGF、TGF-β_1 表达的影响．辽宁中医杂志，2011，38（4）：764-767.

运用实验研究表明益气活血中药复方三芪口服液具有肾小管功能保护作用，调节 HGF、TGF-β_1 的表达可能是其作用机制之一。

（6）陈群，沈嫱，谢晓燕，等．通脉口服液对慢性肾炎患者肾动脉血流动力学的影响．新中医，2011，43（3）：42-43.

研究表明，通脉口服液（现更名为三芪口服液）治疗慢性肾炎可改善患者肾血流动力学，因此彩色多普勒超声为临床评价中医中药的疗效提供了新思路。

（7）徐文，丘小惠，张靖，等．超高压液相／电喷雾-LTQ-Orbitrap 质谱联用技术分析三七根中皂苷类成分．药学学报，2012，47（6）：773-778.

（8）张靖，丘小惠，徐文，等．基于液质联用技术的复方三芪口服液化学成分特征图谱研究．中华中医药杂志，2013，28（5）：1572-1576.

（三）国家发明专利

1. 通脉口服液及其配制研究,杨霓芝等,2000年;发明专利:01129938.X。

2. 中药复方通脉口服液有效部位的药物组合物及其制备方法,杨霓芝、刘旭生等,2009年;发明专利:ZL200610034480.9。

3. 防治慢性肾小球疾病的药物组合物及其制法,卢传坚、杨霓芝、丘小惠等,2014年;发明专利:ZL201310043546.0。

4. 一种用于制备防治局灶性肾小球硬化症药物的中药组合物,卢传坚、杨霓芝、丘小惠等,2015年;发明专利:ZL201310042446.6。

（四）奖项

"通脉口服液的配伍规律及作用机制研究",广州中医药大学自然科学奖一等奖,杨霓芝、刘旭生等;2009年。

（五）院内制剂

三芪口服液(原通脉口服液)、益肾灵颗粒、尿血合剂。

二、慢性肾衰竭

（一）益气活血泄毒法防治慢性肾衰竭非透析期患者

1. 相关课题

（1）基于系统生物学技术探讨益气活血法防治慢性肾纤维化的物质基础,国家自然科学基金,杨霓芝等,2011。课题编号2011KT535,项目编号81072784。

（2）慢性肾炎蛋白尿和慢性肾脏病4期中医优化方案推广研究,国家中医药管理局行业专项课题,刘旭生、杨霓芝等,2010。课题编号2011KT494,项目编号201007005。

（3）中医药综合疗法治疗慢性肾功能衰竭的临床研究,广东省科学技术厅,杨霓芝等,1998。

（4）中医药治疗慢性肾脏病5期(非透析)的效果比较研究,国家科技支撑计划,刘旭生、杨霓芝等,2013—2017。

（5）中医药综合疗法治疗慢性肾功能衰竭的临床研究,广东省科学技术厅,杨霓芝等,1998。

（6）基于代谢组学的慢性肾脏病3~5期证候演变规律研究,广东省科学技术厅,刘旭生等,2014—2016。

（7）慢性肾功能衰竭的中医证候量化及诊断标准研究,广东省中医管理局,刘旭生等,2003-10—2005-10。

(8) 慢性肾衰阳虚型大鼠模型的基因表达及尿毒康作用探讨,广东省教育厅千百十工程(校级),徐大基等,2003-01—2004-12。

2. 相关论文

(1) 研究生毕业论文

1)《通脉口服液延缓肾纤维化的临床和实验研究》,赵代鑫,博士学位论文,2005 年。

2)《益气活血法防治肾小球硬化的疗效和机制探讨》,钟丹,博士学位论文,2006 年。

3)《中药复方"通脉口服液"延缓实验性肾小管间质纤维化疗效与机制研究》,朴胜华,博士后研究工作报告,2007 年。

4)《肾小管间质损害的中医证候研究及通脉口服液的干预作用》,冷伟,博士学位论文,2008 年。

(2) 相关文章

1) 朱伟,丘小惠,徐筱杰,等.治疗慢性肾病中药计算机网络药理学研究.中国科学(化学),2010,40(8):1085-1090.

2) 韦芳宁,杨霓芝,王健,等.三芪口服液对 5/6 肾切除大鼠肾组织细胞凋亡的影响.中国中西医结合肾病杂志,2011,12(3):239-242.

3) 左琪,包崑,林文秋,等.3/4 肾切除大鼠心脏病变及三芪口服液的调控作用.中国老年学杂志,2014,34(13):3670-6372.

4) 韦芳宁,杨霓芝,胡子衡,等.三芪口服液对 5/6 肾切除大鼠血小板膜糖蛋白 CD62P 表达的影响.中国中西医结合肾病杂志,2010,11(6):521-522.

3. 奖项

(1) 中医药综合疗法治疗慢性肾功能衰竭的临床系列研究,广州市人民政府科学技术进步奖二等奖,杨霓芝、王立新等,2004 年。

(2) 中医综合疗法延缓慢性肾功能衰竭的研究,中华中医药学会科学技术奖三等奖,杨霓芝、刘旭生等,2004 年。

(3) 益气活血法对慢性肾衰维持性血液透析患者的干预作用,广东省科学技术奖三等奖,杨霓芝、林启展等,2010 年。

(4) 中医益气活血法治疗慢性肾脏病的相关研究,广东省人民政府科学技术进步奖三等奖,杨霓芝、林启展、刘旭生等,2012 年。

4. 院内制剂 尿毒康、大黄胶囊、温阳结肠洗液、结肠洗液、益气固肾液。

（二）益气活血法防治血液透析患者相关并发症

1. 相关课题

（1）中药透析液对慢性肾衰维持性血透患者的影响，广东省重点科技攻关项目，杨霓芝等，2002-09—2005-09。

（2）中药透析液对透析膜生物相容性的影响，广东省科学技术厅，杨霓芝等，2005-12—2007-12。

（3）通脉口服液对家兔动静脉内瘘术后血管内皮细胞功能的影响，广东省自然科学基金，包崑等，2008。

（4）中药干预对维持性血液透析患者营养不良-炎症综合征的影响，国家中医药管理局中医药科学技术研究专项，毛炜等，2004—2005。

（5）益气活血中药复方对维持性血透患者血清脂联素水平及颈动脉内-中膜厚度的影响，广州中医药大学创新基金，黄璟等，2009。

2. 相关论文

（1）研究生毕业论文

1)《益气活血法对维持性血透患者微炎症状态的影响》，左琪，硕士学位论文，2004年。

2)《益气活血法对维持性血透患者营养状态的影响》，桂定坤，硕士学位论文，2004年。

（2）相关文章

1）杨霓芝，左琪，桂定坤，等．中药对血透患者营养不良-炎症综合征的影响．中国中西医结合肾病杂志，2006，7(12):704-707.

2）黄璟，杨霓芝，马红岩，等．益气活血中药复方对血透患者血清脂联素水平的影响．新中医，2010，42(10):51-53.

3）毛炜，吕丛奎，包崑．益气固肾液对维持性血液透析患者营养不良-炎症评分的影响．中医杂志，2012，53(17):1465-1467.

4）包崑，林启展，卢富华，等．中药泡手方用于维护动静脉内瘘的疗效观察．辽宁中医药大学学报，2008，10(10):98-99.

3. 奖项

（1）益气活血法对慢性肾衰维持性血液透析患者的干预作用，广东省科学技术奖三等奖，杨霓芝、林启展、刘旭生等，2010年。

（2）益气活血法对慢性肾衰维持性血液透析患者的干预作用，中华中医药学会三等奖，杨霓芝、林启展等，2009年。

（3）中药透析液对透析膜生物相容性的影响，广东省科学技术协会南粤科技创新优秀学术论文二等奖,林启展、黄璟等,2010 年。

4. 专利 用作慢性肾衰维持性血透的中药透析液及其制备方法,广州中医药大学第二临床医学院,杨霓芝等,2005 年。专利号:ZL01129939.8。

三、肾病综合征

(一) 相关课题

1. 基于高通量人类全蛋白质组芯片的特发性膜性肾病自身抗原的发现研究,国家自然科学基金,徐鹏等,2017。

2. 应用系统生物学结合 PK-PD 研究三芪口服液治疗膜性肾病的机制及物质基础。2018-01—2021-12,国家自然科学基金,项目编号:81774216。

3. 膜性肾病循证中医临床实践指南的制定与适用性评价,2016-01—2018-12,包崑等,国家中医药管理局国家中医临床研究基地业务建设专项,JDZX2015203。

4. 基于 M 型 PLA2R 抗体探讨三芪口服液干预成人特发性膜性肾病的机制,包崑等,2015-01—2018-09,广东省科学技术厅项目,2014A020212642。

5. 从补体旁路途径探讨三芪口服液治疗膜性肾病的机制,2015-01—2018-12,包崑等,广东省中医院中医药科学技术研究专项,YN2014ZHR202。

6. 特发性膜性肾病的中医药干预方案的研究,包崑等,广东省中医院拔尖人才专项,2011。

(二) 相关论文

1. 研究生毕业论文 《益气活血法治疗特发性局灶节段性肾小球硬化的临床研究》,马伟忠,硕士学位论文,2008 年。

2. 相关文章

(1) 王立新,左琪,赵代鑫,等 . 中医药为主治疗肾病综合征合并下肢静脉血栓 42 例临床观察 . 北京中医药大学学报(中医临床版),2005,12(6):19-21.

(2) 左琪,包崑 . 杨霓芝教授治疗特发性膜性肾病的经验 . 中医药导报,2014,20(3):8-11.

(3) 王志伟,包崑,林文秋,等 .376 例特发性膜性肾病患者舌苔、肾小管间质损伤与临床分析 . 中医药导报,2018,24(19):48-52,59。

四、防治糖尿病肾病

(一) 相关课题

1. 国家自然科学基金面上项目,桂定坤等,基于 miR-214/PTEN 通路探讨黄芪三七合剂防治糖尿病肾病足细胞损伤的作用机制，2018-01—2021-12。

2. 国家自然科学基金面上项目(81573738)，黄芪和三七调节糖尿病肾病足细胞内质网稳态的有效成分配伍及作用机制，2016-01—2019-12。

3. 从足细胞重塑探讨益气活血法影响糖尿病肾小球硬化机制，范萍等，国家自然科学基金，2012-01—2014-12。

（二）相关论文

1. 研究生毕业论文

(1)《益气活血中药复方通脉口服液干预 DN 的疗效观察及肾保护作用研究》，范萍，博士学位论文，2007 年。

(2)《糖肾方药规律的古籍挖掘及杨霓芝教授治疗糖肾的学术思想研究》，黄贵锐，硕士学位论文，2018 年。

2. 相关文章

(1) 侯海晶，王立新，杨霓芝. 三芪口服液对糖尿病肾病大鼠肾小球足细胞及其蛋白表达的影响. 湖北中医杂志，2012，34(6)：20-22.

(2) 范萍，潘伟钰. 三芪口服液对糖尿病模型大鼠氧化应激作用的研究. 中医学报，2013，28(7)，1010-1012.

(3) 潘伟钰，路艳蒙，梁康礼，等. 三芪口服液影响单侧肾切除糖尿病大鼠足细胞及裂孔膜相关分子表达研究. 广州中医药大学学报，2015，32(5)：880-883.

(4) 范萍，袁海英，祝勇军，等. 益气活血法治疗气虚血瘀型糖尿病肾病临床研究. 中国中医急症，2009，18(3)：367-369.

(5) 范萍，杨霓芝. 通脉口服液对实验性糖尿病肾病模型大鼠肾脏病理及转化生长因子 β_1 的影响. 广州中医药大学学报，2008，25(6)：514-518.

(6) 张再康，杨霓芝，王立新，等. 杨霓芝应用益气活血法治疗糖尿病肾病的学术思想探讨. 中国中医基础医学杂志，2009，15(8)：603-604.

（左 琪 侯海晶 洪晓帆）

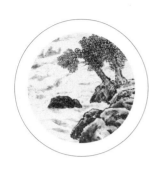

各　论

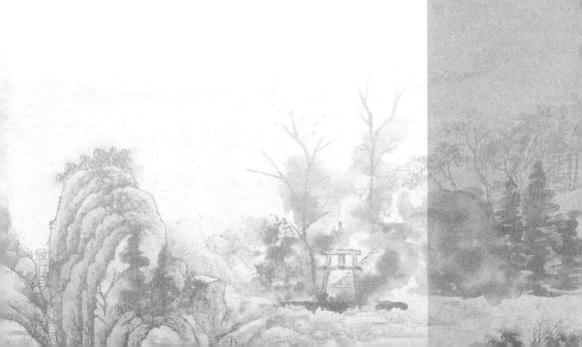

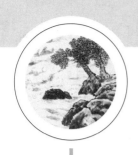

第四章
肾系疾病临证验案

第一节　慢性肾小球肾炎

　　慢性肾小球肾炎（chronic glomerulo nephritis，CGN）简称慢性肾炎，是由多种病因引起的原发于肾小球的一组免疫性疾病，其病因复杂，病情容易反复。国内资料显示，慢性肾炎仍是我国终末期肾脏病（ESRD）的首要致病因素，它不但严重危害到人类健康，同时也给家庭、国家带来沉重的经济负担，慢性肾炎的防治任重而道远。近些年来，有大量研究证明中医药介入慢性肾炎的治疗，能有效缓解患者的症状、延缓疾病的进展，从而减少终末期肾脏病的发生率和推迟进入透析治疗的时间，提高患者的生存质量。

一、西医学对本病的认识及循证诊疗建议

　　本病病因不明，仅少数患者是由急性肾炎发展而来，绝大多数患者起病即属慢性肾炎。一般认为本病的起始因素为免疫介导性炎症，但随着疾病的进展，也有非免疫非炎症性因素的参与，如肾小球内的高压、高灌注、高滤过等，可促进肾小球的硬化。另外，疾病过程中出现的高脂血症、蛋白尿等也会加重肾脏损伤。

　　慢性肾炎是临床表现相似的一组肾小球疾病，由于免疫复合物分子量的大小和电荷不一，对各种肾组织的亲和力也不同，沉

积部位各异,故其病理变化可有以下几种类型:①系膜增生性肾小球肾炎:免疫荧光检查可分为 IgA 沉积为主的系膜增生性肾炎和非 IgA 系膜增生性肾炎;②膜性肾炎;③局灶性节段性肾小球硬化性肾炎;④系膜毛细血管性肾小球肾炎;⑤硬化性肾小球肾炎。病变可持续发展,导致肾小球毛细血管逐级破坏,系膜基质和纤维组织增生,最终使整个肾小球纤维化、玻璃样变,肾小管萎缩、间质炎症细胞浸润及纤维化,最后肾组织严重破坏,形成终末性固缩肾。本病可发生于任何年龄,但以青中年男性为主。大多数患者起病隐匿、进展缓慢,病情绵延,临床表现时轻时重,尿液异常改变是慢性肾炎的基本标志,如血尿、蛋白尿、管型尿等,还可有水肿、高血压等表现,随着病情进展,可出现肾功能减退、电解质紊乱、贫血等情况。

本病的治疗应以防止或延缓肾功能进行性损害、改善或缓解临床症状及防治并发症为主,对患者应强调休息,避免剧烈运动,限制饮食,预防感染,采取综合治疗措施。对肾功能不全的患者应及早予以低蛋白饮食。一般而言,蛋白质的摄入量应限制在 0.6~0.8g/(kg·d),如有大量蛋白尿而肾功能正常者,蛋白质的摄入量可适当放宽至 0.8~1.0g/(kg·d)。另外,在低蛋白饮食的同时,应注意限制磷的摄入并补充钙剂,纠正高磷低钙状态,减轻继发性甲状旁腺功能亢进。

近年来的系列研究证实,血管紧张素转换酶抑制剂(ACEI)、血管紧张素Ⅱ受体拮抗剂(ARB)、钙拮抗剂治疗高血压和延缓肾功能恶化有较为肯定的疗效,临床上已将此类药物作为一线降压药物。同时,还有大量研究证据显示ACEI、ARB 类药物可明显减少蛋白尿,并且这两类药物降尿蛋白的作用并不完全依赖于其降低肾小球有效滤过压的作用。多数研究证实,抗凝和血小板聚集抑制药物可减轻肾脏病理损伤,延缓肾炎进展,保护肾功能,特别是对增生型肾炎患者尤为有效。对有明确高凝状态和某些易引起高凝状态的病理类型(如膜性肾病、系膜毛细血管性肾炎)可长时间用药。

慢性肾炎的病变多以硬化性病变为主,可逆性差,治疗目标并不是彻底消除蛋白尿和红细胞,因此并不常规使用激素和免疫抑制剂。对于表现为肾病综合征的轻度系膜增生性肾炎患者可能对激素反应良好,局灶性节段性肾小球硬化、膜性肾病患者接受激素及免疫抑制剂治疗后可能会有效。根据病理类型(如肾功能正常或轻度受损、24 小时尿蛋白定量超过 1.0g 等),无禁忌证者可试用激素及细胞毒药物。

二、中医药治疗本病的现状

虽然西医在治疗慢性肾炎中应用血管紧张素转换酶抑制剂(ACEI)和血

管紧张素Ⅱ受体拮抗剂（ARB）、激素、细胞毒性药物等取得了一定的疗效，但停药后病情反复和长期应用的毒副作用亦不容小觑，这使其临床应用常具有一定的局限性。因此，寻求其他防治慢性肾炎的有效措施和改善肾功能的药物疗法，是肾病领域中一项十分重要的课题。中医药辨证施治不仅明显减少慢性肾炎患者的蛋白尿、改善患者相关的临床症状，而且还具有副反应小、成本低、简便易行等种种优势。

目前，临床上对慢性肾炎的病因病机认识基本统一。发病的病因总体不外乎为内外因，内在因素主要为肺脾肾虚，其是发病的基础，外在因素如先天禀赋不足、外感六淫邪气、内伤七情、妊娠劳伤、房劳过度等，凡此种种，皆可造成肺脾肾三脏受损，功能失常，而致通调不利，健运无权，开阖失司，体内水谷精微运化失常，水津代谢紊乱，水液溢于肌肤而成水肿，同时精微随尿排出而出现蛋白尿。本病的基本病机总属本虚标实，临床上中医辨证分型的指导思想是"本虚为纲，标实为目"，"以本为主，标本结合"。

治疗上，以辨证分型论治为主，并结合中成药制剂、临床单方验方。近些年来，治疗慢性肾炎的中成药研究取得了很大的进展，常用的中成药制剂有黄葵胶囊、金水宝、肾炎康复片、雷公藤多苷片等。在选择中药复方治疗本病方面也均有文献报道，如越婢汤、五皮饮等加减化裁治疗水肿；参芪地黄汤、当归补血汤等加减化裁消尿蛋白；猪苓汤、小蓟饮子等加减化裁治疗血尿。另外，近现代名中医不仅继承了前贤之理论和经验，且又经过数十年的临床探索，故对慢性肾炎的认识及辨治均有许多独到的见解和宝贵的心得，值得我们学习与借鉴。

三、杨霓芝临证经验

（一）病因病机的认识

杨霓芝认为，本病的主要诱发因素是外邪侵袭。外感六淫邪气伤及脏腑，导致肺、脾、肾三脏功能失调，从而水液代谢紊乱。如外感风邪，可致肺失通调；湿毒浸淫，可致脾气困遏；湿热内盛，可致三焦壅滞等。外感邪气不仅是引起患者发病的重要诱因，也是使患者病情反复或加重的常见因素。

脏腑虚损是本病的基本病理表现，其中以脾肾虚弱为表现者较为常见。饮食失调，劳倦太过，则易伤及脾胃；或生育不节，房劳过度，则易致肾精亏耗。脾虚则后天之本乏源，日久及肾，肾虚温煦滋养功能不足，必使脾气匮乏，二者常互为致病因素，使病情难愈。无论外邪伤及脏腑或脏腑本身虚损，均可致肺、脾、肾功能障碍。若肺失通调、脾不转输、肾失开阖，则可致三焦水道不通，膀胱气化无权,水液代谢障碍而发生水肿。脾主运化,肾主藏精,若脾失运化、脾不升清,肾失封藏,则精微下注膀胱,而形成蛋白尿。脾失健运,则水液内停,水湿郁久化热,湿热蕴结下焦,肾络受损;或肾阴不足,虚热上扰,伤及肾络,则出现血尿。肾阴亏耗,水不涵木,引起肝阴不足而肝阳上亢,则出现眩晕。水湿、湿热、瘀血是慢性肾炎的主要病理产物,其阻滞气机可加重水肿、蛋白尿、血尿,并使病情迁延不愈。

(二) 中医治疗切入点

杨霓芝结合西医学对慢性肾炎的诊疗方案,临床上中医药的应用往往也会有所侧重。对于单纯接受非免疫抑制剂治疗的患者,往往采用中医药辨证治疗为主,辅以 ACEI 或 ARB 类药物。尤其是对于以血尿为主要表现的患者,西医方面尚无较好的治疗措施,这时,中医药发挥了无可替代的作用。对于接受免疫抑制剂治疗的患者,此时中医药的应用主要是增强疗效、减轻毒副反应及缓解临床症状等。部分患者不耐受免疫抑制剂治疗时,中医药治疗即应发挥主要作用。

(三) 中医辨证论治方案

杨霓芝认为,慢性肾炎主要以本虚为主,兼有标实,进行辨证治疗时应当标本结合。本虚以肺肾气虚、脾肾阳虚、肝肾阴虚、气阴两虚为多见;标实以外感证、水湿证、湿热证、血瘀证及湿浊证常见。根据"虚则补之""实则泻之"的原则,或以扶正为主,或以祛邪为主,或标本兼治。

1. 肺肾气虚证

证候特点:面色萎黄,面浮肢肿,少气乏力,语声低微,易感冒,肢体困倦,腰脊酸痛,尿量减少,舌淡,苔白润、有齿痕,脉细弱。

治法:补肺益肾。

推荐方剂:玉屏风散加减。

基本处方:黄芪 20g,白术 15g,防风 10g,茯苓 15g,生地黄 15g,女贞子 15g,黄精 10g。水煎服。

加减法:若腹部胀满者,加泽泻 15g、车前草 15g、大腹皮 10g,服药后小便仍不利者,加牵牛子 10g、葶苈子 10g;纳差者,加炒麦芽 15g;夜尿频繁者,加菟丝子 15g、金樱子 15g、山茱萸 10g;血尿者,加蒲黄 10g、白茅根 15g 等。

2. 脾肾阳虚证

证候特点:神疲,面色㿠白,浮肿明显,畏寒肢冷,腰脊酸痛或腰酸腿软,纳呆或便溏,男子性功能失常(遗精、阳痿、早泄)或女子月经失调,少尿,舌嫩淡胖、有齿痕,脉沉细或沉迟无力。

治法:温补脾肾。

推荐方剂:阳和汤加减。

基本处方:干地黄 15g,干姜 10g,肉桂 3g,炙麻黄 5g,白芥子 5g,黄芪 20g,泽泻 15g,茯苓 15g。水煎服。

加减法:若脾虚明显者,重用黄芪 30g,加党参 15g;有腹水者,可用五皮饮加减;若瘀血明显,加泽泻 10g、丹参 15g、益母草 15g。

3. 肝肾阴虚证

证候特点:目睛干涩或视物模糊,头晕耳鸣,口干咽燥,五心烦热,腰脊酸痛,梦遗或月经失调,舌红,少苔,脉弦细或细数。

治法:滋补肝肾。

推荐方剂:二至丸合六味地黄汤加减。

基本处方:女贞子 15g,墨旱莲 15g,生地黄 20g,山茱萸 10g,山药 15g,泽泻 15g,白芍 15g,茯苓 15g,何首乌 15g。水煎服。

加减法:伴肝阳上亢、头痛头晕、情绪急躁、夜寐不安者,加天麻 10g、钩藤 15g 等;男子遗精或滑精,女子白带增多者,加石韦 10g、金樱子 15g、芡实 15g 等;血尿者,加白茅根 15g、茜草根 15g 等;咽痛者,加板蓝根 15g、玄参 15g 等;大便干者,加大黄 6g。

4. 气阴两虚证

证候特点:面色无华,少气乏力,易感冒,口干咽燥或长期咽痛,咽部暗红,午后低热,或手足心热,舌质偏红,少苔,脉细或弱。

治法:益气养阴。

推荐方剂:生脉散加减。

基本处方:太子参 15g,麦冬 15g,黄芪 20g,生地黄 15g,女贞子 15g,山茱萸 15g,龟甲(先煎)15g。水煎服。

加减法:若咽痛日久、咽喉暗红者,加沙参 15g、桃仁 5g、赤芍 15g;纳呆者,加砂仁 6g、木香 10g、枳壳 10g。

(四) 处方用药特点分析

1. 注意对邪实证的治疗 慢性肾炎患者若邪实偏盛,尤其近期出现外感之患者,此时重点应以祛邪为主。如外感风寒证选用荆防败毒散加减化裁;外感风热证选用银翘汤加减化裁;湿热证见皮肤疖肿、疮疡者选用五味消毒饮加减化裁;湿热在上焦证选用银翘散合千金苇茎汤加减化裁;湿热在中焦证选用黄连温胆汤加减化裁;湿热在下焦证选用八正散加减化裁;血瘀证选用桃红四物汤加减化裁。待外邪有退,可再按上述辨证方案施治。

2. 注重健脾补肾 慢性肾炎病程冗长,在病机上多表现为正虚邪实、虚实夹杂。其正虚主要以肺虚、脾虚、肾虚常见,其中脾肾不足为关键,脾虚是慢性肾炎发病及病机演变的重要环节,肾虚是慢性肾炎演变与转归的必然结果。正如《素问·至真要大论》所云:"诸湿肿满,皆属于脾。"《金匮要略》曰:"水之为病,其脉沉小,属少阴。"另外,脾肾亏虚,精微下注膀胱,则致小便浊;脾气亏虚,运化失常,水湿停聚于内,湿邪郁而化热,湿热伤及肾络,或脾肾亏虚,失其固摄之职,则可见尿血。杨霓芝临证补益脾肾,多选用四君子汤、肾气丸加减。若仅以气虚为主,常选黄芪、党参、太子参、山药、白术、茯苓、薏苡仁、泽泻等;脾肾气虚日久,可见畏寒、大便溏泄等阳虚表现,常选用肉桂、仙茅、淫羊藿等;若以肾阴不足为主,症见口干、咽痛、五心烦热、舌红、少苔,多选女贞子、墨旱莲、何首乌、黄精、山茱萸等。并嘱咐患者注意饮食,劳逸适当,以免造成脏腑虚损更甚。

3. 重视清热利湿 湿热不仅是慢性肾炎发病的一个重要因素,也是慢性肾炎病变过程中的一个病理产物。慢性肾炎多有水肿的表现,《诸病源候论》所载"身体虚肿,喘息上气,小便黄涩",即是因虚致水,水湿郁而化热的湿热之证。另外,湿热壅滞于上焦,导致肺卫失宣,故易外感;若湿热壅滞于中焦,导致脾不健运,则神疲乏力、纳呆、腹泻腹痛;若湿热壅滞体内,导致脉络不通,则腰膝酸痛;湿热下注膀胱,则尿少而黄,或尿频、尿急、尿痛;湿热壅滞于肾,导致肾失封藏,精微下注,则见尿浊;湿热灼伤脉络,则出现尿血。若表现为湿热水肿明显者,多用疏凿饮子加减,药用泽泻、茯苓皮、槟榔、赤小豆;若表现为外感兼有湿热者,多用疏风清热利湿之品,药用金银花、连翘、黄芩、黄连、板蓝根、鱼腥草等;若表现为腰痛、水肿者,多用四妙散加减,药用苍术、黄柏、薏苡仁、茯苓、川牛膝等;若表现为中焦湿热者,症见口渴欲饮、纳呆呕恶、腹泻腹痛、肛门灼热、大便烂等湿热之象,多用白头翁汤或葛根芩连汤加减,药选白头翁、黄柏、苦参等;当表现为湿热下注者,症见尿频、尿急、尿痛,伴口苦口干不欲饮,舌红、苔黄腻,脉滑之象,可在原治疗基础上,加用八正散加减,药用萹蓄、瞿麦、车前草、鱼腥草、灯心草等清热利湿通淋之品;若湿热之象以尿浊为主者,临床多选用石韦、车前草、鹿衔草等;若湿热之象以尿血为主者,多选用白茅根、茜草根、栀子、车前草等。

4. 活血化瘀贯穿始终 瘀血是慢性肾炎的主要发病因素,贯穿于本病的全过程,只是程度上有差异。一方面因虚致瘀,气为血之帅,气行则血行,气虚则血滞,气血运行不利,血络必有瘀阻。正如《读医随笔·虚实补泻论》所说:"叶天士谓久病必治络,其所谓病久气血推行不利,血络之中,必有瘀凝,故致病气缠延不去,疏其血络则病气可尽也。"若气虚日久引起阳虚,则见寒从内生,寒凝血脉而血行涩滞不畅;另一方面,湿浊、湿热之邪阻遏气机,妨碍血行,也会导致瘀血形成,或湿热伤络,迫血妄行,亦可造成瘀血。临床上,瘀血常表现为面色黧黑或晦暗,腰部刺痛而固定,肌肤甲错或麻木,舌暗有瘀斑,脉细涩。另外,水肿、尿血也与瘀血密切相关。临床上,杨霓芝常选用当归补血汤合桃红四物汤加减化裁。方中黄芪益气健脾;杜仲、桑寄生、女贞子、墨旱莲、黄精补肾养阴;桃仁、红花、当归、赤芍、田七活血化瘀。若水肿明显者,加丹参、益母草、泽兰等,取其活血利水;若表现尿血者,可在方中加用田七、琥珀末、牡丹皮等,取其活血止血之功。

四、杨霓芝治疗慢性肾炎的经典验案一例

刘某,男,41 岁。2008 年 9 月 24 日初诊。

病史:患者反复出现蛋白尿 10 年。平素服用代文(缬沙坦胶囊)、洛汀新(贝那普利)等治疗。2008 年 9 月 21 日查血肌酐 137μmol/L,尿酸 569μmol/L。尿常规示蛋白(+++)。

初诊:头晕,口干,五心烦热,腰酸,纳差,眠可,小便调,大便先干后稀,舌暗红,苔黄,脉弦细滑。查体:BP126/85mmHg。

中医诊断:尿浊(阴虚湿热)。

西医诊断:慢性肾小球肾炎,慢性肾脏病 2 期。

治法:滋补肝肾,清热利湿。

中药处方:太子参 20g,女贞子 15g,墨旱莲 15g,丹参 20g,白芍 15g,石韦20g,白花蛇舌草 15g,桃仁 5g,生地 20g,草决明 15g,土茯苓 30g,甘草 5g。

并加中成药,给予雷公藤多苷片 2 片,一日 2 次;三芪口服液 10ml,一日3 次。

二诊(2008 年 10 月 8 日):症状及查体基本同首诊。10 月 7 日查血肌酐109μmol/L,尿常规示尿蛋白(+),24 小时尿蛋白定量 0.584g,泌尿系 B 超未见明显异常。

方药:黄芪 15g,女贞子 15g,墨旱莲 15g,丹参 20g,石韦 20g,白花蛇舌草15g,土茯苓 20g,茯苓 20g,陈皮 5g,白术 15g,甘草 3g。

三诊(2008 年 10 月 22 日):头晕好转,稍口干,五心烦热减轻,腰酸较前缓解,纳可,眠一般,梦多,小便量调,大便先干后稀、3 次 /d,舌暗红,苔薄黄,脉弦细滑。

方药:黄芪 15g,女贞子 15g,墨旱莲 15g,丹参 20g,石韦 20g,白花蛇舌草

15g,土茯苓 20g,茯苓 20g,白术 20g,甘草 3g,陈皮 10g,桑寄生 15g。

此后本患者随访 1 年余,病情稳定,24 小时尿蛋白定量在 0.5g 左右,血肌酐控制在 100μmol/L 左右。

按:本患者长期出现蛋白尿,符合慢性肾炎的临床表现,外院予非免疫抑制剂的治疗方案,即血管紧张素转换酶抑制剂(ACEI)联合血管紧张素Ⅱ受体拮抗剂(ARB)治疗,就诊时完善实验室检查显示大量蛋白尿、血肌酐偏高,提示病情控制欠佳,肾功能受损。按照西医学循证依据,可暂不考虑应用激素及细胞毒药物治疗,规范化应用 ACEI 联合 ARB 治疗 3~6 个月,治疗期间严密监测患者的 24 小时尿蛋白定量、肾功能、电解质等指标。

此患者就诊时症见头晕、口干、五心烦热、腰酸、脉弦细,属于肝肾阴虚征象,大便稀、舌红、苔黄、脉滑提示湿热内阻,故杨霓芝认为治疗上应以滋补肝肾、清热利湿为治疗原则,以"二至丸加减化裁",其中女贞子、墨旱莲共奏滋补肝肾之效;考虑患者阴精亏虚,加之内有湿热,易伤阴液,故予清热养阴之品,使湿热得清,阴液得补;"久病必瘀",阴精不足,易引起血流不利,加之湿热阻滞气机,气不行则血不通,血不通则瘀内生,所以杨霓芝的方药中巧妙地应用了桃仁、丹参等活血祛瘀之品,并且杨霓芝强调遣方用药中还应注意避免使用耗血、动血之品,注意祛邪不伤正。

随症加减方面:肝肾阴虚明显者,可合六味地黄丸加减化裁,加强滋补肝肾之效,不过需要注意滋补的同时加用淡渗之品,使补不恋邪;湿热明显者,需辨清上、中、下三焦病位,用药也应有所侧重。

另外,杨霓芝考虑该患者病史长达 10 年,病情控制不理想,故在治疗上加用了三芪口服液和雷公藤多苷片,加强降尿蛋白和改善肾功能的作用。经定期复诊观察,患者的症状较治疗前明显改善,尿蛋白逐渐减少至转阴,血肌酐水平下降亦接近正常,提示治疗有效,病情好转。

(刘立昌)

参考文献

1. 刘水.中西医结合治疗慢性肾炎临床分析[J].现代医学与健康研究电子杂志,2018,2(17):168-170.

2. 闫梦苗,宣瑞红.慢性原发性肾小球肾炎发病机制研究进展[J].世界最新医学信息文摘,2018,18(80):57-60.

3. Rafaella Maria Monteiro Sampaio,Márcia Oliveira Coelho,Francisco José Maia Pinto,et al.

Epidemiological profile of patients with nephropathy and The difficulties in access to treatment
［J］. Revista Brasileira em Promoção da Saúde,2013,26(1):12-14.

第二节　IgA 肾病

IgA 肾病是一个免疫病理学诊断名称,是一组不包括继发性肾脏疾病,肾活检病理检查在肾小球系膜区有以 IgA 为主的免疫复合物沉积,临床上以血尿为主要表现的肾小球肾炎。目前,中医药在 IgA 肾病的诊疗研究方面取得较大的进展,杨霓芝对本病的治疗也有独特心得,阐述如下。

一、西医学对本病的认识及循证诊疗建议

IgA 肾病是我国原发性肾小球肾炎最常见的原因之一,有数据显示约占所有原发性肾小球肾炎疾病的 35%~45%,也是导致终末期肾衰竭的一个最主要原因。每年约有 5%~25% 的患者进入终末期肾脏病。IgA 肾病病理学特征表现为免疫荧光显微镜下肾小球系膜区内明显的 IgA 沉积。光学显微镜检查显示弥漫性肾小球系膜增生和基质扩张,在更晚期的疾病中伴增生性肾小球肾炎和新月体。电子显微镜显示主要位于系膜区的致密物沉积。

临床诊断一般根据临床病史和实验室数据做出疑似 IgA 肾病的诊断。确诊只能通过肾活检和对 IgA 沉积的免疫荧光或免疫过氧化物酶试验。IgA 肾病患者临床表现通常呈下列 3 种表现之一:①发作性肉眼血尿。约 40%~50% 的患者有一次或复发性发作的肉眼血尿,通常在上呼吸道感染后。有时也称为"咽炎同步血尿"。这些发作可由细菌性扁桃体炎引起,也可由其他病毒性上呼吸道感染引起;可见于已进行扁桃体切除术的患者。虽然尚未证实,但有人推测首次发作代表了这种疾病的发病。急性发作时患者可能主诉腰痛,通常反映了肾被膜受到牵拉,也可能存在低热。②镜下血尿和蛋白尿。30%~40% 的患者有镜下血尿和不同程度的蛋白尿,并且是常规检查时意外发现的。在这些患者中,疾病持续时间不确定。在这些患者中,最终有 20%~25% 的患者会发展为肉眼血尿。③少于 10% 的患者表现为肾病综合征或急性快速进展性肾小球肾炎,特征为水肿、高血压和肾功能不全以及血尿。罕见情况下,IgA 肾病可能出现恶性高血压。通常认为患者患病时间长,并且由于未出现肉眼血尿或进行常规尿检导致疾病未能早期发现。

目前认为病情进展的风险因素有:①肾小球滤过率(GFR)下降,表现为诊断时或病程期间血肌酐(SCr)浓度升高;②高血压,诊断时存在高血压或血压

显著升高,预示结局较差;③尿蛋白排泄≥1g/d;④肾病综合征急性发作;⑤孤立性持续性血尿;⑥急性肾损伤伴肉眼血尿;⑦其他潜在可改变的危险因素包括肥胖、高甘油三酯血症和高尿酸血症,以及吸烟。

在本病的治疗决策上,主张先对疾病进行风险分层。①对于低危组患者,即尿蛋白低于 1g/d,肾功能正常者,ACEI/ARB 可作为首选治疗;当 ACEI/ARB 不能控制尿蛋白或出现肾功能进展时,则考虑加用激素或免疫抑制剂。②相对高危组患者,即尿蛋白定量 1~3.5g/d、肾功能正常、病理分级轻到中度的患者,推荐 ACEI/ARB 联合激素治疗,尤其是病理类型相对严重者。③进展性 IgA 肾病、病理以活动性病变为主、血肌酐不超过 256μmol/L 的患者,推荐激素联合免疫抑制剂治疗;④对于疾病更严重的患者,如临床病程进展更快和 / 或存在严重活动性炎症的组织学证据(如新月体形成),可考虑进行联合免疫抑制治疗。如果进行免疫抑制治疗,推荐使用激素联合免疫抑制剂(环磷酰胺、硫唑嘌呤、霉酚酸酯或环孢素)。

二、中医药治疗本病的现状

虽然近年国内外有一些涉及 IgA 肾病的诊疗指南发布,但由于本病病程长,且存在不同的预后转归,加之免疫抑制治疗方面药物的副作用较多,故而针对本病,如何选择恰当的治疗方式及治疗时机是每个临床医师面临的主要问题。好在近年相当多的研究证实,中医药可以很大程度提高 IgA 肾病的缓解率,改善临床症状,减少免疫抑制疗法带来的副作用。

目前多数医家认为本病的发生,多在人体御邪能力薄弱时,外感风热之邪,或思虑劳倦过度,损伤脾胃,致气血失和,湿热内聚,瘀血阻络,血络损伤而成。病延日久,或反复发作,正气损伤,邪气仍盛。故本病的病理性质总属本虚标实。一般发作期多为风热犯肺或火热炽盛,或湿热瘀阻,终致络伤血溢,以邪实为主;慢性持续阶段多因脾肾气虚,或气血双亏,或阴亏阳伤,或因虚致瘀,以致阴络损伤,血溢于外。故辨证以正虚为主,或虚中夹实,或虚实错杂之征。

治疗上,传统的雷公藤类药物,如雷公藤多苷片、昆仙胶囊、火把花根片等,均对本病有肯定疗效,但缺乏高水平的临床研究证据。此外,黄葵胶囊、肾炎康复片、虫草类药物,也有一定疗效。选择中药复方治疗本病方面,小蓟饮子、八正散、清心莲子饮、参芪地黄汤、黄芪桂枝五物汤、补阳还五汤等均有文献报道。

三、杨霓芝临证经验

（一）病因病机的认识

杨霓芝认为"本虚标实"为本病的基本病机。本虚以气虚、阴虚为主。本虚是 IgA 肾病发生的根本内因，主要指肺脾肾三脏之气，肺失通调，脾虚失统，肾失封藏，精微下泄而出现蛋白尿、血尿。阴虚火旺，肝肾失养，亦可导致精微下泄，血溢脉外。禀赋不足、饮食失调、劳倦内伤、肾精亏耗是本病发生的诱因。

病程中标实之邪主要有瘀血、湿热。"载气者血也，载血者气也"，"气运乎血，血本随气以周流，气凝则血亦凝矣"，"元气既虚，必不能达于血管，血管无气，必停留而瘀"，"久病入络"，"久病必瘀"，离经之血阻于脉外，新血化生失常，气机运行受阻又加重本病，瘀血为本病的病理产物和致病因素。因此，本病患者气虚致无力行血、瘀血内阻，脉络不通，日久脏器功能受损，反之加重气虚，脾气虚无力散精，肾气虚无力固摄，精微物质下泄，病情缠绵难愈。IgA 肾病急性发作期，风热、湿热、疮毒等外邪侵袭机体，循经波及肾络，导致气分热盛。湿热交杂，缠绵难去，煎灼津液，血液黏稠而瘀滞不行，反之加重瘀血。在病程中，湿热、瘀血相互影响及加重。在本病整个病程的发展过程中，虚实夹杂，本虚标实贯穿本病的始终，相互为害，从而不断加重病情，最终造成脾肾衰败、湿毒内蕴的关格重症。

（二）中医治疗切入点

1. 明辨虚实，以平为期　杨霓芝认为，IgA 肾病起病于脾气、肾气虚损，形成了湿热瘀血交阻为患的病理因素。在病情发展过程中，虚实夹杂，相互为害，从而不断加重病情，最终造成脾肾衰败、湿毒内蕴的关格重症。具体临证时，在各种辨证要素中，应着重强调明辨虚实，以执简驭繁。一般来说，IgA 肾病急性发作阶段血尿、蛋白尿突出，肾脏局部炎症反应、系膜增殖明显，以邪实为主，需辨湿热、瘀血之偏盛；同时也应考虑到全身免疫紊乱、遗传易感性及肾脏实质损害之"虚"在其中所起的作用。慢性持续阶段血尿、蛋白尿不甚或仅见镜下血尿，肾脏局部病变相对轻微，以正虚为主，当辨气、血、阴、阳之不足，同时应注意到肾脏局部的炎症细胞浸润，肾实质的增生、硬化之"实"的持续存在，影响着疾病的预后。在治疗时，首先应辨明虚实，根据本虚标实的具体情况，或泻其实，或补其虚，或先攻后补，或先补后攻，或攻补兼施，灵活立法。

IgA 肾病的特点是虚实互见，在治疗时往往需要虚实兼顾，但祛实易伤正，补虚易助邪，补泻并用、药物杂投又有损伤胃气、损害肾功能之弊。而且该病为临床上的疑难病，虽中西医都有一定疗效，但治疗一般疗程较长，许多情况下盲目追求消除血尿、蛋白尿,存在不合理用药、重复用药、过度治疗等问题,往往导致病情加重、肾功能恶化的不良后果。因此,杨霓芝在临床施治中,以改善患者预后为目的,强调应以平为期,过犹不及。治疗力求用药平稳,注意灵活应用汤药、中成药等各种剂型,并在恰当时机合理配伍西药,汤药一般不超过12味,嘱患者持之以恒,并注意休息、调摄冷暖、清淡饮食,药虽平和,往往可取得稳定的疗效。

2. 病证结合,用药独到　杨霓芝根据对 IgA 肾病的认识,以临床症状结合西医学实验检查,将辨病分期、病理分级与辨证论治有机地结合起来,中医药的应用也应有所侧重。

(1) 慢性持续期 IgA 肾病(Hass 分级:Ⅰ、Ⅱ、Ⅲ)的患者,临床常以肉眼或镜下血尿为主,症状较轻,或者表现为无症状性尿检异常。杨霓芝认为,对这类患者的治疗应以中医药为主,目的为消除血尿和保护肾功能。可加用 ACEI/ARB 控制尿蛋白,中成药黄葵胶囊清热利湿消尿蛋白。

(2) 慢性持续期 IgA 肾病(Hass 分级:Ⅳ、Ⅴ)的患者,病理损害重,可见系膜弥漫性增生、新月体形成,临床多表现为肾病综合征,这类患者治疗多同时服用糖皮质激素或免疫抑制剂。杨霓芝认为,这类患者的中药治疗应侧重减毒增效,或在激素、免疫抑制剂无效的情况下停用西药,可改用雷公藤多苷片、昆仙胶囊等作用类似但毒性相对较小的中成药制剂,并配合中药汤剂治疗,使病情稳定,从而延缓肾功能损害进展。

(3) 急性发作期 IgA 肾病患者兼有呼吸道、肠道感染,当急则治其标,中医药处方祛邪为主,兼顾正气,使加重的病情得以缓解。总之,中医药的治疗要找准中医药切入点,为患者制订个体化的最佳治疗方案,方能收到良好疗效。

(4) 扶正祛邪,祛邪勿伤正:IgA 肾病多属本虚标实之证。正气足,则邪不可干。杨霓芝提出,扶正当以益气为先导,祛邪则以活血化瘀为主。脾肾为先后天之本,故当以健脾补肾为主。正气不足,邪气外乘或内生。外邪以湿热居多,多配以清热利湿化浊。久病入络,气虚无力推动血液流动,阻滞而成瘀血,故内邪多归于瘀血。血瘀贯穿疾病的整个阶段。IgA 肾病的治疗应以健脾补肾、益气活血为大法,同时随证加减。临证之际,常注意固护正气的原则,以平为期,防苦寒伤阳或辛热伤阴,或滋补碍脾胃,致病未愈而正气伤,邪气去而正气亏。

(三) 中医辨证论治方案

杨霓芝认为本病是本虚标实证。以肺脾肾气虚、肝肾阴虚为本虚,湿热、瘀血为标实。辨证上,应先辨虚实何为急缓,急则治标、缓则治本。再定证所在脏腑,平素易感冒者多为肺虚,疲倦纳差多为脾虚,腰酸尿少多为肾虚。兼夹标实证中,口干口苦、咳嗽咽痛为湿热内蕴;面色晦暗或黧黑,口唇色暗,肌肤甲错,舌底静脉曲张,多为瘀血阻络。建议将本病分2种证型论治。

1. 脾肾气(阳)虚,湿热瘀阻

证候特点:神疲乏力,少气懒言,面浮肢肿,或有畏寒,腰酸身重,或自汗、易感冒,口干口苦,咽喉干痛不适,舌淡暗或淡胖,舌边有齿痕,苔黄腻,脉细无力。

治法:益气温阳,清热利湿,活血化瘀。

推荐方剂:金匮肾气丸合当归补血汤加减。

基本处方:黄芪 20g,熟地 10g,山药 15g,山萸肉 15g,茯苓 15g,丹皮 10g,熟附子 10g(先煎),桂枝 10g,当归 10g,炙甘草 5g。水煎服。

加减法:气虚重者,可加党参 15g、白术 10g;纳差腹胀者,可加枳壳 10g、布渣叶 15g、麦芽 30g;阳虚畏寒甚者,可加狗脊 10g、淫羊藿 15g;瘀血甚者,加桃仁 5g、红花 5g、丹参 20g;湿热重者,可加金银花 10g、板蓝根 15g、蒲公英 15g、白花蛇舌草 15g、鱼腥草 15g、白茅根 20g 等。

2. 气阴两虚,湿热瘀阻

证候特点:神疲乏力,颧红,手足心热,咽燥口干,皮肤干涩,心烦少寐,或便结而尿短赤,舌红少苔,脉细数。

治法:益气滋阴,清热化湿,活血化瘀。

推荐方剂:参芪地黄汤加减。

基本处方:党参 10g,黄芪 20g,茯苓 15g,泽泻 10g,阿胶 15g(烊化),熟地 15g,山萸肉 15g,山药 20g,牡丹皮 10g,泽兰 10g,炙甘草 10g。水煎服。

加减法:湿热明显者,加黄柏 10g、蒲公英 15g;瘀血甚者,加桃仁 5g、红花 5g、丹参 20g;咽燥口干甚者,加北沙参 15g、石斛 15g;少寐者,加酸枣仁 10g、合欢皮 10g;胃纳差者,减阿胶、熟地,加神曲 20g、麦芽 20g。

(四) 处方用药特点分析

1. 益气活血药对之一:黄芪配三七

杨霓芝常使用益气活血药对进行治疗,常用的有黄芪配三七。黄芪,甘,微温,归肺、脾经。古人云:"黄芪,助气壮筋骨,长肉,补血,破癥癖。"黄芪有益气健脾、固表止汗、利水消肿、托毒生肌的功效。现代药理研究表明,黄芪含有氨基酸、微量元素、多糖、黄酮及黄酮类似物等多种生物活性成分,具有免疫调节、清除自由基、降低尿蛋白、增加蛋白质净合成、调节血脂代谢、改善血液流变学、抗纤维化等作用。三七又名田七,性甘、微苦,温,归肝、胃经。《本草新编》:"三七根,止血之神药也。无论上、中、下之血,凡有外越者,一味独用亦效,加入于补血补气药中则更神。盖此药得补而无沸腾之患,补药得此而有安静之休也。"黄芪和三七的配伍是益气活血法的代表,据此原理杨霓芝制成三芪口服液(黄芪、三七等,广东省中医院院内制剂)。研究表明,该药在抑制肾小球系膜细胞增生、抗肾小管间质纤维化、延缓肾小球硬化、减少尿蛋白等方面效果显著。基于此,杨霓芝在临床上经常在辨证基础上选取黄芪、三七药对,以及三芪口服液治疗本病,用药比例常为1:1或2:1。

2. 益气活血药对之二:黄芪、党参配当归

党参性平,味甘、微酸,归脾、肺经。《本草正义》记载:"党参力能补脾养胃,润肺生津,健运中气,本与人参不甚相远。其尤可贵者,则健脾运而不燥,滋胃阴而不湿,润肺而不犯寒凉,养血而不偏滋腻,鼓舞清阳,振动中气,而无刚燥之弊。"当归味甘辛,性温,归肝、心、脾经。明代张介宾撰《本草正》:"当归,其味甘而重,故专能补血,其气轻而辛,故又能行血,补中有动,行中有补,诚血中之气药,亦血中之圣药也。大约佐之以补则补,故能养营养血,补气生精,安五脏,强形体,益神志,凡有形虚损之病,无所不宜。"对于配伍方面,《得配本草》有云:"上党参,得黄芪实卫,配石莲止痢,君当归沽血,佐枣仁补心。"故黄芪、党参配伍当归可起到健脾益气活血之功。因此,杨霓芝在临床上常选用党参、黄芪配伍当归治疗本病证属脾肾气虚血瘀型,其中黄芪用量常为15~30g,党参15~20g,丹参15~20g。

3. 注意事项:防治并重,避免加重及复发因素

IgA 肾病有"感染同步性血尿"之称。研究发现,扁桃体炎与 IgA 肾病中的血尿和蛋白尿相关,因此,要避免反复的感染,尤其是上呼吸道感染,如咽炎、扁桃体炎等。IgA 肾病患者本虚易感受外邪,从而导致疾病易于复发或者加重。《素问·四气调神大论》曰:"是故圣人不治已病治未病,不治已乱治未乱,此之谓也。"因此,杨霓芝注重未病先防,嘱患者长期服用三芪口服液以益气活血固本;平素中药汤剂中,酌加清热化湿之品,如蒲公英、鱼腥草等。同时嘱患者调情志,适运动,慎饮食。治病防病,做在平时。

四、杨霓芝治疗 IgA 肾病的经典验案三例

(一)补肾健脾益气活血法治疗 IgA 肾病案

周某,女,26 岁,2014 年 1 月 24 日初诊。

病史:2013 年 1 月体检发现尿蛋白(++)、尿潜血(+++),2014 年 1 月于

我院行肾穿刺活检术,诊断为局灶增生性 IgA 肾病(Hass Ⅲ型,Oxford 分型: M1S0E0T0)。

初诊:面色苍白,偶有腰酸,纳眠可,二便调,无水肿,舌淡暗,苔微黄,脉细。2014 年 1 月 7 日 24 小时尿蛋白定量 1 312mg;肌酐、尿酸无异常。1 月 14 日,尿常规示尿蛋白(+),尿红细胞 20 个/HP。

西医诊断:IgA 肾病(局灶增生性)。

中医诊断:尿浊(脾肾气虚,瘀血内停)。

治法:补肾健脾,益气活血,佐以利湿。

方药:黄芪 20g,熟地黄 20g,菟丝子 15g,盐山萸肉 15g,女贞子 15g,墨旱莲 15g,丹参 15g,当归 10g,白芍 15g,泽兰 15g,白茅根 15g,甘草 5g。每日 1 剂,水煎服。同时予三芪口服液每次 1 支 10ml,每天 3 次,口服;益肾化湿颗粒每次 1 袋 10g,每天 3 次,口服。

二诊(2014 年 2 月 7 日):面色苍白,近日感冒,倦怠乏力,腰酸,纳、眠可,二便调,舌淡暗,苔微黄,脉浮稍滑。2014 年 2 月 6 日尿常规示尿蛋白(++),尿红细胞(+++)。

方药:黄芪 20g,熟地黄 20g,盐山萸肉 15g,女贞子 15g,墨旱莲 15g,菟丝子 15g,丹参 15g,泽兰 15g,白茅根 15g,茜草 15g,小蓟 15g,石韦 15g,甘草 5g。

三诊(2014 年 9 月 19 日):患者神清,精神可,偶有咽干,纳可,眠差多梦,月经早期,小便调,大便偏干,舌淡暗,苔薄黄,脉浮稍滑。2014 年 9 月 15 日查尿蛋白定量 195mg/24h,中药如前方服。

按:本案为女性,因反复的蛋白尿、血尿就诊,初诊之时患者无明显不适,但杨霓芝从面色苍白、舌质暗、苔微黄、脉细,辨证为气虚血瘀之证,患者表现为腰部酸痛,进而明确病机为肾气虚为主的脾肾两虚,伴有湿热标实,并根据辨证拟定补肾健脾、益气活血、清热利湿为治疗原则。处方以黄芪补气升提以摄血、补气以行血滞;女贞子、墨旱莲为"二至丸",平补肝肾,补而不滞,润而不腻,久服不碍脾胃;熟地益精填髓;菟丝子、山萸肉二者均入肝肾之经,二者相须为用,可加强滋补肝肾、收敛固摄之功,可使蛋白尿得以改善;当归甘温质润,既可助熟地补精血之力,又可以行脉道之滞;白芍养血柔肝,疏利气机,又能收正气。正如成无己所言"正气虚弱,收而行之,芍药之酸,以收正气";丹参活血祛瘀生新,作用平和,活血而不伤正;泽兰平和不峻,主入肝经血分,活血化瘀,故"能治水肿,破瘀血";白茅根甘寒以制其他温药之性,又能清热利尿止血,用于尿血最为适宜。患者一直以该方为基础进行治疗,前后历时近 1 年的时间,蛋白尿转阴,患者病情逐渐平稳。

（二）补肾健脾、益气活血、清热利湿法治疗 IgA 肾病案

施某,女,36 岁。2016 年 11 月 2 日初诊。

病史:2014 年 4 月,患者因尿中泡沫查尿常规示尿蛋白、尿潜血(+)。在当地医院诊断为慢性肾炎,予肾炎舒片、黄葵胶囊、贞芪扶正颗粒口服治疗,效果欠佳,加服昆仙胶囊,症状好转。后因停经,停服昆仙胶囊,改服百令胶囊。期间查尿常规示尿蛋白波动于(+)~(+++),2015 年患者加服代文,尿蛋白转阴,后患者因出现皮肤异常,自行停药后,尿蛋白再次出现阳性。

初诊(2016 年 11 月 2 日):疲倦乏力,双下肢乏力,口干口苦,喉中有痰,难咳出,脱发,偶有头晕,尿急,无尿痛,尿中泡沫,夜尿 1~2 次,大便 2~3 次/d,质烂。舌淡红,苔黄,脉细。辅助检查:2016 年 7 月尿常规示尿蛋白(++)、尿潜血(+++)。2016 年 8 月 18 日查血肌酐 87μmol/L;尿蛋白/尿肌酐比值 1.62g/g;尿常规示尿蛋白(++),尿红细胞(+);泌尿系 B 超提示双肾、膀胱未见明显异常。

中医诊断:尿浊(脾肾气虚,湿热瘀阻)。

西医诊断:慢性肾炎综合征。

治法:健脾补肾,益气活血,清热利湿。

中药处方:黄芪 15g,盐山萸肉 10g,菟丝子 15g,女贞子 15g,墨旱莲 15g,桃仁 5g,泽兰 15g,马勃 10g,鱼腥草 15g,石韦 15g,陈皮 5g,甘草 5g。中成药予三芪口服液 1 支,一日 3 次;金水宝胶囊 3 粒,1 日 3 次。

数诊后,至 2017 年 1 月 25 日,患者疲倦乏力较前减轻,腰酸、口干口苦减轻,余症状同前。小便调,大便 2~3 次/d,质软。舌淡红,苔白,脉细尺弱。查尿蛋白定量 2.17g/24h,遂于 2017 年 2 月行肾穿刺活检术,病理提示 IgA 肾病(中度弥漫系膜增生)。

2017 年 3 月 1 日再诊时,予黄葵胶囊 3 粒,一日 3 次;氯沙坦钾片(科素亚)0.05g,每日 1 次。中药处方:黄芪 20g,盐山萸肉 10g,菟丝子 20g,女贞子 15g,墨旱莲 15g,桃仁 5g,泽兰 15g,石韦 20g,蒲公英 15g,土茯苓 15g,白花蛇舌草 15g。继续诊治至 12 月 6 日,患者无不适主诉。舌质淡红,苔微黄,脉沉细。11 月 7 日尿常规示尿蛋白(++),尿红细胞(+),尿蛋白/尿肌酐比值 1.06g/g。方药:中成药予雷公藤多苷片 2 片,一日 3 次。氯沙坦钾片(科素亚)0.1g,每日 1 次。中药处方:太子参 15g,女贞子 15g,生地黄 15g,盐山萸肉 10g,菟丝子 15g,石韦 15g,蒲公英 15g,白花蛇舌草 20g,桃仁 5g,土茯苓 15g,甘草 5g。

至 2018 年 3 月 7 日,患者尿中泡沫减少。复查尿常规示尿蛋白(±),尿潜血(+),尿蛋白/尿肌酐比值 0.52g/g。

按:本例 IgA 肾病蛋白尿病程缠绵难愈,劳累、感冒咳嗽后尿蛋白加重,属

虚实夹杂。一诊患者疲倦乏力,舌淡、脉细,考虑脾肾气虚;久病难愈、脉细,考虑瘀血内阻;口干口苦、咳嗽有痰,考虑夹有湿热。取黄芪、菟丝子,以益气健脾补肾;女贞子、墨旱莲、山萸肉补肾固本;泽兰、桃仁活血化瘀;鱼腥草、石韦、陈皮清热止咳化痰。后患者尿蛋白控制欠佳,加用ACEI/ARB及中成药黄葵胶囊消尿蛋白,尿蛋白仍明显,遂行肾穿刺活检术,明确诊断为IgA肾病。后续予加用雷公藤多苷片控制尿蛋白。病程中患者感冒、劳累后,尿蛋白、尿潜血加重,杨霓芝随证加减,加用蒲公英、白花蛇舌草、鱼腥草等清热利湿之品,注重清除"湿热"邪实。诊断明确后续以基础方随证加减,患者长期随诊,效果良好。杨霓芝在整个治疗过程中都注重"扶正祛邪,邪去勿伤正","益气"与"活血"大法并举,兼以清热利湿去标实之邪。同时,中西医并用,采用ACEI/ARB类药物联合治疗蛋白尿,在临床中往往收效甚好。

(三) 益气养阴、清热化湿、活血化瘀治疗 IgA 肾病案

张某,男,23岁。2016年3月16日初诊。

病史:2012年4月体检发现尿蛋白(++++),服用中药症状反复,肾穿刺活检提示IgA肾病(21个小球,7个全球硬化,局灶性肾小管萎缩25%~30%,可能伴随慢性间质性肾炎)。2016年2月22日24小时尿蛋白定量2 532mg,3月7日24小时尿蛋白定量2 598mg,3月13日血肌酐243μmol/L。

初诊(2016年3月16日):精神可,易疲倦乏力,口干,腰酸痛,纳眠可,二便可。舌淡红有裂纹,苔微黄,脉沉细。

中医诊断:尿浊(气阴两虚,湿热瘀阻)。

西医诊断:IgA肾病。

治法:益气养阴,清热化湿,活血化瘀。

中药处方:黄芪30g,太子参15g,女贞子15g,盐山萸肉15g,菟丝子20g,丹参15g,泽兰15g,蒲公英15g,白芍15g,墨旱莲15g,桃仁5g,甘草5g,熟地黄15g。中成药予黄葵胶囊5粒,一日3次。

随诊3个月后,至6月29日,精神疲倦乏力,腰酸痛乏力,纳眠可,大便溏,小便黄,尿泡沫,舌淡红有裂纹,苔薄白,脉沉细。6月29日尿常规示尿蛋白细胞酯酶(+),尿潜血(++),尿蛋白质(+++),尿白细胞(+)/HP,尿红细胞(++)/HP。方药:中成药予黄葵胶囊5粒,一日3次;百令胶囊2粒,一日3次;三芪口服液1支,一日3次。中药处方:黄芪30g,熟地黄15g,女贞子15g,盐山萸肉15g,菟丝子20g,泽兰15g,蒲公英15g,墨旱莲15g,桃仁5g,石韦20g,白茅根15g,茜草15g,甘草5g。

再诊疗3个月时,至9月21日,精神疲倦乏力,双腿酸痛较前好转,自汗

盗汗,纳可,入眠快,易醒,醒后难再入眠,大便 1 次 /d、偏溏,尿泡沫多,舌淡红有裂纹,苔薄白微黄,脉沉细。9 月 16 日尿常规示尿蛋白(+),尿潜血(++),颗粒管型(+),24 小时尿蛋白定量 1 553.8mg,血肌酐 80μmol/L,尿酸(UA)247μmol/L。方药:中成药予黄葵胶囊 5 粒,一日 3 次;三芪口服液 1 支,一日 3 次。中药处方:黄芪 30g,熟地黄 15g,女贞子 15g,盐山萸肉 15g,菟丝子 20g,泽兰 15g,蒲公英 15g,墨旱莲 15g,桃仁 5g,石韦 20g,白茅根 15g,白术 15g,甘草 5g。

继续诊治至 2017 年 6 月 28 日,精神可,纳眠可,大便 1 次 /d,尿泡沫较少,舌淡红有裂纹,苔薄黄,脉沉细,尺脉弱。复查 24 小时尿蛋白定量 632.8mg,尿常规示尿蛋白(+)。病情趋于稳定。

按:《黄帝内经》曰:"丈夫……三八,肾气平均,筋骨劲强。"此患者恰逢三八之龄,当肾气充盛,却反复尿蛋白、尿潜血、腰酸痛。杨霓芝认为本患者素体本虚,先天不足,长期居住于湿热熏蒸之地,湿热内扰,犯及脾气,湿为阴邪,易伤阳气,阻碍气机运行,日久成瘀;脾肾气虚,肢体失养,故见疲倦乏力、气虚自汗;湿热耗气伤津,阴虚内热,故口干、盗汗;病程中偶有兼夹咳嗽咳痰等外感症状,考虑同时感受湿热外邪;综合辨证为"气阴两虚,湿热瘀阻"之证。

本病迁延不治,发展至慢性迁延期,本虚标实,治当标本同治,以太子参、黄芪、菟丝子益气,女贞子、墨旱莲、熟地、山萸肉滋阴以固本,石韦、白茅根、蒲公英、鱼腥草清热解毒,丹参配合泽兰、桃仁活血化瘀,以达祛邪不留瘀之效。

IgA 肾病在劳累或感染后复发或加重,与本虚、湿热与瘀血缠绵难祛有关。杨霓芝分阶段治疗 IgA 肾病,在急性发作时,合并湿热之邪实,加强清热利湿祛邪;病情缓解时,加强益气补肾,健脾固本,增强免疫力,预防复发,并强调预防感染及劳累。在治疗期间,坚持三芪口服液益气活血,这体现了益气活血治疗慢性肾脏病的学术思想。

(卢富华　陈国伟)

参考文献

1. 陈香美,邓跃毅,谢院生. IgA 肾病西医诊断和中医辨证分型的实践指南[J].中国中西医结合杂志,2013,33(5):583-585.

2. 侯海晶. 杨霓芝教授治疗肾小球疾病经验拾零[J]. 新中医,2012,44(7):209-210.

3. 冷伟. 杨霓芝教授治疗 IgA 肾病的经验[J]. 中国中西医结合肾病杂志,2007,8(9): 51-52.

第三节　肾小球性血尿

肾小球性血尿是慢性肾小球肾炎的常见临床表现之一,常伴或不伴有蛋白尿,多为原发性,也可继发于过敏性紫癜、系统性红斑狼疮、慢性乙肝等。多年来,对于单纯镜下肾小球性血尿,一直建议观察、随访,不予特殊治疗。但近年来研究发现,持续单纯镜下血尿可影响慢性肾脏病(CKD)的预后,是增加青少年终末期肾脏病(ESRD)风险的强有力独立预测因素,提出对肾小球性血尿进行积极干预和有效治疗是有迫切需要的,但西医对于单纯肾小球性血尿,尤其镜下血尿暂无有效方法。而中医药对于肾小球性血尿的诊治却有独到优势,早在《素问》中就有关于此病的描述,经过几千年的临床实践,历代医家积累了丰富的临床经验。杨霓芝更是对于单纯性肾小球性血尿有独特而且深刻的认识,现具体阐述如下。

一、西医学对于本病的认识及循证诊疗建议

肾小球性血尿是指来源于肾小球的血尿。几乎所有的肾小球疾病均可能引起血尿,包括:①原发性肾小球疾病,譬如急性肾炎、急进性肾炎、隐匿性肾炎(无症状性血尿)、IgA 肾病等;②继发性肾小球疾病,譬如过敏性紫癜肾炎、狼疮肾炎、溶血尿毒综合征、肺出血肾炎综合征等;③遗传相关性肾小球疾病,譬如薄基底膜肾病(TBMN)、遗传性肾炎等。主要见于 IgA 肾病、非 IgA 系膜增生性肾小球肾炎(MsPGN)、轻微病变(MCGN)3 种病理类型,而薄基底膜肾病、狼疮肾炎、局灶性节段性增生性肾炎、膜性肾病、乙肝相关性肾炎、局灶性节段性肾小球硬化症(FSGS)等少见。本章主要阐述单纯性肾小球性血尿,包括 IgA 肾病、非 IgA 系膜增生性肾小球肾炎(MsPGN)及其他病理类型的有血尿表现的隐匿性肾炎的诊治。

肾小球性血尿临床既可表现为肉眼血尿,也可表现为镜下血尿。肉眼即能见尿呈"洗肉水"色或血样甚至有凝块者称为"肉眼血尿"。仅在显微镜下发现红细胞增多者称为镜下血尿。镜下血尿常用标准:①离心尿(10ml 中段新鲜尿,1 500r/min 离心沉淀 5 分钟,取其沉渣 1 滴置载玻片上于高倍镜下观察)红细胞(RBC)>3 个 /HP;②尿沉渣红细胞计数 >8 × 10^6/L。

确定肾小球源性和非肾小球源性,主要通过尿沉渣红细胞形态学检查及

采用自动血细胞分析仪测定尿中红细胞平均体积（MCV）和分布曲线来判断，伴随蛋白尿、水肿、高血压或尿中管型，有助于肾小球性血尿的判断。尿沉渣相差显微镜观察红细胞形态，肾小球性血尿可出现影形、面包圈形、口形、花环形、有一个或多个芽孢突出的棘细胞等异形红细胞和红细胞碎片，若异形红细胞比例超过 80% 则为肾小球性血尿，尤其尿中棘细胞（其大小不等，胞膜破裂，结构改变，有 1 个或多个芽孢突出）超过 5% 时，诊断肾小球性血尿的特异性可达 98%。采用自动血细胞分析仪测定尿中红细胞平均体积（MCV）和分布曲线，肾小球性血尿患者 MCV<72fl 且呈小细胞分布，此法敏感性为 95%，特异性为 96%。肾小球疾病血尿的发病机制复杂，当前的研究集中在肾小球滤过膜异常及红细胞的本身异常方面。基底膜先天异常、免疫反应损伤肾小球基底膜或肾小球滤过膜静电屏障功能受损，均可造成血尿。

西医治疗肾小球性血尿的策略主要依据其病理类型、有无局灶节段硬化、肾间质纤维化程度、有无微量蛋白尿或蛋白尿程度等因素。MCGN、TBMN 可不予治疗；MsPGN 或 IgAN 伴微量蛋白尿或蛋白尿者则可予 ACEI 或 ARB，伴新月体形成或系膜增生明显者可用小剂量雷公藤多苷 0.5~1mg/（kg·d）或来氟米特（10~20mg/d）或短程中小剂量激素；MsPGN 或 IgAN 伴 FSGS 或肾间质纤维化者可予 ACEI 或 ARB 抑制其进展；伴高血压者则参考改善全球肾脏病预后组织（KDIGO）高血压指南予降压治疗；病程中有发作性肉眼血尿，且与扁桃体炎有关者可行扁桃体切除。针对血尿方面，西医并无特殊干预治疗策略。

近年来，在全球范围内终末期肾脏病（ESRD）呈现出上升趋势，部分单纯血尿患者病情可进展成蛋白尿和 / 或肾功能不全。日本 1983—1984 年调查了 107 192 人，血尿患病率为 8.2%，血尿合并蛋白尿的患病率为 1.0%。澳大利亚 1999—2000 年随机抽查的血尿患病率为 2.5%，其中 12.1% 的血尿患者合并蛋白尿，5.7% 的血尿患者合并估算肾小球滤过率（eGFR）下降。北京大学第一医院肾内科 2004 年对北京的调查结果是血尿患病率为 2.0%。与无持续镜下血尿者相比，随访发现，持续镜下血尿者 ESRD 风险比为 32.4∶1。近年来更是认识到持续性镜下血尿是增加青少年终末期肾脏病（ESRD）风险的强有力独立预测因素。但是临床血尿程度与肾脏病理类型、肾小球硬化程度之间往往不成比例。故对于持续性肾小球性血尿患者，需要及早明确诊断，以改善预后。

二、中医药治疗本病的现状

对于肾小球性血尿，尤其镜下血尿，西医暂无特效药物及干预措施。较多的临床研究提示中医药可很大程度改善病情，甚至临床治愈。

肾小球性血尿，在传统中医中归入"尿血""溺血""溲血"范畴。最早对于尿血的描述是《金匮要略·五脏风寒积聚病脉证并治》："热在下焦者，则尿血。"《诸病源候论·血病诸候》谓"风邪入于少阴则尿血"，提出外感风邪、热邪是血尿的原因，邪客少阴为尿血的病机。至宋代陈无择才提出了尿血亦可因本虚而致之，并在《三因极一病证方论》中明确提出"多因心肾气结所致，或因忧劳，房室过度，此乃得之虚寒，故《养生》云不可专以血得热为淖溢为说"，总结出情志内伤、劳累过度之虚寒亦可致尿血，此为后世医家发挥奠定了基础。目前多数医家认为病因病机主要为"热""虚""瘀"三方面，认为外感风热，热毒内蕴，蓄于肾与膀胱；或外邪化热入里，热蕴膀胱，火毒内盛，伤及血络；烦劳或情志抑郁，伤及心阴，心火亢盛下移小肠，心、小肠、肝等脏腑湿热下注，亦下迫肾与膀胱，瘀毒蕴结，扰动血络，内侵肾脏，损伤肾络，迫血妄行而溺血；劳甚伤及肾阴，阴虚火旺，热迫血行；或烦劳过度、久病，脾肾气虚，固摄失常，血无所主而尿血；因邪实，或因正虚，久则气滞血瘀，结于下焦肾与膀胱，壅塞脉络，而致络破，则成尿血。总体属于本虚标实、虚实夹杂之证。

治疗多以清热、补肾、凉血止血等方面论治。先后有文献报道选用小蓟饮子、玉屏风散、六味地黄丸、犀角地黄汤等治疗本病。

三、杨霓芝临证经验

（一）病因病机的认识

杨霓芝认为本病的病机主要可归纳为"热""湿""虚""瘀"四方面，其中发病的关键是"热邪"；虚证可能为发病的基础，但始终要有热邪的启动，临床才会发作血尿。病位主要在肾或膀胱，可涉及肺、脾。

杨霓芝认为本病病程不同，中医病机也会表现各异，甚至某些疾病病程中的中医病机也可动态演变。初期阶段，邪热为主，灼伤脉络，血液外溢而表现为血尿，治疗需清热凉血止血为主；湿热之邪缠绵难祛，病程日久，气虚阴虚之象逐渐显现，并出现瘀血内生病机，治疗需标本兼治，扶正祛邪，有瘀血表现者适当加用活血化瘀药物。

对于肾小球性血尿应用活血药物，有些医家认为瘀血所致血尿者少见，应慎用活血化瘀药。但杨霓芝总结多年临床经验发现，临床多数患者，特别是慢性肾炎患者，往往合并瘀血病机存在，认为瘀血在血尿的发生过程中有特殊意义。目前广泛认为各种肾病病理表现为系膜基质增加、系膜区扩张、毛细血管阻塞、球囊粘连、局灶性节段性肾小球硬化症及间质纤维化等，均属中医"瘀血"范畴。杨霓芝认为瘀血既是各种肾病的病理产物，同时又是导致疾病加重的致病因素。瘀血形成,阻滞气机,影响津液输布,湿邪内生,即"血不利则为水",进一步影响脏腑功能;血瘀而化热,热伤气津而使瘀血更甚;湿、热、瘀互结,日久化毒,毒伤肾络,从而加重血尿。杨霓芝发现此类患者大多存在舌质偏暗,舌下静脉不同程度迂曲扩张,面色暗红,腰痛有定处等瘀血见证。杨霓芝明确提出,临证治疗时需灵活把握,有瘀血内阻病机存在者,需适当给予活血化瘀药物,血尿非但不会加重,反而能收到奇效。

另外,杨霓芝总结临床经验还发现,不同体质患者,感受同样的邪气侵袭,临床会表现出不同的病机转归及相应临床表现。对于阴虚体质患者,感受湿热之邪后可灼伤阴液,加重阴虚,进而出现阴虚内热的病机,虚火灼伤脉络表现为血尿;素体脾肾亏虚患者,感受湿热之邪后困阻中焦,缠绵难愈,加重脾虚肾虚,从而导致气虚不能固摄,血液不循常道外溢表现为血尿。

(二) 中医治疗的切入点

杨霓芝认为针对肾小球性血尿,需先明确诊断,此为治疗的基础。不同疾病所致血尿,中医治疗的切入点有所不同。中医药既可减轻或消除肾小球性血尿,又可配合激素或免疫抑制治疗,发挥减毒增效的作用,可灵活应用。

本章主要阐述单纯性肾小球性血尿,包括 IgA 肾病、非 IgA 系膜增生性肾小球肾炎(MsPGN)及其他病理类型的有血尿表现的隐匿性肾炎的诊治,其他临床表现为血尿的继发性肾炎如紫癜肾炎、狼疮肾炎等,中医也诊断为"血尿",中医药治疗也有明显优势,但主要还需要针对原发病进行治疗,故非本章节讨论范围。

(三) 中医辨证论治方案

杨霓芝认为本病表现多样,有以外感邪实为主者,有以内伤虚证夹杂邪实为主者,临证当明辨表里,分清虚实,准确辨别病位;外感邪实治疗当祛邪外出,内伤病证治疗当调理气血。

杨霓芝认为本病主要分为 3 种证型论治:

1. 外感风邪,热伤肾络

证候特点:多见于儿童或青少年,起病急,肉眼或镜下血尿,伴恶寒发热,咽痛、咳嗽,口干口渴,面部浮肿,小便黄少、热赤,舌红苔薄黄,脉浮数。或反复发作的肉眼血尿和 / 或持续的镜下血尿,或伴发热,咽喉红肿疼痛,或扁桃体红肿或化脓,尿赤,舌红苔黄,脉浮数。

治法:疏风清热,凉血止血。

推荐方剂:银翘散合小蓟饮子加减。

基本处方:连翘 15g,金银花 15g,桔梗 15g,竹叶 15g,生甘草 5g,牛蒡子

10g,小蓟 15g,蒲公英 15g,白茅根 15g,茜草根 15g。

加减法:咽痛明显者,加菊花 15g、板蓝根 15g;热邪甚,可酌加大蓟 15g、白茅根 15、地榆 15g、槐花 15g、侧柏叶 15g、荠菜 15g;若见高热、烦渴,则加石膏 30g、黄连 5g、黄柏 10g、玄参 15g、天花粉 15g;血尿较多者,可加贯众炭 15g、血余炭 15g。

2. 气阴两虚,湿热瘀阻

证候特点:面色少华,神疲乏力,持续镜下血尿,午后低热或手足心热,咽燥口干或咽痛,咽部暗红,皮肤干涩,心烦少寐,腰膝酸软,或便结而尿短赤,小便黄赤、灼热或涩痛不利,舌红少苔或舌淡红苔薄白,脉细数。

治法:益气养阴,清热凉血。

推荐方剂:参芪地黄汤合茜根散加减。

基本处方:党参 15g,黄芪 15g,生地黄 15g,山药 15g,茯苓 15g,丹皮 15g,茜草根 15g,蒲公英 15g,丹参 15g,白茅根 15g,白术 15g,甘草 5g。

加减法:咽燥口干甚者,加北沙参 15g、石斛 15g、玄参 15g、麦冬 15g;咽痛日久,咽部暗红者,加桃仁 5g、赤芍 15g、红花 5g、田七 3g;少寐者,加酸枣仁 15g、合欢皮 15g、夜交藤 15g;低热者,加地骨皮 15g、银柴胡 10g;湿热重,加大小蓟各 15g、仙鹤草 15g、石韦 15g、黄柏 10g、白花蛇舌草 15g、鱼腥草 20g;瘀血重,加桃仁 5g、红花 5g、当归 10g。

3. 脾肾气虚,湿热瘀阻

证候特点:镜下血尿日久不消,神疲乏力,少气懒言,面浮,头晕耳鸣,纳差腹胀恶心,或有畏寒,腰酸身重,血尿多因外感而发或加重,口干、口苦或口黏,舌胖、或舌边有齿痕,淡红或淡暗,舌底脉络迂曲,苔白厚腻或黄腻,脉沉细弱或濡数、滑数。

治法:补益脾肾,清热凉血活血。

推荐方剂:归脾汤合二至丸加减。

基本处方:白术 15g,当归 10g,茯苓 15g,黄芪 15g,党参 15g,女贞子 15g,墨旱莲 15g,蒲公英 15g,丹参 15g,泽兰 15g,白芍 15g,白茅根 15g,茜草根 15g,甘草 5g。

加减法:纳差腹胀者,可加布渣叶 15g、麦芽 30g、砂仁 5g;湿重浮肿明显者,加泽泻 15g、猪苓 15g、车前草 15g;湿热重者,加土茯苓 15g、薏苡仁 30g、黄柏 10g、白花蛇舌草 15g、石韦 15g、佩兰 10g;瘀血内停所致顽固性血尿者,可酌加三七 5g、蒲黄 10g、琥珀末 3g、桃仁 5g、红花 5g;病程日久,纯正虚所致顽固性血尿,可给予仙鹤草 15g、紫珠草 15g。

(四) 处方用药特点分析

1. 善用药对

(1) 益气健脾药对

1) 黄芪配白术：黄芪,甘,微温,归脾、肺经;功能健脾补中,升阳举陷,益卫固表,利尿,托毒生肌;善入脾胃,为补中益气要药。与人参相比,黄芪长于补气升阳、益卫固表、利水退肿,尤宜于脾虚气陷及表虚自汗等。本病常合并浮肿、易感冒等,故杨霓芝常用黄芪治疗本病。白术味苦、甘,性温,归脾、胃经;功能健脾益气,燥湿利水,止汗,安胎。《本草通玄》云:"白术,补脾胃之药,更无出其右者。"《本草求真》亦云:"白术缘何专补脾气? 盖以脾苦湿,急食苦以燥之,脾欲缓,急食甘以缓之;白术味苦而甘,既能燥湿实脾,复能缓脾生津。且其性最温,服则能以健食消谷,为脾脏补气第一要药也。"黄芪配白术可加强健脾补气力度,使气血化生充足,气能摄血,使血尿止。

2) 太子参配白术：太子参甘、微苦,微寒,归脾、肺经;功能补益脾肺,益气生津。《本草再新》谓太子参"治气虚肺燥,补脾土,消水肿,化痰止渴",配白术能加强健脾益气疗效,同时制约白术温性,避免燥热,对于气阴两虚型血尿尤其适宜。

(2) 养阴补肾药对

1) 生地配山药：生地,甘、苦,微寒,归肺、脾、肾经,功能滋阴清热、凉血补血,别名干地黄。《本草纲目》记载:"《本经》所谓干地黄者,即生地之干者也。"凉血滋阴效果明显。《神农本草经疏》曰:"干地黄,乃补肾家之要药,益阴血之上品。"《本经逢原》谓:"干地黄,内专凉血滋阴,外润皮肤荣泽,病人虚而有热者宜加用之。"山药,甘,平,归肺、脾、肾经,功能补脾、养肺、固肾、益精。《神农本草经读》载:"山药,能补肾填精。"《本草正》谓:"山药,能健脾补虚,滋精固肾,治诸虚百损,疗五劳七伤。"因其味甘气香,用之助脾,治脾虚腹泻,怠惰嗜卧,四肢困倦;又取其甘则补阳,以能补中益气,温养肌肉,为肺脾二脏要药;土旺生金,金盛生水,功用相仍,故六味地黄丸中用之治肾虚腰痛、滑精梦遗、虚怯阳痿。但因其性缓力微,常需与别药同用。《本草正》谓其"性味柔弱,但可用力佐使""第其气轻性缓,非堪专任,故补脾肺必主参、术,补肾水必君萸、地"。另外,《药品化义》载:"山药,温补而不骤,微香而不燥。"故用山药配生地,可使生地滋腻而不碍胃。故杨霓芝常用生地配山药以滋阴补肾。

2) 女贞子配墨旱莲：女贞子配墨旱莲即为古方"二至丸"的组成。清代《医方集解》载其"补腰膝,壮筋骨,强阴肾,乌髭发"。女贞子,甘、苦,凉,归肝、肾经,功能补益肝肾、清虚热、明目。《神农本草经疏》载:"女贞子,气味俱阴,正入肾除热补精之要品。"古代即有女贞子用于血尿的记载。《本草正》载其"养阴气,平阴火,解烦热骨蒸,止虚汗,消渴,及淋浊,崩漏,便血,尿血……"但女贞子需长期使用疗效方显。《本草新编》谓:"女贞子缓则有功,而速则寡效,故用之速,实不能取胜于一时,而用之缓,实能延生于永久。"故杨霓芝长期使用该药调理肾性血尿患者。墨旱莲味甘、酸,性凉,归肝、肾经,功能补益肝肾、凉血止血。《本草述》谓其"疗溺血及肾虚变为劳淋"。《分类草药性》载其能"止血,补肾,退火,消肿。治淋、崩"。现代动物实验研究显示,墨旱莲叶粉及水提物均有良好的止血效果。故该配伍为杨霓芝最常用于肾性血尿的药对。

(3)活血化瘀药对

1)丹参配泽兰:丹参味苦,性微寒,归心、心包、肝经,功能活血祛瘀、调经止痛、养血安神、凉血消痈。丹参既能活血,又能养血。《本草汇言》云:"丹参,善治血分,去滞生新,调经顺脉之药也。"又因其性微寒,能兼清热。《重庆堂随笔》曰:"丹参,降而行血,血热而滞者宜之。"杨霓芝认为对于肾性血尿,患者常有血虚、血瘀病理基础,后遇热邪而发,故丹参对于肾性血尿患者为重要用药,为杨霓芝常用药物之一。泽兰味苦、辛,性微温,归肝、脾经,功能活血化瘀、行水消肿、解毒消痈。《神农本草经疏》谓:"泽兰,苦能泄热,甘能和血,酸能入肝,温通营血。"故二者合用,可共起活血、清热之效,对于肾小球性血尿治疗效佳。另外,丹参性微寒,泽兰性微温,二者共用,可调和药性。杨霓芝总结临床发现慢性肾炎尤其肾小球性血尿患者,常寒热错杂,而对该类患者,用药平缓、温和,患者长期预后较好,故常将此二味药物配合使用。

2)桃仁配红花:桃仁苦甘,平,无毒,归心、肝、大肠、肺、脾经,功能破血行瘀、润燥滑肠。《本经逢原》载:"桃仁,为血瘀血闭之专药。"又有《用药心法》述:"桃仁,苦以泄滞血,甘以生新血,故凝血须用。又去血中之热。"现代药理研究也明确指出桃仁有明显祛瘀血作用。《药鉴》载其"多用逐瘀血而止痛,少用生新血而通经"。红花味辛,性温,归心、肝经,功能活血通经、祛瘀止痛。《本草纲目》载其"活血,润燥,止痛,散肿,通经"。又《本草汇言》谓:"红花,破血、行血、和血、调血之药也。"与桃仁一样,红花具有活血、养血的功效。《本草衍义补遗》谓:"红花,破留血,养血。多用则破血,少用则养血。"《药品化义》更详细描述:"红花,善通利经脉,为血中气药,能泻而又能补,各有妙义。若多用三四钱,则过于辛温,使血走散。若少用七八分,以疏肝气,以助血海,大补血虚,此其调畅而和血也;若止用二三分,入心以配心血,解散心经邪火,令血调和,此其滋养而生血也……"桃仁与红花配伍,既可活血,又可养血,剂量偏大以活血为主,小剂量则以养血为要。杨霓芝认为肾小球性血尿患者,临床可存在瘀血病机,但病程长,迁延不愈,常导致血虚病机,对于病程长的患者,往往以虚证为主,故常以小剂量桃仁配伍小剂量红花,以养血为主,兼活血化瘀之功。

(4) 清热止血药对

白茅根配茜草根:白茅根,甘、寒,归肺、胃、心、膀胱经,功能凉血止血、清热生津、利尿通淋。《神农本草经》载其"主劳伤虚羸,补中益气,除瘀血、血闭寒热,利小便"。古代就常用白茅根治疗血尿,如《滇南本草》载其"止吐血、衄血,治血淋,利小便,止妇人崩漏下血",《本草正义》谓其"能通淋闭而治溲血下血……又通利小水,泄热结之水肿"。白茅根因甘、寒,临床应用常有独特疗效。《本草求原》谓:"白茅根,和上下之阳,清脾胃伏热,生肺津以凉血,为热血妄行上下诸失血之要药。"记载了其既能清热又能止血的功效。《神农本草经疏》载:"茅根甘能补脾,甘则虽寒而不犯胃……寒凉血,甘益血,热去则血和,和则瘀消而闭通,通则寒热自止也。"《本草正义》载:"白茅根,寒凉而味甚甘,能清血分之热,而不伤干燥,又不黏腻,故凉血而不虑其积瘀。"阐述了白茅根凉血的同时,不会导致血瘀,也不会伤胃。杨霓芝认为,对于肾小球性血尿患者,存在血热的同时,合并瘀血病机,脾胃功能也往往欠佳,该药物尤其适合肾小球性血尿患者。动物实验更是证实,白茅根粉具有明确的止血作用。茜草根苦、寒,归肝、心、肾、脾、胃、心包经,功能凉血止血、活血化瘀,可用于血热妄行之多种出血证。茜草根性寒入血分,能凉血止血,且能化瘀。凡血热妄行之出血证均可选用,兼瘀者尤宜。治血热咯血、吐血、衄血、尿血等证,轻者单用,重者可配小蓟、白茅根、山栀子等,以增强凉血止血之功。李时珍谓:"茜草,气温行滞,味酸入肝,而咸走血,专于行血活血。"缪希雍谓:"茜草,行血凉血之要药也。非苦不足以泄热,非甘不足以活血,非咸不足以入血软坚,非温少阳之气不足以通行……甘能益血而补中,病去血和,补中可知矣。苦寒能下泄热气,故止内崩及下血。除热,故益膀胱。"现代药理研究认为,茜草有明确的止血作用。炒炭后寒性降低,性变收涩,止血作用增强。白茅根、茜草根,二者均可凉血止血,共用可加强凉血止血功效,又因二者均具有凉血、止血不留瘀的功效,杨霓芝常用该药对治疗肾小球性血尿。

(5) 酸敛收涩药对

白芍配甘草:白芍苦、酸,微寒,归肝、脾经,功能养血和营、缓急止痛、敛阴平肝。《本草纲目》载:"白芍药益脾,能于土中泻木。"明代《药品化义》谓:"白芍药微苦能补阴,略酸能收敛……其味苦酸性寒,本非脾经药,炒用制去其性,脾气散能收之,胃气热能敛之……除脾虚腹痛,肠胃湿热。"《本草正义》也载:"为补血养肝脾真阴,而收摄脾气之散乱,肝气之恣横,则白芍也……益阴养血,滋润肝脾,皆用白芍。"《本草纲目》更载"(白芍)醋炒敛血止血",故白芍对于脾虚有湿热之血尿,或肝阴虚血尿患者,皆能起最佳疗效。甘草甘、平,归脾、胃、心、肺经,功能益气补中、缓急止痛、润肺止咳、泻火解毒、调和诸药。李杲曰:"甘草,阳不足者补之以甘,甘温能除大热,故生用则气平,补脾胃不足,而大泻心火;炙之则气温,补三焦元气,而散表寒,除邪热,去咽痛,缓正气,养阴血。"《药品化义》载:"甘草,生用凉而泻火,主散表邪,消痈肿,利咽痛,解百药毒,除胃积热,去尿管痛,此甘凉除热之力也。炙用温而补中,主脾虚滑泻,胃虚口渴,寒热咳嗽,气短困倦,劳役虚损,此甘温助脾之功也。"描述了甘草的广泛功效。现代研究认为,甘草具有抗炎、抗过敏、解热等多种功效。白芍同甘草合用,名为芍药甘草汤。《本草备要》曰:"白芍不惟治血虚,大能行气。古方治腹痛,用白芍四钱、甘草二钱,名芍药甘草汤。盖腹痛因营气不从,逆于皮里,白芍能行营气,甘草能敛逆气。又痛为肝木克脾土,白芍能伐肝故也。"《药品化义》载:"(白芍)同炙甘草为酸甘相合,成甲乙化土之义,调补脾阴神妙良法。"《伤寒论》芍药甘草汤用于"四肢拘挛疼痛",分析了白芍配甘草,能行气缓急止痛,能调补肝脾。更有现代药理研究发现,从甘草提取的有效物质具有镇痛、解痉作用,芍药苷也具有镇静、解痉作用,两者合用有明显协同作用,说明芍药甘草汤组成的合理性。杨霓芝常用白芍配甘草治疗肾小球性血尿,取其酸敛收涩之功,并共同具有健脾、清热功效,对于久病血尿,或辨证存在脾虚夹热病机者,均可选用。杨霓芝还指出,甘草在临证选择时要区别使用:生甘草,长于清火,以清热解毒、润肺止咳力胜;炙甘草,长于温中,以甘温益气、缓急止痛力强。热邪明显者选用生甘草,脾虚为主者选用炙甘草。

(6)益气活血药对

黄芪配三七:三七又名田七,性甘、微苦,温,归肝、胃经。《本草纲目拾遗》云:"人参补气第一,三七补血第一,味同而功亦等,故称人参三七,为中药之最珍贵者。"黄芪和三七配伍是益气活血法的代表,据此原理杨霓芝制成的三芪口服液(黄芪、三七等,广东省中医院院内制剂),通过多项研究表明用于慢性肾炎患者,效果显著。基于此,杨霓芝在临床上经常在辨证基础上选取黄芪、三七药对,以及三芪口服液治疗本病。

2. 用药平和、精简　杨霓芝治疗肾小球性血尿用药常平淡和缓、药味精简。对于慢性肾小球肾炎患者,常适时守方,坚持用药,认为慢病缓治才能起到最佳疗效,治疗不可急求其功,否则欲速则不达。杨霓芝认为用药当平和,调和阴阳,不可过于燥热或清利,以免加重阴虚或气虚。临床上,肾小球性血尿患者发病年龄跨度大,体质各异,杨霓芝常依据患者实际情况适当调整处方用药。如年老体弱者,药物力求平缓,剂量宜小;年轻力壮者,药物剂量可加大;素体阴虚者,用药不宜过燥,易伤津液;素体脾虚者,不宜过于滋腻,阻碍脾气运化;血尿明显者,不可过于收涩,加重瘀血。药味精简,君臣佐使合理搭配,一般一张处方药物 10~12 味,喜欢用有多种功用的药物,认为汤剂治疗不可面面俱到,要考虑药物的长期使用,药味多则毒副作用增加,同时也增加患者经济负担和心理负担。杨霓芝治法用药看似平淡,却能效若桴鼓。正如清代名医费伯雄所言:"疾病虽多,不越内伤、外感,不足者补之以复其正,有余者去之以归于平,即和法也,缓治也。毒药治病去其五,良药治病去其七,亦即和法也,缓治也。""天下无神奇之法,只有平淡之法,平淡之极,乃为神奇。否则眩异标新,用违其度,欲求近效,反速危亡,不和不缓故也。"

3. 在准确辨证的前提下,大胆创新,灵活运用中药方剂治疗肾小球性血尿 杨霓芝常用于治疗肾小球性血尿的方剂多半均为首创性提出。归脾汤古籍中少有提及用于血尿者,杨霓芝严谨辨证论治,古方新用,针对现代人多数思虑过多、饮食不节,导致心脾气血亏虚的基本病机,独创性借用归脾汤治疗血尿,取得显著疗效。银翘散更是在古籍及医案中未提及治疗血尿者,杨霓芝注重辨证论治,在准确辨证的前提下,灵活运用银翘散及其他各种各类方剂,临床往往取得显著疗效。杨霓芝常提及辨证论治是中医的精髓,中医人首要的就是要学会辨证,掌握好四诊及辨证的基本功,临证才能使方药发挥最大疗效。

4. 灵活运用中成药及药膳 对于慢性肾小球性血尿患者,临床常见本虚标实的复杂表现,用药较多,中药汤剂尽量精简的同时,杨霓芝经常合用适当中成药,作为中药汤剂的有效补充,如三芪口服液、百令胶囊、肾炎康复片、血尿安胶囊等,既可减少汤剂药味改善汤药口味,又可减轻患者心理负担,提高依从性。对于脾虚湿盛体质患者,常建议患者以党参、黄芪、薏苡仁、怀山药等做成药膳,健脾祛湿,改善体质。

5. 注意事项

(1) 注意饮食及生活方式指导,嘱患者忌劳累、忌食油炸辛辣刺激之品,慎起居,预防感冒和感染。针对不同体质及疾病患者,杨霓芝往往会相应给予不同建议,认为本病重在预防,感染尤其是上呼吸道感染是肾小球性血尿复发及加重、难治的一个非常重要的诱因,感染部位多见于上呼吸道及皮肤,故杨霓芝尤其强调需要避免外感、避免咽痛、避免皮肤感染。

（2）重视随访：对于肾小球性血尿患者，遵从中医学核心"治未病"理念——未病先防、既病防变、已变防渐、瘥后防复，重视跟踪随访。

四、杨霓芝治疗肾小球性血尿的经典验案两例

（一）气阴两虚，湿热瘀阻案

谢某，女，52岁，2014年1月24日来诊。

初诊（2014年1月24日）：因"发现镜下血尿10余年"前来就诊。2014年1月15日尿常规示高倍镜下红细胞（++）；肾功能未见异常；尿红细胞位相以畸形红细胞为主；泌尿系B超未见异常。现易疲乏，纳眠可，二便调，双下肢无浮肿。舌质淡红，舌苔白，脉细。

辅助检查：2014年1月20日尿红细胞位相示畸形红细胞／红细胞总数12 400/13 200。2014年1月15日尿红细胞数38个/μl，2014年1月16日血肌酐76μmol/L。

西医诊断：慢性肾炎综合征。

中医诊断：尿血（气阴两虚，湿热瘀阻）。

治则：益气养阴，祛湿清热，凉血止血。

处方：太子参15g，女贞子15g，墨旱莲15g，熟地黄15g，丹参15g，泽兰15g，白茅根15g，茜草15g，小蓟15g，白芍15g，甘草5g。肾炎康复片一日3次，一次5片。

二诊（2014年3月14日）：患者诉现易疲乏，少许咽痛，午后嗳气，有便意，大便稍不畅，矢气，夜尿多，眠可，梦多。舌质淡红，舌苔微黄，脉细。

辅助检查：2014年2月6日尿红细胞（+）；尿红细胞位相示畸形红细胞数／红细胞总数15 500/16 000；肝炎定量正常；补体C_3 0.79g/L。2014年2月18日尿红细胞（+），畸形红细胞数／红细胞总数14 360/16 360。2014年3月13日尿常规示潜血（++），红细胞（++）。中药处方：易丹参为桃仁，加黄芪20g，加熟地黄至20g以增益气活血之功，酌症加乌梅、藿香以辨证处方。并加服三芪口服液每日3次，每次2支。建议肾穿刺进一步诊治，门诊随诊。

三诊（2014年3月28日）：患者诉现易疲乏，少许咽痛，午后嗳气，有便意，大便稍不畅，矢气，夜尿多，眠可，梦多。舌质淡红，舌苔微黄，脉细。

辅助检查：2014年3月28日尿红细胞位相示尿正形红细胞数／畸形红细胞数1 200/6 400。处方：中药处方续上方，加黄芪至30g增益气之功，10剂。

四诊（2014年4月11日）：患者现易疲乏，少许咽痛，午后嗳气，有便意，大便稍不畅，矢气，夜尿多，眠可，梦多。舌质淡红，舌苔微黄，脉细。

辅助检查:2014 年 4 月 10 日尿红细胞位相示正形红细胞数 / 畸形红细胞数 4 320/6 880,尿常规示尿蛋白阴性。处方:中药处方续上方,去乌梅、白芍,加白术 15g,增补脾之效,9 剂。

后患者规律服药,定期门诊随诊,处方继以初诊方随证加减,2014 年 6 月 18 日复查尿常规示红细胞 6~8 个 /HP,尿红细胞位相示正形红细胞数 / 畸形红细胞数 960/5 440。

按:本病中老年女性患者,病程长,症见肾小球性镜下血尿、易疲劳,舌质淡红,舌苔白,脉细。中医辨证为气阴两虚、湿热瘀阻,治疗上以益气养阴、祛湿清热、凉血止血为治疗原则,以"参芪地黄汤合茜根散"加减。参芪地黄汤出自清代沈金鳌《沈氏尊生书·杂病源流犀烛》,卷三、卷七中均有记载,如"大肠痈,溃后疼痛过甚,淋沥不已,则为气血大亏,须用峻补,宜参芪地黄汤","小肠痈,溃后疼痛,淋沥不已,必见诸虚证,宜参芪地黄汤",提示该方能峻补气血,治疗诸虚证。药物组成为党参(或太子参)、黄芪、熟地黄、山茱萸、山药、茯苓、丹皮,即六味地黄汤去泽泻加人参、黄芪,原治疗气血虚损,因"精血同源",故方中以六味地黄汤滋补肾精,加入参、芪以增益气之力,为气阴双补的代表方剂。

杨霓芝认为参芪地黄汤药味较多,只选用了代表性的补气养阴、健脾补肾药,即太子参加熟地,山茱萸、山药均未选用,防燥热之丹皮也可不必使用,以使药味精简,并能起最大药效;血尿较重,给予茜草、小蓟以止血;白茅根清热;病程久,给予女贞子、墨旱莲养阴补肾,且该二味药为杨霓芝治疗肾小球性血尿常用药对之一,使用疗程长,病程中基本一直持续使用。方中还选用丹参、泽兰活血,使血止而不留瘀;并给予常用药对白芍配甘草,以酸敛收涩、健脾清热。本方可谓杨霓芝治疗肾小球性血尿的代表方,在临床广泛使用,屡建奇功,但前提必须辨证准确。疾病过程中出现变证,需灵活加减。二诊时患者出现咽痛、午后嗳气、有便意、大便稍不畅、矢气等症状,考虑脾虚湿热所致,加藿香芳香行气化湿;大便不畅,将丹参改为桃仁,活血的同时润肠通便;咽痛,加乌梅生津利咽,同时能加强止血。《本草求原》谓乌梅"治溲血、下血、诸血证,自汗,口燥咽干"。病程日久,患者仍易疲劳,考虑气虚,后期逐渐加黄芪、白术加强补气。黄芪配白术为杨霓芝常用药对之一,取其健脾补气功效,使脾健气足,湿邪乃去。杨霓芝在辨证准确的基础上给予确定基本方,后期复诊时杨霓芝基本守方,在原方基础上加减,整个治疗方案药味精简、用药平和,看似平淡无奇,实则辨证施治准确、执简驭繁、标本兼治、突出重点,故收效显著,复查血尿逐渐减少至转阴。

(二) 脾肾气虚，湿热瘀阻案

陈某，女，43岁。

初诊（2016年11月16日）：因"反复血尿15年"就诊。患者2001年体检发现镜下血尿，2007年于广东省中医院行肾穿刺活检提示轻度系膜增生性IgA肾病 Hass Ⅱ型。现疲倦乏力，时有右侧腰酸，纳可，眠差，夜间易醒，夜尿1次/晚，大便调，舌淡红、有齿痕，苔微黄，脉沉细，尺脉弱。

辅助检查：2016年10月19日尿红细胞（++），上皮细胞少量。2016年11月16日尿潜血（+++），尿蛋白（±），尿红细胞105.6个/μl。

西医诊断：慢性肾炎综合征（轻度系膜增生性IgA肾病）。

中医诊断：尿血（脾肾气虚，湿热瘀阻）。

治则：健脾补肾，祛湿清热活血。

处方：黄芪20g，熟地15g，女贞子15g，墨旱莲15g，太子参15g，丹参15g，泽兰15g，桃仁5g，白茅根15g，小蓟15g，茜草15g，甘草5g。另予金水宝胶囊（每日3次，每次2粒）、肾炎康复片（每日3次，每次5片）、三芪口服液（每日2次，每次2支）。嘱避免剧烈运动，清淡饮食，避免肾损害药物、食物等。

二诊（2017年1月4日）：患者诉现感疲倦乏力，时有右侧腰酸，头胀痛，时有心悸，纳可，眠差，夜间易醒，大便偏干，舌淡红、有齿痕，苔微黄，脉沉细，尺脉弱。辅助检查：尿潜血（++）。处方：续上方去小蓟，加菟丝子15g、桑寄生15g，以增补肾之功。另酌症加郁金15g，以疏肝解郁。

三诊（2017年3月22日）：患者诉疲倦乏力好转，时有潮热，恶风，时有右侧腰酸，头胀痛，时有心悸，纳可，眠差，夜间易醒，大便偏干，舌淡暗、有齿痕，苔微黄，脉沉细，尺脉弱。辅助检查示尿红细胞（+）。处方：续上方易熟地为山萸肉，酌症加延胡索20g以巩固。

后以三诊方酌症化裁巩固治疗10个月后随访，患者诉诸症好转，2017年12月27日常规尿检已示阴性。

按：本病患者肾小球性镜下血尿，疲倦乏力，舌淡有齿痕，脉沉细，为脾气亏虚、湿邪内蕴的表现；腰酸、夜尿、尺脉弱，考虑肾气亏虚表现；苔黄为湿邪蕴久化热之征；夜间易醒、眠差，考虑湿热内扰、心神不宁表现，故辨证为脾肾气虚，湿热瘀阻。治疗当以健脾补肾、祛湿清热活血为法。杨霓芝常以归脾汤合二至丸加减。本患者方中并未选用归脾汤全方，而是代表性给予黄芪、太子参健脾益气，因杨霓芝用药常精简之故；选女贞子加墨旱莲即二至丸以补肾止血，患者有腰酸症状，加熟地加强补肾；泽兰、白茅根祛湿清热；丹参、桃仁活血化瘀，使血止而不留瘀；小蓟、茜草以清热凉血止血，甘草调和药性。全方紧扣治则,精简扼要,契合病机。IgA 肾病的病机复杂,杨霓芝在汤药药味精简的基础上给予适当中成药治疗,以加强补肾健脾、祛湿活血、调节免疫功效,在保持患者较高依从性的前提下,使中医药治疗达到最佳临床疗效。方中女贞子配墨旱莲、丹参配泽兰、白茅根配茜草为杨霓芝常用治疗肾小球性血尿的代表性药对。女贞子配墨旱莲功能补益肝肾、凉血止血。丹参配泽兰能活血、清热以止血。白茅根配茜草能凉血、止血而不留瘀。三个药对共用,可达补肾、清热、凉血功效以止血,并能使血止而不留瘀,对改善慢性肾小球性血尿患者长期预后效果良好。

（董金莉　包崐）

参考文献

1. 马路,李鑫宇,杨琪,等.单纯性血尿的预后观察及影响因素研究[J].人民军医,2015,58(3):277-278.
2. Cohen RA,Brown RS. Microscopic hematuria[J]. N Engl J Med,2003,348(23):2330-2338.
3. 庄永泽.持续性镜下血尿肾活检必要性的探讨[J].肾脏病与透析移植杂志,2014,23(5):441-447.
4. 尹道馨,王梅.血尿流行病学调查的现状和方法及其对肾病预后的影响[J].中国全科医学,2011,38(14):813-815.
5. 刘欢欢.IgA 肾病单纯性血尿患者肾脏病理特点分析[D].长沙:中南大学,2012.

第四节　微小病变肾病

微小病变肾病(minimal change disease,MCD)又称类脂性肾病,是导致肾病综合征的最常见病理类型之一,对激素敏感,但极易复发,反复发作后可能对激素依赖或耐药,从而影响预后。中医在增强激素治疗效果,减轻激素副作用,改善激素依赖及耐药方面有独特效果。杨霓芝对于微小病变肾病的治疗有着丰富的临床经验。

一、西医学对本病的认识及循证诊疗建议

微小病变肾病多为典型的肾病综合征,是儿童肾病综合征最常见的病因,在成人肾病综合征中占 10%~15%。MCD 以蛋白尿为主,仅 15% 左右伴镜下血尿,一般无持续性高血压和肾功能减退,发展到终末期肾脏病不多见。MCD 光镜下肾小球基本正常,免疫荧光检查一般无免疫沉积物,电镜下的弥漫性上

皮足突消失或融合为其典型病变。有时也可见到局灶的系膜区有电子致密物。MCD 有时也可以存在形态学异常,表现为轻、中度局灶或弥漫的系膜细胞增殖和局灶性肾小球硬化。目前,MCD 的发病机制仍不明确,T 细胞及其分泌的细胞因子占据着核心地位,B 细胞及其表面分子也发挥了重要作用。

在本病的治疗上,糖皮质激素是治疗 MCD 的首选药物,能明显提高患者早期达到完全缓解的比例。儿童及青少年单纯性肾病综合征多为 MCD,可先予足量激素治疗,8 周左右病情能完全缓解;疗效不佳或中老年患者应进行肾活检进一步明确诊断。约有 10% 的成人 MCD 患者为激素抵抗型,即正规激素治疗 16 周无效。对于使用糖皮质激素有相对禁忌证或不能耐受大剂量糖皮质激素的患者(如伴有血糖未控制的糖尿病、精神疾病、严重的骨质疏松等),建议口服环磷酰胺(CTX)或钙调磷酸酶抑制剂,与频繁复发 MCD 的治疗方案相同。

MCD 预后良好,Cameron 报告 10 年存活率 >95%,死亡者大都为成人(尤其是老年)患病者。死亡的主要原因是心血管疾病和感染,而后者往往是不妥善地使用激素和细胞毒性药物的副作用。观察研究发现,发展至慢性肾衰者罕见,成人发展为慢性肾衰者约 3%,儿童则更罕见。部分成人 MCD 患者会出现急性肾损伤。急性肾损伤的危险因素包括高龄、高血压、严重肾病综合征和肾脏动脉粥样硬化,严重时需透析治疗,但多数患者经治疗后肾功能可明显好转。

二、中医药治疗本病的现状

中医药治疗 MCD 患者大量蛋白尿、低蛋白血症、高度水肿有一定疗效,配合激素治疗,可减轻药物副作用,提高疗效。有研究发现,益气养阴、清热活血法对微小病变肾病大鼠有明显疗效,并能抑制其增高的肾组织内皮素表达,从而减轻肾脏病理损害,缓解肾病。另有研究发现,正清风痛宁缓释片联合糖皮质激素治疗微小病变性肾小球病可延长缓解持续时间、缩短显效时间、降低复发率和不良反应发生率,安全性较高。

微小病变肾病是原发性肾病综合征的常见病理类型,属中医学"水肿""尿浊""腰痛""癃闭"范畴,其发病与肺、脾、肾三脏功能失调有关。脾虚是本病发病的病因,肺虚易感是本病复发的关键,肾病迁延日久则必致肾虚,故本病多以肺脾肾三脏亏虚为本,水、湿、热、瘀等兼证为标。另有学者认为,肺、脾、肾三脏功能失司,失其通调宣肃、运行转输、气化泌别清浊之功,致水精输布固摄失调、精微外泄、水湿停聚,是导致本病的病机。

治疗上,MCD 的首选药物是糖皮质激素。激素可以迅速降低尿蛋白,但也引起消化系统、内分泌系统、神经系统等不良反应,表现为满月脸、水牛背、多毛、水肿、高血压、糖尿病等。中医认为,长期使用激素会导致人体阴阳失调,大量激素使用阶段,表现为阴虚火旺,治以养阴清热为主,配合中医药可以减轻激素副作用;激素减量阶段,表现为肾阳虚,治以温补肾阳,配合中医药有利于顺利撤减甚至撤停激素;第三阶段激素的用量相当于生理需求量,此阶段主要为巩固疗效,控制复发,表现为脾肾阳虚气虚及阴阳两虚,此时运用中医药可以减少反跳现象,同时可减轻或消除患者的症状,提高生活质量。

三、杨霓芝临证经验

(一) 病因病机的认识

肺主气,司呼吸,主治节,主宣发肃降、通调水道;脾主运化水谷精微和水湿;肾主水,为调节人体水液代谢的主要脏器;三焦主通调水道、司气化。本病的病位在肺、脾、肾,而关键在肾,还与三焦、膀胱等功能失调有关。《诸病源候论》:"脾虚不能制水,故水气盈盈,流遍四肢,所以通身肿也。"《素问·水热穴论》亦云:"肾者,胃之关也,关门不利,故聚水而从其类也。"《诸病源候论·水病诸候》云:"水病无不由脾肾虚所为,脾肾虚则水妄行,盈溢皮肤而令身体肿满。"《证治汇补》:"肺主皮毛,风邪入肺,不得宣通,肺胀叶举,不能通调水道,下输膀胱,亦能作肿。"《景岳全书·杂证谟·肿胀》云:"凡水肿等证,乃肺脾肾三脏相干之病。盖水为至阴,故其本在肾;水化于气,故其标在肺;水唯畏土,故其制在脾。"

杨霓芝认为 MCD 以水肿为特征,根据临床特征属中医学的"水肿""肾水"范畴。水肿的发生是外因通过内因而起作用,外因有风、湿、热、毒、劳伤等;内因为肺、脾、肾脏腑亏虚。病机则主要是外因影响肺、脾、肾及三焦的气化功能,以肺、脾、肾功能失调为病变之本,但与肾的关系更为密切,以肾为本,以肺为标,以脾为治水之脏;以水湿、湿热,瘀血阻滞为病变之标,表现为本虚标实、虚中夹实之证;病程中易感外邪,也常因外感而加重病情。如果病情迁延,正气愈虚,邪气愈盛,日久则可发生癃闭、关格、肾衰等病。杨霓芝指出,本病以肺、脾、肾气虚为主,气虚血行不畅导致瘀血,虚与瘀均贯穿疾病的始终。

杨霓芝认为水肿可以造成血瘀,血瘀亦可致水肿;瘀血可以是水肿形成的病理产物,也可以成为加重水肿的病因。唐宗海《血证论》则云:"瘀血化水亦发水肿,是血病而兼水也。"中医用活血化瘀法治疗本病,在《素问·汤液醪醴论》中就有"平治于权衡,去宛陈莝……开鬼门,洁净府"的论述。

（二）中医治疗切入点

1. 根据临床特点辨证治疗 MCD 的主要表现为肾病综合征,杨霓芝根据不同临床特点进行辨证治疗。

（1）根据水肿辨证治疗:水肿是 MCD 的常见表现。随着西医治疗的广泛普及,求治于中医的 MCD 患者,多为西医利尿无效的顽固患者,使用健脾利湿药茯苓、薏苡仁之类往往收效甚微,病情反复发作,缠绵难愈。《血证论》指出"血与水本不相离",治疗上以益气温阳以治本,并以活血利水以治标。以"益气活血法"作为基本法治,重视益气活血药物的应用,杨霓芝常选用当归补血汤合桃红四物汤、五苓散加减。方中黄芪益气健脾;杜仲、桑寄生、黄精、女贞子、墨旱莲补肾养阴;桃仁、红花、赤芍、当归、田七活血化瘀,加益母草、泽兰、丹参等,取其活血利水。另外,低蛋白血症、继发性水钠潴留是引起水肿的重要因素。因此,还需积极治疗诱因。

（2）针对大量蛋白尿、低蛋白血症、高脂血症、高黏血症的特点辨证选用中药:杨霓芝认为脾气虚弱,则运化升清失常,致转输无权,精微不布,或肾气虚,开阖失司,固摄无权,精微随溲出,故见蛋白尿。长期蛋白尿,精微物质大量随小便而去,不能正常滋养五脏,则脾肾虚损进一步加重;同时脾虚,饮食不能正常化生精微,反酿为水湿痰浊,故或见低蛋白血症或见高脂血症。治宜培补脾肾,固摄下元为法。可选用五味子、制何首乌、丹皮、女贞子、杜仲、桃仁、枸杞子、金樱子等。

2. 使用激素阶段的中药运用 MCD 患者对激素疗效敏感,可迅速降低尿蛋白,但大剂量使用激素的同时伴随着副作用。90% 的患者经激素治疗病情基本可缓解,但容易复发或出现激素依赖。中医药可以明显减轻药物副作用,提高患者生活质量,同时可以增强激素敏感性,有利于激素减量,甚至撤离。减轻激素副作用、预防 MCD 复发:中药治疗应侧重减毒增效,治宜健脾益肾、活血利湿、清热解毒。基本方:太子参、麦冬、五味子、黄芪、熟地黄、山茱萸、丹参、石韦、白花蛇舌草、毛冬青;利湿可选用泽泻、猪苓、车前草等;清热解毒可选用土茯苓、蒲公英等。杨霓芝对激素治疗的不同阶段进行分期辨证,初期大剂量激素治疗阶段,表现为面赤、精神亢奋、五心烦热等阴虚火旺之象,治疗上宜选用知柏地黄丸加减,以养阴清热利湿;激素减量阶段,阳气渐弱,疾病易出现反复,表现气阴两虚症状,治疗以养阴益气为法,方用参芪地黄汤加减,佐以活血化瘀药;激素维持治疗至激素停用阶段,病情相对稳定,此时用药重点在于巩固疗效,减少了激素的依赖和病情的复发,证型主要为脾肾两虚夹瘀,治疗上要注重补益脾肾之气,兼活血化瘀,可选用四君子汤合桃红四物汤加减。

（三）中医辨证论治方案

杨霓芝指出,水肿是 MCD 的常见证候,表现为虚象的有气虚、阳虚,表现为实象的有风水、湿热、瘀血。气虚证候的病位主要在肺肾;阳虚证候重在脾肾;风水始于风邪外袭,其中风热证多于风寒证,也有始为风寒而后化热者;湿热证缘由湿热侵及,或由湿化热所致;瘀阻证候由水肿日久,由气及血而致。治疗上强调攻补兼施,以益气活血为基本法。

1. 风水相搏

证候特点:起始眼睑浮肿,继则四肢、全身亦肿,皮色光泽,按之凹陷,易复发,伴有发热、咽痛、咳嗽等症,舌暗红、苔薄白,脉浮。

治法:疏风清热、宣肺行水,兼以活血。

推荐方剂:越婢加术汤合桃红四物汤加减。

基本处方:麻黄 6g,生石膏(先煎)30g,白术 15g,浮萍 15g,泽兰 15g,茯苓 15g,石韦 15g,生姜皮 15g,桃仁 5g,红花 5g。

加减法:偏于风热者,加板蓝根 15g、桔梗 10g,疏解风热;偏于风寒者,加紫苏 10g、桂枝 10g,发散风寒;水肿明显者,加白茅根 15g、车前子 15g,加强利水。

2. 肺肾气虚,湿热瘀阻

证候特点:浮肿明显,肌肤绷急,腹大胀满,胸闷烦热,口苦,口干,大便干结,小便短赤,舌暗红、苔黄腻,脉滑数。

治法:益气活血,清热利湿消肿。

推荐方剂:疏凿饮子加减。

基本处方:泽兰 15g,茯苓皮 15g,大腹皮 10g,车前草 15g,石韦 15g,白花蛇舌草 15g,蒲公英 15g,桃仁 5g,红花 5g,当归 10g,炙甘草 3g。

加减法:伴血尿者,可加白茅根 15g 等以清热利湿、凉血止血。

3. 脾肾气虚,水湿瘀阻

证候特点:多由下肢先肿,逐渐四肢浮肿,下肢为甚,按之没指,不易随复。伴有胸闷腹胀,身重困倦,纳少泛恶,小便短少,舌暗红、苔白腻,脉濡。

治法:健脾化湿,通阳利水,活血化瘀。

推荐方剂:五皮饮合桃红四物汤加减。

基本处方:桑白皮 15g,陈皮 5g,茯苓皮 15g,生姜皮 15g,白术 15g,泽兰 15g,猪苓 15g,桂枝 10g,益母草 15g,桃仁 5g,红花 5g,当归 10g。

4. 脾肾阳虚,水湿瘀阻

证候特点:面浮足肿,形寒神倦,面色㿠白,反复消长,劳累后午后加重,腹胀纳少,面色萎黄,神疲乏力,尿少色清,大便或溏,舌暗红、苔白滑,脉细弱。

治法:温阳利水,活血消肿。

推荐方剂:实脾饮合桃红四物汤加减。

基本处方:黄芪30g,白术15g,茯苓15g,桂枝6g,大腹皮15g,木香(后下)10g,厚朴10g,益母草15g,泽兰15g,猪苓15g,桃仁5g,红花5g。

加减法:蛋白尿多者,加桑螵蛸15g、金樱子15g,以固摄精气;血清蛋白低、水肿不消者,加鹿角胶15g、菟丝子20g,以补肾填精、化气行水。

(四) 处方用药特点分析

采用中国中医科学院开发的平台中医传承辅助平台软件对杨霓芝治疗MCD的病案进行系统分析,包括病理类型、病因病机、治法、用药规律等。发现其中使用频次较高的药物有甘草、泽兰、桃仁、黄芪、女贞子、熟地黄、丹参、墨旱莲和蒲公英。杨霓芝在治疗该病时,常将墨旱莲、女贞子、泽兰、黄芪、熟地黄、桃仁、丹参和甘草搭配组合。

杨霓芝常用药有泽兰,且善于将泽兰与他药配成药对使用。

泽兰:泽兰苦、辛,微温,入肝、脾经,活血,破瘀,通经,行水。本品性温通达,善舒肝脾之郁,以活血祛瘀行水,具有通经散结而不伤正的特点。《本草纲目》云:"泽兰,气香而温,味辛而散,阴中之阳,足太阴、厥阴经药也。"《药性论》云其"治通身面目大肿"。李时珍谓:"泽兰走血分,故能治水肿,除痈毒,破瘀血,消癥瘕,而为妇人要药。"《本经逢原》亦云:"泽兰入足太阴、厥阴血分……破宿血,消癥瘕,除水肿、身面四肢浮肿。"泽兰中含有酚酸类、黄酮类、萜类等结构,具有抗凝血、活血化瘀及降血脂作用。

1. 泽兰、黄芪益气活血 黄芪,甘,微温,归肺、脾经。《新华本草纲要》:黄芪有补气固表、利尿、托毒排脓、生肌的功能。用于气短心悸,乏力、虚脱、自汗盗汗,体虚浮肿、慢性肾炎、久泻、脱肛、子宫脱垂、痈疽难溃、疮口不愈合。补气宜炙用,止汗、利尿、托毒排脓、生肌宜生用。黄芪具有利水消肿的作用,配伍利水渗湿药能增强其利水消肿的作用,配伍活血化瘀药能于补中增强其动、散、升之效,增强其透脓排毒之功,如内解散、内托散等。

2. 泽兰、桃仁配对 桃仁,苦、甘、平,归心、肝、大肠、肺、脾经。《用药心法》:"桃仁,苦以泄滞血,甘以生新血,故凝血须用。又去血中之热。"桃仁具有破血行瘀之功。《药品化义》:"桃仁,味苦能泻血热,体润能滋肠燥。若连皮研碎多用,走肝经,主破蓄血,逐月水,及遍身疼痛,四肢木痹,左半身不遂,左足痛甚者,以其舒经活血行血,有去瘀生新之功。若去皮捣烂少用,入大肠,治血枯便闭,血燥便难,以其濡润凉血和血,有开结通滞之力。"桃仁不仅活血化瘀,还具有润燥滑肠的功能。《血证论》指出"血与水本不相离"。泽兰配合桃仁去宛陈莝，可立破瘀逐水并施之法，对于难治性 MCD 经久不愈，瘀水互结，起到化瘀利水的作用。

3. 泽兰、熟地黄配对　熟地黄味甘，性温；归肝、肾经。《本草纲目》："填骨髓，长肌肉，生精血，补五脏、内伤不足，通血脉，利耳目，黑须发，男子五劳七伤，女子伤中胞漏，经候不调，胎产百病。"熟地具有补血滋润、益精填髓功效。《本草正》："熟地黄性平，气味纯静，故能补五脏之真阴，而又于多血之脏为最要，得非脾胃经药耶？且夫人之所以有生者，气与血耳……故凡诸经之阳气虚者，非人参不可；诸经之阴血虚者，非熟地不可。"血的正常运行除了有赖气的推动，尚需津液的运载。周学海在《读医随笔》中比喻道："血犹舟也，津液水也，水津充沛，舟才能行。"MCD 患者长期使用激素或久患肾病，津液耗伤，则可致津亏而血瘀。泽兰配合熟地黄滋阴活血利水。

4. 泽兰与女贞子、墨旱莲配对　女贞子、墨旱莲等份组成是清代汪昂《医方集解》的二至丸，是平补肝肾之阴的经典方剂，随证加减后广泛运用于临床各科证属肝肾阴虚的多种疾病的治疗。临床研究发现，二至丸具有保肝降酶、抗肝纤维化、抗衰老、调节免疫、降血脂、改善缺铁性贫血、抗骨质疏松、抑制肿瘤生长、降血糖、抗疲劳、抗血栓等作用。MCD 患者长期使用激素，由于激素乃燥热之品，久则津液耗伤，泽兰配合二至丸益气养阴，活血祛瘀泄浊，终获良效。

四、杨霓芝治疗微小病变肾病的经典验案一例

脾肾气虚，湿热瘀阻案
关某，女，51 岁，定居澳门，因反复蛋白尿 7 个月就诊。

现病史：2015 年 4 月 21 日因全身浮肿，至当地医院就诊，查尿常规示尿蛋白（+++），为求进一步治疗，至镜湖医院住院，行肾脏穿刺，病理回复微小病变，予服激素 50mg、每日 1 次治疗 3 个月，尿蛋白持续阳性。7 月加服环孢素 100mg、每 12 小时 1 次，尿蛋白持续升高，8 月环孢素加至 500mg、每 12 小时 1 次，2 周后肌酐升至 159μmol/L。2015 年 9 月 4 日再次行肾脏穿刺示微小病变。10 月 7 日查血清白蛋白 30g/L，24 小时尿蛋白定量 6.79g。10 月 14 日因肌酐升高至 214μmol/L，停服环孢素、激素。

初诊（2015 年 11 月 4 日）：精神疲倦，双下肢浮肿，纳眠可，二便调，舌淡红，苔黄，脉沉细。辅助检查：2015 年 10 月 30 日血肌酐 152.6μmol/L；24 小时尿蛋白定量 2.48g。

中医诊断:尿浊(脾肾气虚,湿热瘀阻)。

西医诊断:肾病综合征(微小病变),肾功能异常,高脂血症。

中药处方:黄芪 20g,盐山萸肉 10g,菟丝子 20g,党参 15g,当归 15g,茯苓皮 20g,丹参 15g,泽泻 15g,石韦 15g,桃仁 5g,甘草 5g。水煎服,日 1 剂。

西药处方:予醋酸泼尼松片(30mg,每日 1 次)联合骁悉(吗替麦考酚酯胶囊,0.5g,每日 2 次)控制蛋白尿,科素亚(氯沙坦钾片)、拜新同(硝苯地平控释片)口服控制血压。

数诊后(2016 年 4 月 13 日):精神一般,双下肢无明显浮肿,纳可。二便调,舌淡红,苔黄,脉沉细。2016 年 4 月 9 日尿常规示尿蛋白(++)。24 小时尿蛋白定量 1.92g。肾功能示肌酐 101μmol/L,尿酸 439.9μmol/L。中药处方:黄芪 40g,党参 20g,丹参 15g,桃仁 5g,盐山萸肉 10g,泽兰 15g,菟丝子 30g,芡实 30g,石韦 15g,覆盆子 15g,金樱子 15g,甘草 3g。西医治疗同前。

再诊数次,至 2016 年 7 月 27 日时,症见精神可,无胸闷不适,双下肢无浮肿,偶有口干口苦,纳一般,眠可,二便调,舌淡暗干,苔白,脉细尺脉弱。2016 年 7 月 21 日 24 小时尿蛋白定量 1.03g;尿常规示尿蛋白(++);肾功能示尿酸 342.1μmol/L,肌酐 85μmol/L,eGFR 60ml/(min·1.73m^2)。治疗同前。

按:微小病变肾病的病机总属本虚标实、虚实夹杂。杨霓芝认为,本病的发生发展主要责之于正虚邪实,其中以肺、脾、肾三脏亏虚为主,湿热、瘀血、水湿等实邪是导致本病发生或病情加重的重要因素。脾肾亏虚,精微下注,则致尿浊,临床注重补益脾肾为法,以参芪地黄汤加减。方中黄芪、党参、盐山茱萸、菟丝子益气补肾健脾,泽泻、茯苓皮、石韦利水渗湿,当归、丹参、桃仁活血化瘀、通脉利水。激素维持加大补肾健脾之力,有助于提高机体免疫力,促进疾病恢复。杨霓芝在治疗微小肾病过程中逐渐加大黄芪、党参用量,配合金樱子、覆盆子补肾固精,减少尿蛋白排泄。经治疗,患者的尿蛋白逐渐减少至正常,病情好转稳定。

(吴东明 包崑)

参考文献

1. Waldman M,Crew RJ,Valeri A,et al. Adult minimal-change disease:clinical characteristics,treatment,and outcomes[J]. Clin J Am Soc Nephrol,2007,2(3):445-453.

2. 陈楠,任红. KDIGO 指南解读:成人微小病变肾病和特发性局灶节段性肾小球硬化治疗[J].中国实用内科杂志,2012,32(12):918-920.

3. 冯小倩,王墨.儿童微小病变肾病免疫发病机制研究进展[J].儿科药学杂志,2017,23(1):53-56.

4. 石君杰,王海云,徐发莹,等.益气养阴、清利活血法对微小病变肾病大鼠血清、肾组织内皮素作用的研究[J].中医药临床杂志,2009,21(3):191-193.

5. 杨桥榕,王维华,马振,等.正清风痛宁缓释片联合糖皮质激素治疗原发性微小病变肾病临床观察[J].实用中医药杂志,2016,32(4):345-346.

6. 张怡,向红.小儿肾病综合征的中医认识及治疗进展[J].亚太传统医药,2017,13(3):62-64.

7. 杨洪涛.肾病综合征的中医病因病机[J].中华肾病研究电子杂志,2017,6(4):154-157.

8. 张全乐,张红霞,关光普,等.难治性肾病综合征中医病机纂要[J].中国医药导报,2015,12(19):85-88.

第五节　局灶性节段性肾小球硬化症

局灶性节段性肾小球硬化症(focal segmental glomerulosclerosis,FSGS)是常见的肾小球疾病病理类型,其发病原因尚不明确,且整体治疗效果相对其他病理类型较差。在现有的西医治疗中,针对诱因的对症支持治疗联合激素及细胞毒类药物仍是应用较广的方法,但大剂量使用激素类药物所产生的严重副作用仍是不可避免的问题。目前,中医中药延缓甚至逆转FSGS肾小球硬化进程的深入研究,并取得了一定的成果,杨霓芝对本病的治疗也有一定心得。

一、西医学对本病的认识及循证诊疗建议

FSGS是一组以大量蛋白尿和肾病综合征为主要临床特征,病理以局灶和节段分布的硬化性病变为主要变化的肾小球疾病。FSGS分为原发性和继发性,继发性FSGS的病因包括家族性、病毒相关性、药物相关性、肾小球肥大或高滤过介导的适应性结构功能变化、淋巴瘤、遗传性肾病、血栓性微血管病等。

在过去的20年中,FSGS已成为成人特发性肾病综合征的主要病因之一,约占成人原发性肾小球疾病肾活检的20%~25%,并且常在病程的5~10年进展至终末期肾脏病。2004年初,国际肾脏病理学会给出了原发性FSGS常见病变名称的定义,并将其分为5个亚型——非特异型FSGS、门部型FSGS(经典型)、细胞型FSGS、尖端型FSGS和塌陷型FSGS。这一分型建议是目前最为系统的FSGS病理分型标准,具有定义清楚、简便易行的优点。这5个亚型的病理及临床表现既有相似之处又存在差异,其中经典型是最常见的亚型,其余

4型会随着疾病进展演变成经典型。

足细胞是FSGS形成过程中的主要参与细胞。通过对足细胞相关蛋白结构功能及FSGS过程中足细胞病变机制的深入研究,可能为临床治疗提供新的靶点,从而有效地减轻甚至逆转肾小球硬化的进程,延缓终末期肾衰竭的发生。已有研究证实,部分FSGS患者肾小球足细胞钙神经蛋白A亚基α异构体表达的增加介导了足细胞的去磷酸化,导致细胞骨架紊乱,产生蛋白尿。另外,结蛋白(desmin)表达的增加可能是FSGS发生发展的重要因素之一。

以往认为本病疗效差,也无成熟有效的治疗方法,由于其预后与蛋白尿的严重程度及持续时间有关,因此常规治疗的重点在于减少尿蛋白及防止硬化的进展,临床多采用血管紧张素转换酶抑制剂和/或血管紧张素Ⅱ受体拮抗剂,也可口服足量激素持续治疗,或联合细胞毒性药物。对于激素及免疫抑制剂治疗均无效的FSGS可使用血液净化疗法。但是成人原发性FSGS自发缓解率低,6个月疗程的激素治疗,完全缓解率也只有50%,取得完全缓解的平均时间为3~4个月。另外,多数原发性FSGS患者病程较长,哪怕取得完全缓解的患者,其复发率也可高达40%,治疗期较长。因此,在治疗过程中需要不断衡量使用激素和免疫抑制治疗的风险及其对治疗的益处。近年来,关于骨髓内皮祖细胞以及人脐带间充质干细胞移植的研究在以往的常规治疗基础上又开辟了新的思路和方向。

KDIGO指南推荐只有表现为肾病综合征的特发性FSGS患者,才使用糖皮质激素和免疫抑制剂治疗。而对于非肾病综合征性蛋白尿的患者,尚缺乏支持使用糖皮质激素治疗的证据。建议泼尼松1mg/kg每日顿服(最大剂量80mg)或2mg/kg隔日顿服(最大剂量120mg)。建议初始大剂量糖皮质激素使用至少4周,如果能耐受最长可用至16周,或直至完全缓解。建议达到完全缓解后,糖皮质激素在6个月内缓慢减量。使用糖皮质激素有相对禁忌证或不能耐受大剂量糖皮质激素的患者(如未控制的糖尿病、精神疾病、严重的骨质疏松),建议首选钙调磷酸酶抑制剂。建议FSGS肾病综合征复发的治疗同成人微小病变复发的治疗建议。对激素依赖或激素抵抗的FSGS患者,多采用激素联合免疫抑制剂治疗。KDIGO指南推荐对于激素抵抗型FSGS,推荐分次给予环孢素(CsA)3~5mg/(kg·d),至少4~6个月。如果获得部分或完全缓解,建议继续CsA治疗至少12个月,随后缓慢减量。对于不能耐受CsA治疗的激素抵抗型FSGS患者,以高剂量地塞米松联合霉酚酸酯(MMF)治疗。

二、中医药治疗本病的现状

FSGS 的疗效较差,且长期大剂量使用糖皮质激素及细胞毒类药物所产生的风险较高。中医中药延缓甚至逆转 FSGS 肾小球硬化进程的研究取得了一定的成果,使本病预后有所改善;同时中西医结合的联合疗法在提高疗效,减轻激素类药物副作用方面也显现出了突出的优势。

目前国内众多医家认为 FSGS 发病的内在基础为先天禀赋不足、久病体虚、脾肾亏虚;而湿热、热毒、痰浊、瘀血、络损是本病反复发作、难治的重要病理因素。近年来,肾络学说、肾络微癥积学说较为完善地阐述了 FSGS 的中医病因病机理论。因此,FSGS 的治疗应该在合理补虚的基础上,重视清利湿热、化瘀通络之法的应用。有 Meta 分析结果显示,中西医结合治疗可改善蛋白尿、提高血清白蛋白,并减少不良反应。通过频数分析和聚类分析显示,现代医家临床处方均以补虚药和活血化瘀药为基础,补虚药以黄芪、当归、山药、枸杞、生地、墨旱莲、女贞子、党参、淫羊藿为多,活血药以桃仁、红花、丹参、川芎、水蛭等为主。两者常联合固涩药使用,以山茱萸、金樱子为多。药物分析佐证了本病治法以培补脾肾、活血化瘀为纲,联合固摄精微,结合病理因素酌情予清热、利湿、解毒、祛风等治则。

三、杨霓芝临证经验

(一) 病因病机的认识

杨霓芝认为,气虚血瘀是 FSGS 的发病基础,而湿热、痰浊是本病进展过程中的常见病理产物。在气虚方面当以肾气虚为本、为先,由肾气虚发展,因先天亏虚影响后天,可出现脾气亦虚。由肾阴虚发展,因肝肾同源,后期亦可出现肝阴亏虚。故本病初期在肾,后期常涉及肝脾两脏,出现脾肾气虚、肝肾阴虚之证。瘀血产生的源流有三:其一,因气虚致瘀,即气虚推动血液运行无力或固摄失职,导致血滞脉中或溢于脉外,如王清任所云"元气既虚,必不能达于血管,血管无气,必停留而瘀"。其二,阴虚致瘀,或阴虚脉道不充,血停为瘀,或阴虚燥热,迫血妄行致瘀。其三,湿浊壅盛,气行不畅而生瘀血。瘀血形成是原发性 FSGS 发展过程中最主要的病理产物。瘀血一经形成,又成为新的致病因素作用于脏腑而加重疾病发展。如血瘀而迫血妄行,使得血不归经而表现为血尿;血瘀而致机体气化失常,使水肿益甚;瘀血可进一步阻碍气机,加重气滞表现,气滞则反过来又加重血瘀,形成恶性循环。

除了瘀血外,(痰)湿、热也是该病发展过程中的常见病理产物。原发性

FSGS 患者一般在用中药治疗前,大多有长期服用激素治疗的共性。中医认为,激素为纯阳之品,长期服用势必耗气伤阴,阴虚则内热,易灼津成痰;肾中精气的气化功能,对于体内津液的输布和排泄有着极为重要的调节作用,肾气化失司,则水湿停滞,聚湿成痰;"脾为生痰之源,肾为生痰之本",脾肾亏虚,势必造成痰湿的堆积。可见,虚、瘀、湿、热四者相互影响,互为因果,共同致病,是造成原发性 FSGS 病理损害的直接原因。

（二）中医治疗切入点

1. 根据蛋白尿水平确定中医药分层治疗的目标　原发性 FSGS 的预后与蛋白尿的严重程度及持续时间有关,因此,控制蛋白尿,尤其是肾病综合征的 FSGS 患者控制蛋白尿对预后有重要影响。①针对尿蛋白 <3.5g/d 的患者,尚缺乏支持使用糖皮质激素治疗的证据,可以使用中医药治疗为主,目标是降低尿蛋白和保护肾功能。以中医辨证治疗为主,或在益气活血基本方基础上加减,辅以血管紧张素转换酶抑制剂（ACEI）或血管紧张素受体拮抗剂（ARB）。②对于表现为肾病综合征的原发性 FSGS 需要使用糖皮质激素和细胞毒类药物治疗,包括激素联合雷公藤多苷片,或激素联合环磷酰胺或联合他克莫司、骁悉等,此阶段中医药治疗的重点是配合西药治疗,发挥增效减毒的作用。

2. 根据激素治疗的不同阶段,中医药的应用也要有所改变　①在激素治疗起始阶段,中医药多采用滋阴清热解毒为主。此阶段患者多表现为兴奋、五心烦热、潮热、痤疮、口干苦,甚至失眠、舌红少苔、脉弦细等气阴两虚、阴虚内热之象。杨霓芝认为激素乃纯热之品,长期大剂量使用易化热化火,耗气伤阴,故此阶段应在益气活血的基础上加用滋阴清热类中药,如生地、知母、黄柏、黄精、女贞子、山萸肉、麦冬等,或联合知柏地黄丸加减等;兼见湿热者,加土茯苓、蒲公英、栀子、生薏苡仁、车前草等;阴虚内热者,可联合玉女煎加减;伴湿热明显者,可联合五味消毒饮加减。②在激素减量及小剂量维持阶段,中医药以益气养阴或益气（温阳）为主。此阶段多数患者表现乏力肢倦、面色少华、腰膝酸软、头晕耳鸣、纳少腹胀、夜尿增多等症,舌质转为淡红少津,脉细弱,提示由阴虚火旺证转化为气阴两虚或脾肾气虚。此阶段治疗应在基本方基础上加大益气养阴、健脾补肾力度,如加大党参、黄芪、白术等用量,加用芡实、金樱子、牛膝、太子参、沙参、麦冬等。如此期患者有疲乏、形寒肢冷、腰酸耳鸣、月经不调、舌质淡红、舌体胖大、脉沉细等脾肾气（阳）虚表现,则应加大健脾补肾益气（温阳）力度,加大黄芪、党参等用量,加用淫羊藿、菟丝子、制何首乌、炙附子、肉桂等温阳之品。

（三）中医辨证论治方案

杨霓芝认为FSGS是本虚标实、虚实夹杂之证，本虚责之于脾、肾两脏，标实以瘀、湿、热为主，其病位在脾、肾，涉及肺、肝、膀胱、三焦等脏腑，因此提出对于FSGS的中医治疗应从本虚着手，同时重视祛邪（湿、热、瘀）。建议将本病分3型而论治。

1. 气阴两虚，湿热瘀阻

证候特点：神疲乏力，自汗，气短，易感冒，腰膝酸软，手足心热，盗汗，口干咽燥，渴喜饮水，大便干结或先干后稀；或面颈、胸部多痤疮，怕热多汗，小便黄赤；舌红胖大或舌淡齿痕，舌苔黄厚，脉沉细或弦细。实验室检查可见镜下血尿、血小板数量增加及血小板功能亢进、纤维蛋白原和血脂增高等。本型可见于大剂量激素起始剂量或减量阶段。

治法：益气养阴，清热利湿，解毒活血。

推荐方剂：参芪地黄汤合解毒活血汤加减。

基本处方：黄芪30g，太子参15g，生地15g，山茱萸10g，茯苓15g，升麻10g，连翘15g，白花蛇舌草15g，土茯苓15g，紫花地丁10g，蒲公英15g，蝉蜕10g，丹参20g，川芎10g，白茅根30g，泽兰15g。

加减法：若咽痛日久，咽喉暗红者，可加沙参15g、麦门冬10g、桃仁5g、赤芍10g以养阴化瘀；纳呆腹胀，加砂仁5g、木香10g、枳壳10g行气和胃；易感冒者，合用玉屏风散加减；五心烦热者，可加地骨皮10g、鳖甲15g（先煎）、墨旱莲10g滋阴清热。

2. 脾肾气虚，瘀血阻络

证候特点：腰脊酸痛，疲倦乏力，面浮肢肿，纳少或腹胀，少气懒言，尿频或夜尿多，大便溏；或面色黧黑，肌肤甲错，肢体麻木。舌质淡暗、有瘀点，苔薄白，脉细涩。本型多见于激素维持量阶段。

治法：补肾健脾，化瘀通络。

推荐方剂：香砂六君子汤合桃红四物汤加减。

基本处方：黄芪30g，白术10g，茯苓15g，炒陈皮10g，山药15g，薏苡仁30g，金樱子15g，芡实15g，莲须6g，桃仁5g，红花5g，当归10g，赤芍10g，丹参15g，鬼箭羽15g，郁金10g。

加减法：蛋白尿甚者，加石韦、蝉蜕、泽兰、玉米须等；血尿甚者，加白茅根、小蓟炭、茜草根、蒲黄炭、三七粉（冲服）；口苦苔黄，兼湿热者，加土茯苓、蒲公英、白花蛇舌草等；腰酸者，加炒川断、桑寄生等；咽痛者，加土牛膝、牛蒡子、大青叶等。

3. 脾肾阳虚,水湿瘀阻

证候特点:面浮肢肿,面色白,畏寒肢冷,腰酸身重,神疲乏力,尿少,甚则出现胸腹水,腹胀、纳差、大便稀溏;水肿多因外感而发或加重。舌淡胖、边有齿痕,苔白滑,脉沉细或沉迟无力。

治法:健脾温肾,化瘀利水。

推荐方剂:阳和汤合当归补血汤加减。

基本处方:熟附子10g(先煎),干姜10g,肉桂3g,炙麻黄5g,菟丝子15g,山茱萸15g,生地黄15g,黄芪20g,茯苓皮30g,泽泻15g,车前子15g,当归10g,泽兰15g,牡丹皮10g,鬼箭羽15g。

加减法:若腹水阴肿,肿势较甚,减生地黄、山茱萸,合五皮饮加减;伴胸水,咳嗽气促不能平卧者,加用葶苈大枣泻肺汤以泻肺利水;纳差腹胀者,可加枳壳、布渣叶、麦芽;若脾虚症状明显者,重用黄芪(40g)、党参益气健脾;兼有瘀血,面色黧黑,腰痛固定,痛如针刺,舌质暗红,或舌上有瘀点,加丹参、川芎、莪术以活血。

(四) 处方用药特点分析

1. 扶正祛邪,标本同治　FSGS病程较久,在病机的表现上,表现为单纯的虚证或实证的比较少见,常常表现为虚中夹实,实中夹虚,虚实互见,寒热错杂。其正虚主要有肺、脾、肾不同,然脾肾虚损是其病机关键,脾虚是FSGS发病及病机演变的重要环节,肾虚是FSGS演变与转归的必然结果。瘀血、水湿、热毒是导致疾病加重和发展的条件,虚实并见、寒热错杂是其病理特征。故治疗上采用扶正祛邪是其主要治疗大法。杨霓芝在临床治疗时,常选用当归补血汤合桃红四物汤加减,选用黄芪益气健脾,桃仁、赤芍、当归、红花活血化瘀,茯苓、车前草利水消肿,蒲公英、白花蛇舌草清热解毒,女贞子、生地黄滋补肾阴,临证加减,常收到较好的疗效。

2. 重视改善高凝状态　FSGS患者多存在高凝状态,可以加重肾脏损害,使病情迁延难愈。中药改善体内高凝状态的特点,一为有效,二为毒副作用少,可以长期使用。此类中药有丹参、三七、蒲黄、桃仁、红花、赤芍、毛冬青、当归等,小剂量水蛭(3~6g)在治疗中也可起到良好作用。

3. 免疫抑制作用中药的应用　西医学根据FSGS的发病机制,建议足量、长程使用激素治疗。患者在接受此类治疗过程中,时有效果未显现、毒副作用却很严重的尴尬局面。杨霓芝认为此类患者可以选择有免疫抑制作用的中药或中成药,以达到防治FSGS病情复发和进展的目的,如雷公藤制剂、昆明山海棠片及火把花根片等,既取得了较好的疗效,也未见激素样副作用。剂量的应用随病情变化而调整。同时中药汤药可同时选用具有类似作用的药物,如苦参、黄芩、穿心莲、蛇床子、夏枯草、天花粉等,可不同程度抑制体液及细胞介导的免疫反应,使病变减轻。

四、杨霓芝治疗局灶性节段性肾小球硬化症的经典验案一例

赵某,女,42 岁,2010 年 5 月 21 日初诊。

病史:患者于 2010 年 1 月因下肢水肿就诊于广东省人民医院,查尿常规示尿蛋白(+++),尿红细胞(++);24 小时尿蛋白定量 2.03g,血肌酐 155.2μmol/L,血清白蛋白 32.7g/L,肝炎系列、自身免疫检测均阴性,行肾穿刺提示局灶性节段性肾小球硬化症(NOS 型)。2 月 6 日开始予泼尼松 40mg/d、贝那普利 10mg/d 口服,4 月 26 日患者检查发现右侧股骨头缺血性坏死,复查 24 小时尿蛋白定量 2.27g,血肌酐 197.1μmol/L,尿素氮 13.0mmol/L,逐步将泼尼松撤减并于 5 月 9 日停用。

初诊(2010 年 5 月 21 日):下肢水肿,疲倦乏力,腰膝酸软,盗汗,口干口苦,纳眠可,小便干,大便正常;舌质红,苔黄微腻,脉细滑。

中医诊断:水肿病(气阴两虚,湿热瘀阻)。

西医诊断:局灶性节段性肾小球硬化症;慢性肾衰竭(氮质血症期)。

中药汤剂拟益气养阴、清热利湿化瘀之剂口服。处方:黄芪 30g,白术 15g,太子参 15g,茯苓 15g,女贞子 15g,墨旱莲 15g,山茱萸 10g,七叶一枝花 15g,土茯苓 15g,车前草 15g,桃仁 5g,红花 5g,丹参 20g,泽兰 15g,煅龙骨 30g(先煎),煅牡蛎 30g(先煎),生大黄 10g(后下)。水煎服,日 1 剂。并予贝那普利 10mg,每日 1 次;肾炎康复片 3 片,每天 3 次,口服。

连续数诊后,在 2010 年 11 月 5 日复诊时,患者诉腰膝酸痛,余无不适,舌质红,苔黄微腻,脉细滑。2010 年 10 月 29 日复查血肌酐 135.2μmol/L,尿素氮 8.2mmol/L;24 小时尿蛋白定量 1.17g。中药在前方基础上加用菟丝子 15g、盐杜仲 15g。处方:黄芪 30g,白术 15g,茯苓 15g,黄柏 10g,知母 15g,女贞子 15g,墨旱莲 15g,山茱萸 10g,七叶一枝花 15g,土茯苓 15g,车前草 15g,桃仁 5g,红花 5g,丹参 20g,泽兰 15g,煅龙骨 30g(先煎),煅牡蛎 30g(先煎),生大黄 10g(后下),猪苓 15g,泽泻 10g,菟丝子 15g,盐杜仲 15g。水煎服,日 1 剂。并继予贝那普利 10mg,每日 1 次;肾炎康复片 3 片,每天 3 次,口服。

再诊数次,2011 年 4 月 22 日复诊时患者无不适主诉。2011 年 4 月 15 日复查血肌酐 129.0μmol/L,尿素氮 8.1mmol/L;24 小时尿蛋白定量 0.89g。中药继予原方口服。贝那普利 10mg,每日 1 次,口服。

按：患者以下肢水肿起病，表现为中等量蛋白尿（24小时尿蛋白定量2.27g）、轻度肾功能不全（血肌酐197.1μmol/L），外院行肾穿刺活检，明确诊断为"局灶性节段性肾小球硬化症（NOS型）"。外院予糖皮质激素治疗2个月余，病情未有缓解，且出现严重药物副作用（股骨头缺血性坏死），予停用激素治疗，而采用中药治疗为主。

　　杨霓芝认为局灶性节段性肾小球硬化症（FSGS）为西医学的病理诊断，传统中医学无相关病名记载，根据临床表现可属于中医学"水肿""尿浊""肾风""虚劳"等范畴。本病的发生以气虚血瘀为基础，由于气虚日久可伤阴，故可出现气阴两虚之象；而湿热、痰浊是本病进展过程中的常见病理产物。该患者以水肿为主要表现，中医当辨证为水肿病；尚伴有疲倦乏力，腰膝酸软，盗汗，口干口苦，小便干，舌质红，苔黄微腻，脉细滑。四诊合参，当辨证为气阴两虚、湿热瘀阻。故杨霓芝认为治疗上应治以益气养阴、清热利湿化瘀之法。方中黄芪、白术、太子参、茯苓健脾益气，补而不燥；女贞子、墨旱莲、山茱萸擅长滋补肾阴，补而不腻，适宜长期久服；七叶一枝花、土茯苓、车前草重在清热解毒利湿，且无寒凉滋腻之弊；桃仁、红花、丹参、泽兰、大黄活血化瘀、通脉利水、解毒泄浊，且治疗过程中避免使用动血、破血之品，以免伤及正气；加入煅龙骨、煅牡蛎可滋阴潜阳，收涩固精，有助于减少尿蛋白排泄，并可吸附肠壁血中之毒素，以助大黄降浊之功效。

　　随症加减方面：盗汗较重者，加用黄柏、知母、浮小麦、地骨皮以滋阴清热止汗；水肿甚者，加用猪苓、泽泻以加强利水之功；腰膝酸痛者乃肾精不足，可加用菟丝子、盐杜仲、怀牛膝等以补肾强腰，但勿用附子、肉桂之品，以防大温大热之品伤阴、动血，使血压上升等。再经数次随访就诊后，该患者的尿蛋白明显减少，血肌酐维持较低水平，提示病情好转稳定。

（金　华）

参考文献 ●

1. Kidney disease：Improving global outcomes（KDIGO）glomerulonephritis work group. KDIGO clinical practice guideline for glomerulonephritis［J］. Kidney Inl Suppl,2012,2（1）:139-274.

2. 陈楠，任红. KDIGO指南解读：成人微小病变肾病和特发性局灶节段性肾小球硬化治疗［J］.中国实用内科杂志,2012,32（12）:918-920.

3. 邹万忠. 局灶性节段性肾小球硬化的病理诊断［J］.内科急危重症杂志,2012,18（2）:66-69.

4. 黄勇,曹式丽. 局灶节段性肾小球硬化之微观辨证[J]. 河南中医,2016,36(4):633-635.
5. 韩世盛,卢嫣,王怡. 中西医结合治疗局灶节段性肾小球硬化疗效评价及药物探析[J]. 时珍国医国药,2015,27(1):226-228.

第六节　膜性肾病

膜性肾病多为特发性,但也可继发于乙型肝炎、自身免疫性疾病(如系统性红斑狼疮)、恶性肿瘤及使用某些药物(如非甾体抗炎药)。目前,中医药在特发性膜性肾病的诊疗研究方面取得较大进展,杨霓芝对本病的治疗也有独特心得,阐述如下。

一、西医学对本病的认识及循证诊疗建议

膜性肾病是成人原发肾病综合征中最常见的病因之一,在肾活检诊断中的比例高达 30% 以上。国内有研究发现,本病每年发病风险以 13% 的速度仍在持续上升,认为与环境污染的加重有一定的关系。膜性肾病的病理学特征为光学显微镜下肾小球基底膜弥漫性增厚,免疫荧光显示弥漫性颗粒状 IgG 和补体沉积物,电子显微镜显示上皮下有致密沉积物。

M 型磷脂酶 A2 受体(PLA2R)是一种在足细胞上表达的主要抗原,特发性膜性肾病患者的血清中可发现有针对 M 型 PLA2R 的抗体,70%~80% 的特发性膜性肾病患者检测血清抗 PLA2R 自身抗体可为阳性。另外,有很少部分的特发性膜性肾病患者发现一种足细胞抗原 1 型血小板反应蛋白 7A 域(THSD7A)的抗体阳性。所以在本病诊断上建议通过肾组织活检确定,但对于无法进行肾活检的患者,应行抗 PLA2R 抗体的检测。同时注意排除继发性膜性肾病。

膜性肾病患者临床多表现为肾病综合征。其自然病程有特殊性,未经治疗的膜性肾病患者有 1/3 的患者可自发缓解,且疾病自发缓解率随着时间的推移而增加。还有 1/3 的患者蛋白尿未能消退,但肾功能可保持稳定。另有 1/3 的患者,其病情可进展至终末期肾脏病。目前认为病情进展的风险因素有发病时年龄大于 50 岁,男性,24 小时蛋白尿定量达到 8g 以上,以及就诊时血清肌酐升高。

在本病的治疗决策上,主张先对疾病进行风险分层。低风险的患者是指在随访的 6 个月期间,蛋白排泄量保持低于 4g/d 且肌酐清除率维持正常。中等风险患者是蛋白排泄量为 4~8g/d 且持续 6 个月以上,肌酐清除率正常或接

近正常且在 6~12 个月的观察期间维持稳定。高风险的患者则是指蛋白排泄量大于 8g/d 并持续 3 个月和 / 或肌酐清除率低于正常或在 3 个月观察期内下降。所有的特发性膜性肾病患者均可接受非免疫抑制治疗,推荐使用血管紧张素转化酶抑制剂(ACEI)或血管紧张素 Ⅱ 受体阻滞剂(ARB)来抑制血管紧张素,控制血压达标。尤其是低风险患者,推荐持续的非免疫抑制治疗为主。中等风险的患者可以非免疫抑制治疗先观察 6 个月,若病情未能改善,则启动免疫抑制治疗。而对高风险患者,推荐即刻进行免疫抑制治疗。如果进行免疫抑制治疗,推荐使用以激素联合环磷酰胺或钙调磷酸酶抑制剂为基础的治疗方案。

二、中医药治疗本病的现状

虽然近年国内外有一些涉及膜性肾病的诊疗指南发布,但由于本病病程长,且存在不同的预后转归,加之免疫抑制治疗方面药物的副作用较多,故而针对本病,如何选择恰当的治疗方式及治疗时机是每个临床医师面临的主要问题。好在近年相当多的研究证实,中医药可以很大程度地提高膜性肾病的缓解率,改善临床症状,减少免疫抑制疗法带来的副作用。

目前多数医家认为,本病是由于先天禀赋不足、外感六淫邪气、饮食失节、情志失调等内外因素所致。肺脾肾三脏功能失调,脾肾气虚,水湿泛滥,溢于肌表,发为浮肿;肾虚固摄无力,致使精微下泄。水湿、瘀血、湿热是病久所形成的病理产物,在它们形成后又作为新的致病因素妨碍气机,加重病情,导致本病迁延不愈,病情反复,故总体属本虚标实、虚实夹杂之证。

治疗上,传统的雷公藤类药物,如雷公藤多苷、昆仙胶囊、火把花根片等,均对本病有肯定的疗效,但缺乏高水平的临床研究证据。此外,黄葵胶囊、肾炎康复片、虫草类药物,也有一定疗效。在选择中药复方治疗本病方面,加味当归补血方、加味补阳还五汤、参芪地黄汤、桃红四物汤、参芪膜肾颗粒等均有文献报道。

三、杨霓芝临证经验

(一) 病因病机的认识

杨霓芝认为"气虚血瘀"为本病的基本病机。气虚是膜性肾病发生的根本内因,气主要指肺脾肾三脏之气,肺失通调,脾虚失统,肾失封藏,精微下泄而出现蛋白尿。饮食失调、劳倦内伤、肾精亏耗是本病发生的诱因。

病程中水湿、湿热及瘀血为标,标实中尤其以瘀血为重。原因如下:①因虚致瘀,因瘀致虚,病程缠绵难愈。尤其"气为血之帅",气虚血行不畅导致瘀血内生。《读医随笔·虚实补泻论》谓:"叶天士谓久病必治络。其所谓病久气血推行不利,血络之中必有瘀凝。"本病患者脾肾气(阳)亏虚致无力行血、瘀血内阻,脉络不通,日久脏器功能受损,反之加重气虚,脾气虚无力散精,肾气虚无力固摄,精微物质下泄,病情缠绵难愈。②因湿致瘀,所谓水道不利,气滞血瘀。《血证论》曰:"病水者亦未尝不病血。"脾主运化,肾主水,脾肾亏虚,水湿泛滥,阻滞气机,水道运行不利,血行缓慢而成瘀;肾脉痹阻,肾开阖失司,水液代谢失常,分清泌浊功能受损,发为水肿。

故而本病整个病程中存在着不同程度的瘀血状态,"虚"与"瘀"均贯穿本病的始终。后期,脾肾气虚日久及阳,开合不利,瘀血、水湿及浊毒之邪潴留在体内,则可出现"癃闭""关格"等症。

(二) 中医治疗切入点

1. 根据疾病危险分层,确定中医药分层治疗的目标 杨霓芝结合西医学对膜性肾病循证指南的诊疗方案,提出不同危险分层的患者,其中医药的应用预期也应有所侧重。

(1) 针对尿蛋白 <3.5g/d 的低危患者,应以中医药治疗为主,目标是降低尿蛋白和保护肾功能。可采用以中医辨证治疗为主,或在益气活血基本方基础上加减(具体见上),辅以血管紧张素转换酶抑制剂(ACEI)或血管紧张素受体拮抗剂(ARB)。

(2) 针对高危患者或中危患者治疗 6 个月病情无缓解,则应启动免疫抑制治疗,此时中医药的应用目的在于增效减毒。免疫抑制治疗,包括激素联合雷公藤多苷片,或激素联合环磷酰胺或联合他克莫司、骁悉等,此阶段中医药治疗的重点是配合免疫抑制治疗,发挥增效减毒的作用。

总之,中医药的治疗目标也要据疾病分层来确定,只有找准中医药切入点,为患者制订个体化的最佳治疗方案,方能收到良好疗效。

2. 不同的免疫抑制治疗阶段,中医药的应用也要有所改变

(1) 在免疫抑制剂治疗起始阶段,中医药多采用滋阴清热解毒为主。此阶段患者多表现为兴奋、五心烦热、潮热、痤疮、口干苦,甚至失眠、舌红少苔、脉弦细等气阴两虚、阴虚内热之象。杨霓芝认为激素乃纯热之品,长期大剂量使用易化热化火,以及耗气伤阴,故此阶段应在上述基本方基础上加用滋阴清热类中药,如生地、知母、黄柏、地骨皮、麦冬、丹皮等,或联合知柏地黄丸加减等;兼见湿热者加蒲公英、栀子、赤芍、生薏苡仁等;阴虚内热者可联合玉女煎加减;伴湿热明显者,可联合五味消毒饮加减。

(2) 免疫抑制剂减量及小剂量维持阶段,中医药以益气养阴或益气(温阳)为主。此阶段多数患者表现乏力肢倦、面色少华、腰膝酸软、头晕耳鸣、纳少腹胀、夜尿增多等症,舌质转为淡红少津,脉细弱,提示由阴虚火旺证转化为气阴两虚或脾肾气虚,与西医学皮质激素撤减综合征相符。此阶段治疗应在基本方基础上加大益气养阴、健脾补肾力度,如加大党参、黄芪、白术等用量,加用芡实、太子参、沙参、麦冬等。如此期患者存在疲乏、形寒肢冷、腰酸耳鸣、月经不调、舌质淡红、舌体胖大、脉沉细等脾肾气(阳)虚表现,则应加大健脾补肾益气(温阳)力度,加大黄芪、党参等用量,加用淫羊藿、菟丝子、制何首乌、炙附子、肉桂等温阳之品。

(三) 中医辨证论治方案

杨霓芝认为本病是本虚标实,以肺脾肾气虚为本虚,水湿、湿热及瘀血为标实。辨证上,应先辨虚实何为急缓,急则治标,缓则治本;再定证所在脏腑,平素易感冒者多为肺虚,疲倦纳差多为脾虚,腰酸尿少多为肾虚。兼夹标实证中,水肿难退者是水湿泛滥,水肿兼有便干苔黄者为湿热内蕴,肌肤甲错者多为瘀血阻络。建议将本病分2种证型而论治。

1. 脾肾气(阳)虚,水湿瘀阻

证候特点:神疲乏力,少气懒言,面浮肢肿,或有畏寒,腰酸身重,或自汗、易感冒,水肿多因外感而发或加重,舌胖、或舌边有齿痕,脉虚无力。

治法:益气温阳,通络利水。

推荐方剂:金匮肾气丸合当归补血汤加减。

基本处方:黄芪20g,熟地10g,山药15g,山萸肉15g,泽兰10g,茯苓皮30g,丹皮10g,熟附子10g(先煎),桂枝10g,当归10g,生姜皮10g,炙甘草5g。水煎服。

加减法:气虚重者,可加党参15g、白术10g;纳差腹胀者,可加枳壳10g、布渣叶15g、麦芽30g;阳虚畏寒甚者,可加狗脊10g、淫羊藿15g;瘀血甚者,加桃仁5g、红花5g、丹参20g。

2. 气阴两虚,水湿瘀阻

证候特点:神疲乏力,水肿不甚,手足心热,咽燥口干,皮肤干涩,心烦少寐,或便结而尿短赤,舌红少苔,脉细数。

治法:益气滋阴,化瘀利水。

推荐方剂:参芪地黄汤合猪苓汤加减。

基本处方:党参10g,黄芪20g,猪苓15g,茯苓皮30g,泽泻10g,阿胶15g(烊化),熟地15g,山萸肉15g,山药20g,牡丹皮10g,泽兰10g,炙甘草10g。水煎服。

加减法:水湿化热者,加黄柏10g、赤小豆30g;咽燥口干甚者,加北沙参15g、石斛15g;少寐者,加酸枣仁10g、合欢皮10g;胃纳差者,减阿胶、熟地,加麦芽20g、神曲20g;尿频少不畅者,加赤芍10g、荠菜15g;瘀血甚者,加桃仁5g、红花5g、丹参20g。

(四)处方用药特点分析

1. 补气重用黄芪 黄芪,甘,微温,归肺、脾经。古人云:"黄芪,助气壮筋骨,长肉,补血,破癥癖。"《名医别录》认为其"无毒,逐五脏间恶血,补丈夫虚损,五劳羸瘦,腹痛泄利,益气,利阴气",即黄芪有益气健脾、补虚生肌、"破癥癖"的功效。王好古《汤液本草》记载:"黄芪,治气虚盗汗并自汗,即皮表之药;又治肤痛,则表药可知;又治咯血,柔脾胃,是为中州药也;又治伤寒尺脉不至,又补肾脏元气,为里药。是上、中、下、内、外三焦之药。"即黄芪是里药,不只补脾肺气,还补肾脏元气。甄权在《药性论》中记载:"(黄芪)其补肾者,气为水母也。"现代药理研究表明,黄芪含有氨基酸、微量元素、多糖、黄酮及黄酮类似物等多种生物活性成分,具有免疫调节、清除自由基、降低尿蛋白、增加蛋白质净合成、调节血脂代谢、改善血液流变学、抗纤维化等作用。黄芪一味兼具益气健脾补肾、活血化瘀的功效,故杨霓芝常重用黄芪治疗本病,取其补气兼活血,用量常30~50g不等。

2. 益气活血药对之黄芪、党参配当归 药对是方剂配伍的核心,"药有个性之特长,方有合群之妙用"。杨霓芝常使用益气活血药对进行治疗,常用的有黄芪、党参配当归。党参性平,味甘、微酸,归脾、肺经。《本草从新》记载:"党参,补中益气、和脾胃、除烦渴。中气微弱,用以调补,甚为平妥。"当归味甘辛,性温,归肝、心、脾经。明代张介宾《本草正》云:"当归,其味甘而重,故专能补血,其气轻而辛,故又能行血,补中有动,行中有补,诚血中之气药,亦血中之圣药也。大约佐之以补则补,故能养营养血,补气生精,安五脏,强形体,益神志,凡有形虚损之病,无所不宜。"《本草新编》云:"当归,味甘辛,气温,可升可降,阳中之阴,无毒。虽有上下之分,而补血则一。入心、脾、肝三脏。但其性甚动,入之补气药中则补气,入之补血药中则补血,无定功也。"对于配伍方面,《得配本草》有云:"上党参,得黄芪实卫,配石莲止痢,君当归活血,佐枣仁补心。"故黄芪、党参配伍当归可起到健脾固表、益气活血之功。基于此,杨霓芝在临床上常选用党参、黄芪配伍当归治疗本病证属脾肾气虚血瘀型,其中黄芪用量常为15~30g,党参15~20g,丹参15~20g。

3. 益气活血药对之黄芪配当归、白芍 黄芪、当归药对已有近千年的使用史,最有名要数金元时期李东垣所创制的"当归补血汤",其中芪归比例为

5：1。黄芪补脾肾之气、益肺气，是气中之要药，当归善补阴血，为血分之要药，二者联用可起到气血双补的功效，"以无形之气，补有形之血"。白芍，也称白花芍药，味苦酸，性凉，入肝、脾经。《神农本草经》云："白芍，主邪气腹痛，除血痹，破坚积，治寒热疝瘕，止痛，利小便，益气。"《名医别录》云："白芍，通顺血脉，缓中，散恶血，逐贼血，去水气，利膀胱、大小肠，消痈肿。"《滇南本草》曰："白芍，收肝气逆疼，调养心肝脾经血，舒经降气，止肝气疼痛。"另外，当归配白芍方面，古代早有当归芍药散记载。如《金匮要略·妇人杂病脉证并治》谓："妇人腹中诸疾痛，当归芍药散主之。"本方重用芍药敛肝、和营、止痛，又佐以归、芎以调肝和血，更配以茯苓、白术、泽泻健脾渗湿，有养血疏肝、健脾利湿之力，是寓通于补之方。

故杨霓芝在临床上多选用黄芪配当归、白芍，三者相生为用，可共奏益气健脾、活血养血，以及疏理气机、畅达三焦之功，使得"气行血行""气行水化"，适用于特发性膜性肾病证属脾肾气(阳)虚、瘀血内阻日久，伴气机郁滞的患者，其中黄芪、当归、白芍比例常为5：1：1~2：1：1。现代药理研究表明，黄芪与当归具有调节免疫、抑制血小板聚集并改善凝血状态、纠正蛋白及脂质代谢异常，以及在组织局部发挥抗氧化和清除自由基、抗组织纤维化等作用；黄芪和当归按1：1、1：5或5：1的不同比例配制成水煎剂后给小鼠灌胃，可改善环磷酰胺所引起的巨噬细胞吞噬功能下降；黄芪、当归在体外对正常人及大鼠的血小板聚集均有显著抑制作用，还有较好的促解聚作用，且当1：1配伍时此作用最强，有明显协同作用，对防止疾病状态下血栓或栓塞的发生以及改善凝血功能异常具有重要影响。白芍则对巨噬细胞的吞噬功能有增强作用。

4. 益气活血药对之黄芪配三七 三七又名田七，性甘、微苦，温，归肝、胃经。《药性蒙求》记载："三七，味甘苦同人参，故人并称曰参三七，去瘀损，止吐衄，补而不峻。"《本草纲目拾遗》云："人参补气第一，三七补血第一，味同而功亦等，故称人参三七，为中药之最珍贵者。"黄芪和三七二药配伍是益气活血法的代表，据此原理杨霓芝制成的三芪口服液(黄芪、三七等，广东省中医院院内制剂)，10余年来国家自然科学基金等各级课题研究表明该药在抑制肾小球系膜细胞增生、减少尿蛋白方面效果显著。基于此，杨霓芝在临床上经常在辨证基础上选取黄芪、三七，以及三芪口服液治疗本病，尤其适合深静脉血栓形成、高龄，以及有使抗凝禁忌、甚至有出血的患者，用药比例常为1：1或2：1。

(五) 注意事项：始终要积极防治膜性肾病并发症

1. 多途径活血化瘀，防治血栓形成 膜性肾病常呈高凝状态，易发生血栓栓塞并发症,西医学主张配合给予抗血小板药物。若血浆白蛋白<25g/L时要给予抗凝药物。如出现深静脉和／或肾静脉主干大血栓,会影响治疗疗效。杨霓芝认为,此病应是活血化瘀类药大显身手之时,主张多途径活血化瘀,防治血栓形成。

常选活血药有丹参、桃仁、红花、丹参、川芎、田七、益母草等植物类中药,临证用药时尚需针对导致瘀血的病因进行辨证选药。如气虚血瘀者,治以补气活血,如黄芪、党参;阴虚血瘀者,治以养阴活血,如生地、玄参;气滞血瘀者,治以理气活血,如延胡索、艾叶等。本病病程较久,正气渐虚,活血之品以轻缓之剂为宜,慎用峻猛、破血之品,以免伤及正气。

同时主张多途径给药治疗,除辨证口服中药汤剂外,联合有活血作用的中成药制剂静脉滴注,如丹参注射液、疏血通注射液(水蛭、地龙)等,或中药汤剂局部外洗、外敷等,多途径活血化瘀,以增加疗效。中药药浴方由麻黄、桂枝、桃仁、毛冬青各30g等组成,令患者沐足,日1次,10天为1个疗程,可连续2个疗程。中药外敷可选四黄水蜜(广东省中医院院内制剂)外敷患处,取其活血止痛之效。

2. 感染的预防及控制 膜性肾病患者由于存在低蛋白血症,抵抗力下降,感染发生率高。尤其是糖皮质激素及免疫抑制剂的使用,抑制机体的防御功能,可诱发感染或使体内潜在感染病灶扩散,以真菌、结核菌、葡萄球菌、变形杆菌、铜绿假单胞菌和各种疱疹为主。临床上常见的感染部位有呼吸道感染、泌尿道感染、原发性腹膜炎、蜂窝织炎等。各种微生物感染,即使是轻微的皮肤痤疮或龋齿,都可能导致病情复发及"难治"。一旦感染诊断成立,应立即予以治疗。

杨霓芝认为中医药在预防感染或控制感染方面,可随时加减,简洁有效。对于反复扁桃体炎,宜加用板蓝根、金银花、连翘、野菊花等清热解毒药。反复咽痛不适,考虑与阴虚火旺有关,宜用熟地黄、龟甲、知母、黄柏、玄参、升麻、夏枯草、白花蛇舌草等。对于呼吸道感染,可选用黄芩、鱼腥草、射干、百部等。泌尿道感染以大肠杆菌最为常见,可用大黄、黄连、车前草、荠菜、厚朴、丁香等,临床均可辨证选用。

四、杨霓芝治疗膜性肾病的经典验案一例

熊某,男,44岁,门诊诊疗卡号:63198332。2013年2月1日初诊。

病史:2012年10月31日因双下肢浮肿在东莞市人民医院就诊,行肾穿刺示"Ⅰ期膜性肾病",24小时尿蛋白定量4 513mg,血肌酐水平正常,现服用缬

沙坦胶囊、百令胶囊、潘生丁(双嘧达莫)、舒降之(辛伐他汀片)等治疗。2013年1月23日24小时尿蛋白定量1 419mg。

初诊(2013年2月1日):疲倦,双下肢浮肿,纳眠可,大便每日2次,小便调。舌淡暗,苔黄,脉细。查体:BP 120/70mmHg,双下肢轻度浮肿。

中医诊断:水肿—阴水(脾肾气虚,水湿瘀阻,湿郁化热)。

西医诊断:膜性肾病(Ⅰ期)。

治法:健脾补肾益气,利湿活血,佐以清热。

中药处方:黄芪15g,熟地黄15g,盐山萸肉10g,菟丝子15g,丹参15g,泽兰15g,白芍15g,蒲公英15g,石韦20g,桃仁5g,甘草5g。中成药予昆仙胶囊2粒,一日3次;三芪口服液1支,一日3次。

经过数诊后,2013年3月25日再诊时疲乏较前好转,双下肢无浮肿,口干,纳可,眠一般,梦多,大便每2日一行,夜尿1~2次,舌淡暗,苔白,脉弦细。3月17日尿常规示蛋白(++);血白蛋白33.7g/L;肌酐73.63μmol/L。

方药:三芪口服液加至2支,一日3次;雷公藤多苷片2片,一日3次。黄芪30g,熟地黄20g,盐山萸肉10g,菟丝子20g,丹参15g,泽兰15g,白芍15g,石韦20g,当归10g,甘草5g。

再经数诊后,第八诊为2013年7月15日,小便泡沫较前减少,双下肢无浮肿,余症基本同前,舌淡暗,苔微黄,脉弦细。2013年6月23日24小时尿微量白蛋白75.5mg;血清白蛋白33.8g/L。方药:黄芪15g,熟地黄20g,盐山萸肉10g,菟丝子15g,丹参15g,泽兰15g,白芍15g,石韦20g,当归15g,七叶一枝花5g,土茯苓30g,甘草5g。

按:本患者起病时表现有蛋白尿,24小时尿蛋白定量约4.5g,血肌酐水平正常,符合肾病综合征,外院行肾穿刺活检,结果明确提示"Ⅰ期膜性肾病",外院予非免疫治疗方案,即血管紧张素Ⅱ受体拮抗剂(ARB)治疗3个月后,来就诊时仍为中量蛋白尿、血肌酐正常,属于低危患者。按照西医学循证依据,此阶段暂且不使用激素及细胞毒药物,观察3个月至半年,期间密切监测24小时尿蛋白定量、肾功能、血浆白蛋白等相关指标。治疗上以中医药辨证论治为主。

此患者就诊时临床表现疲乏,双下肢浮肿,舌淡暗,脉细,属于脾肾气虚、水湿瘀阻之征象;苔黄,提示湿郁化热。故杨霓芝认为治疗上应以益气温阳、通络利水为治疗原则,以"金匮肾气丸合当归补血汤加减"。其中黄芪、熟地黄、盐山萸肉、菟丝子共奏益气补肾健脾之效;水湿瘀阻、湿郁化热,治疗上应防止使用可能导致化热的药物,遂暂去当归、党参、白术、红花防温燥化热,加蒲公英、石韦清热利湿,随后当舌苔由黄转白,提示湿热已去,可加回当归活血化瘀。"气为血之帅","病水者亦未尝不病血"(《血证论》),脾主运化,肾主水,脾肾亏虚,水湿泛滥,水道运行不利,血行缓慢而成瘀,肾脉痹阻,肾开阖失司,水液代谢失常,发为水肿。所以杨霓芝在治疗膜性肾病过程中,非常强调活血化瘀,并将"益气活血法"贯穿治疗的始末。杨霓芝方中取丹参、桃仁、泽兰、白芍以活血化瘀、通脉利水,治疗过程中避免使用动血、破血之品,以免伤及正气。

随症加减方面:脾肾气虚明显者,可加大黄芪、党参、菟丝子用量以加强补益脾肾,时有加茯苓者,因芍药与茯苓相互为用,渗利而不伤阴血,滋补而不恋邪气;湿热明显者,加大石韦用量以清热利湿,或加七叶一枝花以清热解毒,且现代研究提示七叶一枝花具有调节免疫、抗炎等作用。

另外,杨霓芝在临床上喜加用生地。生地,也称干地黄,味甘、苦,性寒,入心、肝、肾经,古人用"治血证及水病也"。现代研究表明,干地黄参与组成的方剂,对各种虚证如气虚、血虚、阴虚均有较好的治疗作用。

考虑到膜性肾病在治疗一段时间后未出现明显缓解,故在四诊后,加用了广东省中医院院内制剂三芪口服液和雷公藤类药物。三芪口服液由黄芪、三七等组成,具有益气活血之功效。雷公藤多苷作为一种中药免疫制剂,有确切的降低肾病患者蛋白尿的作用,虽有较多毒副作用,但若能按时监测,早期发现异常,早期停药,可避免相关副作用出现。该药对膜性肾病患者而言,利大于弊。再经多次随访就诊后,该患者的尿蛋白逐渐减少至正常,血白蛋白亦接近正常低限,提示膜性肾病趋于缓解。

(左琪 包崑)

参考文献

1. Kidney disease:Improving global outcomes(KDIGO) glomerulonephritis work group. KDIGO clinical practice guideline for glomerulonephritis [J]. Kidney Int,2012(Suppl 2):143-153.

2. Polanco N,Gutierrez E,Covarsi A,et al. Spontaneous remissin of nepnrotic syndrome in idiopathic membranous nephropathy [J]. J Am Soc Nephrol,2010,21(4):697-704.

3. Hiadunewich MA,Troyanov S,Calafati J,et al. The natural history of the non-nephrotic membranous nepnropathy [J]. Clin J Am Soc Nephrol,2009,4(9):1417-1422.

第七节　系膜毛细血管性肾小球肾炎

系膜毛细血管性肾小球肾炎(mesangial capillary glomerulonephritis,MCGN)又名膜增生性肾小球肾炎(membranoproliferative glomerulonephritis,MPGN)或分叶性肾炎,其特点是肾小球基底膜增厚、系膜基质增生和系膜基质扩张,临床上常表现为肾病综合征伴血尿、高血压、肾功能损害、低补体血症,预后差。近年来,中医学在系膜毛细血管性肾小球肾炎的诊疗研究中有了进一步进展和提高,杨霓芝对本病的认识和治疗也有自己的经验和心得,兹阐述如下。

一、西医学对本病的认识及循证诊疗建议

系膜毛细血管性肾小球肾炎按病因分类可分为原发性和继发性,常见继发因素有自身免疫病(如系统性红斑狼疮、硬皮病、冷球蛋白血症等)、感染(乙肝病毒、丙肝病毒等)、肿瘤、血栓性微血管病等。国外报道系膜毛细血管性肾小球肾炎的发病率在 4.5%~22.6%,国内研究报道的发病率在 1.44%~4.15%。无论是国内或国外的研究,均发现其发病率较前下降。

系膜毛细血管性肾小球肾炎的病理特征为系膜细胞增多,毛细血管内增生,基底膜增厚以及沿着肾小球毛细血管壁出现双轨征为特征,目前已认识的发病机制包括免疫复合物沉积导致补体激活(免疫复合物介导机制)和补体旁路途径调节机制异常和持续激活(补体介导机制)。按照传统的分类方法,根据电镜将系膜毛细血管性肾小球肾炎分为Ⅰ型(系膜区和内皮细胞下间隙散在的免疫复合物沉积)、Ⅱ型(沿肾小球基底膜、肾小管基底膜和鲍曼囊基底膜的连续性带状致密物沉积)和Ⅲ型(与Ⅰ型表现基本相同,区别在于Ⅲ型的沉积物除了可在内皮下沉积外,还可见到上皮下的沉积)。然而,新的研究发现,基于电镜的分类方法有其局限性,可导致Ⅰ型和Ⅲ型的重叠,建议可根据发病过程对系膜毛细血管性肾小球肾炎进行分类,可分为免疫复合物介导型、补体调节机制异常导致补体旁路途径的持续活化型,以及非免疫球蛋白或补体沉积介导型(如内皮损伤引发的 MCGN),不过第三种情况罕见。系膜毛细血管性肾小球肾炎需靠肾穿刺活检确诊,临床表现与其他肾小球疾病类似,可表现为血尿、蛋白尿、水肿、高血压、低补体血症,伴或不伴肾功能损害。半数以上患者可出现肾病范围的蛋白尿,疾病进展较快,预后较差。疾病进展的风险因素主要有肾病综合征、血肌酐升高、高血压或肾穿刺病理可见新月体及肾小管

间质病变。相比之下,无肾病范围蛋白尿和血压正常的患者则具有较好的长期肾脏预后。

本病的治疗包括三方面:①针对基础病因的治疗,如对乙肝或丙肝病毒感染继发的 MCGN 行抗病毒治疗,对细菌性心内膜炎继发的 MCGN 行抗感染治疗,可使 MCGN 获得部分缓解;②评估肾脏预后的预测因素,如尿蛋白、血肌酐水平、血压等;③对特发性 MCGN 的治疗尚无随机试验作为治疗推荐依据。对于非肾病范围蛋白尿且肾小球滤过率正常的患者,因肾脏长期预后相对良好,可给予血管紧张素转换酶抑制剂或血管紧张素 II 受体拮抗剂进行保守治疗,以控制血压和减少蛋白尿,并定期监测尿蛋白、肾功能、血压等。对有肾功能损害、肾病范围蛋白尿、肾组织存在较重的活动性病变或用血管紧张素转换酶抑制剂控制不佳的患者,可考虑免疫抑制治疗,常用药物有糖皮质激素、细胞毒药物(环磷酰胺)、钙调神经磷酸酶抑制剂、利妥昔单抗等。

二、中医药治疗本病的现状

系膜毛细血管性肾小球肾炎的发病率相对较低,治疗效果差,进展快,预后不佳,西医学治疗尚无大样本随机试验作为治疗推荐,中医学对系膜毛细血管性肾小球肾炎的诊疗也尚在探索之中。近年来文献研究报道,中医学者通过辨证使用中医药治疗本病在一定程度上提高了缓解率,减少了激素及免疫抑制治疗过程中的不良反应。

根据 MCGN 的临床表现,可归为中医的"水肿""尿浊""腰痛""癃闭"等范畴。现代医家通过中医证型与肾脏病理类型相关性的研究认为本病病机为本虚标实,本虚以气虚、阳虚为主,标实以水湿、湿热、瘀血为主,病变脏腑在肺、脾、肾。

中医药在本病的治疗过程中多以辨证论治为基础,辨病与辨证相结合,联系肾脏微观病理而选用药。有较少病例数的临床研究发现雷公藤多苷片治疗本病有一定效果。

三、杨霓芝临证经验

(一) 病因病机的认识

杨霓芝认为本病的基本病机为气虚血瘀,疾病过程中兼夹水湿、湿浊、湿热等,病位在肺、脾、肾,病性为虚实夹杂,属本虚标实之证。

《素问·调经论》云:"人之所有者,血与气耳。"《灵枢》云:"血之与气,异名同类。"指出气血是构成和维持人体生命活动的最基本物质。气与血的生成,都需要脾胃运化之水谷精微和肾中精气化生,依赖于肺、脾、肾、肝等脏腑的协调作用。诚如《张氏医通·诸血门》所云:"血之与气,异名同类,虽有阴阳清浊之分,总由水谷精微所化。其始也混然一区,未分清浊,得脾气之鼓运,如雾上蒸于肺而为气;气不耗,归精于肾而为精;精不泄,归精于肝而化精血。"肺为气之主,肾为气之根,脾胃为气血生化之源。就气血的生理关系而言,气为阳,主动,气为血之帅,气能生血、行血、摄血;血为阴,主静,血为气之母,血能生气、载气。气血关系中,尤以气为最。如《医方考·气门》指出:"气血,人身之二仪也,气为主而血为配。"《医学真传·气血》指出:"气为主,血为辅;气为重,血为轻。"气推动血液运行,并通过血液循环,和调于五脏,洒陈于六腑。《黄帝内经》所云"正气存内,邪不可干""邪之所凑,其气必虚",指出气虚发病的总纲。《直指方》言:"盖气为血帅也,气行则血行,气止则血止,气温则血温,气寒则血寒,气有一息不运,则血有一息不行。"而《医林改错》亦指出:"元气既虚,必不能达于血管,血管无气,必停留而瘀""久病入络为瘀"。上述即构成气虚血瘀致病的理论基础。

随着现代生活节奏的加快,工作压力的加大,饮食及作息结构的改变,情志致病(忧思郁结、焦虑不安等)、劳倦内伤(熬夜、劳神过度、劳力过度等)、饮食失节(过食生冷、肥甘厚腻、饮食不规律)等因素,损伤脾胃,使后天气血生化乏源,先天之精气失于充养,久之导致脾肾俱虚,气血失于和调,水液代谢失司而变证丛生。脾胃为后天之本,脾主运化水谷精微及水湿,有赖于肾阳的温煦蒸化,肾虚则蒸腾气化不足,不能温煦脾土而助脾健运,脾虚则运化失职,一方面气血生化乏源,五脏六腑失于充养而虚损,另一方面,水湿不运则湿浊、水湿内生,水湿蕴久化热,湿热胶着,加重了脾虚不运;肾为先天之本,主水而藏精,有赖于脾胃运化之水谷精微的资助而不断充盛,肾司关门开阖,肾气充盛则水液吸收及排泄正常,这种开阖作用又赖脾气的制约。肺主气,主行水而通调水道,肺的宣发肃降将脾上输的水谷精微布散至周身而下输膀胱,使水精四布,五经并行。若脾虚运化及升清不足,土不生金;或肾虚阴液不足及蒸腾气化无力,水不润金,肺失清宁,而宣发肃降失常。肺、脾、肾三脏相干而为病,出现体倦乏力、易感冒、浮肿、腰酸痛、尿中精微下泄、纳呆、腹胀、便溏、尿少、舌淡暗、苔白或腻、脉细弱等。

西医学研究已证实系膜毛细血管性肾小球肾炎在电镜下常见免疫复合物在系膜区、上皮下、内皮下的沉积,或带状致密物沿着肾小球、肾小管、鲍曼囊基底膜沉积,常继发于感染、自身免疫病、肿瘤等疾病。从中医角度讲,"正气存内,邪不可干","邪之所凑,其气必虚",机体正气不足,御邪无力,邪气盛入侵而为病;病后正气不足与邪气抗争,无力祛邪外出而病进;正邪交争,气血失和,留着而为瘀。中医现代研究亦表明,气虚血瘀证患者及动物模型中T淋巴细胞亚群数量及转化能力下降,外周血中性粒细胞吞噬功能障碍、免疫调节及免疫监视功能下降,在一定程度上说明中医之正气与西医学的免疫功能有着极为相似的内涵。我们之前有研究发现,慢性肾炎发展过程中,气虚证比例为56.3%,而其兼证血瘀证占85.6%,运用益气活血法治疗慢性肾炎可调节机体免疫功能,抑制系膜细胞增殖,长期应用可延缓肾小球肾炎进展。

(二)中医药治疗切入点

MCGN的中医药治疗应根据疾病的宏观辨证和微观病理相结合,根据疾病的临床表现和不同阶段,侧重点应有所不同。

1. 以慢性肾炎为主要临床表现的MCGN 这类患者疾病进展相对缓慢,肾脏长期预后相对较好,可以中医药辨证治疗为主,辅以西医非特异性治疗,如注意休息,避免过劳,低盐低脂优质蛋白饮食,控制饮水量,应用血管紧张素转换酶抑制剂或血管紧张素Ⅱ受体拮抗剂等。

2. 以肾病综合征及肾功能损害等为主要表现的MCGN 此类患者疾病进展快,易发展至终末期肾脏病而需肾脏替代治疗,往往需应用激素联合免疫抑制剂治疗,常用的免疫抑制剂有环磷酰胺、钙调神经磷酸酶抑制剂、雷公藤多苷片等。且疾病过程中血液呈高凝状态,加之利尿剂的应用,易出现血栓栓塞的并发症,中医药的治疗以补气活血利水为基础以促进血行并鼓舞正气以抗邪外出,方药以当归补血汤合五苓散为基本方加减。

在不同的免疫抑制治疗阶段,中医药治疗的侧重点亦不同。

(1)在大剂量激素诱导缓解阶段,因激素为阳热之品,易化热化火,煎灼耗伤阴液,患者此阶段多出现痤疮、精神亢奋、失眠、口干等阳热症状,兼证为阴虚湿热,可合知柏地黄汤加减,酌加蒲公英、栀子、金银花、野菊花、赤芍、地骨皮、丹皮等以加强滋阴清热之力。

(2)在激素撤减及维持阶段,由于阴伤气耗,患者出现面色少华、腰膝酸软、头晕耳鸣、纳少、夜尿增多等症,舌红少津,兼证为气阴两虚,可合参芪地黄汤加减,酌加太子参、沙参、麦冬等以奏益气养阴之功。若久病气虚及阳,出现纳少、畏寒肢冷、月经不调、舌淡胖、脉沉细等,兼证为脾肾阳气虚,应加大补肾健脾温阳力度,可合金匮肾气丸加减,酌加菟丝子、淫羊藿、肉桂、附子等以助肾阳蒸腾气化。

(3)随着激素及免疫抑制剂的使用,患者的免疫功能进一步下降,易继发感染而导致病情加重或反复,治疗应固护肺脾之气,可选玉屏风散,且应嘱患者调整饮食起居,尽量避免体虚感邪而加重病情。

总之,本病治疗棘手,应中西医结合治疗并用,找准中医药治疗切入点及侧重点,辨病与辨证相结合,宏观表现与微观病理相结合,灵活运用,适当化裁,以期达到延缓疾病进展、提高肾脏存活率的目的。

(三) 中医辨证论治方案

杨霓芝认为本病以气(阳)虚为本,加之激素等药物应用,久病耗气伤阴而气阴亏虚,以水湿、湿热、瘀血为标,病变脏腑在肺、脾、肾。治疗应分标本缓急,根据疾病表现及病证所在脏腑,急则治标,缓则治本,或标本兼治,以辨证处方。

建议将本病分为两种证型分型论治:

1. 脾肾气(阳)虚,水湿瘀阻

证候特点:神疲乏力,倦怠懒言,头身困重,面浮肢肿,畏寒肢冷,脘闷纳呆,尿少,尿中大量泡沫,大便黏滞不爽,舌淡暗,舌下络脉迂曲,苔白或腻,脉细弱。

治法:益气健脾温肾,祛湿化瘀利水。

推荐方剂:金匮肾气丸合五苓散加减。

基本处方:黄芪 30g,生地 15g,盐山萸肉 10g,盐菟丝子 20g,泽兰 10g,丹参 15g,茯苓皮 20g,丹皮 10g,熟附子 10g(先煎),桂枝 10g,当归 10g,炙甘草 5g。水煎服。

加减法:气虚重者,可加党参或生晒参 15g;腹胀者,加陈皮 10g、枳壳 10g;阳虚甚者,加菟丝子 15g、淫羊藿 15g;瘀血甚者,加桃仁 5g、红花 5g、三七 6g。

2. 气阴两虚,湿热瘀阻

证候特点:神疲乏力,水肿不甚,口干,皮肤干涩,心烦少寐,大便干结或黏滞不爽,尿短赤,舌红少苔,脉细数。

治法:益气养阴,清热祛湿,活血化瘀。

推荐方剂:参芪地黄汤加减。

基本处方:党参 15g,黄芪 20g,生地 15g,丹皮 15g,泽兰 15g,茯苓 15g,山药 15g,石韦 15g,土茯苓 20g,牛膝 10g,丹参 15g,甘草 5g。

加减法:湿热甚者,加白花蛇舌草 15g、蒲公英 15g、白茅根 15g、茜草根 15g;阴虚甚者,加猪苓 15g、女贞子 15g、墨旱莲 15g;瘀血甚者,加桃仁 5g、红花 5g、三棱 10g、莪术 10g、三七 6g。现代药理研究认为,此类中药具有改善血液流变学、微循环和血流动力学的作用,因此能够改善肾脏微循环,增加肾血流量,抑制肾小球纤维化,也具有抗变态反应作用,可以减轻肾脏反应性炎症。

（四）处方用药特点分析

1. 补气药对——黄芪与党参 黄芪味甘，性微温，入脾、肺经，具有补气升阳、益卫固表、利水消肿、敛疮排毒、消肿生肌之功。党参味甘，性平，入肺、脾经，具有补中、益气、生津之效。《得配本草》云："上党参，得黄耆实卫。"对于以肾病综合征为主要表现的系膜毛细血管性肾小球肾炎患者，其免疫力低，体虚易感外邪，黄芪配党参可益气固表，健脾助运，固护正气以抗御外邪，且能补气利水，使气行则水化。

2. 补血药对——黄芪与当归 当归味甘辛，性温，归肝、心、脾经，功能补血活血，调经止痛，其味甘而重，故专能补血，其气轻而辛，故又能行血，为血中圣药。黄芪配当归具有补气生血、补气活血之效，配伍比例常为 5∶1~2∶1。

3. 补肾药对——盐山萸肉与盐菟丝子 菟丝子辛、甘、平，归肝、肾、脾经，善补肾益精，养肝明目，止泻安胎。山茱萸酸、涩、微温，归肝、肾经，善补益肝肾、收敛固涩。山茱萸性温而不燥，补而不峻，补肝益肾，既能益精又可助阳，为中药中平补阴阳之要药。二药经盐炮制后可以增强药物入肾治下之功。对于久病迁延不愈，表现为头晕目眩、腰酸耳鸣、尿中泡沫等的患者，二药相须为用，可加强滋补肝肾之功，既可益精又可助阳，并有加强收敛固摄之力，使精关得固，蛋白尿得以改善。

4. 活血药对——丹参与泽兰 丹参入心、肝经。《本草便读》："丹参，功同四物，能去瘀以生新，擅疗风而散结，性平和而走血，味甘苦以调经。"泽兰入肝、脾经，辛散苦泄温通，行而不峻，擅活血调经，利水消肿。对于系膜毛细血管性肾小球肾炎患者，血瘀证贯穿始终，丹参与泽兰相配伍，化瘀利水，加强活血化瘀的同时也可改善血络受损之象，从而减少尿蛋白排泄，并使血行则水化。

四、杨霓芝治疗系膜毛细血管性肾小球肾炎的经典验案一例

曾某，女，51 岁，2018 年 10 月 10 日初诊。

病史：患者 2013 年 9 月无明显诱因下开始出现颜面及四肢浮肿，尿中泡沫增多，无肉眼血尿，尿量无减少，在当地医院查尿蛋白(+++)，予中医药治疗后无好转。遂于 2013 年 12 月在当地医院住院治疗，查"尿常规示蛋白(+++)，潜血(+++)；24 小时尿蛋白定量 4.42g；血清白蛋白 27g/L；血肌酐 107.1μmol/L"，诊断为"肾病综合征"，予泼尼松 50mg/d 联合贝那普利治疗，颜面及上肢浮肿消退，仍反复双下肢浮肿。2014 年 1 月 25 日感冒后双下肢水肿加重，遂至北京某医院住院治疗，查"24 小时尿蛋白定量 0.81g，肾血管超声符合胡桃夹现象"，

行肾穿刺活检(因取材欠佳,无法诊断)考虑微小病变肾病,予美卓乐(甲泼尼龙片)40mg/d 联合环磷酰胺 100mg/d 治疗,双下肢水肿减轻后出院。其后因反复肺部感染在当地医院调整为泼尼松联合环孢素治疗。患者仍反复出现肺部感染,遂先后停用环孢素及泼尼松,自诉期间查血肌酐在正常范围,双下肢水肿时轻时重。2017 年 3 月开始发现血肌酐逐渐升高,波动于 146.6~185.8μmol/L,尿蛋白/尿肌酐比值波动于 7.8~13.98,伴有轻度贫血。2018 年 4 月开始间断在我院肾病专科门诊就诊,2018 年 7 月开始加服雷公藤多苷片 20mg/次,每日 3 次。

2018 年 9 月 14 日在我院肾病科住院治疗,查"尿常规示蛋白(+++),潜血(+);尿蛋白/尿肌酐比值 5.19;24 小时尿量 720ml,24 小时尿蛋白定量 3 936mg;血常规示血红蛋白 86g/L;生化示白蛋白 26.7g/L,血肌酐 172μmol/L,尿素氮 14.7mmol/L,尿酸 615μmol/L;自身抗体示抗核抗体阳性,抗核抗体核型示颗粒型/胞浆颗粒型,抗核抗体效价 1:320/1:100,余自身抗体及输血前四项均为阴性",行肾穿刺活检,病理提示符合膜增生性肾小球肾炎,免疫复合物介导(14 个肾小球,其中 7 个球性硬化,1 个节段性硬化,2 个肾小球小纤维性新月体形成)。中医予补肾祛湿、活血化瘀等治疗,西医予降压护肾、雷公藤多苷片抑制免疫、补铁、降尿酸等治疗后出院。

初诊(2018 年 10 月 10 日):精神疲倦,形体消瘦,双下肢水肿,口苦,纳寐可,尿中泡沫,大便调。舌淡暗,苔薄白,脉沉细。查体:双下肢轻度凹陷性水肿。

中医诊断:尿浊(脾肾气虚,湿浊瘀阻)。

西医诊断:慢性肾脏病 4 期,肾性高血压,肾病综合征(膜增生性肾小球肾炎),中度贫血,胡桃夹综合征。

治法:益气健脾补肾,祛湿化浊活血。

中药处方:参芪地黄汤加减。具体药物:黄芪 20g,党参 15g,盐山萸肉 10g,盐菟丝子 20g,丹参 15g,泽兰 15g,燀桃仁 5g,石韦 15g,茯苓皮 20g,芡实 30g,炙甘草 3g。中成药予海昆肾喜胶囊每次 2 粒,口服,每日 3 次。

二诊(2018 年 10 月 24 日):精神倦怠较前改善,间断有上腹部隐痛,双下肢水肿同前,大便溏烂。舌淡暗,苔微黄,脉沉细尺弱。查体:全腹软,无压痛及反跳痛,余查体基本同前。10 月 24 日复查血常规示血红蛋白 103g/L;生化示白蛋白 29.6g/L,尿素氮 11.46mmol/L,血肌酐 229μmol/L,钾 5.59mmol/L;尿常规示尿蛋白(+++),尿潜血(+);尿蛋白/尿肌酐比值 13.41。

中成药处方:三芪口服液每次 1 支,口服,每日 3 次;苯磺酸氨氯地平片每次 5mg,口服,每日 1 次;海昆肾喜胶囊每次 2 粒,口服,每日 3 次;

中药处方:参芪地黄汤加减。具体药物:黄芪 20g,党参 15g,盐山萸肉 10g,盐菟丝子 20g,丹参 15g,泽兰 15g,燀桃仁 5g,石韦 15g,茯苓皮 15g,芡实 30g,当归 10g,甘草 3g。

按:该患者起病时即以大量蛋白尿、高度水肿、血清白蛋白下降为主要表现,临床符合肾病综合征,病情迁延,曾服用激素联合免疫抑制剂治疗。因反复出现肺部感染而停用免疫抑制治疗,血肌酐逐渐升高,肾损伤加重。2018 年在我院肾穿刺明确诊断为膜增生性肾小球肾炎,半数以上的肾小球硬化,肾小管间质萎缩达 50%。根据疾病进展的主要风险因素(肾病综合征、血肌酐升高、高血压、肾小球新月体形成、肾小管间质萎缩),预测该患者疾病进展快,肾脏预后较差。

该患者就诊时以精神倦怠、浮肿、尿中泡沫为主要表现,舌淡暗,苔薄白,脉沉细,为脾肾气虚兼湿浊瘀阻征象,治疗以益气健脾补肾、祛湿化浊活血为法,以参芪地黄汤加减处方。方中黄芪味甘,气微温,气薄而味浓,可升可降,阳中之阳也,入肺脾经,专于补气,有补气升阳、益卫固表、利尿之效;"正气存内,邪不可干""邪之所凑,其气必虚",该患者曾反复肺部感染,正虚已甚,黄芪益卫固表可实卫气而御邪,补肾气而助水液气化,补脾气而助运化水湿,补肺气而通调水道;党参味甘,性平,入脾肺经,有补中益气生津之效;湿困脾阳,脾失健运,湿浊内生,此二药合用益气健脾,使脾气健运,清阳得升,浊阴得化,助肾气之气化与固摄,使精微上行而不下泄。茯苓皮味甘淡性平、入肺脾肾经,泽兰甘微温、归肝脾经,二药利水消肿,泽兰亦可活血祛瘀。盐山萸肉味酸涩,性微温,入肝肾经,功专补肾涩精;菟丝子味辛甘,性平,入肝脾肾经,可补肾固精;芡实味甘涩,性平,入脾肾经,可补肾固精,补脾除湿;三药合用,补肾固精之力益增,减少精微之下泄。久病必瘀,血不利则为水,丹参、桃仁活血祛瘀,合泽兰以增活血利水之力。石韦味甘苦,性微寒,有利尿通淋之效。炙甘草补中气,兼以调和诸药。联合三芪口服液益气活血,海昆肾喜胶囊化浊排毒治疗。

二诊时患者精神倦怠有所改善,舌苔由薄白转为微黄,有化热之象,故守方加减,易炙甘草为生甘草,稍增清热解毒之效,加当归增强养血活血之力,使瘀血易去而新血易生。

该患者病情迁延日久,且肾脏病理提示肾小球硬化及肾小管间质萎缩病变重,后期病情进展可能相对较快,应密切随访及监测,及时对症处理。

(苏佩玲 包崑)

参考文献

1. 陈惠萍,曾彩虹,胡伟新,等. 10 594 例肾活检病理资料分析[J].肾脏病与透析肾移植杂志,2000,9(6):501-509.

2. Sanjeev Sethi,Carla M Nester,Richard JH Smith. Membranoproliferative glomerulonephritis and C3 glomerulopathy:resolving the confusion[J]. Kidney Int,2012,81(5):434-441.

3. 赵宝玲,任现志. 膜增生性肾小球肾炎与NF-κB的关系及中医药研究进展[J].中华中医药杂志,2013,28(2):460-463.

4. 刘婕,李侠. 肾络微型癥瘕理论指导下的活血化瘀法治疗慢性肾功能不全的应用[J].现代中医临床,2016,23(4):39-42.

5. Ju J,Y Lian,S Bo. Differential treatment for membranoproliferative glomerulonephritis with TCM prescriptions plus triptoryph tablets--a report of 30 cases[J]. J Tradit Chin Med,2003,23(3):177-179.

6. Jinquan Wang,Zheng Tang,Chunlei Luo,et al. Clinical and pathological features of dense deposit disease in Chinese patients[J]. Clin Nephrol,2012,78(3):207-215.

第八节　糖尿病肾病

　　糖尿病肾病(diabetic nephropathy,DN)是糖尿病的常见微血管并发症之一,也是导致终末期肾衰竭的重要病因之一。随着我国糖尿病发病率的增长,DN的发病率也逐年升高。尽管西医治疗糖尿病肾病已取得一些进展,但也仅能使患者的病情得到部分控制,并且进入终末期肾衰竭需长期接受血液透析或肾移植,带来了沉重的社会和经济负担。由此可见,现代西医迄今尚无满意的防治DN的方法。中医药有着悠久的传统文化历史,在防治DN方面积累了丰富的临床经验。中医方剂通过不同药物之间的配伍,以其多位点、整体调节的优势,可作用于DN多个病理环节,具有其独特优势。中医专家杨霓芝对本病的治疗也有独特心得,阐述如下。

一、西医学对本病的认识及循证诊疗建议

　　糖尿病已成为我国慢性肾脏病的主要病因,其流行率高于肾小球肾炎导致的慢性肾脏病。DN是糖尿病的常见微血管并发症之一。随着糖尿病的发生发展,肾脏结构和功能进一步损伤,出现难以逆转的肾脏结构损伤和功能障碍,最终进展至终末期肾脏病(ESRD)。在我国,DN已成为ESRD的重要病

因。目前临床广泛应用的控制血糖、调脂、降压及阻断肾素-血管紧张素-醛固酮系统等治疗措施并不能完全阻止疾病进展,仍有很多 DN 患者持续出现大量蛋白尿及进行性肾损害,最终进展至 ESRD,由此带来沉重的社会和经济负担。

肾损害是糖尿病的重要并发症。糖尿病肾病通常发生于病程 10 年以上的糖尿病患者,多合并糖尿病性视网膜病变及外周神经病变。糖尿病肾病的发病机制目前主要有以下几种:第一,高血糖的生化代谢异常。多元醇代谢途径异常使细胞氧化应激增加,产生的活性自由基引起脂质氧化和蛋白质变性,进而导致相关组织的结构和功能损害。此外,高糖状态下,糖基化终末产物增加,超过肾脏清除能力并聚集于肾脏,进而引起肾小球基底膜、系膜等一系列病理改变。第二,脂代谢异常。糖尿病患者多伴有脂代谢紊乱,脂代谢紊乱时,脂质沉积于非脂肪组织,当其沉积于肾脏则造成肾组织损害。同时,高脂血症引起血液黏滞度增加,血流减慢,肾血管血流减少影响正常肾功能。第三,肾小球的血流动力学改变。糖尿病患者随着病程的进展,肾小球内压增高,呈现高滤过状态。第四,细胞因子的作用。血管内皮生长因子(VEGF)、肿瘤坏死因子 α(TNF-α)、转化生长因子-β(TGF-β)等细胞因子的相互作用,在 DN 的发生和发展中起着重要作用。

糖尿病肾病可分为 5 期:

Ⅰ期:功能亢进期,特征为肾脏增大和肾小球高滤过。

Ⅱ期:结构改变期,特征为肾小球基底膜增厚和系膜区基质增多。

Ⅲ期:早期糖尿病肾病,特征是持续出现蛋白尿,尿微量白蛋白排泄率(UAE)在 20~200μg/min。

Ⅳ期:临床期糖尿病肾病,特征为进行性临床蛋白尿(UAE>200μg/min 或尿蛋白 >0.5g/24h)、水肿、高血压、肾小球滤过率(GFR)下降。

Ⅴ期:终末期糖尿病肾病,特征为水肿、高血压日趋恶化,GFR 呈持续下降。临床上 DN 早期多无肾病表现,可有一过性微量白蛋白尿,随后出现持续性白蛋白尿即进入临床糖尿病肾病期,严重者发展为肾衰竭。

目前,尿微量白蛋白是临床诊断 DN 的主要指标,但其检测结果易受高脂饮食、剧烈运动、胰岛素抵抗、高血压、尿路感染等多种因素的影响。肾活检仍然是目前诊断 DN 的金标准,对临床上合并大量血尿、蛋白尿、肾功能快速下降或伴其他系统性疾病表现的患者,应积极建议进行肾脏病理活检。DN 以肾小球基底膜增厚、细胞外基质形成增加、K-W 结节和足细胞丢失为病理特征。另外,部分患者虽已发生晚期肾脏病理改变,但尿微量白蛋白水平仍在正常范围内。因此,探寻用于 DN 早期诊断和预防的更加灵敏、可靠的分子标志物,具有重要临床意义。

目前,糖尿病肾病的治疗主要包括以下几方面:①控制血糖:糖基化血红蛋白(HbA1c)尽量控制在 7.0% 以下;②控制血压:糖尿病肾病患者常伴有高血压,针对这类患者降压药物首选血管紧张素转化酶抑制剂(ACEI)或血管紧张素受体拮抗剂(ARB),在降压的同时改善肾内血流动力学并减轻蛋白尿;③低蛋白饮食:限制蛋白质摄入并主张以优质蛋白为原则,以减轻肾小球高灌注、高滤过状态;④终末期肾脏病的替代治疗:依照个体情况选择血液透析或腹膜透析;⑤器官移植:对终末期糖尿病肾病患者,可行肾移植治疗。

二、中医药治疗本病的现状

目前临床广泛应用的控制血糖、调脂、降压及阻断肾素 - 血管紧张素 - 醛固酮系统等治疗措施并不能完全阻止疾病进展。缺乏早期、有效的干预措施是目前 DN 防治面临的瓶颈问题。中医药在治疗糖尿病肾病方面有独特优势,通过不同药物之间的配伍,以其多位点、整体调节的优势,作用于糖尿病肾病多个病理环节,较针对单一病理环节的药物取得更好疗效。

中医学认为 DN 属"消渴""尿浊""水肿""关格""虚劳"等范畴。《金匮要略·消渴小便利淋病脉证并治》所云"小便不利者,有水气,其人若渴,用栝蒌瞿麦丸主之",即指消渴病继发水肿。《古今录验方》:"消渴病有三:一渴而饮水多,小便数,无脂似麸片甜者,皆是消渴病也;二吃食多,不甚渴,小便少,似有油而数者,此是中消病也;三渴而饮水不能多,但腿肿,脚先瘦小,阴痿弱,数小便者,此是肾消病也。""肾消"相当于西医学中糖尿病肾病等多种并发症情况。有学者提出因甘肥厚味壅遏脾胃,产生湿热,湿热互结,化燥伤阴;五志过极,气郁化火,火伤津液;劳累过度,肾阴受损,或素体阴虚,则燥热内生,伤阴耗气,久则湿热伤津,燥热煎熬津血,导致"瘀热""瘀滞"为标,气阴两虚为本。

络病学说认为"络脉瘀阻,津凝痰聚"是其主要的病理环节,"肾络成积"是其主要病理改变。总之,DN 为本虚标实,虚实夹杂,病位在肝脾肾,气阴两虚为本,血瘀、湿浊贯穿始终。

由于糖尿病患者一旦出现大量蛋白尿,病情往往很难逆转,因此,应在早期糖尿病肾病即开始积极治疗。基于 DN "气阴两虚,脉络瘀阻"的中医基本病机,其中以瘀血凝阻于肾络为主要病理特点,血瘀存在于 DN 的全过程,络脉瘀阻是糖尿病肾病的主要病理环节,因此,益气活血、化瘀通络法为贯穿始终的重要治法。

现代药理研究证明,具有养阴降糖作用的中药有山茱萸、地黄、女贞子、天花粉、石膏、知母等;具有益气降糖作用的中药有人参、西洋参、黄芪、山药、茯苓等。另可适当配合选用桃仁、川芎、红花、芍药、益母草等活血祛瘀药物。此期积极治疗,可以延缓糖尿病肾病的进展。

三、杨霓芝临证经验

(一)病因病机的认识

糖尿病肾病的病机特点为"本虚标实",肾元亏虚、气阴两伤为本,燥热为标。以肾元亏虚、气阴两伤为主的正气不足形成了DN发病基础中本虚的一面。标实包括痰湿、浊毒、瘀血等。肾元亏虚,鼓动乏力,气虚无力运行则易变生郁滞。气为血之帅,气虚则无力推动血行,气郁则血行不畅,阴液亏涸则血行涩滞。气化不行,水液内停,日久则酿生痰湿。气血津液运行不畅,郁滞则能生热,加重消渴病内结的燥热。消渴病日久,痰湿、浊毒、瘀血互相影响,既可消耗正气,又能妨碍脏腑精气、气血津液的化生,共同形成了DN发病基础中标实的一面。此外,DN病位在肝脾肾,气阴两虚为本,血瘀、湿浊贯穿始终。

(二)中医治疗切入点

由于糖尿病患者一旦出现大量蛋白尿,往往很难逆转,治疗非常困难。因此,应在糖尿病肾病早期阶段就提倡予以中医药积极治疗。此外,DN为本虚标实之证,基本病机为气阴两虚,兼夹瘀血、水湿、痰浊等标证,其中气虚血瘀贯穿始终。因此,益气活血法是DN的基本治法,应贯穿DN治疗的全过程。

(三)中医辨证论治方案

杨霓芝认为,糖尿病肾病的发生是由于消渴迁延而致。消渴的病机特点是阴虚燥热,以阴虚为本,燥热为标,且多夹瘀,易生变证。病起初期,以燥热阴虚为主,此时病位在肺胃;病程迁延不愈,久则耗气出现气阴两虚,此时病位主要在肝肾;病情发展,阴损及阳而成阴阳两虚,此时病位主要在脾肾;脾肾两虚则水湿停滞,泛滥于肌肤而见水肿,甚至阳气衰竭可见阳衰湿浊瘀阻之危候。故将本病分为燥热阴虚、气阴两虚、脾肾气(阳)虚、阳衰浊毒瘀阻4种证型论治。

1. 燥热阴虚

证候特点:尿浊,乏力,咽干口燥,头晕多梦,或尿频尿多,手足心热,心悸不宁,舌体瘦薄、质红,苔少而干,脉细或细数。

治法:养阴清热润燥。

推荐方剂:白虎人参汤加味。

基本处方:生石膏 20g,知母 15g,太子参 30g,沙参 15g,麦门冬 15g,生地黄 10g,天花粉 15g,桃仁 5g,毛冬青 15g。每日 1 剂,水煎服。

加减法:口苦、大便干结者,加大黄 6g、厚朴 10g,以增加清热通腑之力;胃纳差、舌苔厚腻者,加苍术 10g、藿香 10g,以除湿化浊。

2. 气阴两虚

证候特点:尿浊,神疲乏力,气短懒言,咽干,尿频尿多,手足心热,舌体瘦薄、质红或淡红,苔少而干,脉沉细无力。

治法:益气养阴。

推荐方剂:参芪地黄汤加减。

基本处方:太子参 30g,南黄芪 15g,生地黄 15g,山茱萸 15g,山药 15g,丹皮 10g,茯苓 15g,黄精 15g。每日 1 剂,水煎服。

加减法:乏力明显者,加生晒参 10g 以加强益气之功;腰膝酸痛者,可加杜仲 15g、桑寄生 15g,以补肾壮腰;夜尿频多表现突出者,可加益智仁 15g、桑螵蛸 10g,以固精缩尿;口干甚者,可加天花粉 15g、葛根 15g,以清热生津止渴。

3. 脾肾气(阳)虚

证候特点:尿浊,神疲畏寒,腰膝酸冷,肢体浮肿,下肢尤甚,面色㿠白,小便清长或短少,夜尿增多,或五更泄泻,舌淡体胖有齿痕,脉沉迟无力。

治法:健脾温肾。

推荐方剂:金匮肾气丸加减。

基本处方:熟附子 15g(先煎),肉桂 3g(焗服),山茱萸 10g,山药 15g,黄芪 15g,白术 15g,泽泻 15g,茯苓 15g,桃仁 5g。

加减法:大便溏泻者,加炒扁豆 15g、炒薏苡仁 15g,健脾止泻;周身酸痛者,加鸡血藤 30g、蜈蚣 2 条,以通络活血;畏寒甚者,加仙茅、淫羊藿各 15g。

4. 阳衰浊毒瘀阻

此型由于肾元虚衰,浊毒内停,耗气伤血,使气血阴阳俱虚,痰瘀互结,水湿浊毒停滞,甚至凌心射肺,上犯清阳,蒙闭清窍。

证候特点:恶心呕吐频发,头晕目眩,周身水肿,或小便不行,舌质淡暗,苔白腻,脉沉弦或沉滑。

治法:滋肾助阳,降浊化瘀。

推荐方剂:真武汤合二陈汤加减。

基本处方:熟附子 10g,白术 10g,茯苓 20g,淫羊藿 15g,白术 15g,生姜 15g,陈皮 6g,法半夏 10g,桃仁 5g,肉桂 2g(焗服)。每日 1 剂,水煎服。

加减法：若浊阴不降而见神倦头昏，思睡，恶心，甚至口中有尿味者，加枳实 10g、石菖蒲 10g，以理气止呕。若瘀象较甚，肌肤甲错，面色黧黑者，加红花 6g、地龙 10g、丹参 15g，以活血化瘀。若见喘促，脉虚浮而散，上盛下虚，水邪射肺之证者，可加红参 10g（另煎兑入）、蛤蚧 1 对、五味子 15g，以补肾纳气。

（四）处方用药特点分析

糖尿病肾病的基本病机为气阴两虚，兼夹瘀血、水湿、痰浊等标证，为本虚标实之证，其中气虚血瘀是糖尿病肾病的关键病机。因此，益气活血法为可作为糖尿病肾病的基本治法，并贯穿糖尿病肾病治疗的全过程。基于此病机理论，杨霓芝创制了益气活血中药复方三芪口服液（通脉口服液），治疗糖尿病肾病取得了良好疗效。

黄芪味甘，性微温，入脾、肺经，有补气升阳、益卫固表、利水消肿、补血生肌、托毒排脓等功效。糖尿病肾病表现为气虚不能固摄，导致精微下注，黄芪补气固脱，正合机宜。杨霓芝多年临床及实验研究证实，黄芪有减少感冒次数、消除面浮肢肿、增强体力的作用，能降低血清尿素氮、血肌酐的水平，减少蛋白尿，增加肾血流量，改善肾脏微循环及血液灌注，纠正脂质代谢紊乱，具有抗自由基作用和免疫调节功能，减轻系膜细胞增生和炎性细胞浸润，减轻肾小球基底膜增殖，故可用以防治糖尿病肾病。三七味甘、微苦，性温，入肝、胃经，专走血分，善化瘀血、止出血、散瘀血、消肿块、行瘀血、止疼痛。现代药理研究证实，三七具有抑制血小板聚集，改善体内高凝状态，调节免疫，促进肾间质细胞凋亡，抑制肾间质细胞增殖，延缓肾小球硬化的发生等作用。黄芪、三七配伍，益气活血相得益彰，可以改善糖尿病肾病患者的生化代谢紊乱、血液流变学异常，从而起到良好的治疗糖尿病肾病的目的。

黄芪和三七配伍防治肾脏病已成为目前研究的焦点。血清药理学研究表明，黄芪、三七配伍可明显抑制肾小球系膜细胞增殖。动物实验研究表明，主要由黄芪、三七组成的通脉口服液可改善 DN 大鼠肾脏病变，发挥肾脏保护作用。临床研究进一步证实，通脉口服液可改善 DN 患者蛋白尿及临床症状，稳定肾功能，具有肾保护作用。因此，黄芪配伍三七，符合 DN 益气活血的基本治法。

四、杨霓芝治疗糖尿病肾病的经典验案一例

何某，男，61 岁，2015 年 7 月 22 日初诊。

病史：患者因"多饮多食多尿 10 余年，双下肢水肿 1 年"就诊，既往高

血压病史 10 余年,2 型糖尿病病史 14 年。2012 年因泡沫尿于广东省人民医院住院诊治,诊断为糖尿病肾病,予降糖、护肾等治疗,出院后未规律随诊。2014 年 7 月出现尿中泡沫增多,双下肢水肿,疲倦,在我院门诊查 24 小时尿蛋白定量 3 648mg,尿常规示尿蛋白(+++)。血清白蛋白 40g/L,尿素氮(BUN)8.7mmol/L,血肌酐(Cr)91μmol/L。刻诊:精神倦怠,面色晦暗,颜面部色素沉着,双下肢水肿,少许腰背酸痛,纳可,眠差,多梦,口干口苦,小便量如常,多泡沫,夜尿 3 次,大便偏干,舌淡红,苔微黄,脉沉细,尺弱。查血压 17.82/9.58kPa(130/70mmHg);双下肢轻度凹陷性水肿。生化检查:2015 年 7 月 20 日 24 小时尿蛋白定量 4 865mg;肾功能示尿素氮(BUN)9.0mmol/L,血肌酐(Cr)98μmol/L。

中医诊断:消渴(脾肾气虚,湿热瘀阻)。

西医诊断:2 型糖尿病,糖尿病肾病(临床蛋白尿期)。

治法:健脾补肾,益气活血,佐以清热利湿。

方药:黄芪 30g,熟地黄 30g,丹参 20g,石韦 20g,菟丝子 30g,覆盆子 15g,金樱子 15g,山萸肉 10g,芡实 20g,桃仁 5g,桑螵蛸 15g,当归 15g,甘草 3g。14 剂,日 1 剂,煎水服,并予三芪口服液 10ml,一日 3 次口服以益气活血;百令胶囊 3 粒,一日 3 次口服。嘱患者服药后无不适可以继续服用 14 剂,1 个月后复诊。

二诊(2015 年 8 月 22 日):患者乏力好转,面色晦暗,梦多,口苦较前改善,夜尿较前减少,双下肢仍有浮肿,腰背酸痛较前有所改善。舌淡红,苔微黄,脉沉细尺弱。复查 24 小时尿蛋白定量 1 137mg。处方:在原方基础上减去桑螵蛸,加茯苓皮 30g、七叶一枝花 10g,14 剂。三芪口服液、百令胶囊口服同前。

随访:此后规律复诊及随访,处方基本如前,肾功能稳定。2016 年 7 月复查肾功能示尿素氮(BUN)9.6mmol/L,血肌酐(Cr)114μmol/L。

按:本例患者西医诊断为 2 型糖尿病、糖尿病肾病(临床蛋白尿期),中医诊断为消渴(脾肾气虚,湿热瘀阻),治疗上除了常规西医控制血糖、血压等对症治疗外,针对患者脾肾气虚、湿热的关键病机,采取健脾益肾、益气活血的基本治法,重用黄芪 30g 健脾益气,熟地、山萸肉补肾填精,并选用丹参、桃仁、当归活血化瘀。当归为血中之气药,可补血活血行气;桃仁在活血的同时还有润肠通便的作用。诸药合用,相得益彰。同时佐以清热利湿,加用石韦、芡实利湿清热。石韦入肾,具有利尿通淋的功效;芡实可利湿。菟丝子、覆盆子、金樱子、桑螵蛸补肾固摄精微,甘草调和诸药,并予百令胶囊补肾。患者服用上述药物后症状改善,蛋白尿也明显减少,效果明显。此后患者仍有浮肿,舌苔黄,湿热较为明显,在原方基础上加用茯苓皮加强利水消肿效果、七叶一枝花清热利湿解毒,进一步巩固疗效。

此外,联合使用三芪(主要有黄芪和三七组成)口服液治疗,益气活血,贯穿患者治疗的始终,也是取得良好疗效的关键之一。中医学认为,糖尿病肾病(DN)属"消渴""水肿"等范畴,基本病机为气阴两虚,兼夹瘀血、水湿、痰浊等标证,为本虚标实之证,其中气虚血瘀是 DN 的关键病机,"气为血之帅","气能行血,气行则血行,气滞则血瘀"。气虚推动无力,是导致血瘀的重要机制。因此,益气活血法是 DN 的基本治法,应贯穿 DN 治疗的全过程。黄芪具有补气升阳、益卫固表等功效。《本草求真》指出,黄芪为补气诸药之最。黄芪作为"补中益气、健脾利水"的传统中草药已广泛应用于治疗糖尿病、慢性肾炎蛋白尿。三七专走血分,善化瘀血,具有活血化瘀、止血及消肿定痛等功效。因此,黄芪、三七配伍,益气活血相得益彰,符合 DN 益气活血的基本治法,具有坚实的中医理论及临床实践基础。

(桂定坤)

参考文献

1. Triki S,Fekih O,Hellara I,et al. Association between serum cystatin C levels and cardiovascular disease in type 2 diabetic patients [J]. Ann Biol Clin(Paris),2013,71(4):438-442.

2. Matsushita K,van der Velde M,Astor BC,et al. Association of estimated glomerular filtration rate and albuminuria with all-cause and cardiovascular mortality in general population cohorts:a collaborative meta-analysis [J]. Lancet,2010,375(31):2073-2081.

3. Mann JF,Gerstein HC,Pogue J,et al. Renal insufficiency as a predictor of cardiovascular outcomes and the impact of ramipril:the HOPE randomized trial [J]. Ann Intern Med,2001,134(8):629-636.

4. Altemtam N,Russell J,El NM. A study of the natural history of diabetic kidney disease[J]. Nephrol Dial Transplant,2012,27(5):1847-1854.

5. Adeera Levin,Michael Rocco. KDOQI clinical practice guidelines and clinical practice recommendations for diabetes and chronic kidney disease [J]. Am J Kidney Dis,2007,49(2 Suppl 2):S12-S154.

6. Yang W,Lu J,Weng J,et al. Prevalence of diabetes among men and women in China [J]. N Engl J Med,2010,362(12):1090-1101.

7. Liu ZH. Nephrology in China [J]. Nat Rev Nephrol,2013,9(9):523-528.

8. Muskiet MH, Smits MM, Morsink LM, et al. The gut-renal axis: do incretin-based agents confer renoprotection in diabetes? [J]. Nat Rev Nephrol, 2014, 10(2): 88-103.

第九节　高血压肾损害

高血压肾损害系原发性高血压引起的肾脏结构和功能改变，以累及血管、肾小球和小管间质为特征，分为良性小动脉肾硬化症和恶性小动脉肾硬化症。前者是由于良性高血压长期作用于肾脏所致，后者是由急进性高血压或恶性高血压所致，临床上相对少见。本篇主要探讨良性小动脉肾硬化症。中医无高血压肾损害相应病名，据其临床症状分属"眩晕""水肿""关格"等范畴。

一、西医学对本病的认识及循证诊疗建议

高血压肾损害多见于 50 岁以上人群，病程长，一般病程 10~15 年，临床特点是在长期高血压影响下，早期常出现夜尿增多等肾小管及间质功能损害的表现，可有轻度蛋白尿，而在晚期可出现严重蛋白尿、氮质血症，肾功能下降进展缓慢，最终发展为终末期肾脏病。

高血压的发病机制与血管、内分泌、免疫、遗传及环境因素等相关，肾脏在高血压的发生、发展中也起到重要作用，二者形成恶性循环，逐渐造成肾脏损害。首先，中层的肥厚和成纤维细胞性内膜增厚引起血管腔狭窄，常出现在小叶间动脉和弓形动脉，而前者更为明显，在病理上可见中层肥厚和内膜双轨征；其次，玻璃样物质沉积于小动脉壁，以入球小动脉最明显，最常见和特异性的改变是入球小动脉的严重受累伴有玻璃样变，内弹力膜和基膜的变性，和整个血管的纤维蛋白样坏死。内弹力层常常受损而可能分层。当小动脉病变导致的管壁增厚、管腔狭窄发展到一定程度，肾小球供血明显减少，造成肾小球和肾小管的缺血性病变，肾小球可能表现为局灶球性和局灶节段性硬化。局灶球性硬化是因为缺血性损伤和肾单位功能丧失。而局灶节段性硬化是因为肾小球增大，可能是对肾单位丢失的代偿性反应。血管和肾小球受累和与缺血相关的经常的严重间质性肾炎及因小管上皮细胞表面抗原表达改变所致的主动免疫过程有关。最后肾小球硬化，肾间质纤维化，肾脏缩小，表面凹凸不平，形成固缩肾，进入肾衰竭。

在高血压肾损害的治疗上，早期进行降血压治疗，并将血压降至目标值是预防疾病进展的关键。目前使用广泛的降压药物包括利尿剂、β 受体阻滞剂、钙拮抗剂、血管紧张素转换酶抑制剂（ACEI）或血管紧张素 Ⅱ 受体拮抗剂（ARB）

等。其中,钙拮抗剂、ACEI 和 ARB 对肾脏的血流动力学更有利,且 ACEI 及 ARB 在降压以外尚可保护肾脏。但由于高血压肾损害发病机制复杂,临床治疗缺乏针对性、专一性,导致部分患者在多种降压药物联合治疗下疗效不理想。

二、中医药治疗本病的现状

近年来多项研究表明,中医药在保护肾功能、改善高血压肾损害症状等多方面具有一定的作用。因此在降压治疗的同时,给予中医药治疗,对于提高高血压肾损害的临床疗效具有重要意义。

本病的中医病因病机可参照眩晕、尿浊、水肿、关格,主要是由年老久病或饮食不节或七情过度所致。或因情志不遂,肝失条达,肝阳上亢,上扰头目,出现眩晕;或因久病失养或年老,脾虚中气下陷、肾虚固摄无权,精微下泄导致蛋白尿;或因肺失通调、脾失传输、肾失开合,三焦气化不利,水湿内停,泛滥肌肤,发为水肿;脾肾虚衰,浊邪壅塞三焦,三焦气化不利,则小便不通与呕吐并见,格拒不纳而出现关格等证候。

高血压肾损害无固定的中医主症,据其临床演变过程属"眩晕""水肿""尿浊""关格"等范畴。常见证候如:阴虚阳亢,症见眩晕,耳鸣目涩,腰膝酸软,五心烦热,失眠多梦,口干口苦,面色潮红,尿黄,舌质红,少苔或苔黄,脉弦细数。肾气不固,症见精神萎靡,消瘦无力,腰膝酸软,夜尿频或小便失禁,尿后余沥,或有女子带下清稀,男子滑精早泄,舌淡苔薄白,脉沉细。湿瘀交阻,症见面色晦暗无华,乏力或水肿,腹胀,纳呆,口干不欲饮,腰酸痛,唇舌紫暗或有瘀斑,苔白腻,脉濡或涩。脾肾阳虚,湿毒内阻,症见面色苍白,形寒肢冷,纳少腹胀,恶心呕吐,面浮肢肿,身重困倦,腰膝酸冷,小便不通,舌淡、体胖有齿印,苔白厚腻,脉沉迟。

总的来说,高血压肾损害病程日久,每呈本虚标实、虚实夹杂之证,病机是肝肾阴虚,肝阳上亢,脾肾受损、肾虚血瘀,病位主要在肝、脾、肾。治以标本兼顾,扶正祛邪为主,采取滋养肝肾、健脾、补益肾气为法治其本,以平肝潜阳、活血祛瘀、化痰泄浊为法治其标。在选择中药复方治疗本病方面,天麻钩藤汤合六味地黄丸、五子衍宗丸、桃红四物汤合防己黄芪汤、实脾饮合真武汤等均有一定疗效。除辨证论治外,单味降压中药(钩藤、天麻、罗布麻、葛根、杜仲、莱菔子、牡丹皮、防己、黄芩、夏枯草等)配合辨证使用降压专方(平肝化瘀汤、复方黄瓜片等)也有肯定疗效。此外,针灸、穴位外敷、沐足等中医特色疗法均可降压。

三、杨霓芝临证经验

(一) 对本病的认识

杨霓芝认为本病病机主要为脏腑功能失调,尤其是肝肾阴阳失调,其病位在肝,根源在肾,而虚阳上亢、痰瘀内生则是疾病发生的必然环节。素体阳盛阴衰之人,阴阳平衡失其常度,阴亏于下,阳亢于上;肾气亏虚,精髓不充,水不涵木,进而导致五脏功能失调,出现各种病症。肝藏血,肾藏精,肝阴不足可致肾阴亏虚,肾阴亏虚亦可导致肝阴不足。肝肾阴虚,不能涵敛阳气,阳气亢逆上冲,会出现眩晕、头痛,同时有口干、烦热及面色潮红等阴虚于下、阳浮于上的一系列症状。而长期精神紧张或恼怒,使肝失条达,肝气郁结,气郁化火伤阴,肝阴耗伤,风阳易动,则上扰头目,亦可出现眩晕、头痛。另外,饮食不节,肥甘厚味太过,损伤脾胃,或忧思劳倦伤脾,以致脾虚健运失职,聚湿生痰;或肝气郁结,气郁湿滞,致使痰湿中阻,可表现为脘闷、困倦、眩晕欲仆等。此外,本病日程迁延,久病伤血入络,抑或湿浊内阻,气机运行不畅,瘀血不行,气滞血瘀,可出现头痛、面色晦暗等。

杨霓芝认为本病"初病在经,久病入络""初病在气,久病入血""气病累血,血病则累气"。高血压患者随病程的延续,病情进一步发展,殃及血分,使血行不畅,终至瘀血阻络。病久不愈,阴阳俱损,最终致阴阳两虚。

(二) 中医治疗切入点

杨霓芝认为本病除治疗高血压,需积极使用西药降血压之外,在预防、稳定、逆转高血压肾损害,防治肾脏硬化方面,应予以中西医结合治疗。

因为高血压肾损害的发病机制十分复杂,西药虽可有效控制血压升高,但不能理想地改善症状、逆转靶器官的损害。中医药虽在即时降压疗效方面不够理想,但在改善症状和对心、脑、肾等靶器官的保护作用等方面具有一定优势。因此在本病的治疗上,杨霓芝认为中西医都不能固步自封,而应将两者合理结合,充分发挥中西医各自的优势。在中医理论指导下,以辨证施治为前提,结合西医的发病机制和治疗原则,利用中医药的一些新的研究成果,进行辨证辨病相结合,往往可以提高疗效。

所以,杨霓芝认为治疗高血压肾损害在传统中医学辨证施治的基础上,可适当结合西医学指标及诊断标准进行微观辨证,指导临证遣方用药,更好地做到有的放矢。杨霓芝根据多年的临床经验,总结出分期治疗高血压肾损害的独特心得,将高血压肾病分为 2 期(肾损害期和肾衰竭期),在分期的基础上进行辨证论治,临床上已证明可取得较好的疗效。尤其在肾损害期和肾衰竭期,更是中医发挥作用的最佳切入期。

(三) 中医辨证治疗方案

1. 肾损害期 该期以尿白蛋白排泄率异常,或以尿常规蛋白阳性、24 小时尿蛋白定量 >0.5g,但肾功能正常为特点。本阶段治疗的目的为保护肾脏,延缓肾衰竭的发生。杨霓芝认为,此期患者多因病程日久,肾虚气化不利,不能升清降浊,脾虚运化失司,气血生化乏源,加之气虚无力推动血行,故该期治疗以滋补先后天之本为则,以补益脾肾为主,辅以活血利水渗湿。此期多见脾肾气虚,水湿瘀阻证。

证候特点:面色晦暗,乏力,腰部酸痛,下肢浮肿,腹胀,纳呆,口干不欲饮,唇舌紫暗,或有瘀斑,苔白腻,脉濡或涩。

治法:补益脾肾,活血利水渗湿。

推荐方剂:香砂六君子汤加减。

基本处方:党参 30g,黄芪 30g,茯苓 15g,淫羊藿 15g,丹参 15g,木香 10g(后下),砂仁 10g(后下),陈皮 10g,法半夏 10g,白术 10g,泽泻 10g,桃仁 5g,红花 5g。

加减法:湿重欲呕者,加藿香 10g 以化湿止呕;腰痛明显者,加三七 5g 以加强活血之力;水肿明显者,加猪苓 15g、茯苓皮 15g 以利水消肿。

2. 肾衰竭期 该期以肾小球滤过率下降、血肌酐升高为特征。杨霓芝认为,此期以脾肾两虚、肾失所养为主要病机,兼夹证多而复杂。肾衰竭期属于疾病的晚期,在前期出现的气虚证发展至此多转变为阳虚或气阴两虚,最后出现阴阳两虚。该期病位在脾、肾两脏,主证需分清气血阴阳虚损之别,兼夹证多水湿证,水湿不去而化浊则变为湿浊证,或水湿蕴久化热而成湿热证,最终湿浊久蕴成毒而演变为浊毒证,其中血瘀证可贯穿病情始终。

主证:

(1) 脾肾气(阳)虚

证候特点:纳少腹胀,形寒肢冷,面色㿠白,腰膝酸冷,面浮肢肿,舌淡胖有齿印,脉沉迟。

治法:温补脾肾。

推荐方剂:实脾饮加减。

基本处方:白术 10g,茯苓 15g,党参 30g,木香 10g(后下),草果 10g,干姜 5g,巴戟天 15g,熟附子 10g(先煎),淫羊藿 15g。

(2) 气阴两虚

证候特点:面色无华,气短乏力,腰膝酸软,皮肤干燥,大便干结,小便量少色黄,舌淡红,脉沉细。

治法:益气养阴。

推荐方剂:参芪地黄汤加减。

基本处方:太子参 15g,黄芪 15g,山药 15g,生地黄 10g,茯苓 15g,泽泻 10g,牡丹皮 10g,山茱萸 10g,甘草 5g。

(3)阴阳两虚

证候特点:精神萎靡,极度乏力,头晕眼花,腰膝酸冷,大便稀溏,舌胖,脉沉细。

治法:阴阳双补。

推荐方剂:肾气丸加减。

基本处方:熟地黄 15g,山茱萸 10g,山药 15g,茯苓 15g,牡丹皮 10g,泽泻 10g,熟附子 10g(先煎),肉桂 1.5g,龟甲 15g(先煎),鹿角胶 15g(烊化),杜仲 15g。

兼证加减治疗:如湿浊证见恶心呕吐,纳呆腹胀,身重困倦,舌苔厚腻,加用芳香和胃化浊药,如藿香、木香、砂仁、陈皮、半夏;水气证见全身浮肿,加用行气利水药,如车前草、大腹皮、泽泻、猪苓、石韦;血瘀证见肌肤甲错,皮下瘀斑,舌暗,加用活血化瘀药,如桃仁、红花、三七、益母草;热证见口苦,大便秘结,小便短赤,舌苔黄厚,加用清热解毒药,如蒲公英、车前草。

(四)处方用药特点分析

1. 重用黄芪 大量黄芪能有效减少尿蛋白。当患者出现夜尿多、蛋白尿、浮肿等症时,此期多属肾气不固。治疗上以益气固肾为主,临床上在辨证选方基础上加入大量黄芪,既有利水作用,又可减少甘温升火之弊,还能起到降尿蛋白的作用,一举多得,并不与传统中医辨证治疗相矛盾。

杨霓芝还根据自己多年临床经验,以益气活血作为组方原则,研制了三芪口服液。该药以黄芪、三七等为主要药物。黄芪补气升阳,又能生血行滞、利尿消肿、生津止渴,补气可助行血。三七活血化瘀,直击血瘀。诸药合用,共奏益气活血之功。该药不温不燥,适合于高血压肾损害患者。

2. 内外兼治 高血压肾损害发展至晚期往往病情复杂。杨霓芝主张晚期的治疗不应局限于汤剂口服,可在辨证论治的基础上结合外治法,暗合汗下之意。如中药保留灌肠,非阳虚证患者可用结肠透析Ⅰ号方(含大黄、牡蛎、蒲公英、益母草各 30g 等);阳虚证患者可用结肠透析Ⅱ号方,即Ⅰ号方加附子 30g。结肠透析方药液直接作用于结肠,能通腑降浊,使血中毒素从肠道直接排出。对肾衰顽固性水肿应用利尿剂效果差者,以及部分皮肤瘙痒的患者,杨霓芝认为可采用"开鬼门"的药浴方法,药用橘子皮、生姜、柚子皮等透表发汗药,煮沸加入浴缸温水中,浸浴 30 分钟左右,以达发汗目的,有明显消肿作用,并可有效改善患者瘙痒症状,但对血压控制不佳者本法不宜使用。对于血压较高、失眠等患者,杨霓芝主张配合使用中药"沐足方"(桂枝、白芍、细辛、毛冬青等)沐足,调畅气血。多种方法综合治疗,内外兼治,多管齐下,促进了毒素的排泄,改善了患者的症状,延缓了慢性肾衰竭的进展。

3. 重视活血化瘀　杨霓芝认为高血压肾病有久病必瘀的特点,瘀血内生贯穿高血压肾病始终,将活血化瘀法贯穿本病治疗的全程。在高血压肾病早期,"瘀"源于气滞与痰凝,所谓"痰瘀同源""痰瘀相关"之谓也。在肾损害期,"瘀"源于虚,此"虚"概为"气虚"与"阴虚",脾肾气虚,血行无力则为瘀;阴虚则血涩不畅,故血瘀,此即"因虚致瘀"。肾衰竭期,"瘀"之原因复杂,因"虚"因"实"均可致瘀,肝、脾、肾气虚、阴虚可致血行乏力、血涩不畅;湿浊、水气均与血瘀相关,湿邪阻碍脉络气机,血行不畅,则为血瘀,"血不利则为水",则为水气之证,此即杨霓芝慢性肾病"久病必瘀,久病入络"之说。

杨霓芝认为,活血化瘀法的应用不必拘泥于四诊所得,只要实验室检查有血液流变学的异常,或血、尿纤维蛋白降解产物增高,即符合中医学瘀血的内涵。

故桃仁、红花、赤芍、牛膝、泽兰等均是杨霓芝处方中的常用药,这类药物传统中医认为有活血化瘀通络的作用,西医学也证实有清除自由基、减少蛋白尿、保护肾功能的作用。在辨证基础方上适当加减此类药物能收获不错的疗效。

四、杨霓芝治疗高血压肾损害经典验案一例

薛某,男,42 岁,2014 年 6 月 9 日初诊。

病史:发现高血压 7 年,外院诊断高血压肾病病史,血肌酐(SCr)波动于 157~230μmol/L,尿酸(UA)波动于 416~582μmol/L,血红蛋白(Hb)波动于 86~145g/L,尿蛋白(UPro)波动于(+++)~(++++),尿隐血(UBLD)(+),尿白细胞(UWBC)(+),总胆固醇(TC)4.42~5.08mmol/L,甘油三酯(TG)2.99~4.09mmol/L,白蛋白(ALB)43.9~41.1g/L。2014 年 6 月 9 日查 SCr 180μmol/L。有脑梗死病史。

初诊:症见乏力,颈部及身痒,双下肢水肿,夜尿 3 次,大便成形。舌暗红,苔微黄,脉沉细。

中医诊断:慢性肾衰(脾肾两虚,湿热瘀阻)。

西医诊断:慢性肾脏病 3 期,高血压肾损害。

治法：益气活血，清热利湿。

中药处方：女贞子 15g，墨旱莲 15g，制何首乌 15g，丹参 15g，泽兰 15g，白芍 15g，土茯苓 15g，薏苡仁 30g，甘草 3g。中成药予海昆肾喜胶囊 2 粒，一日 3 次；尿毒清颗粒 1 袋，一日 3 次。

二诊（2014 年 7 月 9 日）：肝功能、血常规未见异常。SCr 184μmol/L，二氧化碳总量（TCO$_2$）22.3mmol/L，UA 559μmol/L；血脂示 TG 4.72mmol/L。尿常规示尿白细胞（LEU）（+），尿蛋白（PRO）（+++）。症见双下肢中度浮肿，舌淡红，苔黄，脉细。

方药：女贞子 15g，墨旱莲 15g，熟地黄 20g，泽兰 15g，白芍 15g，土茯苓 30g，薏苡仁 30g，菊花 15g，桑寄生 20g，牛膝 15g，煨粉葛 20g，甘草 5g。

三诊（2014 年 9 月 1 日）：尿常规示蛋白（+++）；生化示肌酐 190μmol/L，尿酸 594μmol/L。eGFR 36.65ml/（min·1.73m^2）。症见神清，精神疲倦，纳眠可，双下肢凹陷性浮肿，夜尿 3 次，大便成形，量少，舌淡红，苔微黄腻，脉沉细。

方药：黄芪 20g，熟地黄 20g，盐山萸肉 10g，女贞子 15g，墨旱莲 15g，菟丝子 20g，当归 15g，泽兰 15g，重楼 10g，石韦 20g，白芍 15g，甘草 3g。

后患者继续守方治疗 1 年余，双下肢浮肿消退，夜尿减少至 1~2 次，肌酐维持在 160~190μmol/L。

按：患者罹患高血压多年，肌酐升高，目前已进入肾衰竭期。该期病位在脾、肾两脏，水湿不去，蕴久化热而成湿热证。久病必瘀，久病入络，故治法为益气活血，清热利湿。肾衰竭期为高血压肾病晚期，脾肾两虚、肾失所养为其主要病机。处方以二至丸为基础方，平补肝肾，补而不滞，润而不腻，久服不碍脾胃。白芍养血柔肝，疏利气机，又能收正气。正如成无己所言："正气虚弱，收而行之，芍药之酸，以收正气。"丹参活血祛瘀生新，作用平和，活血而不伤正；泽兰平和不峻，主入肝经血分，活血化瘀，故"能治水肿，破瘀血"；土茯苓、薏苡仁清热利湿，现代药理研究显示可降尿酸。患者一直以该方为基础进行治疗，前后历时近 1 年的时间，双下肢浮肿消退，患者病情逐渐平稳。

（梁晖　林启展　夏蔼）

参考文献

1. 王海燕. 肾脏病学［M］. 2 版. 北京：人民卫生出版社，2008：162.
2. 冯昱斌，方祝元. 高血压肾损害的中医药治疗与研究［J］. 安徽医药，2014，18（12）：2225-2229.

3. 刘巍,熊兴江,王阶.高血压肾损害及其中医药防治进展[J].中国中药杂志,2014,39(1):14-19.

4. 沈竹阳,方祝元.中医药从标本兼治角度治疗高血压肾损害概况[J].世界中西医结合杂志,2014,9(6):664-666.

5. 陈捷.单味中药治疗高血压研究现状及进展[J].海峡药学,2012,24(6):225-227.

6. 庞英华.中医外治法治疗原发性高血压的研究进展[J].世界中医药,2014,9(6):817-819.

第十节　狼 疮 肾 炎

系统性红斑狼疮(systemic lupus erythematosus,SLE)是一种自身免疫介导的可导致多系统器官损伤的弥漫性结缔组织疾病。狼疮肾炎(lupus nephritis,LN)是 SLE 累及肾脏所引起的一种免疫复合物性肾炎,主要由自身抗原抗体复合物沉积在肾小球和肾小管间质所致,可表现为蛋白尿、血尿、肾炎综合征、肾病综合征、急性或慢性肾衰竭等,是 SLE 所致的最多见、最严重的脏器损伤,也是我国最常见的继发性肾小球疾病之一。

一、西医学对本病的认识及循证诊疗建议

LN 是我国免疫介导的继发性肾脏疾病最常见的病因。国内有研究表明,继发性肾脏疾病中免疫介导疾病占 59.2%,而免疫介导疾病中狼疮肾炎所占比例最高(55.63%),约有 5%~20% 的患者 10 年内可进展为终末期肾脏病,故 LN 的及时诊治对改善肾脏预后具有重要意义。

LN 确诊及治疗方案的制订需以肾活检病理表现为基础,目前主要依据国际肾脏病学会和肾脏病理学会(ISN/RPS)2003 年联合制订的狼疮肾炎病理组织学分类,将其分为Ⅰ~Ⅵ型。ISN/RPS 分类标准主要依据肾小球病变来分型,不仅明确界定了 LN 的活动性和慢性病变,而且强烈推荐病理报告描述肾小管间质及血管病变。

LN 治疗方案的制订除了取决于 LN 的病理表现外,也取决于 SLE 的活动度以及患者的治疗反应、副作用。目前评价 SLE 活动性的标准很多,包括 SLEDAI(the systemic lupus erythematosus disease activity index,即系统红斑狼疮疾病活动指数)、BILAG(the British Isles lupus assessment group scale,即英国狼疮评估组评分)和 SLAM(the systemic lupus activity measure,即系统性狼疮活动测定)。其中,尤以 SLEDAI 评分和 BILAG 评分最为常用,可评估 SLE 病情

轻重程度为:①轻型 SLE:诊断明确或高度怀疑者,但临床稳定且无明显内脏损害,所有系统 BILAG 评分为 C 或 D 类,SLEDAI 积分 <10 分;②中度活动度狼疮:明显重要脏器累及且需要治疗的患者,BILAG 评分 B 类(≤2 系统),或 SLEDAI 积分在 10~14 分;③重型 SLE:狼疮累及重要脏器,任何系统 BILAG 评分至少 1 个系统为 A 类和/或 >2 个系统达到 B 类者,或 SLEDAI 积分≥15 分。

LN 的治疗应根据病理类型选择治疗方案,实施个体化原则。治疗目标是保护重要脏器功能,防止复发和不良转归,尽可能减少药物不良反应;治疗的目的是要达到疾病的缓解。

临证治疗时,首先要判断狼疮的活动度,病情是处于急性活动期还是维持缓解期。急性活动期应该积极予以糖皮质激素及免疫抑制剂(可选择环磷酰胺或霉酚酸酯)的治疗,急性期根据患者治疗的反应维持 4 个月到半年左右。随后进入维持缓解期,推荐小剂量糖皮质激素联合硫唑嘌呤或霉酚酸酯维持治疗,一般维持 2 年左右,继续随访。一般在无特殊禁忌证情况下,建议所有 LN 患者均接受羟氯喹治疗,Ⅵ型 LN 仅根据 SLE 肾外表现决定糖皮质激素和免疫抑制剂。

此外,对来氟米特、他克莫司、利妥昔单抗在 LN 治疗中的研究也日渐增多。有研究证实,来氟米特联合泼尼松在增生性 LN 诱导治疗中有效,患者耐受良好。他克莫司联合激素能迅速、有效地控制弥漫增殖性 LN 的病情活动,蛋白尿缓解更快,复发率更低,且未观察到严重不良反应,短期应用安全性较好。还有部分 MMF 或静脉 CTX 诱导治疗无效的狼疮肾炎患者改用利妥昔单抗、贝利木单抗等生物制剂治疗提示可显著改善病情,为 SLE 及 LN 的治疗带来了新希望,但仍需更大规模前瞻随机对照试验对其疗效及副作用进行评价,从而更好地应用于临床。

二、中医药治疗本病的现状

近 20 余年,虽然狼疮肾炎诊疗指南更新及提出一些治疗推荐意见及建议,但目前狼疮肾炎的治疗仍以激素和免疫抑制剂为主。狼疮肾炎病程长,存在不同的预后转归,免疫抑制药物的副作用亦不容忽视。中医药在改善狼疮肾炎患者自身症状、控制疾病活动、提高临床疗效、降低西药毒副作用等方面具有一定优势。

中医古代医籍中无"狼疮肾炎"一名,但根据其临床症状,本病属中医学"阴阳毒""蝴蝶丹""鬼脸疮""日晒疮""温毒发斑"以及"虚劳""水肿""腰痛"及"痹证"等范畴。现代医家大多认为狼疮肾炎病机总属本虚标实,以先天禀赋不足、肝肾亏虚为本,以外毒、湿热、瘀血客于机体为标。其内因多为先天禀赋不足,导致阴阳气血失调,肝肾亏虚,尤以阴亏为要,外因多与感受邪毒有关,且邪毒以热毒最为关键,而病后体虚、劳累过度、外感六淫、阳光曝晒、七情内伤均为该病的重要诱因。总之,狼疮肾炎的发病,先天禀赋不足,肾精亏虚是疾病发生的内在基础,感受外界六淫疫疠之邪为疾病发生的外部条件。两者相互影响,使疾病反复发作,缠绵不愈。本病如若治不及时,病变可弥漫三焦,致使五脏六腑俱损,若上入巅顶,则为危证。如果病情迁延,正气愈虚,邪气愈盛,日久则可发生癃闭、关格、肾衰等病。

治疗上,首先要坚持尽早治疗原则。《金匮要略》谓阴阳毒"五日可治,七日不可治",临床实践提示早期发现,及时治疗则病情易于控制,有助于延长生存期乃至根治;反之,则邪盛正虚,病趋难治。施治时,还应注意"急则治其标,缓则治其本"和"标本兼治"。对阴阳毒的治疗,需时时紧扣热、毒、瘀3个病理关键,同时兼顾肝肾之虚、脾肾亏虚。急性发作期,宜清热解毒、凉血祛瘀为主;慢性缓解期,重在治本,宜以滋养肝肾、健脾补肾、益气养阴为主。

三、杨霓芝临证经验

(一) 病因病机认识

杨霓芝认为,阴虚、热毒、瘀血是狼疮肾炎的关键病机。阴虚火旺,热毒炽盛,一为虚火,一为实热,二者同气相求,肆虐不已,侵害脏腑,损伤气血,随着病情的迁延和病程的推移,可渐致气血亏虚,从而显现出正虚邪实、虚实夹杂的复杂病机。

急性发作期以热毒炽盛为主,多表现为阳热燔灼、邪毒内扰之象;邪热可耗气灼津,使阴液亏耗,阴虚火旺,正气损伤,故后期可呈现气阴两虚之征象,且久病不愈,阴损及阳,致阳气衰微或阴阳两虚。同时,疾病初期热毒炽盛可损伤血脉,血溢脉外而为瘀血,后期则因气阴两虚,气虚行血无力,津液亏耗,血液黏稠致瘀血。瘀血是伴随本病而产生的病理产物,并作为继发性致病因素而进一步影响本病发展。瘀血阻络,又可发为腰痛;"血不利则为水",瘀血内停,亦可发为水肿。此外,本病由于邪毒炽盛、脏腑受损、水液代谢的多个环节障碍,气化失司,致水湿内停,也可表现为水肿;脏腑虚损,精微外泄,可见蛋白尿等。

(二) 中医药治疗切入点

1. 根据疾病所处阶段不同,采用分期辨病与辨证相结合 杨霓芝结合西医学对狼疮肾炎的诊疗指南方案,提出结合疾病不同分期特点,相应地辨证予中医药治疗。

(1) 狼疮肾炎急性活动期,应立即启动大剂量免疫抑制剂治疗,以诱导病情缓解;疾病缓解后,免疫抑制剂仍需长期维持并逐渐减量。此时中医药的应用目的在于增效减毒,根据疾病所处不同分期特点,辨证予中医药治疗。

(2) 狼疮肾炎免疫抑制维持治疗或撤药期,免疫抑制剂逐渐减量至最小剂量维持,甚至停药。此时中医辨证属本虚,脾肾(阳)气虚为主,兼夹湿热、湿浊、瘀血等,故应中医药辨证治疗为主,以发挥巩固疗效、防止复发的目的。

2. 不同的免疫抑制治疗阶段,中医药随证而治

(1) 狼疮肾炎诱导缓解期:此时期使用大剂量激素及免疫抑制剂治疗。杨霓芝认为激素、免疫抑制剂乃纯热之品,长期大剂量使用易化热化火,耗气伤阴。此阶段患者多表现为热势持续不退,或有周身皮疹、红斑或瘀斑,肌肉关节酸痛,烦躁口渴,尿短赤,舌质红绛,苔黄,脉洪数或弦数等热毒炽盛之象;或表现为五心烦热,潮热,痤疮、口干苦,舌红,少苔,脉弦细等气阴两虚、阴虚内热之象。此时中医药多采用"清热解毒、凉血活血"或"滋阴清热"为法以增加疗效,减轻激素、免疫抑制剂的毒副作用。

(2) 免疫抑制剂减量及小剂量维持阶段:此阶段患者多表现乏力肢倦,面色少华或无华,口燥咽干,或腰膝酸软、肢体清冷不温,头晕耳鸣,纳少腹胀,舌质淡红少津或淡胖有齿痕,苔少而薄,脉细弱,提示由阴虚火旺证转化为气阴两虚或脾肾(阳)气虚。杨霓芝认为此由阴损及气或阳所致,当以"益气养阴、益气温阳"为法。激素减量阶段患者往往出现气阴两虚的表现,则要加用黄芪、太子参、白术、山药、女贞子等益气养阴之品,并逐渐以中药治疗为主。激素减至维持量,患者可能会出现皮质功能减退综合征,则宜加用温补脾肾之品,如巴戟天、仙茅、淫羊藿、菟丝子、真武汤、肾气丸等。另外,在本病各阶段均有瘀血发生,活血化瘀中药应贯穿始终。

(3) 临床上不少患者往往在撤减激素的过程中出现复发:杨霓芝认为在撤减西药用量的过程中适当选用中药非常必要,可减少反跳作用。常用的有清热利湿、益气健脾、滋肾填精的方药。如具有清热利湿作用的宣痹汤、甘露消毒丹、三仁汤、疏凿饮子;具有益气健脾作用的香砂六君子汤、补中益气汤、异功散、四君子汤、参苓白术散;以及具有滋肾填精作用的六味地黄丸、大补阴丸、壮骨丸、知柏地黄丸等方剂。并且可酌情选用青蒿、地骨皮、生地黄、白花蛇舌草、鸡血藤、知母、牡丹皮、泽泻、黄芩、黄连、车前草、大黄、黄芪、玄参、太子参、枸杞子、山茱萸、熟地黄、茯苓等中药,可根据临床具体情况选择运用。

(三)中医辨证论治方案

杨霓芝认为狼疮肾炎发病早期多因热毒作祟,日久入络致瘀,并可灼伤阴津,故狼疮肾炎咎其病性不外本虚标实,本虚责之肝肾阴虚、津液亏耗,标实则为热毒瘀血、聚而为患。急性活动期多见热毒炽盛,治疗多以清热解毒、凉血活血为则;缓解期多见阴虚内热、气阴两虚、脾肾阳虚,则当益气固本、扶正补虚为要。具体辨证论治如下:

1. 热毒血瘀

证候特点:起病急骤,热势持续不退,或有周身皮疹、红斑或瘀斑,肢体浮肿,肌肉关节酸痛,心悸,甚则神昏谵语,或抽搐,或吐、衄、便(尿)血,烦躁口渴,关节疼痛,尿短赤,舌质红绛、苔黄,脉洪数或弦数。

治法:清热解毒,凉血活血。

推荐方剂:犀角地黄汤合五味消毒饮加减。

基本处方:水牛角 30g(先煎),赤芍 15g,丹皮 15g,生地黄 15g,知母 15g,金银花 15g,野菊花 15g,紫花地丁 10g,白花蛇舌草 10g,蒲公英 15g,甘草 5g。水煎服。

加减法:热毒炽盛,斑疹鲜红,加大青叶、青黛、紫草、紫珠草等;湿热毒火熏蒸,加黄柏、龙胆等;瘀热重,加熟大黄、水蛭等;血瘀水停,加泽兰、泽泻、马鞭草、商陆等;关节痹阻疼痛,加威灵仙、秦艽、川牛膝等。

2. 阴虚内热

证候特点:两目干涩,五心烦热,咽干口燥,或长期低热,颧红盗汗,头晕耳鸣,溲赤便结,舌嫩红苔少或光剥,脉细数。

治法:滋养肝肾,兼以清热。

推荐方剂:二至丸合知柏地黄汤加减。

基本处方:女贞子 15g,墨旱莲 15g,知母 15g,黄柏 10g,生地黄 20g,茯苓 15g,山药 15g,牡丹皮 10g,石韦 15g,荠菜 15g,丹参 15g,白术 15g。水煎服。

加减法:阴虚重,加炙鳖甲、玄参等;阴虚阳亢,加代赭石、龙骨、牡蛎、白芍等;营血伏毒,加水牛角、赤芍等;下焦湿热,加萆薢等。

3. 气阴两虚

证候特点:倦怠乏力,少气懒言,恶风易感冒,自汗盗汗,五心烦热,口燥咽干而饮水不多,胃纳欠佳,大便先干后稀,舌暗红,苔少或薄,脉细弱。

治法:益气养阴,活血利水。

推荐方剂:生脉散合桃红四物汤加减。

基本处方:黄芪 15g,麦冬 15g,五味子 10g,桃仁 5g,红花 5g,当归 15g,川芎 10g,赤芍 10g,丹参 15g。水煎服。

加减法:若阴阳两虚者,以地黄饮子为主加减;兼痰浊者,可加法半夏、橘红、贝母、瓜蒌;兼湿热者,可配合四妙丸或三仁汤;尿少水肿者,加车前子、茯苓。

4. 脾肾阳虚

证候特点:精神萎靡,周身乏力,面色㿠白无华,或见目胞浮肿及下肢明显水肿;形寒怕冷,腰膝酸软,肢体清冷不温;心悸气短,胸腹胀满,纳少腹胀,便溏尿清,苔薄或腻,质紫暗,色偏淡,舌体淡胖有齿痕,脉细弱。

治法:益气温阳,活血利水。

推荐方剂:济生肾气丸或真武汤加减。

基本处方:肉桂 3g,熟地黄 15g,山萸肉 10g,山药 15g,茯苓 15g,白术 15g,猪苓 10g,泽泻 10g,丹参 15g,牛膝 15g,车前子 15g。水煎服。

加减法:水肿明显且偏脾阳虚者,以实脾饮为主加减;水肿偏肾阳虚者,以真武汤为主加减;若水肿且偏气虚者则加黄芪以补气健脾。小便泡沫多,加石韦、薏苡仁、土茯苓等;瘀血明显,加桃仁、红花、川芎等;气阴两虚,加南沙参、北沙参、麦冬等;阳虚甚,加仙茅、淫羊藿等。

(四) 处方用药特点分析

1. 赤芍药、牡丹皮——凉血散瘀 狼疮肾炎急性活动期热毒炽盛,可损伤血脉,血溢脉外而为瘀血,致热毒血瘀,多表现为周身皮疹、红斑或瘀斑,尿血或镜下血尿等。遵叶天士"入血就恐耗血动血,直须凉血散血"之旨,选用入血分之药,清热凉血,止血散瘀,药用赤芍药、牡丹皮。赤芍药性凉,味酸苦,入肝、脾经,"主邪气腹痛,除血痹,破坚积,寒热疝瘕,止痛,利小便,益气"(《神农本草经》)。《本草别录》认为其"通顺血脉缓中,散恶血,逐贼血,去水气,利膀胱大小肠,消痈肿"。《药性论》:"治肺邪气,腹中疞痛,血气积聚,通宣脏腑拥气,治邪痛败血,主时疾骨热,强五脏,补肾气,治心腹坚胀,妇人血闭不通,消瘀血,能蚀脓。"赤芍药可清热凉血而无凉遏之弊,活血散瘀而无动血之患。牡丹皮性微寒,味苦、辛,入心、肝、肾经,具有清热凉血、活血散瘀功能。《神农本草经疏》:"入血分,凉血热之要药。"《滇南本草》记载其可"破血,行血,消癥瘕之疾,除血分之热"。

牡丹皮、赤芍药配伍可达到热清血宁而无耗血动血,凉血止血而不留瘀之目的。现代药理研究表明,赤芍药可抗血栓形成,抗血小板聚集,抑制脂质过氧化反应,并具有清除氧自由基的能力。而牡丹皮具有很好的抗炎、抗菌作用,能显著提高网状内皮系统的吞噬功能,并有显著抗变态反应作用。狼疮肾炎以免疫反应为关键,原位免疫复合物或循环免疫复合物在肾小球滞留沉积,激活补体,使肾小球内产生炎症及凝血过程,导致肾小球毛细血管内微血栓形成及纤维蛋白沉积,并可致肾小球固有细胞增生,基质增多,中性粒细胞和单核细胞在肾小球浸润,使毛细血管腔狭窄甚至闭塞。二药合用,有利于改善微循环,减少免疫复合物沉积,发挥免疫调节等作用。

2. 女贞子、墨旱莲——滋阴凉血 女贞子甘、苦,性凉,归肝、肾经。主治滋补肝肾,明目乌发。用于眩晕耳鸣,腰膝酸软,须发早白,目暗不明。《神农本草经》:"主补中,安五脏,养精神,除百疾。久服肥健。"《本草纲目》:"强阴,健腰膝,明目。"《神农本草经疏》:"凉血、益血。"《本草正》:"养阴气,平阴火,解烦热骨蒸,止虚汗,消渴,及淋浊,崩漏,便血,尿血,阴疮,痔漏疼痛。亦清肝火,可以明目止泪。"《本草蒙筌》:"黑发黑须,强筋强力,多服补血去风。"《本草再新》:"养阴益肾,补气舒肝。治腰腿疼,通经和血。"墨旱莲甘、酸,性寒,归肾、肝经,滋补肝肾,凉血止血;用于牙齿松动,须发早白,眩晕耳鸣,腰膝酸软,阴虚血热、吐血、衄血、尿血、血痢、崩漏下血、外伤出血。《本草纲目》:"乌须发,益肾阴。"《本草述》:"疗溺血及肾虚变为劳淋。"《滇南本草》:"固齿,乌须,洗九种痔疮。"《南宁市药物志》:"治目疾、翳膜。"

狼疮肾炎早期热毒炽盛,邪热叩耗气灼津,阴液亏耗,阴虚火旺,故后期可呈现气阴两虚之征象。杨霓芝认为二药味甘性寒凉,药性平和,擅长滋补肾阴,补而不腻,适宜长期久服,并且二药可滋阴凉血,通利二便,导热从二便而出,对阴虚火旺证型也非常适宜。

3. 黄芪、生地黄——益气滋阴活血 黄芪甘温,能补气固表,利水消肿,具有双向调节免疫作用,能增强活血化瘀药物功效。黄芪可通过多种途径保护肾小球基底膜的电荷屏障和机械屏障,从而降低蛋白尿。生地黄甘苦,性凉。《医学启源》记载,生地能"凉血补血,补肾水真阴不足"。《神农本草经》认为其"通血痹,填骨髓,长肌肉"。《本经逢原》认为生地黄"内专凉血滋阴,外润皮肤荣泽,病人虚而有热者宜加用之"。《神农本草经疏》称其为"补肾家之要药,益阴血之上品"。现代药理研究表明,生地具有类激素样作用,具有调节免疫功能的作用,既能提高低下的细胞免疫,又能抑制亢进的体液免疫,降低免疫球蛋白和体内自身抗体滴度,是治疗红斑狼疮的常用药物。

杨霓芝认为,狼疮肾炎大部分病程阶段是以脾肝肾亏虚为本,热、毒、瘀为标的虚实夹杂之证。健脾、滋阴补肾是治疗狼疮肾炎的主要法则,特别是在巩固维持阶段。黄芪为益气之上品,生地为补肝肾阴之要药,二药合用以治本虚,能减少激素引起的不良作用,有利于激素的撤减和病情的稳定。

四、杨霓芝治疗狼疮肾炎的经典验案一例

何某,女,37岁。2010年3月19日初诊。

病史:2010年1月28日因反复双眼睑浮肿在中山大学第一附属医院就诊,行肾穿刺提示狼疮肾炎Ⅳ(A)型,24小时尿蛋白定量4.713g,血肌酐123.7μmol/L,白蛋白20.98g/L,予足量激素及多次环磷酰胺冲击治疗。现维持激素免疫抑制、降压、护胃、抗骨质疏松等治疗。2010年3月1日予美卓乐52mg,每日1次。3月16日复查24小时尿蛋白定量3.506g。

初诊(2010年3月19日):症见疲倦,双眼睑轻度浮肿,腰酸乏力,两目干涩,口干,纳可,眠差,小便调,舌淡胖、有齿印,苔薄黄,脉细弱。3月16日查血肌酐172μmol/L,血清白蛋白22.3g/L,血红蛋白76g/L。

中医诊断:阴阳毒(气阴两虚)。

西医诊断:狼疮肾炎Ⅳ(A)型。

治法:益气养阴,活血利水。

中药处方:女贞子15g,墨旱莲15g,黄芪30g,生地黄15g,制何首乌15g,丹参15g,煅龙骨30g(先煎),煅牡蛎30g(先煎),茯神15g,炙甘草3g。中成药予百令胶囊3粒,每日1次。

二诊(2010年4月26日):症状及查体基本同首诊。患者先后于2010年3年27日、28日,2010年4月15日、16日行环磷酰胺(CTX)冲击治疗。2010年4月14日复查24小时尿蛋白定量7.4g,血红蛋白68g/L,血清白蛋白20.8g/L。4月15日美卓乐减量为44mg,每日1次。

方药:女贞子15g,墨旱莲15g,黄芪30g,生地黄20g,制何首乌15g,丹参15g,七叶一枝花15g,当归10g,珍珠母30g(先煎),煅龙骨30g(先煎),煅牡蛎30g(先煎),菟丝子15g,制山萸肉10g,甘草5g。

继续数诊后至2010年7月12日复查24尿蛋白定量1.0g,7月30日美卓乐减量为20mg、每日1次。时症见:双下肢轻度浮肿,乏力减轻,晨起口苦口干,纳可,眠较差,二便调,舌淡红,苔黄稍腻,脉滑。

方药:女贞子15g,墨旱莲15g,生地黄15g,丹参15g,七叶一枝花15g,蒲公英15g,知母15g,炒黄柏15g,赤芍15g,泽兰15g,五指毛桃30g,甘草5g。

再诊数次至2011年4月26日,患者无明显不适,舌暗红,苔薄微黄,脉沉细。复查尿蛋白阴性,血清白蛋白36.4g/L,血肌酐78μmol/L。美卓乐减量为8mg,每日1次,维持。

方药:女贞子15g,墨旱莲15g,黄芪30g,党参15g,桃仁5g,丹参15g,当归

15g,白芍 15g,制何首乌 15g,煅龙骨 30g(先煎),煅牡蛎 30g(先煎),盐山萸肉 15g,菟丝子 15g,甘草 5g。

按:本患者以反复双眼睑浮肿起病,表现为大量蛋白尿(4 713mg/24h)。外院行肾穿刺活检,明确诊断为"狼疮肾炎Ⅳ(A)型"。狼疮肾炎处于急性活动期,急则治其标,外院已予足量激素及多次环磷酰胺冲击治疗。

杨霓芝认为狼疮肾炎急性活动期,以热毒炽盛为主,邪热可耗气灼津,使阴液亏耗,同时激素、免疫抑制剂乃纯热之品,大剂量使用易化热化火,加重气阴亏虚,此时中医药配合使用可发挥增效减毒作用。此患者就诊时临床表现双眼睑轻度浮肿,腰酸乏力,两目干涩,口干,纳可,眠差,二便调,舌淡胖有齿印,苔薄黄,脉细弱。辨证属于气阴两虚,苔微黄,有阴虚火旺之象,故杨霓芝认为治疗上应以益气养阴、活血利水为治疗原则。方中女贞子、墨旱莲擅长滋补肾阴,补而不腻,适宜长期久服,并且二药可滋阴凉血。黄芪善于益气,兼活血之效,生地清热滋阴,为补肝肾阴之要药,二药合用以治本虚,能减少激素引起的不良作用,有利于激素的撤减和病情的稳定。方中煅龙骨、煅牡蛎可滋阴潜阳,收涩固精,有助于减少尿蛋白排泄;制何首乌补肝肾、益精血;丹参活血化瘀;茯神通利小便。狼疮肾炎是以脾肝肾亏虚为本,热、毒、瘀为标的虚实夹杂之证,其中瘀血贯穿疾病始终,故杨霓芝非常强调活血化瘀,并将"益气活血法"贯穿治疗的始末。方中取丹参、桃仁、泽兰、白芍以活血化瘀、通脉利水,治疗过程中避免使用动血、破血之品,以免伤及正气。

随症加减方面:脾肾气虚明显者,可加大黄芪、党参、菟丝子、盐山萸肉用量,加强补益脾肾;阴虚火旺时,可加用炒黄柏、知母清虚热。热毒反复时,可加用石膏、鱼腥草、蒲公英、七叶一枝花清热解毒,赤芍清热凉血。关节疼痛时,可加用五指毛桃、土茯苓通利关节,怀牛膝补肝肾、强筋骨。

再经数次随访就诊后,该患者的尿蛋白阴性,血肌酐、血清白蛋白维持正常水平,提示病情好转稳定。

(王立新　李虎才)

参考文献

1. 朱慧娴,周敏林,侯金花,等. 肾脏疾病谱的变迁:基于 2003~2014 年中国单中心 40 759 例肾活检病理诊断分析[J]. 肾脏病与透析肾移植杂志,2017,26(2):101-107.

2. Maroz N,Segal MS. Lupus nephritis and end-stage kidney disease [J]. Am J Med Sci,2013, 346(4):319-323.

3. 任琪,曾华松.来氟米特治疗狼疮性肾炎疗效和安全性的 Meta 分析[J].中国循证儿科杂志,2011,6(2):104-109.

4. 胡伟新,陈樱花,刘正钊,等.激素联合赛可平和他克莫司治疗狼疮性肾炎的前瞻性临床研究[J].肾脏病与透析肾移植杂志,2011,20(4):301-306.

5. 程玉婷,张雅兰,吴垚,等.狼疮性肾炎的中西医结合治疗进展[J].中国中西医结合肾病杂志,2017,18(3):278-280.

第十一节　抗中性粒细胞胞质抗体
相关性血管炎肾损害

系统性小血管炎是指以小血管壁的炎症和纤维素样坏死为病理特征的一组系统性疾病。原发性小血管炎中多数与抗中性粒细胞胞质抗体(ANCA)有关,因此又将这部分患者血清中可检测出 ANCA 的血管炎称为 ANCA 相关性小血管炎(AASV)。肾脏是 AASV 最易受累的脏器,多表现为镜下血尿,可见红细胞管型,多伴蛋白尿,肾功能受累亦较常见,半数以上表现为急进性肾小球肾炎,少数患者可有少尿和高血压。西医对于 AASV 的治疗方法主要为糖皮质激素联合细胞毒药物、长期应用免疫抑制药物,急危重症可采取血浆置换和大剂量甲泼尼龙冲击。AASV 累及肾脏则可迅速进展至肾衰竭,若不经治疗,预后极差,90% 患者在 1 年内死亡。

一、西医学对本病的认识及循证诊疗建议

抗中性粒细胞胞质抗体相关性血管炎(antineutrophil cytoplasmic antibody-associated vasculitis,AAV)是以血管壁炎症和坏死为病理特征的一组疾病,包括嗜酸性肉芽肿性多血管炎(eosinophilic granulomatous with polyangiitis,EGPA)、肉芽肿性多血管炎[granulomatous with polyangiitis(GPA),曾用名韦格纳肉芽肿病(Wegener granulomatosis,WG)]及显微镜下多血管炎(microscopic polyangiitis,MPA),三者均可累及全身多个器官和系统,因其临床表现复杂多样,常常给诊断带来困难。很多患者起病急、进展快,病情凶险且复杂多变。

近年来,随着对 AAV 认识的不断深入,检测手段和诊断标准的不断完善,其可能威胁患者生命的严重性,以及早期诊断和规范治疗对于改善预后所起的重要作用,使 AAV 受到多学科的广泛重视。本病可累及全身多个脏器,以肾脏累及最为常见,临床上一些患者因诊治不及时而进入终末期肾脏病(end stage renal disease,ESRD)需长期肾替代治疗。

目前的研究成果显示,ANCA 相关性血管炎的病因和发病机制尚不明确,可能包含以下几方面的易感因素,包括遗传因素、环境因素、感染和药物。目前已经发现的家族性 ANCA 相关性血管炎以及该疾病在不同地区的差异均反映出遗传因素的关系。人类白细胞抗原(HLA)类型、ANCA 靶抗原基因、α1- 抗胰蛋白酶基因多态性与血管炎的发生和复发有关。在环境因素中,尤其硅与血管炎的关系备受关注。流行病学资料显示,在 ANCA 相关性肾炎或 GPA 中,有 22%~46% 的患者有硅接触史,且与接触时间关系更为密切。其他环境因素如烟尘、建筑材料、杀虫剂等也有一定联系。感染导致炎性因子释放,引起中性粒细胞致敏,诱导内皮细胞活化,是 ANCA 介导内皮细胞损伤的前提。金黄色葡萄球菌、铜绿假单胞菌等与血管炎的发生和复发有关,尤其是金黄色葡萄球菌与 GPA 关系非常密切。目前药物因素中丙硫氧嘧啶(PTU)和 ANCA 关系最为密切,可以诱导 ANCA 的产生,并在特定条件下导致血管炎的发生。综合国内外的调查数据不难发现,国内外 ANCA 相关性小血管炎发病平均年龄较大,多数为老年人群。且国外以 GPA 为主,国内以及日本以 MPA 为主,人种之间的疾病谱有很大差异,提示其遗传因素的存在。另外的易感因素主要包括环境、感染和药物。上述多种因素往往综合作用,使得 ANCA 相关性血管炎的病因和发病机制复杂多样。

本病治疗分为诱导缓解期和维持缓解期。诱导缓解治疗是应用糖皮质激素(GC)联合细胞毒药物控制急性炎症反应,减少脏器的进一步损伤。维持缓解期主要是长期应用不良反应较小的免疫抑制剂伴或不伴小剂量 GC 治疗,控制疾病复发。急危重症可采取血浆置换和大剂量甲泼尼龙冲击。AASV 累及肾脏则可迅速进展至肾衰竭,若不经治疗,预后极差,90% 患者在 1 年内死亡。因此,对临床可疑患者应早诊断、早治疗。

AASV 治疗至今尚无非常严格的标准化方案,但随着大量针对抗中性粒细胞胞质抗体(ANCA)相关性血管炎临床试验的开展,一些新的循证医学结果逐渐达成共识:①糖皮质激素和环磷酰胺仍是 AASV 诱导期最主要的治疗手段,静脉注射环磷酰胺较口服更好;②对早期轻症 AASV,甲氨蝶呤可以替代环磷酰胺,重症患者可行血浆置换;③利妥昔单抗(美罗华)已被证明在诱导 AASV 缓解方面与环磷酰胺有同样效果,对复发病例更优,有望成为标准治疗药物;④维持期治疗可用硫唑嘌呤;⑤随着疾病机制的不断深入,"分子治疗"被寄予厚望。此外,需注意 AASV 患者约有 20%~30% 进展至 ESRD,进入 ESRD 后血管炎复发的概率较尚未进入 ESRD 或有残存肾功能者显著降低,但是增加了感染的风险,尤其对老年患者,感染的风险几乎是未进入 ESRD 和有残存肾功能患者的 2 倍,而感染是导致死亡的一个重要原因。因此,对 ESRD 患者出现血管炎活动时,免疫抑制治疗要适度。

二、中医药治疗本病的现状

中医学中并无相应病名,对该病的症状、病因病机的论述散见于"肌衄""血痹""咳血"等的论述中。近年也有学者认为该病可能属中医的"伏气温病"范畴,并认为根据发病的具体情况,疾病的不同阶段,急性发作期可能与中医的"血证""癃闭"等病相似,缓解期可能与中医"血痹"相似。当前对 ANCA 相关性小血管炎肾损害的中医诊断也并无统一,可诊断为"癃闭""关格""水肿""虚劳"等。

目前,多数医家认为本病多因素体禀赋不足,或年老体弱,导致脏腑功能失调,内生伏邪(如湿、痰、瘀等),邪伏血络,脉络瘀滞。若感受外邪,如风热、药毒等,引动伏邪,内外相挟,滋生湿热、热毒。热毒流注,燔灼血脉,外达肌肤血络,而发为皮疹;痹阻经络,则肌肉关节疼痛不已;内窜脏腑经络,在上损伤肺络,则咳血,痹阻中焦气机,则呕恶纳呆,下元肾络损伤,可见血尿、蛋白尿、浮肿等症。本病的主要病位应在血络。基本病理改变是络脉阻滞。病机特点是正虚邪实,即虚、瘀、湿、热、毒。"邪盛谓之毒",诸邪之渐均可为毒,毒邪弥漫三焦,则出现发热、咯血、喘息气促、恶心呕吐、尿少浮肿等急危重症。ANCA 相关性小血管炎肾损害多由于肺、脾、肾三脏受损,在病程的演变中又可变生水湿、湿浊、浊毒等病理产物,病情进展十分迅速,证候多较严重,特别是在肾脏病变的活动期,分清泌浊功能减退,秽浊溺污不得外泄,蓄积体内,酿为"浊毒",终致阴阳错乱,险象环生。小血管炎肾损害正虚、血瘀、湿邪在发病中占重要地位,也是病情缠绵难愈,易复发的主要因素。《临证指南医案》中有"血流之中,必有瘀滞,故致病情缠绵不去"之说。

鉴于对该病气虚血脉瘀阻,邪伏血络这一病机的认识,目前多数医家主张治疗以益气和营、解毒活血为基本治则,随症加减。

三、杨霓芝临证经验

(一) 病因病机的认识

传统中医典籍虽无"小血管炎"病名,但根据其临床证候,将其归于中医"血痹"一类;当病变累及肾脏时又可归于中医的"尿血""水肿""关格""癃闭""虚劳"等。临床证候以瘀血停滞、气机不通之证为主,瘀血既是各种证候的病理产物,又是其疾病发生的主要致病因素。杨霓芝从事临床肾病治疗多年,有丰富的临床经验和自己独特的见解,认为中医治疗 ANCA 相关性血管炎及其肾损害当以气虚血瘀论治,治疗当以"扶正益气、活血化瘀"法贯穿始终。

杨霓芝认为,本病的发生是内外因共同作用的结果,外因通过内因起作用。内因多为饮食劳倦、七情内伤、禀赋不足、年老体弱等,导致脏腑功能失调、气机亏虚,内生伏邪(如湿、痰、瘀等),邪伏血络,脉络瘀滞,发为血痹;外邪有风、湿、热、毒。风为百病之长,常兼夹他邪合而伤人,风邪袭表,可见外感症状并有关节屈伸不利表现。湿性重浊、黏滞,易阻碍气机,湿阻中焦,湿困于脾,脾失健运而致虚劳,脾气虚,脾不统血又可致尿血。湿性趋下,阻碍肾与膀胱之气机,气化不利而致水肿、关格。"邪之所凑,其气必虚""正气存内,邪不可干",因此,脏腑气虚是本病发生的根本,邪气是疾病发生发展的重要条件,瘀血是本病发生的主要致病因素。由于机体正气亏虚,使得该病患者容易感受外邪,内外相挟,滋生湿热、热毒,热毒流注,燔灼血脉,脉络瘀滞,也常因此加重病情。病情日久,耗伤人体正气,使正气愈虚,邪气愈盛,病程迁延难愈,日久可发为尿血、水肿、关格、癃闭、虚劳等病。

杨霓芝在长期临床实践中,提出了"气血之要、古今脉承,气虚血瘀、肾病之由"的肾脏病治疗学术思想,认识到气虚血瘀是本病发生发展的重要因素,倡导"扶正益气、活血化瘀"作为指导治疗 ANCA 相关性血管炎肾损害的重要方法。

(二) 中医治疗切入点

杨霓芝临床精于辨证,认为辨证论治是中医的精髓,强调症证结合。她认为一个经验丰富、高明的医生,主要是辨证熟练准确,立方遣药方能中肯,才有良好的疗效,这是中医的特色,必须发扬光大。根据 ANCA 相关性血管炎肾损害不同阶段的临床表现、症状特点、病机,将其治疗分为两大阶段。

在疾病初期,为 ANCA 相关性小血管炎未累及肾脏的时期,临床表现多以全身非特异性症状为主,常有上呼吸道感染等前驱表现,后有发热、乏力、关节疼痛、肌肉痛、皮疹、消瘦。病变机理为"因虚致瘀",感受外邪,瘀血内停,气机郁滞,不通则痛,证属血痹。中医关于"血痹"的详尽描述始见于《金匮要略·血痹虚劳病脉证并治》:"问曰:血痹病从何得之? 师曰:夫尊荣人,骨弱肌肤盛,重因疲劳汗出,卧不时动摇,加被微风,遂得之。"由此可见,血痹的发病是由于身份尊贵的人,虽然看起来身形健壮,实际上筋骨脆弱,正气亏虚,腠理不固,稍微进行体力劳动,就身体疲乏汗出,卫气不能护卫肌表,微风既可引起以全身关节疼痛为主要表现的血痹。治则为"扶正化瘀",益气固表,疏风通络,祛瘀止痛。

在疾病后期,病变累及肾脏,因累及肾脏严重程度可分为尿血期、关格期、虚劳期。①尿血期:AASV 早期累及肾脏可有血尿,但以镜下血尿为主,多数患者伴有红细胞管型及蛋白尿。其病机为"因瘀致血",瘀血阻滞气机,气不行血,血液离经叛道,溢出脉外;血痹期外感风邪入里化热,热伤经络,迫血妄行,亦可引起尿血。治疗原则为"化瘀止血,兼以益气",活血化瘀,益气通络,通经止血,配合滋阴清热之品。②关格期:半数以上 AASV 累及肾脏表现为急进性肾小球肾炎,部分患者有少尿和高血压,如不予重视及积极治疗,肾脏功能可急剧恶化,可表现小便不通、呕吐呃逆的关格证候。病机为"因瘀致毒",瘀血为实邪阻滞肾脏气机,肾关不开,气化不行,则小便不通、水湿内停;浊毒为实邪上逆犯胃,胃失通降,则呃逆呕吐,发为关格。此分期临床表现从西医角度,多为急进性肾小球肾炎的表现,病情进展迅速,肾功能进行性恶化,很快发展为尿毒症。治疗原则为"化瘀排毒",活血化瘀,调和阴阳,祛湿化浊,急以治标,缓以治本。③虚劳期:随着 AASV 病情的持续与发展,肾功能受累极为常见。病变机理为"因瘀致虚",瘀血日久,旧瘀不祛,新血难生,久病耗伤先天之精,肾气亏虚;湿浊困脾,脾运化水谷精微能力下降,后天之精匮乏,脾气失于升清降浊,导致浊气停聚体内,发为虚劳。治疗原则为"化瘀补虚",活血化瘀,祛湿通淋,通腑泄浊,补肾健脾。

　　综上所述,在疾病早期,表虚外邪入侵,宜补益肺肾,预防疾病传变入里;疾病后期,病变累及脏腑,及时对症治疗,补气扶正、活血化瘀,改善疾病预后,提高患者生活质量。

(三) 中医辨证论治方案

　　小血管炎肾损害是一种急重症,目前主要以西医治疗为主。中医药治疗小血管炎肾损害还处在探索阶段,还须积累更多的经验。

　　杨霓芝认为该病的发生类似于中医的伏气温病,素感外邪,引而不发,每遇新的外感或药毒而诱发。临证应根据"急则治其标,缓则治其本"的原则,在疾病活动期,清热解毒、凉血化瘀应该是治疗的基本原则,以图缓解临床症状,减轻全身性的炎症反应,预防多系统脏器功能不全的出现;在疾病缓解期,应该重在益气活血或养血,积极防治外感,减少复发;对于小血管炎肾损害的患者,挽救肾脏为主要目的,在固缩肾(终末肾)阶段,应该按照"虚劳"等辨治。

1. 外邪侵袭,热毒壅盛

　　证候特点:发热,头痛,咽喉疼痛,关节肿痛,咳嗽、痰中带血丝,口干口苦,水肿,小便短赤或排泄不畅,大便干结不爽,舌质红,舌苔黄,脉浮数。

　　治法:清热解毒。

推荐方剂：银翘散合五味消毒饮加减。

基本处方：金银花 10g，连翘 10g，牛蒡子 10g，淡竹叶 10g，荆芥穗 10g，薄荷 10g，紫花地丁 10g，蒲公英 20g，野菊花 10g。

加减法：如痰中血丝，可加侧柏叶、仙鹤草、浙贝母、牡丹皮等凉血止血；小便短赤，可加赤芍、白茅根、车前子等。

2. 热毒侵淫，血热妄行

证候特点：身热重着，咳嗽咳痰，小便短赤或尿少，恶心呕吐，口干，烦躁不安，甚至神昏谵语，咯血、呕血、便血、尿血或紫斑，舌红或绛红，苔黄腻，脉弦数或滑数。

治法：解毒祛湿，凉血化瘀。

推荐方剂：清瘟败毒饮加减。

基本处方：水牛角 30g，赤芍 15g，牡丹皮 15g，生石膏 20g，知母 15g，黄连 10g，黄芩 15g，黄柏 10g，竹叶 6g，连翘 10g，桔梗 15g，藿香 10g，石菖蒲 10g。

加减法：如咳嗽咳痰明显，可加桑白皮、浙贝母、桃仁等；如出现咯血、尿血或紫斑，可加紫草、侧柏叶凉血止血。

3. 湿热蕴毒，血脉瘀阻

证候特点：全身水肿，身体困重，尿少，腰痛，纳呆泛恶，面色晦暗，舌体胖、质暗、有瘀斑，脉沉涩。

治法：清热化湿，凉血活血。

推荐方剂：甘露消毒饮合四妙勇安汤加减。

基本处方：白豆蔻 10g，藿香 10g，茵陈 20g，滑石 10g，石菖蒲 10g，连翘 15g，黄芩 15g，贝母 10g，射干 9g，薄荷 10g，金银花 10g，当归 10g，甘草 5g，玄参 20g。

加减法：热毒壅盛者，去贝母、射干、甘草、薄荷，加牡丹皮 15g、赤芍 15g、紫花地丁 15g、蒲公英 30g、白花蛇舌草 30g；腰痛甚，加虎杖 20g、川牛膝 15g；水肿甚，加车前子、猪苓、茯苓各 15g；大便干，加桔梗 15g、大黄 5g；关节疼痛，加穿山龙 10g；如邪热壅滞三焦，三焦气机不畅，清阳不升，浊阴不降，发热呕恶不能食，胸胁苦满，大便不畅，改用大柴胡汤合四妙勇安汤加减。

4. 脾肾衰败，湿浊弥漫

证候特点：尿少甚至尿量全无，面色暗或㿠白，神疲乏力，短气，大便不通，头晕目眩，舌体胖、质暗，脉沉细弦。

治法：健脾补肾，和胃降浊。

推荐方剂：香砂六君子汤合旋覆代赭汤加减。

基本处方：人参 10g，白术 10g，茯苓 20g，木香 10g，砂仁 10g，陈皮 10g，生姜 10g，旋覆花 10g，代赭石 20g，半夏 10g，淫羊藿 15g。

加减法：二便不通，加大黄 6g；四肢抽动，加白芍 30g、木瓜 10g、煅龙骨 30g、煅牡蛎 30g。

5. 气阴两虚，余邪未清

证候特点：水肿渐退，口干咽燥，腰酸腿软，短气汗出，或小便热，五心烦热，或大便干结，或腰部刺痛，关节疼痛，舌质红或少津、或有瘀斑，脉细弦或细数。

治法：益气养阴，清利湿热。

推荐方剂：参芪地黄汤加减。

基本处方：白人参 10g（或太子参 15g），黄芪 15g，生地黄 15g，山茱萸 10g，山药 15g，茯苓 15g，泽泻 10g，牡丹皮 20g。

加减法：若咽喉肿痛、关节疼痛伴蛋白尿，加金银花 10g、连翘 10g、穿山龙 15g、白花蛇舌草 30g；血尿，加仙鹤草 20g、生地榆 20g；咳嗽咳痰者，加川贝母 6g、淡竹茹 9g。

（四）处方用药特点分析

1. 重视补气　气虚是本病发生的根本，由于机体正气亏虚，使得该病患者容易感受外邪，也常因感受外邪而加重病情。病情日久，耗伤人体正气，使正气愈虚，邪气愈盛，病程迁延难愈。王清任在《医林改错》中云："元气既虚，必不能达于血管，血管无气，必停留而瘀。"气虚无力推动血液运行，血不行则为瘀；血瘀阻碍气机，日久必致气虚。故在治疗中强调补气的重要性。常用补气药有黄芪、人参、西洋参、太子参、党参、山药、白术等，其中以黄芪最为常用。黄芪为重要的补气药，全身之气皆能补益。《神农本草经》列其为上品，以豆科植物黄芪和内蒙黄芪等的根入药。黄芪味甘，性微温，能助卫气，固皮表，补中气，升清气，托疮毒，利小便，为温养强壮保健之佳品。现代药理研究表明，黄芪含有氨基酸、微量元素、多糖、黄酮及黄酮类似物等多种生物活性成分，具有免疫调节、清除自由基、降低尿蛋白、增加蛋白质净合成、调节血脂代谢、改善血液流变学、抗纤维化等作用，故常用于高血压、肾病患者，收效良好。若与当归相配，能使大白鼠红细胞电泳明显加速，使其恢复到青年大鼠水平，说明当归与黄芪相配有使"老年"红细胞趋向于年轻化的作用，有利于抗衰老。黄芪一味兼具益气健脾补肾、活血化瘀的功效，故杨霓芝常重用黄芪治疗本病，取其补气兼活血，用量常 30~50g 不等，多与当归、三七等合用以奏"气行血行"之效。

2. 重视活血化瘀 "久病人必有瘀血内停"。杨霓芝处方中常在上述中药方中加入桃仁、红花、泽兰、当归、三七等活血化瘀之药,有时临床并不能找到舌脉之瘀象,但血、尿纤维蛋白(原)降解产物(FDP),以及血液流变学指标,均提示治疗本病时活血化瘀的必要性。把宏观辨证与微观辨证结合起来,扩大了"瘀血"证的范畴和活血化瘀中药的应用指征,临床实践证明能有效减缓病情的进展,主张多途径活血化瘀,防治血栓形成。常选活血药有丹参、桃仁、红花、川芎、田七、益母草等植物类中药,临证用药时尚需针对导致瘀血的病因进行辨证选药。如气虚血瘀者,治以补气活血,如黄芪、党参;阴虚血瘀者,治以养阴活血,如生地、玄参;气滞血瘀者,治以理气活血,如延胡索、艾叶等。本病病程较久,正气渐虚,活血之品以轻缓之剂为宜,慎用峻猛、破血之品,以免伤及正气。同时主张多途径给药治疗,除辨证口服中药汤剂外,联合有活血作用的中成药制剂静脉滴注,如丹参注射液、疏血通注射液(水蛭、地龙)等,或中药汤剂局部外洗、外敷等,多途径活血化瘀,以增加疗效。中药药浴方由麻黄、桂枝、桃仁、毛冬青各30g等组成,令患者沐足,日1次,10天为1个疗程,可连续2个疗程。中药外敷可选四黄水蜜(广东省中医院院内制剂)外敷患处,取其活血止痛之效。

(五)注意事项:始终要积极防治感染

感冒是本病的常见诱因,因此,治疗上要注意固护肺卫,预防感冒,可选用玉屏风散加减来提高机体免疫力。杨霓芝认为,中医中药可以通过大补元气、脾肾双补的方法,扶助机体正气,可以明显改善患者症状,提高机体免疫力,临证多采用补气法,使肾气、肾阳得升,脾胃得健,吸收更多的水谷精微,从而改善患者的低蛋白血症。在临床运用中,激素配合中药服用,可明显提高激素疗效,并减轻或避免其副作用的产生,增加患者依从性,这是中医独特的优势。在运用药物治疗之外,要加强饮食、劳作宣教,提高患者自我防病保健意识。注重"三分治疗七分养"的原则,除药物治疗外,增加食物疗法,提高身体免疫力,预防感冒,防止病情反复发作。

四、杨霓芝治疗 ANCA 相关性肾损害的经典验案一例

患者,女,58岁,2014年8月12日因泡沫尿及血肌酐升高就诊。

病史:3个月前因患黄水疮而出现尿中大量泡沫及血肌酐升高。查尿常规示尿蛋白(PRO)(+++),尿隐血(BLD)(+++),24小时尿蛋白定量4.39g。抗中性粒细胞胞质抗体(ANCA)示核周型ANCA(pANCA)阳性,髓过氧化酶(MPO)阳性,生化全项示肌酐399.80μmol/L。

初诊(2014年8月12日):神清,精神可,面色欠润,周身乏力,畏寒,声音嘶哑,腰部胀痛不适,下肢偶发抽搐,四肢末端散在瘀斑瘀点,纳食尚可,偶有食后腹胀,夜寐安,大便日1行,尿中大量泡沫,舌暗淡有瘀斑,苔黄腻,脉弦。

西医诊断:ANCA相关性小血管炎伴肾损伤。

中医诊断:尿浊病,证属浊毒瘀血内蕴、脾肾气虚。

治法:健脾益肾,清热利湿,化瘀解毒。

方药:拟四妙勇安汤合当归芍药散加减。生黄芪30g,当归15g,赤芍15g,川芎15g,茯苓15g,炒白术15g,泽泻15g,金银花30g,玄参15g,甘草15g。3剂,水煎服,日1剂。

二诊(2014年8月18日):诸症较前缓解,仍食后腹胀,夜寐欠安,多梦易醒,尿中仍有泡沫,大便日1行,舌暗淡有瘀斑,苔薄黄,脉弦。

方药:原方基础上加夜交藤、酸枣仁各30g。4剂,水煎服,日1剂。

三诊(2014年8月23日):服药后诸症皆缓,皮肤瘀斑消淡,双目视物不清,尿中泡沫较前减少,未有其他不适,舌淡胖、散在瘀斑,苔薄白,脉弦。复查尿常规示PRO(++)、BLD(+),24小时尿蛋白定量1g,生化示Cr 330.50μmol/L、白蛋白27.7g/L。

方药:继守原方,加石菖蒲10g。7剂,水煎服,日1剂。

按:本案为女性,因泡沫尿及血肌酐升高就诊,在运用中医理念治疗的同时,根据患者实验室指标的前后变化,于中医治疗期间予激素(甲泼尼龙针剂冲击治疗3天后,改用口服甲泼尼龙片,每日50mg)及免疫抑制剂(环磷酰胺针共6g)强化中医疗效,并根据临床症状及实验室指标逐渐将甲泼尼龙片减量至每日5mg,维持治疗,病情好转并稳定。1994年,Chapell Hill会议中将韦格纳肉芽肿病(WG)、显微镜下多血管炎(MPA)、变应性肉芽肿性血管炎(CCS)统称为ANCA相关性小血管炎(AASV)。肾脏是ANCA相关性小血管炎的主要受累器官之一,主要表现为蛋白尿、血尿及肾功能损伤,肾脏病理改变为节段性坏死性肾炎伴新月体形成,免疫荧光检查肾小球及血管壁无或仅有少量免疫复合物沉积。杨霓芝认为,AASV伴肾损伤常以大量蛋白尿为主要临床表现,故可将其归于中医"尿浊"范畴。结合患者病情,考虑患者年老体弱,导致脏腑功能失调,脾肾气虚则水湿不得运化而内蕴,湿浊阻滞,气机不畅,血运受阻而瘀滞;湿从热化,湿热互结,逗留三焦,阻滞气机,使脾肾气阴受伤,升降开阖失常,清者不升而外排,浊者不得外排而潴留体内。痰、湿、瘀血蛰伏于内,导致血络不通、脉络瘀阻。加之感受外邪,感染黄水疮,引动体内伏邪,内外相挟,"邪盛谓之毒",浊毒内蕴。浊毒流注肾络,损伤下元,故出现血尿、蛋白尿等症状;气血壅滞,精血不能濡养肌肉、筋脉,故出现下肢抽搐、声音嘶哑等症;血液瘀阻溢于脉外成为离经之血,出现皮下瘀斑瘀点,其舌脉均为佐证。杨霓芝认为本病的病位在血络,脾肾气虚、浊毒瘀血内蕴为基本病机,瘀血、浊毒、湿浊为其病理因素,故选取四妙勇安汤合当归芍药散以活血化瘀、清热解毒、健脾益肾。当归芍药散首见于汉代张仲景《金匮要略》,由当归、芍药、川芎、茯苓、白术、泽泻组成,具有活血祛瘀、健脾益肾、利湿之功,原方治疗"妇人妊娠诸疾痛"及"妇人杂病腹中诸疾痛"。四妙勇安汤首见于汉代《华佗神医秘传》,后为清代鲍相璈收录于《验方新编》卷二之中,由金银花、玄参、当归、甘草组成,具有清热解毒、活血化瘀、滋阴养血、益肾之效,为古代治疗脱疽的常用方。诸痛疾病不外乎"不通则痛"与"不荣则痛",当归芍药散乃针对瘀血阻滞之痛疾而创。杨霓芝根据异病同治理念,从基本病机出发,选取当归芍药散以活血化瘀,去除体内血络之瘀阻,且当归芍药散中含有白术、茯苓、泽泻等健脾利湿之品,具有顾护中州脾胃之效;又因脾胃乃后天之本,肾为先天之本,其所藏精气亦有赖于脾胃运化的水谷精微的不断化生与补充,从而改善本病脾肾亏虚之根本,达到标本兼治之功效。脱疽与 AASV 伴肾损伤同为血络之病,浊毒瘀血阻滞脉络为其共同特征,故选取四妙勇安汤清热解毒、活血化瘀,以治因外邪引动伏邪、浊毒内生损伤血络之疾,同时取当归养血活血之力、玄参清热养阴之功、甘草补脾益气之效,共奏条达气血、荣养脾肾受损之气阴之功效。两方合用,使得瘀血、浊毒、湿浊得化,气机升降调畅,血运通达,脾胃得以顾护、肾络损伤得以改善、脾肾受损之气阴得以荣养,从而达到健脾益肾之功。现代药理研究证明,当归芍药散可以改善全血黏度、高切变率、血浆通过时间及红细胞变形能力,改善微循环,且具有调节免疫的功能;四妙勇安汤具有抗炎作用,可降低 C 反应蛋白浓度,抑制炎性因子浸润血管,减少血管损伤,调节细胞周期,激活细胞外生因子与受体结合产物,促进内皮细胞增殖。此类药理研究为杨霓芝运用当归芍药散合四妙勇安汤从血络论治 AASV 伴肾损伤提供了理论依据。杨霓芝在中医理论的基础上,四诊合参,审证求因,标本兼治,突出中医异病同治理念,发挥中医在治疗肾脏疾病中的特色与优势;同时,认为在出现肾功能损伤的急性加重期,应将中医治疗与西医诱导治疗相结合,符合中医"急则治标"的治疗理念,予激素(甲泼尼龙)及免疫抑制剂(环磷酰胺)治疗,能够有效改善肾损伤、促进肾功能恢复,故在本案例治疗中,中西医结合治疗取得了良好疗效。

(左　琪)

参考文献 ●

1. 陈凌舟,许敏敏,彭卫华. ANCA 相关性血管炎的诊治和疗效评估指标研究近况[J].中国中西医结合肾病杂志,2017,18(2):173-175.

2. 鲍晓荣.抗中性粒细胞胞浆抗体相关性血管炎及其肾损害的药物治疗进展[J].世界临床药物,2018,39(10):666-670.

3. Jennette JC,Falk RJ,Bacon PA,et al. 2012 revised International Chapel Hill Consensus Conference Nomenclature of vasculitides[J]. Arthritis Rheum,2013,65(1):1-11.

4. Yates M,Watts RA,Bajema IM,et al. EULA R/E RA-EDTA recommendations for the Management of ANCA-associated vasculitis[J]. Ann Rheum Dis,2016,75(9):1583-1594.

第十二节　过敏性紫癜肾炎

过敏性紫癜是伴 IgA 沉积的系统性小血管炎,以全身小血管损害为主要病理基础的疾病,可以累及皮肤、关节、胃肠道和肾脏毛细血管及小血管。临床以皮肤紫癜、腹痛、关节炎及肾炎为特征。30%~50% 过敏性紫癜可累及肾脏导致过敏性紫癜肾炎,常可见尿检异常(镜下血尿、蛋白尿),临床表现为急性肾炎综合征、慢性肾炎综合征、肾病综合征,少数可发展为急进性肾炎综合征。根据过敏性紫癜肾炎的临床表现,中医将其归属为"尿血""肌衄""斑疹""葡萄疫""水肿"等。

一、西医学对本病的认识及循证诊疗建议

过敏性紫癜的发病原因尚不清楚,可能与感染或变态反应有关,一般认为各种感染、药物及食物过敏、昆虫叮咬、寒冷均可以诱发本病。本病是免疫复合物性系统性血管炎,循环 IgA 免疫复合物沉积于血管壁,导致血管通透性增高,引起皮肤、黏膜、内脏的多部位病变。过敏性紫癜的发病机制不明确,但主要与体液免疫密切相关,同时也涉及细胞免疫的异常。此外,还与补体系统缺陷及遗传因素有关。但是本病并非遗传性疾病。

过敏性紫癜肾炎肾活检,光镜检查与 IgA 肾病类似,表现为系膜增生性病变,伴节段性肾小球毛细血管襻坏死和/或新月体形成;免疫荧光以 IgA 在系膜区和毛细血管襻沉积为特征;电镜可见系膜细胞和基质增生,免疫复合物样电子致密物沉积。肾脏受累及其严重程度是决定过敏性紫癜肾炎远期预后的

重要指标。

过敏性紫癜肾炎的诊断需要依据典型临床表现和肾脏病理特征。临床以皮肤、关节、胃肠道受累为主要表现,肾脏活检显示肾小球以 IgA 为主免疫复合物沉积的系膜增生性肾小球肾炎。单纯肾脏病理很难与 IgA 肾病相鉴别,二者区别取决于临床表现。此外,该病还需要与 ANCA 相关性血管炎、狼疮肾炎、冷球蛋白血症以及感染后肾小球肾炎相鉴别。

目前,过敏性紫癜肾炎尚无统一的治疗方案,对于大部分临床表现轻微,一过性尿检异常者,无须特殊治疗。重症患者,如表现为急性肾炎综合征、肾病综合征和急进性肾炎综合征需要积极治疗,包括采用糖皮质激素、免疫抑制剂、抗凝治疗、血浆置换等,但是疗效难以确切评价。

二、中医药治疗本病的现状

我国在 2016 年更新了关于儿童过敏性紫癜肾炎的治疗策略,但本病大部分患者可以自行好转,过度选择免疫抑制剂治疗将给患者带来不必要的副作用,而中医药在缓解患者症状,促进患者痊愈方面具有独特的优势。

现代医家多认为,过敏性紫癜肾炎的病因多以风热、湿毒等外邪侵入为外因,而禀赋不足、正气损伤致外邪留恋,入络伤肾是其发生的内因。本病的病理变化早期以邪实为主,热毒炽盛,损伤血络,血溢脉外,发生皮肤紫癜;中期,病邪稽留,损伤正气,灼伤津液,血留脉外,表现为气阴两虚瘀血阻滞;后期正气不足,肾气亏虚,气血阴阳俱损,表现以正虚为主。同时脏腑功能受损,气血运行及水液代谢异常,表现为水湿、瘀血、浊毒等病理产物积聚,进而形成本病本虚标实的病机。病位主要在皮肤、胃肠、关节、肌肤、肺、脾、肾,可以累及心、肝等脏器。

治疗上,除辨证论治之外,对于病情较重患者可以采用雷公藤类制剂、黄葵胶囊等药物,但缺乏高水平的临床研究证据。

三、杨霓芝临证经验

(一)病因病机的认识

杨霓芝认为过敏性紫癜肾炎以风热、湿毒等外邪入侵为诱因,而禀赋不足、正气亏虚、外邪留恋,入络伤肾是其发病的内因。本病发生、发展及病情波动主要与疾病过程中的邪正关系密切相关。正虚邪实是本病的病理特点,邪实主要以热、湿、瘀、毒为主;正虚多为气虚及气阴两虚为主。

早期以邪实为主,表现为邪热炽盛,灼伤血络,迫血妄行,血溢脉外。此时皮肤紫癜色红绛,成片,量多点密,应及时采取清热凉血解毒的治疗方法,以缓解皮肤紫癜,避免病情进一步累及脏腑。中期以邪热稽留,损伤气阴,表现为气阴两虚,摄血无力,同时外溢之血留而为瘀,进一步表现为正虚与邪实相互纠缠,病情缠绵。此时多表现为紫癜色淡,反复发作,量少点疏,治疗应以益气养阴扶正为主,兼以活血,避免疾病缠绵。后期由于正气亏虚,邪气渐去而呈现一种正虚邪恋之势,表现为脾肾阳虚、阴阳两虚之证,同时因正气不足也会进一步加重邪实的存留,出现水湿、瘀血及毒邪在体内的存留。此时往往皮肤紫癜消失,而留存肾脏损伤,主要表现为血尿、蛋白尿甚至肾功能改变,此时应该根据病情辨证治疗,扶正祛邪并重,以期恢复机体的阴阳平衡,促进疾病缓解。

(二) 中医治疗切入点

过敏性紫癜肾炎临床表现多以皮肤紫癜为先导,累及于肾脏则多出现血尿、蛋白尿等尿化验异常,临床常常表现为单纯性血尿、单纯性蛋白尿、肾炎综合征、肾病综合征、急进性肾炎等。杨霓芝在临床诊治过程中,常强调谨守病机,将患者临床宏观的症状、体征与检验、病理等微观表现相结合,坚持以辨证论治为主,重视辨病治疗。

(1) 以单纯性血尿、单纯性蛋白尿为主,蛋白尿定量较少(<1g/d),肾脏病理表现为轻度系膜增生或局灶增生改变为主的患者,杨霓芝强调以中医药治疗为主。根据紫癜肾炎的热、瘀、毒、虚病机,突出益气活血解毒为基本治疗原则。在临床治疗中重视兼夹证候的治疗,如兼有发热、恶寒、咽痛等风热证时,常用银翘散加强疏风清热作用;如兼有身困纳呆、口黏、尿黄、苔腻等湿热证时,常用三仁汤分利湿热。

(2) 以肾病综合征、急进性肾炎为主,表现为大量蛋白尿、水肿甚至肾功能改变,肾脏病理为弥漫性系膜增生、局灶节段性硬化或新月体性肾炎的患者,杨霓芝强调中西医结合治疗,以期尽快稳定并缓解病情。在应用免疫抑制治疗的同时,发挥中医药减毒增效的作用。在激素、免疫抑制治疗的初期,中医药主要针对激素使用后食欲亢进、心烦、失眠等"阳亢"表现,治以滋阴降火为法;对使用免疫抑制剂后表现以食欲下降、恶心等消化道反应为主,治以降逆和胃止呕为主。在病情进入稳定的阶段,激素、免疫抑制剂处于维持、减量期,主要围绕防止疾病复发进行治疗,杨霓芝强调在避免接触过敏原、避免感染的基础上提高机体的免疫力,常以健脾益气进行治疗。

此外,过敏性紫癜肾炎在病程进展中还具有以下特点:其一,容易反复发作,究其原因主要由于机体免疫力下降导致的反复感染以及过敏原未完全祛除;其二,重症过敏性紫癜肾炎常规治疗效果不佳,如何发挥中医优势,促进病情缓解。杨霓芝针对过敏性紫癜肾炎的特点建议如下。

(1) 提高机体免疫力,避免感染,减少复发:过敏性紫癜肾炎疾病初起多由于正气不足、外邪侵袭而发病,在发病后应用大量清热解毒药以及糖皮质激素,导致患者机体免疫力降低,在疾病后期往往出现正气亏虚,气阴两伤,免疫力下降,进而使疾病反复发作,缠绵难愈。此时治疗的重点是如何提高机体免疫力,促进病情恢复。特别是在激素应用的后期,患者往往表现出阴虚火旺的症状,此时应根据患者情况在常规治疗的基础上注意养阴清热。对于易于感染及过敏原未完全祛除这一问题,中医具有较好的治疗作用,主要采用扶正脱敏为主,常用黄芪、仙鹤草、蝉蜕、紫草、当归、赤芍、女贞子、刺蒺藜、防风、地肤子等药物在辨证论治的基础上进行加减配伍。

(2) 发挥中西医结合优势,提高过敏性紫癜肾炎的治疗效果:过敏性紫癜肾炎患者中有大部分可以自行恢复,对于临床表现较为轻微的过敏性紫癜肾炎患者多采用中医治疗,就可使之好转。而临床表现为急进性肾炎的过敏性紫癜肾炎患者,病情往往较重,发展迅速,此时需要采用中西医结合的治疗方法。西医往往采用糖皮质激素冲击疗法,继以标准糖皮质激素疗程口服治疗,或者加用环磷酰胺冲击治疗。对于出现肾功能异常的患者,常常配合中药灌肠,入大黄、枳实、牡蛎等以改善内环境,促进毒素排出。对于纳差、黄疸患者,常常在中药中配伍应用田基黄、五味子、垂盆草等药物。对于出现白细胞计数降低的患者,常常配伍黄芪、西洋参、鹿角胶、龟甲胶等补气养血之品。

(三) 中医辨证论治方案

杨霓芝认为本病的发生具有"邪实"和"正虚"两方面因素。邪实是本病发生的诱因,主要责之于"风热""热毒";正虚是本病发生的内在因素,主要责之于肺、脾、肾正气不足。辨证治疗中需要根据病情的缓急进行论治,患者初发以邪实为主则需要祛风清热、凉血解毒;患者紫癜反复发作,病情迁延之时,需要根据所涉及的脏腑,在扶正治疗的基础上佐以清热凉血之法。根据本病病因病机及疾病发展的规律将本病分为以下证型进行辨证论治。

1. 肺经风热

证候特点:疾病初起,突然发病,皮肤紫癜,自觉瘙痒,或见发热咽痛,或伴腹痛、尿血,舌红、苔薄黄,脉浮数。

治法:宣肺清热,凉血解毒。

推荐方剂:消风散合五味消毒饮加减。

基本处方:荆芥 5g,防风 15g,生地 20g,黄芩 15g,僵蚕 10g,赤芍 15g,牡丹皮 15g,金银花 15g,蒲公英 15g,菊花 15g,青天葵 10g,甘草 5g。每日 1 剂,水煎服。

加减法:兼有水肿者,加桑白皮、茯苓皮以利水消肿;尿血明显者,加小蓟、地榆凉血止血;咽喉肿痛明显,加桔梗、山豆根以解毒利咽。

2. 肝经热毒

证候特点:皮肤紫癜,颜色鲜红,分布稠密,伴口干、口苦,尿色深黄,或尿血、便血,甚则高热烦躁、头痛、抽搐等。舌红绛、苔黄,脉滑数。

治法:凉肝清热,解毒化瘀。

推荐方剂:清营汤合二至丸加减。

基本处方:水牛角片 30g,生地 20g,牡丹皮 15g,金银花 15g,连翘 15g,玄参 15g,黄连 10g,淡竹叶 15g,车前子(包煎)15g,女贞子 15g,墨旱莲 15g,小蓟 15g,地榆 15g,甘草 5g。每日 1 剂,水煎服。

加减法:大便干燥者,加大黄、芒硝以通腹泄实;尿血明显者,加三七、蒲黄炭止血;热重,加石膏、知母清热泻火;热扰神明致神昏者,可加用安宫牛黄丸,解毒开窍。

3. 气阴两虚

证候特点:紫癜反复发作,病程迁延,面色少华,气短神疲,头晕耳鸣,手足心热,腰酸口干,舌红或淡红、少苔或苔薄白,脉弦细或细数。

治法:健脾补肾,益气养阴,活血解毒。

推荐方剂:参芪地黄汤合二至丸加减。

基本处方:黄芪 30g,太子参 15g,熟地黄 15g,牡丹皮 15g,山茱萸 15g,茯苓 15g,女贞子 15g,墨旱莲 15g,桃仁 5g,红花 5g,甘草 5g。每日 1 剂,水煎服。

加减法:偏气虚者,加白术、党参、山药健脾益气;偏阴虚者,加麦冬、何首乌、龟甲补肾养阴;尿血明显,加大小蓟、白茅根凉血止血。

(四) 处方用药特点分析

1. 清热解毒重用金银花、连翘 金银花,味甘,性寒,入肺、胃、心经。本品质体清扬,气味芬香,既能清气分之热,又能解血分之毒。《本经逢原》谓其"芳香而甘,入脾通肺,主下痢脓血,为内外痈肿之要药。解毒祛脓,泻中有补,痈疽溃后之圣药"。既可治疗风热表证、温病初起,又可治疗疮疡肿毒、咽喉肿痛、泻痢脓血等症。连翘,味苦,性微寒,入肺、心、小肠经。本品轻清上浮,故善走上焦,能泻心火、破血结、消肿毒。《本草发挥》谓:"洁古云:连翘性凉微苦,气味俱薄,轻清而浮,升阳也。其用有三:泻心经客热一也,去上焦诸热二也,疮疡须用三也。"用于外感风热、温病初起、疮疡肿毒、瘰疬、丹毒、乳痈等。两药相须为用,并走上焦,轻清宣散、凉血止血、清热解毒之力较强,在过敏性紫癜早期皮肤紫癜色淡、瘙痒同时伴有表证时用之最为合意。

2. 清热凉血重用水牛角片、生地　生地,味甘,性寒,入心、肝、肾经。本品味厚气薄,功专滋阴清热、养血润燥、凉血止血、生津止渴。《景岳全书》谓其"味苦甘,气凉,气薄味厚,沉也,阴也。鲜者更凉,干者微凉。能生血补血,凉心火,退血热,去烦躁骨蒸,热痢下血,止呕血衄血、脾中湿热,或妇人血热而经枯,或上下三焦而热渴"。主要用于温病发热、阴虚发热、消渴、阴虚便秘以及各种血证。水牛角,味苦,性寒,入心、肝经。现主要用于犀角的代用品,与犀角具有类似的功效。具有清热凉血、解毒、定惊之功效,主要用于温病高热、神昏谵语,发斑发疹、吐血衄血、惊风、癫狂。两药合用具有较强的清热凉血止血之功,对于过敏性紫癜皮肤紫癜色红绛、成片,热入血分之证具有较好的治疗效果。

3. 益气健脾重用黄芪、太子参　黄芪,味甘,性微温,入肺、脾经。本品质轻升浮,入表实卫,为补气升阳圣药。《主治秘诀》云其"性温,味甘,气薄味厚,可升可降,阴中阳也。其用有五:补诸虚不足一也,益元气二也,去肌热三也,疮疡排脓止痛四也,壮脾胃五也。去诸经之痛,除虚热,止盗汗"。主要用于气虚乏力,食少便溏,中气下陷,脱肛久利,气虚水肿等气虚所引起的一系列病证。太子参,味甘、微苦,性平,入脾、肺经。益气健脾、生津润肺。既可补气健脾,同时还可养阴,避免补气药物过温伤阴之弊,可用于脾虚疲倦,食欲不振、病后虚弱、气阴不足、自汗口渴。两药合用具有健脾益气之功,特别适用于过敏性紫癜后期所现之紫癜色淡,反复发作,易于外感等表现气虚为主之证。

4. 养阴止血重用女贞子、墨旱莲　女贞子,味甘、苦,性凉,入肝、肾经。气薄味厚,阴中之阴,主降,为补阴之上剂。《景岳全书》谓其"味苦,性凉,阴也,降也。能养阴气,平阴火,解烦热骨蒸,止虚汗消渴,及淋浊崩漏,便血尿血,阴疮痔漏疼痛。亦清肝火,可以明目止泪"。滋补肝肾,明目乌发。用于肝肾阴虚,眩晕耳鸣,腰膝酸软,须发早白,目暗不明,内热消渴,骨蒸潮热。墨旱莲,味甘、酸,性寒,入肾、肝经。《本草求真》谓其"功专入肝入肾,为止血凉血要剂。是以血痢煎膏用之,其血即止;须白汁涂,变白为黑;火疮发红,其红即退;齿牙动摇,擦之即固"。可见该品在补肝肾的基础上重在凉血止血,用于肝肾阴虚,牙齿松动,须发早白,眩晕耳鸣,腰膝酸软,阴虚血热吐血、衄血、尿血、血痢,崩漏下血,外伤出血。二药合用,即为古方之二至丸,可以补益肝肾之阴、清热、凉血止血,用于阴虚血热之一切出血,但其性偏寒,虽善凉血,但脾胃虚弱者宜慎服或配伍使用。

5. 始终注重活血化瘀　过敏性紫癜肾炎首发临床表现为皮肤紫癜,进而累及脏腑,是以出血为主的疾病。杨霓芝深以"离经之血即为瘀血"为是,故在治疗中始终重视活血化瘀的应用。急性期以凉血化瘀为法,选用牡丹皮、赤芍、丹参;稳定期气虚为主则采用益气活血,常选用黄芪、三七、桃仁、红花;阴虚为主则养阴活血,选用鸡血藤、当归、墨旱莲等。

四、杨霓芝治疗过敏性紫癜肾炎的经典验案一例

章某,女,22岁,2011年2月25日来诊。

病史:2010年12月患者双下肢反复出现出血点1个月就诊于当地医院,诊断为过敏性紫癜肾炎。2010年12月20日查尿常规示尿蛋白(+),尿红细胞(+);2011年2月18日查24小时尿蛋白定量0.247g,自身免疫阴性。2010年12月20日于当地医院予泼尼松25mg,每日1次。

首诊(2011年2月25日):症见双下肢、左上肢可见点状出血点,压之不褪色,平素易感冒,腰酸,纳可、眠佳,二便调,舌尖红,苔薄黄,脉细。查体:BP 125/85mmHg,双下肢无浮肿。

中医诊断:癜毒(阴虚湿热)。

西医诊断:过敏性紫癜,紫癜肾炎。

中药处方:女贞子15g,墨旱莲15g,生地黄15g,太子参15g,丹参15g,泽兰15g,蒲公英15g,牡丹皮15g,白茅根15g,茜草15g,甘草5g。中成药予肾炎康复片3片,一日3次;泼尼松减量为20mg,一日1次。

二诊(2011年3月4日):症状及查体基本同首诊。中药汤剂在上方基础上加五指毛桃30g、薄盖灵芝15g以健脾扶正。

三诊(2011年4月8日):症见双下肢、左上肢点状出血点较前减少,咽干不适,腰酸,纳佳,眠可,尿淡黄,大便一日一行,舌尖红,苔薄黄,脉细。2011年4月8日尿常规示潜血(++),蛋白(+);肾功能未见异常;血管炎三项未见异常。中药处方:板蓝根15g,墨旱莲15g,玄参15g,茯苓15g,蒲公英15g,女贞子15g,黄芩15g,牡丹皮15g,白茅根15g,茜草15g,甘草5g。

四诊(2011年5月20日):偶有双下肢紫癜,量少,自行消退,咽干减轻,腰酸,纳可,眠佳,尿淡黄,大便调,舌淡红,苔薄黄,脉细。BP 116/79mmHg。2011年5月20日尿常规未见异常。中药处方:黄芪15g,茜草15g,太子参15g,土茯苓15g,女贞子15g,生地黄15g,小蓟15g,墨旱莲15g,丹参15g,白茅根15g,牡丹皮15g,陈皮5g,甘草5g。

随访,患者规律激素减量,长期服用上方,病情稳定,紫癜消失,尿化验持续阴性,病情痊愈。

按：本患者以双下肢反复出现出血点起病，继而出现尿化验的改变，虽未进行病理诊断，根据病史及临床表现诊断为"过敏性紫癜肾炎"。根据患者症状，中医辨证为阴虚湿热证，杨霓芝拟方以二至丸养阴清热，佐以生地、牡丹皮、白茅根、茜草、泽兰凉血止血、清热利湿，太子参、丹参益气活血，以祛离经之瘀血。二诊之时患者症状与前相同，故在上方基础上进一步加强扶正作用，加五指毛桃及薄盖灵芝以健脾益气。三诊患者咽干不适明显，表现为阴虚有热，虚热上炎，故减轻二诊健脾益气之品，加用板蓝根、玄参以养阴清热。治疗至此，患者紫癜逐渐消失，虽然尿化验无明显变化，但整体向愈。四诊时，患者紫癜较前明显减轻，咽干减轻，故去上方养阴清热之板蓝根、玄参，继以女贞子、墨旱莲、生地、牡丹皮、小蓟、土茯苓、白茅根养阴清热、利湿止血，同时以黄芪、太子参、丹参益气活血。经过此次治疗后，患者紫癜逐渐消失，未再复发，尿化验持续阴性，激素规律减停后痊愈。

（徐 鹏）

参考文献

1. Lu S,Liu D,Xiao J,et al. Comparison between adults and children with Henoch-Schonlein purpura nephritis［J］. Pediatr Nephrol,2015,30(5):791-796.

2. 朱春华,黄松明.紫癜性肾炎诊治循证指南(2016)［J］.中华儿科杂志,2017,55(9):647-651.

3. 张文曦.邹燕勤论治过敏性紫癜性肾炎经验[J].中医杂志,2018,59(18):1546-1549.

4. 赵代鑫,杨霓芝.杨霓芝教授辨治紫癜性肾炎的经验简介[J].新中医,2011,43(8):181-182.

第十三节 痛 风 肾 病

痛风肾病(gouty nephropathy)又称尿酸肾病，是由于体内嘌呤代谢紊乱，血液中尿酸浓度增高达到过饱和状态，尿酸盐结晶沉积于肾间质及肾小管而引起的一类慢性疾病，临床表现可有尿酸结石，小分子蛋白尿、血尿、夜尿增多、渗尿、水肿、高血压及肾小管功能损害，最终可发展至慢性肾衰竭。随着现代经济发展和饮食结构的改变，痛风肾病的发病率逐年升高，已成为导致慢性肾衰竭的重要疾病之一，因此探寻其有效的预防和治疗手段存在重要意义。痛风肾病的发生与高尿酸血症未得到有效的治疗密切相关，目前降低血尿酸的方法主要有抑制尿酸合成的药物和促进尿酸排泄的药物,在痛风发作的急性期主要用非甾体抗炎药等进行止痛,但这些药物有肝肾功能损害等不良反应。因此,中医药治疗越来越受到重视。

一、西医学对本病的认识及循证诊疗建议

人体内尿酸维持着一个动态平衡,在正常嘌呤饮食状态下,非同日 2 次空腹血尿酸水平男性 >416μmol/L 或女性 >357μmol/L,即称为高尿酸血症。使血尿酸增高的原因包括尿酸生成增多和尿酸排泄减少,其中高嘌呤饮食、过度肥胖、基因突变、骨髓增生异常等可引起尿酸生成增加,肾脏病变、利尿剂的应用等可导致肾尿酸排泄减少。当尿酸盐在血液中呈过饱和状态,将沉积于肾脏而导致肾脏病变,即痛风肾病。近年来,随着我国人民饮食中富含嘌呤成分的食物摄入量增加,使痛风发病率增高。据不完全统计,痛风患者 40% 以上可发展成为慢性肾脏病,且痛风肾病多发生在痛风 10 年以上的患者。

痛风肾病的组织学特征性表现为肾间质和肾小管内出现尿酸盐沉积,进而出现尿酸盐结晶,这些结晶造成其周围单个核细胞浸润,引起肾小管上皮细胞坏死、肾小管闭塞,导致慢性间质性炎症、间质纤维化,进而引起肾功能减退。

早期痛风肾病患者可无明显症状,但可出现间歇性蛋白尿,可有显著的高血压和氮质血症。随着病情进展,中期痛风肾病患者可出现轻度浮肿,部分患者还可有腰酸、乏力、头昏、头痛等症状。患者出现持续性蛋白尿,尿常规可发现红细胞或管型。此外,肾脏浓缩功能明显受损,出现夜尿增多等表现,肾功能检查可发现轻中度肾功能减退,血尿素氮与肌酐多无显著升高。当痛风肾病进展至晚期,患者可出现明显高血压、氮质血症、浮肿、低蛋白血症,肾功能不全表现明显加重。如不及时治疗,可发展为尿毒症、肾衰竭。

在本病的治疗决策上,西医学主要通过口服药物(如非甾体抗炎药、别嘌醇、苯溴马隆、非布司他)、控制饮食、碱化尿液来降低血尿酸水平。但这些药物具有较多不良反应,如有部分患者对别嘌醇过敏,出现发热、瘙痒皮疹等症状;非甾体抗炎药可能会引起急性肾脏毒性和加重肾功能恶化;促进尿酸排泄药物会使肾小管内尿酸浓度升高,易形成尿酸结晶造成肾小管堵塞,导致肾脏病变加重。早期防治痛风肾病的肾损害并有效延缓其病程进展尤为重要,中医药以其温和低毒副作用的优势,可以弥补西医学的不足,且有显著优势。中西医结合治疗,有望取得更好的治疗效果。

二、中医药治疗本病的现状

痛风肾病属中医学"痹证""痛风""历节病""白虎历节""关格""淋证""水肿""腰痛"等范畴。痹证最早见于《黄帝内经》。如《素问·痹论》曰:"风寒湿三气杂至,合而为痹也。"指出痹证发病与风寒湿邪有关。《金匮要略·中风历节病脉证并治》云:"历节疼,不可屈伸,此皆饮酒汗出当风所致。"《格致余论》指出:"彼痛风者,大率因血受热,已自沸腾……污浊凝涩,不得运行,所以作痛,痛则夜甚,发于阴也。"《中藏经》认为本病"入腑则病浅易治,入脏则病深难治"。由此可见,痛风与感受外邪、饮食等有关。痛风肾病是一种慢性肾脏病疾病,大多起病隐匿,病程冗长,其病因与饮食密切相关,同时与外感风寒湿毒相关。而患者禀赋不足、脾肾亏虚是痛风肾病发生的内在原因,感受风寒湿毒等外感六淫邪气或饮食不节是疾病发生的外在因素。且久病入络,瘀血阻滞。因此,本病的病机是本虚标实,以脾肾亏虚为本,以风寒、湿毒及瘀血为标。目前多数医家认为,痛风肾病为正虚邪实、虚实夹杂之证。急性发作期以湿热、寒湿、瘀血为主,亦有病久脾肾亏虚、正虚复感于邪而发病者,以关节疾病明显,或伴有全身症状为主。稳定期表现正虚邪恋,以脾肾气虚为主,可有肝肾阴虚的表现。病变初期在关节经络,后期则伤及肾脏,既可表现为肾虚内热,砂石阻滞,又可表现为肾气亏损,封藏失职,甚至脾肾两亏,水湿内停,而见水肿;湿浊留滞中、下焦而见呕吐、少尿,呈"关格"之危证。故治疗当以清热利湿泄浊、活血化瘀止痛治其标,益肾养肝健脾治其本。

三、杨霓芝临证经验

(一) 病因病机的认识

高尿酸的发生,外因为外感风寒湿热之邪,以及饮食劳倦;内因则为脾肾亏虚,湿浊痰瘀阻滞。病因病机是在气血亏虚、阴阳失调情况下感受风寒湿热之邪,日久痰浊瘀血互结,痹阻经络、血脉而致。本病为脾肾失调,湿浊、痰瘀痹阻,饮邪淫溢,诸症并发。

杨霓芝认为,脾为后天之本、气血生化之源,肾主藏精、为先天之本,肺主一身之气、主治节,故脾气虚最易首先导致肺肾气虚。若患者出现腰膝酸软、夜尿增多、小便清长、耳鸣耳聋、头发花白、牙齿松动脱落等症状,就要考虑脾胃虚弱损及肾脏,导致脾肾亏虚。中医药治疗高尿酸有独特的优势,实则泻之、虚则补之、热者寒之等为治疗原则,可通过整体调理患者的身体状况,提高疗效,延缓病情进展,保护肾功能。

（二）中医治疗切入点

早期防治痛风肾病的重点是控制尿酸达标,西药有别嘌醇、非布司他、苯溴马隆等,但都有一定的副作用。若患者不适合服用此类药物,中医药也是一种较好选择。研究发现,有降尿酸作用的中药如石韦、粉萆薢、牛膝、怀山药等,都可以选用。痛风肾病后期出现脏腑亏虚,并常伴湿热、浊毒和瘀阻,导致病情迁延难愈,此时可采用中医药综合措施延缓慢性肾衰竭的进展,如患者能积极配合,改善个人的饮食生活习惯,往往可多年保持肾功能稳定。总之,痛风肾病早期病位在脾,病程日久,发展至脾肾亏虚,湿浊瘀阻,同时后期脾肾阳虚,寒湿凝滞,导致病情迁延难愈,因此,痛风肾病的中医治疗切入点,仍在于早期防治,补脾益气,活血化瘀。

（三）中医辨证论治方案

杨霓芝认为,痛风肾病多为本虚标实之证,治疗原则应为扶正祛邪并举。本虚虽有肺脾肾气虚,但脾气虚最为常见;标实虽有瘀血、湿浊、湿热为患,但以瘀血最为关键。

1. 脾肾气虚,湿浊瘀阻

证候特点:面色无华,腰膝酸软,食欲不振。神疲乏力,下肢浮肿,口淡不欲饮,尿频或夜尿多。舌淡红,齿痕,苔薄,脉细。

治法:健脾益肾,祛湿活血。

方药:参芪地黄汤合桃红四物汤加减。

基本处方:党参 20g,黄芪 15g,熟地 10g,山茱萸 15g,山药 15g,丹皮 10g,茯苓 15g,泽泻 10g,牛膝 6g,肉苁蓉 10g,杜仲 10g,桃仁 5g,红花 5g,赤芍 10g,当归 10g,川芎 10g。每日 1 剂,水煎服。

加减法:腰膝酸痛者,可加桑寄生 15g 以补肾壮腰;夜尿频多表现突出者,可加益智仁 15g、桑螵蛸 10g 以固精缩尿;若肌肤甲错,面色黧黑者,加地龙 10g、丹参 10g 以活血化瘀。

2. 脾肾阳虚,寒湿痹阻

证候特点:面色苍白(或黧黑),浮肿,畏寒肢冷,肢体关节疼痛冷痛,足跟痛。精神萎靡,纳呆或便溏(五更泄),遗精、阳痿、早泄或月经失调,夜尿频多清长。舌嫩淡胖、有齿痕,脉沉细或沉迟无力。

治法:健脾补肾,散寒祛湿通络。

方药:金匮肾气丸合薏苡仁汤加减。

基本处方:熟附子 10g(先煎),肉桂 3g(焗服),山药 15g,黄芪 15g,熟地黄 10g,山药 15g,山茱萸 15g,茯苓 15g,丹皮 10g,泽泻 10g,桂枝 6g,附子 10g,

牛膝 10g,薏苡仁 15g,苍术 10g,羌活 10g,独活 10g,麻黄 10g,川芎 10g,当归 10g。每日 1 剂,水煎服。

加减法:大便溏泻者,加炒扁豆 15g 健脾止泻;周身酸痛者,加鸡血藤 20g、桃仁 5g、红花 5g 活血通络;畏寒甚者,加仙茅、淫羊藿各 15g 温阳散寒。

3. 气阴两虚,瘀血阻滞

证候特点:腰酸膝软,面色无华,少气乏力。口干咽燥,五心烦热,夜尿频多,筋脉拘急,屈伸不利,大便干结。舌质红,舌体胖,脉弦细无力。

治法:益气养阴,活血化瘀。

方药:生脉散合桃红四物汤加减。

基本处方:党参 20g,黄芪 15g,麦冬 15g,五味子 15g,桃仁 5g,红花 5g,熟地 10g,赤芍 10g,当归 10g,川芎 10g。每日 1 剂,水煎服。

加减法:若腰痛明显,肌肤甲错,面色黧黑者,加鸡血藤 20g、地龙 10g、丹参 15g 以活血化瘀通络。夜尿频多表现突出者,可加益智仁 15g、桑螵蛸 10g 以固精缩尿。

(四) 处方用药特点分析

痛风肾病多为本虚标实之证,治疗原则应为扶正祛邪并举。本虚虽有肺脾肾气虚,但脾气虚最为常见;标实虽有瘀血、湿浊、湿热为患,但以瘀血最为关键。痛风肾病以气虚为本,以血瘀为标,因气虚而发病,因血瘀而致疾病迁延难愈。气虚血瘀证是其基本证型,气虚血瘀贯穿疾病过程的始终。基于此病机理论,杨霓芝采用益气活血法治疗痛风肾病,取得了良好疗效。黄芪味甘,性微温,入脾、肺经,有补气升阳、益卫固表、利水消肿、补血生肌、托毒排脓等功效。三七味甘、微苦,性温,入肝、胃经,专走血分,善化瘀血、止出血、消肿块、行瘀血、止疼痛。黄芪、三七配伍,共奏益气活血之功,可以改善痛风肾病患者的代谢紊乱、血液流变学异常,从而起到良好的治疗目的。此外,针对脾肾气虚、湿浊瘀阻的关键病机,采用健脾补肾、益气活血、祛湿降浊的基本治法,在益气活血法贯穿始终的基础上,在早期予苍术、黄柏清热化湿,牛膝引药下行,并予薏苡仁、泽兰健脾祛湿利水,女贞子滋阴补肾,大黄降浊。随后治疗中加用黄芪益气健脾。

四、杨霓芝治疗痛风肾病的经典验案两例

(一) 脾肾气虚,湿浊瘀阻案一

邬某,男,39 岁,2010 年 2 月 24 日初诊。

病史:反复关节痛 10 余年,发现血肌酐升高 6 年。痛风病史 10 余年,长期服用秋水仙碱。

初诊:畏寒,纳可,眠可,夜尿 2~3 次,大便 2 次/d,舌淡暗,苔薄白,脉细。2010 年 2 月 23 日查血肌酐 674μmol/L,尿酸 446μmol/L,尿素氮 38.84mmol/L。尿常规示尿蛋白(++++),白细胞计数 318.3 个/μl。红细胞计数 5 个/μl。

中医诊断:慢性肾衰(脾肾气虚,湿浊瘀阻)。

西医诊断:痛风肾病,痛风性关节炎,高尿酸血症,慢性肾衰竭(衰竭期)。

方药:女贞子 15g,丹参 15g,泽兰 15g,大黄 5g,淫羊藿 20g,白术 20g,党参 15g,白芍 15g,首乌 15g,甘草 2g。每日 1 剂,水煎服。

同时予百令胶囊 4 粒,每天 3 次,口服;三芪口服液 1 支 10ml,每天 3 次,口服。

二诊(2010 年 3 月 10 日):患者神清,精神可,纳可,眠可,夜尿 2~3 次,大便 2 次/d,舌淡暗,苔薄白,脉细。

方药:女贞子 15g,丹参 15g,泽兰 15g,大黄 5g,淫羊藿 30g,怀山 20g,党参 20g,首乌 15g,黄芪 15g,甘草 5g。每日 1 剂,水煎服。

随访(2010 年 3 月 24 日):患者神清,精神可,纳可,眠可,夜尿 2~3 次,大便 2 次/d,舌淡暗,苔薄白,脉细。2010 年 3 月 24 日查尿常规示白细胞(+++),尿蛋白(++++),红细胞 2~4 个/HP。血肌酐 691μmol/L。尿素氮 25.43mmol/L。

方药:女贞子 15g,丹参 20g,泽兰 15g,大黄 5g,白术 15g,首乌 15g,五爪龙 30g,赤芍 15g,银花藤 15g,稀莶草 15g,生地 20g,甘草 5g。每日 1 剂,水煎服。

按:本例患者西医诊断为痛风肾病、痛风性关节炎、高尿酸血症、慢性肾衰竭(衰竭期),中医诊断为慢性肾衰(脾肾气虚,湿浊瘀阻),治疗上除了常规西医对症治疗外,针对脾肾气虚、湿浊瘀阻的关键病机,采用健脾补肾、益气活血、祛湿降浊的治法,予白术、党参健脾益气祛湿,女贞子、首乌、淫羊藿滋阴补肾,丹参活血,大黄降浊,同时配合三芪口服液治疗。杨霓芝认为,痛风肾病多为本虚标实之证,本虚为脾肾亏虚、气血不足、阴阳失调,标实为湿浊、痰瘀痹阻,因此在健脾补肾基础上,采用益气活血法贯穿痛风治疗的始终,配合三芪口服液治疗,取得了良好疗效。

(二)脾肾气虚,湿浊瘀阻案二

汤某,男,71 岁,2014 年 1 月 13 日初诊。

病史:反复双下肢关节疼痛 5 年,发现血肌酐升高 3 年。患者 5 年前开始出现双下肢疼痛,诊断为痛风性关节炎,长期服用别嘌醇,痛风时有发作;3 年前行痛风石手术时发现肌酐 300μmol/L。既往冠心病(PCI 术后)、2 型糖尿病(现未服用降糖药)。

初诊:患者精神可,无胸闷气促,纳眠可,舌淡暗,苔黄,脉滑。2013年8月27日查肌酐232μmol/L,低密度脂蛋白(LDL)1.84mmol/L,双肾彩超提示双肾缩小(左肾91mm×37mm,右肾39mm×87mm)。2013年1月18日尿酸452μmol/L,肌酐243μmol/L,尿素11.89μmol/L;血常规示血红蛋白116g/L。

中医诊断:慢性肾衰(脾肾气虚,湿浊瘀阻)。

西医诊断:慢性肾衰竭(CKD4期),高尿酸血症,痛风肾病,高脂血症。

方药:苍术15g,关黄柏(黄柏)15g,薏苡仁15g,牛膝(怀牛膝/炒牛膝)15g,泽兰15g,赤芍15g,土茯苓15g,大黄(川军)5g,女贞子(盐女贞子)15g,甘草(甘草粒)5g。每日1剂,水煎服。

二诊(2014年2月10日):患者精神尚可,双下肢水肿,无胸闷气促,纳眠可,大便4次/d,舌淡胖暗,苔黄,脉沉细。

方药:白术15g,茯苓(云苓)30g,制何首乌15g,女贞子(盐女贞子)15g,土茯苓15g,大黄(川军)5g,泽兰15g,黄芪15g,甘草(甘草粒)5g。每日1剂,水煎服。

随访(2014年5月26日):患者精神尚可,左侧腰酸痛,双下肢水肿,双下肢坠胀,口气重,无胸闷气促,纳眠可,夜尿3次,大便调,舌淡红,苔薄白,脉缓,尺脉弱。2014年5月26日肾功能示肌酐225μmol/L,尿酸564μmol/L,胆固醇6.31mmol/L。

方药:白术20g,茯苓皮30g,制何首乌15g,女贞子(盐女贞子)15g,大黄(川军)5g,泽兰15g,黄芪20g,石韦20g,薏苡仁30g,泽泻30g,桂枝5g,甘草(甘草粒)5g。每日1剂,水煎服。

随访(2014年6月23日):患者疲倦,双下肢浮肿,胸闷,活动后胸痛,心慌心悸,上楼梯气促,左侧腰酸痛,双下肢坠胀,口气重,纳眠可,夜尿3次,大便调,舌淡红,苔薄黄,脉缓,尺脉弱。

方药:黄芪20g,茯苓皮30g,制何首乌15g,女贞子(盐女贞子)15g,大黄(川军)10g,泽兰15g,猪苓15g,泽泻30g,檀香10g,丹参15g,砂仁5g(后下),桂枝5g,甘草(甘草粒)3g。每日1剂,水煎服。

按:本例患者西医诊断为高尿酸血症、痛风肾病、慢性肾衰竭(CKD4期)、高脂血症,中医诊断为慢性肾衰(脾肾气虚,湿浊瘀阻),气虚血瘀仍是贯穿始终的关键病机,治疗上除了常规西医对症治疗外,针对脾肾气虚、湿浊瘀阻的关键病机,采用健脾补肾、益气活血、祛湿降浊法,且益气活血法仍贯穿始终,在早期予苍术、黄柏清热化湿,牛膝引药下行,并予薏苡仁、泽兰健脾祛湿利水,首乌、女贞子滋阴补肾,大黄降浊。随后治疗中加用黄芪益气健脾,并加用丹参活血化瘀。黄芪和丹参配伍,共奏益气活血之功。经上述治疗后患者肾功能改善,取得较好疗效。因此,健脾补肾、益气活血、祛湿降浊是痛风肾病的基本治法。

(桂定坤)

参考文献

1. Jiang Y,Chen JB,Jiang RY,et al. Holistic system of pattern differentiation and treat-ment:"person-symptom-disease-pattern" differentiation [J]. Journal of Traditional Chinese Medicine,2011,52(17):1447-1448.

2. HE J,HE B,YU WB,et al. Zhu liangchun's experience on treatment of gout nephropathy [J]. Journal of Emergency in Traditional Chinese Medicine,2014,23(8):1472-1473.

3. TONG XL. On application of symptom differentiation,disease differentiation,etiology identification and pattern differentiation and treatment in clinical practice [J]. Journal of Traditional Chinese Medicine,2013,54(2):93-95.

第十四节　乙型肝炎病毒相关性肾炎

乙型肝炎病毒相关性肾炎是指由乙型肝炎病毒(hepatitis B virus,HBV)诱发的,经血清免疫学及肾活检免疫荧光所证实的一种继发性肾小球肾炎综合征,简称"HBV 相关性肾炎"。目前,中医药在乙型肝炎病毒相关性肾炎的治疗方面取得较理想的疗效。

一、西医学对本病的认识及循证诊疗建议

根据流行病学统计,乙型肝炎病毒相关性肾炎的发病率与乙型病毒性肝炎的发病率平行。我国是 HBV 感染的高发区域,人群 HBV 携带率一般在15% 左右,HBV 相关性肾炎占肾小球肾炎的 16.6%~32%,发病年龄多为儿童及青少年,男性高于女性。

乙型肝炎病毒相关性肾炎的发病机制主要包括免疫复合物(循环免疫复合物或原位免疫复合物)沉积于肾小球造成免疫损伤;乙肝病毒直接攻击;免疫介导细胞损害有关;免疫缺陷及遗传因素。近年来由于 HBV 的变异,血清乙肝表面抗原(HBsAg)及乙肝核心抗原(HBeAg)可阴性,且乙型肝炎病毒相关性肾炎与糖尿病肾病、狼疮肾炎、原发性肾小球肾炎等可同时存在,因此诊

断乙型肝炎病毒相关性肾炎主要依靠病理活检是否检出 HBsAg、HBcAg 及 HBV-DNA。但已有研究表明,乙型肝炎病毒前 S1、前 S2 抗原(PreS1/S2-Ag)也参与乙型肝炎病毒相关性肾炎的发病,同时具有很强的抗原性,因此推荐可将 PreS1/S2-Ag 的检测作为 HBsAg、HBcAg 及 HBV-DNA 的补充。

乙型肝炎病毒相关性肾炎的病理类型多种多样,最常见为膜性肾病,儿童患者此种病理类型尤为多见。其次为膜增生性肾炎、系膜增生性肾炎等。膜性肾病光镜下除了弥漫性肾小球基膜增厚及钉突形成外,增厚的基膜常呈链环状,伴较明显的系膜增生;免疫荧光检查除见 IgG 及 C3 呈颗粒样沉积外,也常有 IgM、IgA 及 C1q 沉积,沉积部位除毛细血管壁外,常见系膜区;电镜可见大块电子致密物在上皮下、基膜内、内皮下及系膜区沉积。肾组织中可见 HBV 抗原阳性物质。

所以本病的诊断需行肾穿刺活检并在其基础上行免疫组化检测病毒相关抗原以协助。乙型肝炎病毒相关性肾炎并无特异性临床表现,常以肾小球肾炎、肾病综合征、无症状性蛋白尿或单纯性血尿等形式出现,部分病例可能同时有慢性乙肝、肝硬化等症状,肝炎、肾炎的症状既可同时出现,也可先后发生,甚至没有任何乙型肝炎的临床表现和体征,而肾炎的临床症状和体征是其唯一的症状。早期患者血压和肾功能大多在正常范围,晚期少数病例可进展至终末期肾衰竭。

目前,对于乙型肝炎病毒相关性肾炎的治疗存在不同意见,也缺少高质量的随机对照临床试验研究。总的治疗原则为降低尿蛋白,保护肾功能及延缓肾脏病进展。根据患者尿蛋白的多少、HBV 复制与否,以及肝功能是否正常来制订相应的治疗方案,进行个体化治疗。

针对性治疗包括抗病毒及免疫抑制治疗两方面。抗病毒药物有核苷(酸)类似物及干扰素,免疫抑制剂有糖皮质激素、麦考酚酸吗乙酯、来氟米特等。目前,核苷(酸)类似物治疗乙型肝炎病毒相关性肾炎得到了多数学者的认同,但对糖皮质激素、免疫抑制剂及干扰素的应用存在较大争议。

二、中医药治疗本病的现状

虽然近年国内外有一些涉及乙型肝炎病毒相关性肾炎的诊疗指南发布,但由于对本病发病机制的认识存在模糊之处,加之抗病毒治疗以及免疫抑制治疗方面药物的副作用较多,疗效不明显,故而本病的治疗争议较大。近年来,中医药在这方面取得了一定的进展,值得进一步研究挖掘。

乙型肝炎病毒相关性肾炎属于中医学"水肿""胁痛""腰痛""臌胀"等

范畴。目前多数医家认为本病致病内因是正气不足,外因是湿热疫毒之邪;湿热疫毒入侵,盘踞于肝,浸淫及肾是发病的主要因素。湿热蕴结,久羁不去,阻滞气机,阻碍血行,致肾络瘀阻,血行不畅,瘀血内生,热蒸瘀阻,逼精外出,或湿热伤阴,加之精血亏虚,遂见肾阴虚;湿盛阳微或阴损及阳,最终可导致肾阳虚或阴阳两虚,或日久气虚血瘀。临床上正虚与邪实二者互为因果,影响疾病的发生、发展、变化与转归。

乙型肝炎病毒相关性肾炎的治疗法则主要为扶正祛邪。其中,祛邪根据病邪不同,而分为燥湿清热、利水消肿、活血祛瘀等法;扶正则根据正气亏损的不同而分别使用健脾益气、温补脾肾、滋阴养血等法。有时需要多法合用,攻补兼施。

三、杨霓芝临证经验

(一) 病因病机的认识

杨霓芝认为本病病因主要为外感湿热疫毒,内蕴脏腑;饮食不节,湿热疫毒内伤;正气虚损,湿热毒邪乘虚而入。其中湿热疫毒是本病的主要病因。病机主要是肝脏气血失调,疏泄失常,导致脾受肝制,运化失常,日久及肾。本病初起在肝,后传脾肾,病理特点为虚实夹杂,最终可出现正虚邪实或气血双虚的结果。湿热毒邪损伤肾络,血液不循常道溢于络外而见血尿;湿热之邪扰动肾关,肾失封藏,精关不固,故见蛋白尿;肾脏气化失司,肾不主水,水湿泛滥肌肤,故见水肿。病程中湿热之邪阻滞气机,影响血运,瘀血内生,使病情加重。湿热和瘀血是疾病过程中的病理因素,可促进本病发展,影响预后。总之,本病的病位主要在肝、脾、肾,病机主要是湿热毒邪阻滞脾胃,郁蒸肝胆,损伤肾脏,而感受外邪可加重肝、肾损害,本虚标实,虚实夹杂,形成恶性循环。

(二) 中医药治疗切入点

乙型肝炎病毒相关性肾炎的发病机制尚未完全阐明,西医学对此治疗效果不佳,中医学在辨证论治的基础上,结合临床特点以及现代药理结果,中西医协同,往往可取得一定疗效。

1. 针对乙肝病毒的治疗　乙肝病毒的持续存在及复制是 HBV 相关性肾炎的基础,因此清除乙肝病毒是治疗本病的关键。近年来,从中药中寻找抗乙肝病毒药物的工作有较好进展。现临床有猪苓多糖、苦味叶下珠、苦参碱注射液、苦参素注射液等中成药可用。单味药的研究上,如清热的板蓝根、贯众等,凉血的紫草、玄参等,通下的大黄、虎杖等,化湿的土茯苓、生苡仁等,活血的半枝莲、丹参等,均证实对乙肝病毒有抑制作用。成方中如升麻葛根汤、黄连解毒汤、五味消毒饮、茵陈蒿汤等也有此作用。

2. 调节免疫治疗 增强细胞免疫功能,抑制体液免疫功能,清除免疫复合物,降低自身免疫反应是治疗本病的一条重要途径。对本病表现为肾病综合征的患者,多不主张应用激素和/或细胞毒药物,认为上药可能有促进 HBV 在 T 细胞中复制的潜在危险。而中药白花蛇舌草、鱼腥草、穿心莲、金银花、鸡血藤、蒲公英、山豆根等可增强网状内皮系统吞噬功能;黄芪、人参、灵芝、沙参、女贞子、何首乌、枸杞子、冬虫夏草、桑寄生、绞股蓝等能增强细胞免疫功能;银耳、生地、酸枣仁、黄柏、菟丝子、白芍等可促进淋巴细胞转化;牡丹皮、桃仁、生地、龙胆、石见穿、连翘、红花、垂盆草、赤芍、川芎等有抑制免疫功能的作用;而生地、大黄、赤芍、丹参、桃仁、红花、茅根、紫草、半边莲等可以清除免疫复合物。另外,干扰素能阻断病毒的繁殖和复制,对本病有一定疗效,中药人参、黄芪、茯苓、白术、刺五加、当归、鸡血藤、淫羊藿、黄精、冬虫夏草、桑椹、猪苓、沙参、远志、天花粉、天麻、白芷、升麻、柴胡、苏叶、蝉蜕以及中国猕猴桃、香菇、云耳、雪耳等具有诱生干扰素的作用。

(三)中医辨证论治方案

杨霓芝认为本病是本虚标实证。以肝脾肾虚为本虚,湿热毒邪及瘀血为标实。辨证上,应先辨虚实何为急缓,急则治标、缓则治本。清化湿热疫毒、活血化瘀则是本病的主要治法,有助于抑制病毒复制,也有利于减少激素的副作用。同时本病治疗应始终不忘顾护正气,强调扶正祛邪,标本兼治。

建议将本病分 3 种证型而论治。

1. 肝脾气滞,湿浊阻滞

证候特点:胸胁胀痛,脘腹胀闷,纳呆,恶心呕吐,肢体浮肿,小便短少,大便溏,舌苔白腻,脉弦滑。

治法:疏肝健脾利湿。

推荐方剂:柴胡疏肝散加减。

基本处方:柴胡 10g,陈皮 10g,香附 6g,川芎 10g,白术 15g,茯苓 15g,泽泻 10g,枳壳 10g,白芍 10g,虎杖 10g,车前草 15g。水煎服。

加减法:胁痛甚者,加延胡索 10g、川楝子 10g;纳差者,加炒谷芽 20g、山楂 10g;腹胀者,加厚朴 10g、砂仁 3g。

2. 脾肾两虚,湿浊阻滞

证候特点:神疲乏力,或有面浮肢肿,或有畏寒,少气懒言,腰酸身重,或自汗、易感冒,耳鸣耳聋,纳少腹胀,大便溏薄,甚至肢体浮肿,舌淡胖苔白,有齿痕,脉沉弱。

治法:健脾补肾,利水除湿。

推荐方剂:防己黄芪汤加减。

基本处方:汉防己 10g,黄芪 15g,白术 10g,炙甘草 5g,车前草 10g,怀山药 15g,三七 3g,山茱萸 10g。水煎服。

加减法:气虚重者,可加大黄芪量为 30g,加党参 15g;纳差腹胀者,可加薏苡仁 30g、布渣叶 15g;若畏寒神疲,脉弱无力者,可加狗脊 10g、淫羊藿 10g。

3. 气阴两虚,湿浊瘀阻

证候特点:病久形体消瘦,面色晦暗,肌肤甲错,腹大肢肿,神疲乏力,尿色赤或夹泡沫,舌质暗或有瘀斑,脉细涩。

治法:益气活血滋阴。

推荐方剂:四君子汤合一贯煎合桃红四物汤加减。

基本处方:党参 15g,炙黄芪 30g,桃仁 5g,红花 5g,川芎 10g,赤芍 10g,茯苓 30g,生地 10g,泽泻 10g,当归 10g,川楝子 5g,麦冬 10g,沙参 15g,炙甘草 5g。水煎服。

加减法:夹阳虚者,加仙茅 10g、淫羊藿 10g;内热便秘苔黄者,加石韦 15g、大黄 5g(后下);合并湿热者,加土茯苓 15g、白花蛇舌草 20g。

(四) 处方用药特点分析

1. 杨霓芝认为本病辨证多属正虚邪实,正虚以肝肾阴虚、气阴两虚为主;邪实主要是湿热疫毒。湿热疫毒蕴郁不化,阻滞气机,血行瘀滞,亦是邪实的重要内容,甚至贯穿疾病的始终。清化湿热疫毒、活血化瘀是本病的主要治法,既有助于抑制病毒复制,也有利于减少激素的副作用。

基于以上理论,杨霓芝以"气阴两虚、湿瘀互结"作为基本证型,治以益气养阴、清热利湿、活血化瘀法。拟定基本方:太子参 30g,土茯苓 30g,丹参 30g,白术 20g,生地黄 20g,女贞子 15g,墨旱莲 15g,蒲公英 15g,桃仁 5g,泽兰 15g,郁金 15g,甘草 5g。其中生地黄、太子参、白术、女贞子、墨旱莲培补脾肾气阴以固本;蒲公英、土茯苓、甘草清化湿热疫毒,丹参、泽兰、桃仁、郁金活血化瘀。诸药同用,以清热利湿、活血化瘀。在此基本方基础上随证加减:水肿甚者,上方加泽泻 15g、茯苓皮 30g、猪苓 15g 以利水消肿;纳呆者,上方加陈皮 5g、砂仁 5g(后下)以健脾理气;阳虚肢冷者,加淫羊藿 15g、肉桂 3g(焗服)以温阳补肾利水。血尿者,可酌加小蓟、牡丹皮、白茅根等。

2. 具体用药方面的特点

(1) 补气用黄芪:黄芪,甘,微温,归肺、脾经,在《神农本草经》中列为上品，"主痈疽久败创，排脓止痛，大风，痫疾，五痔，鼠瘘，补虚，小儿百病"。李时珍《本草纲目》载："黄耆既补三焦，实卫气，与桂同功，特比桂甘平，不辛热为异耳。但桂则通血脉，能破血而实卫气，耆则益气也。又黄芪与人参、甘草三味，为除燥热、肌热之圣药。脾胃一虚，肺气先绝，必用黄芪温分肉、益皮毛、实腠理，不令汗出，以益元气而补三焦。"王好古《汤液本草》记载："黄芪，治气虚盗汗并自汗，即皮表之药；又治肤痛，则表药可知；又治咯血，柔脾胃，是为中州药也；又治伤寒尺脉不至，又补肾脏元气，为里药。是上、中、下、内、外三焦之药。"即黄芪是里药，不只补脾肺气，还补肾脏元气，为补益元气之圣药。黄芪一味兼具益气健脾补肾、活血化瘀的功效，故杨霓芝常重用黄芪治疗本病，取其补气兼活血，用量常 15~30g 不等。

（2）清利湿热药对——茵陈配土茯苓：茵陈，味微苦、微辛，性微寒，归脾、胃、膀胱经，为清利湿热要药。《神农本草经》记载："主风湿寒热邪气，热结黄疸。"《本草再新》载："泻火，平肝，化痰，止咳，发汗，利湿消肿，疗疮火诸毒。"现代药理研究也显示，茵陈有显著利胆作用，并有解热、保肝、抗肿瘤和降压作用。土茯苓味甘淡，性平，入肝、胃、脾经，为诸多医家所习用的祛湿浊药。明代李时珍《本草纲目》记载："利关节，止泄泻，治拘挛骨痛，恶疮痈肿……土茯苓能健脾胃，去风湿，脾胃健则营卫从，风湿去则筋骨利。"杨霓芝在临床上常选用茵陈配土茯苓用于清利湿热，二者用量在 10~15g 左右。

（3）滋补肝肾药对——女贞子配墨旱莲：女贞子合墨旱莲即中医经典名方二至丸。对于肝肾阴虚患者，杨霓芝常在辨证基础上加用该药对进行治疗。党参性平，味苦甘，归肝、肾经。《神农本草经》记载："主补中，安五脏，养精神，除百疾，久服肥健。"墨旱莲味甘酸，性凉，入肝肾经。明代李时珍《本草纲目》记载："乌须发，益肾阴。"清代刘若金《本草述》载："疗溺血及肾虚变为劳淋。"杨霓芝在临床上常选用女贞子、墨旱莲配伍当归治疗本病证属肝肾阴虚型，二者用量均为 10~15g。

（4）益气活血药对——黄芪配三七：黄芪和三七配伍是益气活血法的代表药对。三七，性甘、微苦，温，归肝、胃经。明代李时珍《本草纲目》记载："乃阳明、厥阴血分之药，故能治一切血病。"清代赵学敏《本草纲目拾遗》云："人参补气第一，三七补血第一，味同而功亦等，故称人参三七，为中药之最珍贵者。"在此药对基础上，杨霓芝研制成三芪口服液（黄芪、三七等，广东省中医院院内制剂），用于气虚血瘀型肾病的治疗，疗效显著。并在国家自然科学基金等各级课题支持下对其进行了机制研究，结果表明该药在抑制肾小球系膜细胞增生、减少尿蛋白方面效果显著。因此，杨霓芝常在辨证基础上选取黄芪、三七药对，或三芪口服液治疗本病,尤其适用于有深静脉血栓形成、高龄的患者。黄芪、三七两者比例多为3∶1或5∶1。

四、杨霓芝治疗乙型肝炎病毒相关性肾炎的经典验案一例

李某,男,32岁。2007年5月30日初诊。

主诉:反复蛋白尿1年余。2006年5月行肾活检诊断为乙型肝炎病毒相关性肾炎(膜性肾病),并于2006年5月8日开始口服美卓乐(甲泼尼龙片),每次56mg,每天1次顿服。就诊时仍口服美卓乐,每次36mg,隔天1次;贺普丁(拉米夫定),每次0.1g,每天1次;黄葵胶囊,每次2粒,每天2次;脂比妥,每次3片,每天3次。5月9日查24小时尿蛋白定量1.85g,血肌酐95.93μmol/L,总胆固醇8.28mmol/l。

诊见:面部痤疮,双下肢乏力,多汗,口干、口苦,寐佳,纳可,大便烂,舌淡红、苔薄白,脉滑。

中医诊断:尿浊(阴虚湿热)。

治法:益气养阴,清热利湿,活血化瘀。

处方:太子参30g,土茯苓30g,丹参30g,白术20g,生地黄20g,女贞子15g,墨旱莲15g,蒲公英15g,桃仁5g,泽兰15g,郁金15g,甘草5g。每天1剂,水煎服。同时继续如前给予美卓乐、贺普丁、黄葵胶囊、脂比妥等治疗。

二诊(2006年6月27日):面部痤疮好转,守前方去蒲公英,如法煎服。美卓乐减为每次32mg,隔天1次。余药同前。

三诊(2006年9月26日):面部痤疮明显减少,口干,无口苦,大便调,24小时尿蛋白定量0.44g,效不更方,如法煎服。同时美卓乐减为每次28mg,隔天1次,口服。

四诊(2008年1月16日):面部痤疮消失,无口干、口苦。尿常规示尿蛋白(±),尿潜血(±)。美卓乐减为每次24mg,隔天1次,口服。仍守前方进退。此后美卓乐逐渐减量,至2009年4月8日,激素已撤完。期间多次复查尿蛋白,波动于(+)~(++),血肌酐78.4μmol/L,谷丙转氨酶46U/L,乙型肝炎病毒血清标记物5项示小三阳,乙型肝炎病毒DNA定量为1.28×10^4。

按:杨霓芝认为,本病患者辨证多属正虚邪实,正虚以肝肾阴虚、气阴两虚为主;邪实主要是湿热疫毒。湿热疫毒蕴郁不化,阻滞气机,血行瘀滞,亦是邪实的重要内容,甚至贯穿疾病的始终。清化湿热疫毒、活血化瘀是本病的主要治法,有助于抑制病毒复制,也有利于减少激素的副作用。而培补正气亦是本病治疗不可忽视的方面。西医学也认为,细胞免疫功能低下能使乙肝病毒在

体内持续存在,故在本病的治疗上应始终不忘顾护正气,强调扶正祛邪,标本兼治。本案患者就诊之初由于长期使用激素治疗,正虚邪实表现均明显,故以蒲公英、土茯苓、甘草清化湿热疫毒;丹参、桃仁、泽兰、郁金活血化瘀;同时以二至丸、生地黄、太子参、白术益气养阴、固本培元,减轻了激素的副作用,改善患者的症状,协助顺利完成激素疗程。待湿热疫毒之象渐微,则去苦寒之蒲公英,以益气养阴佐以活血化瘀。

(钟 丹)

参考文献

1. 杨霓芝,黄春林.泌尿科专病中医临床诊治[M].2版.北京,人民卫生出版社,2005:253-256.

2. 侯海晶.杨霓芝教授治疗肾小球疾病经验拾零[J].新中医,2012,44(7):209-210.

3. 段小军.杨霓芝教授治疗慢性肾脏病验案4则[J].新中医,2010,46(4):143-144.

4. 曾礼华,张爽,曾芳.中医药治疗乙肝相关性肾炎的研究进展[J].广西中医药导报,2011,34(3):1-2.

5. 黄娟.乙肝相关性肾小球肾炎研究进展[J].胃肠病和肝病学杂志,2015,24(3):267-269.

6. 方立明,胡泳,姚源璋.从脾肾论治乙肝相关性肾炎[J].四川中医,2014,32(5):34-35.

第十五节 肾淀粉样变性

淀粉样变性是一种全身性疾病,根据受累部位可分为系统性和局部性淀粉样变性。系统性淀粉样变性可累及多个器官系统,其中以肾脏受累为主并导致组织损害所引起的临床综合征称为肾淀粉样变性。至今尚无可用于治疗肾淀粉样变性的特异性方法,早期治疗可延长患者生存期,但若疾病进展至后期则预后不佳。中医对肾淀粉样变性的论述相对较少,杨霓芝根据该病临床症状应用中医药治疗有其心得体会。

一、西医学对本病的认识及循证诊疗建议

淀粉样变性是一组以细胞外 β- 折叠结构原纤维沉积为特征的疾病。在系统性淀粉样变性中,淀粉样蛋白可影响多系统器官病变,导致进行性器官功能障碍,进而导致患者死亡,预后欠佳。发病率方面,本病多见于 50 岁以上患者发病,不同类型肾淀粉样变性所占比例在不同国家的报道中亦有所差异,主

要与地域分布和人种差异有关。

目前已发现30多种可形成淀粉样变的蛋白质,其中包括轻链蛋白(amyloid light chain,AL)型淀粉样变性中的Ig轻链、重链蛋白(amyloid heavy chain,AH)型淀粉样变性中的Ig重链、淀粉样A蛋白(amyloid A,AA)型淀粉样变性中的AA、透析相关关节病中的淀粉样$β_2$-微球蛋白(amyloid $β_2$-microglobulin,Ab2M),以及阿尔兹海默病和唐氏综合征中的β淀粉样蛋白(amyloid β-protein,Ab),还存在其他遗传性的淀粉样变性。临床上存在肾脏受累的淀粉样变性主要发生在AL型或AA型淀粉样变性,也可在一些遗传性淀粉样变性中发生,如AFib型,Ab2m沉积可发生于长期维持性透析的患者。

肾脏受累临床上早期表现为蛋白尿或肾病综合征,常为大分子、非选择性蛋白尿,其程度却有所不同,主要取决于淀粉样蛋白沉积于肾脏的范围及部位;晚期部分患者可发生肾衰竭导致死亡。肾外器官受累常见于心脏(表现为心脏肥大、心律失常、心力衰竭等)、消化道(表现为巨舌、肝脾肿大、便秘或腹泻、营养不良、肠出血、肠穿孔或缺血性肠梗阻)、呼吸道(表现为肺组织结节、呼吸困难、呼吸道出血)、皮肤及血管(表现为皮肤增厚肿胀、色素沉着、瘀斑、直立性低血压)、神经系统(感觉异常、肌力减退、无痛性溃疡、腕管综合征)等。

淀粉样变的肾脏早期体积增大,晚期肾衰竭时可缩小。光镜下淀粉样蛋白主要沉积于肾小球系膜区以及毛细血管基底膜、肾小管基底膜和小动脉壁,也可沉积于肾间质;HE染色时,呈嗜伊红的均质无结构的团块状沉积,刚果红染色呈砖红色,偏光显微镜下,呈苹果绿;电镜下见约8~10nm淀粉样纤维僵硬、杂乱而无序地排列。而电镜下发现淀粉样纤维在病理诊断中占有重要意义,是早期诊断的依据。

治疗方面,主要取决于淀粉样变性的类型,治则主要是减少前体蛋白合成、稳定前体蛋白的自身结构、破坏淀粉样蛋白的稳定性。AL型淀粉样变性的治疗主要是消除单克隆蛋白和浆细胞克隆,可逆转器官损伤;AA型淀粉样变则主要以治疗原发病为主,如炎症性或感染性疾病。若发展至终末期肾脏病,则需要寻求肾替代治疗延长患者寿命。

二、中医药治疗本病的现状

中医文献中并无"肾淀粉样变"的说法,且本病累及脏腑较多,病症复杂多样,但根据其临床表现,可归属于中医"水肿""虚劳""痞证""积聚"范畴。

多数医家认为,本病的发生可因外邪袭表、疮毒内犯、饮食不洁、先天禀赋不足、久病劳倦或年老体衰,致气血阴阳失调,累及脾肾,久之动摇脾肾之根本,先天之精不固,后天无以运化水谷,痰、寒、瘀等内生,最终导致脾肾衰败、升降失司之关格重证。认为本病当以脾肾为中心,广涉他脏,病机关乎虚、水、痰、瘀四大方面,其中虚是疾病的主因。故治疗上当以顾护脾肾为治疗重点,以补虚治本为主。

三、杨霓芝临证经验

(一) 病因病机的认识

杨霓芝认为淀粉样物质这类病理产物的形成多因脏腑功能失调所致,之后又作用于脏腑,久之则脏腑亏虚,气化失司,水湿内停,痰浊内生,从而加速淀粉样物质生成,使病情进展加重。本病初期以气虚多见,肺气虚则宣发水气失常,脾气虚则无以运化水湿,肾气虚则气化水液失调,以致水凌心肺发为喘咳、悸促,水停脾胃则发为纳呆、胀满、脘痞,水泛肌肤则发为水肿;久病耗气伤精生瘀,动摇根本,后出现癃闭、关格之证。《景岳全书》曰:"虚邪之至,害少归阴,五脏所伤,穷必及肾。"故本病病机责之于虚,其虚多围绕脾肾亏虚。

(二) 中医治疗切入点

由于淀粉样变的表现复杂多样,故中医药的治疗应根据疾病临床表现不同,治疗要点应有所不同。

1. 以蛋白尿或肾病综合征表现的淀粉样变　病者除肾病综合征的一般表现外,尚有畏寒肢冷、神疲乏力、面色㿠白、舌体胖大有齿痕、脉沉细无力。"土残则水溢",故治肾是根本,而治脾是关键。从治疗上说,培土可以生金,崇土可以胜湿,故"其制在脾"。扶脾可选用党参、黄芪、白术、茯苓,阳虚甚者可加用山茱萸、肉桂;益肾可选用淫羊藿、制何首乌、菟丝子。

2. 以肾外症状为表现的淀粉样变　患者多表现为胸闷心悸、周身疼痛,干呕、食欲不振,甚者咯血、便血等,舌体暗淡,有瘀点,脉沉弦。此为脏腑功能失调、水湿瘀血互结的表现。《血证论》指出"血与水本不相离","病血者未尝不病水,病水者未尝不病血","血瘀久积,亦能化为痰水",故治疗上宜活血化瘀利水,可使用当归补血汤或血府逐瘀汤。

(三) 中医辨证论治方案

自古脾肾关系密切。《医门棒喝》指出:"脾胃之能生化者,实由肾中元阳之鼓舞。而元阳以固密为贵,其所以能固密者,又赖脾胃生化阴精以涵育耳。"说明肾脏乃各脏腑功能活动之根本。杨霓芝认为:"虚证虽有阴阳气血五脏等区别,但脾肾尤为重要。盖脾为后天之本,气血生化之源。肾主藏精,为先天之本。二者为五脏之根本。四季脾旺不受邪。"

故本病在诊病中,应重视顾护人体之正气,使之发挥机体主动抗邪的作用,同时亦应在临证中,注意辨别虚实夹杂,扶正祛邪。故杨霓芝将本病分为2种证型论治。

1. 脾肾气(阳)虚,水湿内停

证候特点:纳差,食后胀满,疲乏无力,或有四肢不温、形寒肢冷,腰膝酸软,大便溏薄,少尿或无尿,腰以下浮肿,舌淡,或有齿痕,苔薄或厚腻,脉沉细。

治法:健脾补肾,益气化湿。

推荐方剂:参苓白术散加减。

基本处方:党参20g,白术20g,茯苓20g,山药15g,桂枝10g,淫羊藿15g,泽泻20g,当归15g,制何首乌15g,砂仁5g(后下),炙甘草5g。

加减法:气虚者,加黄芪20g;纳差腹胀者,可加枳壳10g、陈皮5g、麦芽30g;阳虚畏寒甚者,可加山萸肉15g、杜仲15g、菟丝子15g、肉桂3g(焗服);浮肿甚者,可换茯苓为茯苓皮,加牛膝15g;瘀血甚者,可加丹参20g、三七6g、泽兰10g。

2. 气阴两虚,湿热瘀阻

证候特点:面色少华,气短乏力,口干不欲饮,手足心热,大便稀或干,尿少色黄,舌红少苔,脉沉细数。

治法:益气养阴,化湿利水,活血祛瘀。

推荐方剂:参芪地黄汤加减。

基本处方:党参15g,黄芪20g,白术15g,茯苓皮15g,甘草10g,麦冬20g,五味子15g,泽泻10g,山药30g,熟地15g,桃仁5g,丹皮10g,泽兰10g。

加减法:阴虚重者,可加墨旱莲15g、女贞子15g;湿热重者,可加白茅根15g、黄柏10g、土茯苓15g;血瘀重者,可加丹参20g、红花5g。

(四) 处方用药特点分析

1. 重用黄芪、党参、白术、茯苓补益脾气　淀粉样变性肾病的临床表现要点为乏力、水肿、蛋白尿,且死亡率高。究其根本原因,是正气亏虚。其"虚"累及全身各脏器组织,而相关组织器官一旦失去其正常的物质基础,代谢功能"不谋其政",精微物质难以生成,元气难以生发,五脏元精难以养成,故要培本清源,去浊扬清。杨霓芝认为本病"虚"以气(阳)虚为主,偶伴少许阴液不足,故临床多见患者乏力明显,舌体胖大少苔,肢体浮肿凹陷按之不易起。杨霓芝临床上多重用党参、黄芪、白术、茯苓补益脾气,淫羊藿、制何首乌、覆盆子补益肾气,二至丸、枸杞子滋阴补肾。

脾胃喜甘而恶秽,喜燥而恶湿,喜利而恶滞。此四味均味甘,黄芪气微温,气薄而味浓,可升可降,阳中之阳也,无毒;党参,甘平,健脾运而不燥,滋胃阴而不湿,润肺而不犯寒凉,养血而不偏滋腻,鼓舞清阳,振动中气而无刚燥之弊;白术,甘苦而温,味浓气薄,无毒,可升可降,阴中阳也,入手太阳少阴兼足阳明太阳少阴厥阴之经,除湿益燥,和中益气,利腰脐间瘀血,除胃中邪热;茯苓,甘平,《本草求真》云其"佐参术以渗脾家之湿",最为利水除湿要药。此四者相合,可健脾、利水、渗湿,水去而脾自健,小便自开,何恐癃闭之虑,水去则内湿可消。

2. 通过益气活血解决水瘀互结 "水、瘀"多系水液代谢的病理产物积聚,与水相关脏腑肾、脾、肺的代谢失调,治之可从瘀、从血、从水。《医林改错》曰:"久病入络为血瘀。"临床上杨霓芝多用益气活血法治疗,多用当归补血汤化裁,或桃仁、桂枝、丹参、血府逐瘀汤加减。

3. 重视祛"浊" 西医学认为此病源于淀粉样蛋白的异常堆叠和产生,包括各种炎症介质,也属于精微物质的异常变化。结合中医观点,水湿痰饮变生痰浊。杨霓芝认为,水液代谢病理产物所导致新的疾病,归为两类:"脉道"之外为"痰","脉道"之内为"浊"。可以说是对系统性淀粉样变这一病理过程的精准概括。

论治此"浊",杨霓芝认为首当泻腑排浊、推陈出新,应重用白术 20~30g 健脾利腑,泽泻 15~20g 泄浊利水;另外,芳香化浊之品亦很重要,如陈皮、砂仁、紫苏、藿香;必要时要加桔梗、枳壳升清降浊,出入气机;如遇浊积化热,消解中焦无形邪热加栀子、蒲公英、茵陈、赤芍等;热盛更要加强泄热之品如忍冬藤、鱼腥草、黄芩。

四、杨霓芝治疗肾淀粉样变性的经典验案一例

侯某,女,67岁。2007年7月18日来诊。

病史:2007年6月8日因"反复双膝肢浮肿3年"于我院就诊,行肾穿刺活检提示为"原发性淀粉样变",当时查尿常规示尿蛋白(++++);血清白蛋白22.3g/L,胆固醇10.19mmol/L,血肌酐236μmol/L,予对症利尿消肿治疗。

初诊(2007年7月18日):症见精神疲倦,乏力,纳差,时时欲呕,二便调。舌淡红有齿痕,苔薄白,脉沉细。查体:BP100/68mmHg,双下肢中度浮肿。

中医诊断:水肿—阴水(脾肾气虚,水湿内停)。

西医诊断:肾淀粉样变性,继发性肾病综合征,慢性肾衰竭(氮质血症期)。

治法:健脾补肾,益气化湿。

中药处方:党参 20g,白术 20g,制何首乌 15g,女贞子 15g,淫羊藿 15g,桂

枝 15g,黄芪 20g,茯苓 20g,泽泻 20g,当归 15g,陈皮 5g,砂仁 5g(后下),甘草 3g。并给予中成药三芪口服液 2 支,一日 3 次;百令胶囊 2 粒,一日 3 次。

二诊(2007 年 9 月 19 日):症见疲倦乏力,纳差,腹胀,双下肢中度水肿,心悸、气促,小便少。舌淡暗胖,有齿痕,苔薄白,脉沉细。复查尿常规示尿蛋白(++++),潜血(±);血清白蛋白 27g/L;血肌酐 205μmol/L。

方药:三芪口服液 2 支,一日 3 次。中药处方:党参 30g,丹参 20g,制何首乌 15g,淫羊藿 15g,桂枝 15g,黄芪 20g,茯苓 30g,泽泻 30g,当归 15g,陈皮 5g,甘草 3g。

三诊(2007 年 11 月 19 日):纳差症状有所好转,无腹胀,下肢轻度浮肿,舌淡暗胖,有齿痕,苔薄白,脉细。复查尿常规示尿蛋白(++++);血清白蛋白 26.2g/L,胆固醇 8.85mmol/L,血肌酐 157μmol/L。

方药:三芪口服液 2 支,一日 3 次;百令胶囊 2 粒,一日 3 次。中药处方:党参 30g,丹参 20g,制何首乌 15g,女贞子 15g,淫羊藿 15g,桂枝 15g,黄芪 20g,茯苓 20g,泽泻 20g,当归 15g,陈皮 10g,砂仁 5g(后下),甘草 3g。

按:该患者为慢性病程,表现为大量蛋白尿,双下肢浮肿,血肌酐升高,符合肾病综合征、慢性肾衰竭氮质血症期,我院肾穿刺活检明确病理为肾淀粉样变性。患者来杨霓芝处就诊时表现为疲倦、乏力、时时欲呕,舌淡红有齿痕,苔薄白,脉沉细,属于脾肾气虚、水湿内停之证,故杨霓芝认为治疗应以健脾补肾、益气化湿为则,以"参苓白术散加减"。党参、白术、黄芪、茯苓补益脾气,淫羊藿、制何首乌、女贞子补益肾气,泽泻淡渗利水,陈皮、砂仁行气燥湿。但患者随后出现心悸、气促、浮肿加剧,舌质逐渐转暗,考虑水饮凌心、血瘀内阻。《医林改错》曰:"久病入络为血瘀。"故杨霓芝在治疗过程中加入丹参、当归、桂枝活血化瘀,通调水道,以解被闭塞之阳气,气行则血行,进而带动全身水液运行。

经治疗,患者血肌酐虽未能完全回落至正常,但胃纳症状有所好转,浮肿有所消退,提示病情有一定缓解。

(邓晓玮 包崑)

参考文献

1. G. G. Glenner. Amyloid deposits and amyloidosis. The beta-fibrilloses(first of two parts)[J]. N Engl J Med,1980,302(23):1283-1292.

2. Sipe JD,Benson MD,Buxbaum JN,et al. Nomenclature 2014:Amyloid fibril proteins and

clinical classification of the amyloidosis［J］. Amyloid，2014，21（4）：221-224.

3. Kyle RA，Greipp PR. Amyloidosis（AL）. Clinical and laboratory features in 229 cases［J］. Mayo Clinic PROC，1983，58（10）：665-683.

4. Shafique S，Wetmore J，Almehmi A. Primary amyloidosis of the kidney［J］. W V Med J，2010，106（1）：22-24.

5. 李涛，周锦. 周锦教授谈慢性肾病的辨治要点［J］. 中医药导报，2011，5（5）：17.

6. 金鑫，何玲. 孙升云教授治疗慢性肾病的经验［J］. 中医学报，2012，10（173）：27.

7. 刘玉宁，王立红，马军. 淀粉样变性肾病证治评析［J］. 中医药学刊，2004，22（12）：2259.

第十六节 尿 路 感 染

尿路感染（urinary tract infection，UTI）是指病原体在尿路中生长繁殖，并侵犯泌尿道黏膜或组织而引起的炎症，是细菌感染中最常见的一种感染。尿路感染分为上尿路感染和下尿路感染。上尿路感染指的是肾盂肾炎，下尿路感染包括尿道炎和膀胱炎。本病好发于女性。中医药在该病的诊治方面有独到之处。

一、西医学对疾病的认识及循证建议治疗

尿路感染是一种常见的多发性疾病，尤其生育年龄的女性为常见，亦常见于老年人、免疫力低下以及尿路畸形者。女性尿路感染的发病率明显高于男性，比例约为 8∶1。未婚女性的发病率约 1%～3%，已婚女性发病率增高（约 5%），与性生活、月经、妊娠、应用杀精子避孕药物等因素有关。60 岁以上女性尿路感染发生率高达 10%～12%，多为无症状性细菌尿。除非存在易感因素，成年男性极少发生尿路感染。50 岁以后，男性因前列腺肥大的发生率增高，尿路感染的发生率也相应增高。

病因以细菌感染为主，极少数为真菌、原虫及病毒感染。在细菌感染中，革兰氏阴性杆菌为尿路感染最常见致病菌，其中以大肠埃希菌最为常见，约占全部尿路感染的 85%。近年来，国内大量抗菌药物的应用使得尿路感染病原体的分布发生改变，并诱导耐药性的产生。

复杂性尿路感染是指尿路感染同时伴有获得感染或治疗失败风险的合并疾病，如泌尿生殖道的结构或功能异常，或其他潜在疾病。诊断复杂性尿路感染有 2 条标准，尿培养阳性以及包括以下至少 1 条合并因素：留置导尿管、支架管或间歇性膀胱导尿；残余尿 >100ml；任何原因引起的梗阻性尿路疾病，

如膀胱出口梗阻、神经源性膀胱、结石和肿瘤；膀胱输尿管反流或其他功能异常；尿流改道；化疗或放疗损伤尿路上皮；围手术期和术后尿路感染；肾功能不全、移植肾、糖尿病和免疫缺陷等。临床上对复杂性尿路感染患者在获得药敏试验结果之前经常采用经验性治疗或不规范的抗菌药物治疗，易导致耐药的出现。

诊断的金标准是尿培养。影像学检查如超声、腹部平片、尿路造影和泌尿系 CT 的主要目的是寻找泌尿生殖道结构、功能异常或其他存在易发感染的疾病。

西医学治疗泌尿系感染主要分为抗菌药物治疗和外科手术治疗。根据尿培养和药敏试验结果选择敏感抗菌药物。对于有症状复杂尿路感染的经验治疗需要了解可能的病原菌谱和当地的耐药情况，还要对基础泌尿系统疾病的严重程度进行评估（包括对肾功能的评估）。对于复杂因素的泌尿系感染需要积极手术治疗引起或加重尿路感染的尿路梗阻性疾病，包括结石、肿瘤、狭窄、先天性畸形或神经源性膀胱等。

近几年有研究表明，雌激素、免疫调节、口服蔓越莓及 D- 甘露糖粉等措施对尿路感染的预防均有一定的临床疗效，但其疗效能否作为临床上的预防用药仍存在争议。

二、中医药治疗本病的现状

尿路感染属于中医"淋证""癃闭"范畴。一般以腰痛、尿频、尿急、尿痛为主要临床特点。中医认为此病多系由于湿热下注，侵犯肾与膀胱，下焦气化不利所致，以小便频急、滴沥不尽、尿道涩痛、小腹拘急、痛引腰腹为主要临床表现。

中医药治疗方法上主要有 3 大类。最常使用中药口服煎剂，考虑淋证多因肾虚、膀胱湿热、肝郁气滞、气化失司、水道不利等所致，中医根据不同的病因病机特点，予以辨证施治，可取得良好的效果。现代医家也较多使用中成药或膏方调养。常用的中成药有尿感宁冲剂、泌淋清胶囊，但大多中成药多偏苦寒，不建议长期使用。此外，中药外治疗法在尿路感染的治疗与预防中也起到了辅助的作用。根据中医一体观的理念，通过局部治疗也可以达到整体改善的效果。除给予口服中药汤剂外，还可应用中药足浴、中药保留灌肠等治疗，对偏于劳淋的疾病可取得意想不到的效果。第三，也可结合针灸治疗，尤其是灸法的使用，可减少急性期疼痛，减少炎症刺激，起效迅速，简便安全。

三、杨霓芝治疗尿路感染疾病的经验

(一)病因病机的认识

本病属中医"淋证"范畴,多为本虚标实证。本虚为脾肾亏虚,标实为湿热毒邪,而气血瘀滞贯穿本病始末。

杨霓芝认为本虚为发病基础。《中藏经》曰:"诸淋与小便不利者,皆由五脏不通,六腑不和,三焦痞涩,荣卫耗失,冒热饮酒,过醉入房,竭散精神,劳伤气血,或因女色兴而败精不出,或因迷宠不已而真髓多输,或惊惶不次,或思虑未宁,或饥饱过时,或奔驰才定,或隐忍大小便,或发泄久兴,或寒入膀胱,或暑中胞囊。伤兹不慎,致起斯疾。"《诸病源候论》认为:"诸淋者,肾虚而膀胱热故也。"杨霓芝认为,尿路感染特别是慢性尿路感染的前提就是多种因素导致的本虚,当微生物入侵时,机体易感,细菌迅速繁殖,造成机体感染发病。临床上导致本虚的因素多见于禀赋有亏,先天不足;年老体衰或久病耗损,后天失养;过度劳累,房劳过度,生育不节;肝郁、痰湿、血瘀、食积导致气机阻滞等。本病部位在肾与膀胱,与肝、脾密切相关,亦可波及心、肺。

杨霓芝认为湿热毒邪为致病因素。淋证发病因素主要为热结下焦。《素问玄机原病式·六气为病·热类》云:"淋乃热客膀胱,郁结不能渗泄故也……热甚客于肾部,干于足厥阴之经,廷孔郁结极甚,而气血不能宣通,则痿痹而神无所用。"《丹溪心法·淋》中亦提到"淋有五,皆属乎热"。除此之外,湿毒之邪也是发病关键因素。湿邪有内外之分。外湿多由气候潮湿、涉水淋雨或久居湿处等所致。湿性重浊下趋,故"伤于湿者,下先受之"。外湿之邪进入体内易损及肾与膀胱而发病。内湿多由脏腑功能失调,水液敷布失常而形成。以肾为主的肺、脾、肾三脏对水液的调控失职是内湿产生的主要因素。由于湿邪黏滞,阻滞气机,致使水道不利,导致已成之湿难以排除,未成之湿继而生之,从而出现病理上的恶性循环,使淋证迁延难愈,故有"无湿不成淋"之说。毒邪在淋病的发生发展上亦具重要作用。毒邪入侵多从溺窍直犯膀胱与肾,也可先犯他脏、三焦和/或经络之通道侵入肾与膀胱,湿热毒邪蕴结下焦,发而为病。

此外,气血瘀滞贯穿疾病始末。本虚与湿热毒邪蕴结是尿路感染的关键,病位以肾与膀胱为中心。湿热毒邪入侵肾与膀胱,阻滞水道,有碍气化,气机不畅,瘀血内停。瘀血既是病理产物,又是致病因素,在淋证的发生发展中具有重要意义。淋证初期由于湿热毒邪的蕴结,导致气血瘀滞;病至后期,则因正气耗伤,气阴亏虚,气虚则血行无力,阴虚则血枯而浓,均可使血行不畅而形

成瘀血。瘀血一经形成,则可使病情更趋复杂和迁延难愈。

(二) 中医治疗切入点

1. 对于反复发作的尿路感染仍是目前临床治疗的难点。临床上药物选择不合理、菌群变异产生耐药以及药物副作用、疗程不够等因素,易导致尿路感染治疗不彻底,病情反复发作,最终演变为复发性尿路感染。近年来,主张抗生素的长程抑菌治疗,但此方法更易产生耐药性,药物不良反应大,也使得病情更加缠绵难愈。针对此类困局,中医药的治疗就是一个很好的抉择。

尿路感染的复发,中医认为主要与余邪未尽、重感外邪、生活调理不当等因素有关,故积极应用中医药治疗和调理会取得较好的疗效。

(1) 除邪务尽:中药在治疗尿路感染方面有许多临床证实行之有效的方剂。有临床研究结果显示,多种清热利湿中药的配合应用,具有良好的抗菌作用,特别对一些耐药菌株,体现了明显的治疗效果,辨证施治,定能出奇制胜。但也要注意守法守方,当临床症状消除时,应该结合现代理化检验手段,以细菌的阴转作为疗效的标准,防止余邪未清、死灰复燃。病情严重时,需进行中西医结合治疗,并遵循降阶梯的选药原则,及时根据药敏选用敏感窄谱的抗生素,避免长期使用广谱或超广谱抗生素而导致细菌耐药率的增高。

(2) 审证求因,防止重复感染:某些病例屡治少效,极易复发,堪称顽固。针对这些病例,需审证求因,结合患者的年龄、性别、体质、是否患有其他疾病等方面的因素,对具体病例做具体分析,找出其容易复发的原因,防止重感外邪。如对女性患者必须询问经带,对于合并月经不调、带下异常者,在辨证的基础上兼以调经止带,可使疗效提高。对老年患者,要注意老年肾气亏、天癸绝,故需补肾填精;西医学认为老年性尿道炎与雌激素分泌减少有关,进一步佐证了补肾填精的重要性。对于男性患者,若兼有会阴胀满,溲后余沥不尽,舌淡暗红,多为血瘀毒滞之象,治疗上应以清解瘀毒与清利小便兼施,以利祛邪。一些研究资料表明,淋证反复发作、迁延难愈的主要原因亦与机体细胞免疫功能低下有关,对部分此类病例进行实验室检测发现其免疫球蛋白及 T 淋巴亚群数值低于正常。近来更有学者提出了“宿主易感性”的概念,认为反复发作性尿路感染缓解期存在全身及局部免疫功能低下的状况,该状况正是形成尿路感染发作期病理变化的基础。通过益气补肾法治疗,在肾虚证得到明显好转的同时,全身及局部免疫的低下状态也得到了不同程度的纠正。

(3) 重视生活调理:本病的发生和复发与患者的不良生活习惯密切相关。尤其对于女性患者,由于尿道口短,秽浊之邪极易侵犯膀胱。若调摄不慎,如憋尿、不注意阴部卫生等,均易引起尿路感染复发。故在治疗患者的同时,一定要告诫患者养成良好的生活习惯,如多饮水、勤排尿、注意阴部清洁(尤其在月经期、妊娠期、产褥期)、性生活前要洗浴、性生活后要排尿等。在尿路感染治疗期或恢复期,则应尽量避免性生活。另一方面,患者要加强体育锻炼,调畅情志,以稳定机体内环境,增强机体抵抗力,使"正气存内,邪不可干",减少外邪再次侵犯人体导致尿路感染复发的机会。

2. 复杂性尿路感染的治疗也是中医药的一个很好的切入点。西医学对于复杂性尿路感染的治疗,首先在于纠正易感因素。导致复杂性尿路感染易感的原因主要有尿路解剖或功能异常引起尿流不通畅、泌尿系统畸形及结构异常、尿路器械的使用、各种慢性肾脏病引起肾实质瘢痕等,通常需要外科手术处理。

中医在治疗尿路结石及前列腺增生等复杂因素方面有丰富的经验。对于尿路结石者在清热利湿通淋的同时应加强排石、溶石、适当加入行气之品;对于前列腺增生患者,因多为老年人,一方面应注意鼓舞肾气或填补肾精,增强膀胱气化功能,另一方面宜加强活血化瘀、祛浊通络、疏利水道的作用,常用药有王不留行、路路通、牛膝、穿山甲、制大黄、蒲黄等。如结石过大或前列腺严重增生,或存在尿路狭窄、畸形等情况,中医药治疗也可扶正祛邪兼顾,先使患者正气充足,在掌握好手术适应证的情况下,及时接受手术治疗。

同理,对于一些病情复杂严重的患者,如慢性肾衰合并尿路感染者,也可采用标本兼顾、中西药并用的治疗方法,各自发挥其优势。如西药抗炎治疗外,给予中药益肾培本,调理整体;或健脾和胃,调理饮食;或益气固表,增强免疫等。同时可以结合中药高位结肠灌注法、穴位敷贴法、脐疗法等,均能起到良好互补作用。

(三) 中医辨证论治方案

杨霓芝认为本病属中医"淋证"范畴,病位以肾与膀胱为中心,多为本虚标实证。本虚为脾肾亏虚,标实为湿热毒邪,而气血瘀滞贯穿本病始末。

1. 膀胱湿热

证候特点:小便频数,灼热刺痛,淋沥不畅,溺色黄赤,少腹拘急,或有寒热,腰痛,口苦,便结,舌红苔黄腻,脉滑数。多见于疾病的初期,病邪在腑,尚未及脏。主因湿热蕴结下焦,膀胱气化不利。

治法:清热利湿,利尿通淋。

推荐方剂:八正散加减。

基本处方:车前草 15g,萹蓄 15g,瞿麦 15g,滑石 30g,大黄 5g,栀子 10g,

黄芩 15g,白花蛇舌草 15g,荠菜 15g,木香 15g(后下),甘草 5g。每日 2 剂,水煎服。

加减法:若大便秘结、腹胀者,可重用生大黄,并加用枳实、厚朴以通腑泄热;若伴见寒热、口苦呕恶者,可合小柴胡汤以和解少阳;若热毒壅盛,高热不退者,可合五味消毒饮以清热解毒;若湿热伤阴者,去大黄,加生地、知母以养阴清热;尿血者,选加大小蓟、白茅根、珍珠草以清热止血。若湿热表现以尿浊为主者,临床多选用石韦、萆薢等;若以尿血为主者,多选用车前子、白茅根、茜草根等。在用药上忌大量苦寒劫阴之品。

2. 肝郁气滞

证候特点:小便涩滞,淋沥不畅,少腹满痛,苔薄白,脉多沉弦。

治法:利气疏导。

推荐方剂:沉香散(《太平惠民和剂局方》)加减。

基本处方:沉香 5g,橘皮 10g,白芍 15g,石韦 15g,滑石 15g,冬葵子 15g,王不留行 5g,甘草 5g。每日 1 剂,水煎服。

加减法:胸闷胁胀者,可加青皮、乌药、小茴香以疏通肝气;日久气滞血瘀者,可加红花、赤芍、川牛膝、刘寄奴以活血行瘀。

3. 脾肾两虚,湿热内蕴

证候特点:尿频,余沥不净,少腹坠胀,遇劳则发,腰酸,神疲乏力,面足轻度浮肿,面色苍白,舌质淡,苔薄白,脉沉细或细弱。

治法:健脾益气,佐清热利湿。

推荐方剂:无比山药丸(《太平惠民和剂局方》)加减。

基本处方:山药 15g,肉苁蓉 15g,生地黄 15g,山茱萸 15g,黄精 15g,菟丝子 15g,茯苓 15g,薏苡仁 15g,泽泻 15g,石韦 15g,甘草 5g。每日 1 剂,水煎服。

加减法:脾虚气陷,肛门下坠,少气懒言者,加党参、黄芪、白术、升麻、柴胡之属以益气升阳;面色苍白,手足不温,腰膝无力,舌淡苔白润,脉沉细数者,加附子、肉桂、淫羊藿等温补肾阳之品;夹瘀者,加丹参、蒲黄、刘寄奴等;湿热明显者,加珍珠草、土茯苓、蒲公英等。

4. 阴虚湿热内蕴

证候特点:尿频不畅,解时刺痛,腰酸乏力,午后低热,手足烦热,口干口苦,舌质红,苔薄黄,脉细数。

治法:滋阴清热,利湿通淋。

推荐方剂:知柏地黄汤(《医宗金鉴》)加减。

基本处方：知母 15g，黄柏 15g，熟地黄 15g，山茱萸 15g，山药 15g，泽泻 10g，牡丹皮 10g，茯苓 10g，蒲公英 15g，石韦 10g，甘草 5g。每日 1 剂，水煎服。

加减法：若见骨蒸潮热者，加青蒿、鳖甲加强育阴清热；五心烦热甚，加白茅根、淡竹叶清心火；视蒙干涩者，加枸杞子、菊花养肝明目；头晕头痛者，加天麻、钩藤平肝息风；腰酸明显，加女贞子、桑寄生补肾壮腰；有结石者，加金钱草、海金沙、鸡内金清热排石。

（四）处方用药特点分析

1. 清热利湿贯穿始终 杨霓芝主张，无论是在以祛邪为主的发作期，还是在以扶正为主的缓解期，均宜将清热利湿法贯穿于治疗的始终。在急性期多选用八正散加减，常用车前子、白茅根、荠菜、瞿麦等清热利湿通淋；慢性期选用补中益气汤或无比山药丸加减，在大队补益药中配伍 1~2 味清热利湿药，如鱼腥草、贯众、土茯苓等。若湿热表现以尿浊为主者，临床多选用石韦、萆薢、车前草等；若以尿血为主者，多选用车前子、白茅根、茜草根等。在用药上忌大量苦寒劫阴之品，也忌苦寒之品长期使用。

2. 注重补益脾肾 杨霓芝在临床上以补益脾肾为法。淋证日久而致脾肾亏虚者，有偏于脾虚和偏于肾虚之不同，故补益之法亦有补脾与补肾之区别。凡脾虚者，每选用归脾汤或补中益气汤随证加减，常选太子参、党参、黄芪、山药、白术、茯苓等；而补肾必分阴阳，多选用六味地黄丸、金匮肾气丸、左归饮、右归饮。脾肾气虚日久则导致阳虚，临床上常选用仙茅、淫羊藿、肉桂、黄芪等；若以肾阴不足为主，证见口干、五心烦热、舌红、少苔，临床多选用女贞子、墨旱莲、黄精、何首乌、山茱萸、覆盆子；久虚不摄，膏脂滑脱者又当重在固涩。随证加减，总以保存正气为要。老年人尿路感染时治疗应避免伤及胃气，邪热一旦解除，即以补益脾肾为法，调补真元，不可苦寒、清利、活血太过，以免重伤肾气。本病病程较长，故须注意守方治疗，得效后坚持服药，方可取得较好的疗效。另外，要劳逸有度，避免房劳过度而致疾病加重。

3. 重视调和气血 《难经本义》云："气中有血，血中有气，气与血不可须臾相离，乃阴阳互根，自然之理也。"在尿路感染中，湿热内积，阻碍气机，灼伤血络而成瘀，即朱丹溪所谓"湿热伤血""湿热熏蒸而为瘀"。病久则肾气虚衰，瘀血内停，肾络瘀阻，气机郁滞，则淋证迁延，反复不愈。杨霓芝在长期的临床实践中指出，气郁者理气、气虚气滞者补气行气并兼、瘀血阻滞者化瘀行血、热结伤血者清热凉血止血。临床实践表明，采用活血化瘀的药物治疗，不仅增强抗菌消炎的作用，而且可以增加肾脏的血流量，改善病变部位的微循环障碍和局部营养状况，从而有助于病变的恢复。临证常选用黄芪益气健脾，丹参、桃仁、红花、赤芍、当归、田七活血化瘀，郁金行气活血。

四、杨霓芝用药治疗泌尿系感染经典验案二例

（一）肾虚湿盛案

包某，女，37 岁，2015 年 11 月 25 日来诊。

初诊(2015 年 11 月 25 日)：因"反复泌尿道感染 10 年"就诊，尿频尿急尿痛，间断口服抗生素治疗，症状反复，伴腰腿疼痛加重于我院门诊就诊。2015年 10 月 27 日尿常规示尿潜血(++)，尿红细胞(+)，2015 年 11 月 23 日尿常规示尿潜血(+++)，尿白细胞计数 66 个 /μl，尿红细胞计数 380 个 /μl，尿白细胞酯酶(+++)。

现症见：腰腿痛，伴腿胀、腹胀，食后胃酸，纳眠可，尿频、尿急、尿痛，大便调。舌淡红，苔黄腻，脉滑。

中医诊断：淋证——热淋(病)(肾虚湿热)。

西医诊断：泌尿道感染。

中药处方：黄芪 15g，女贞子 15g，墨旱莲 15g，黄精 15g，贯众 15g，蒲公英15g，陈皮 5g，鱼腥草 15g，茯苓 15g，荠菜 15g，甘草 5g。中成药予尿感宁颗粒(无糖型)1 袋，每日 3 次，口服。

二诊(2015 年 12 月 2 日)：尿频、尿急好转，无尿痛，气短，腰痛，腹胀，食后胃酸，纳眠可，大便调。舌淡红，苔微黄，脉滑。2015 年 11 月 30 日尿红细胞位相示尿畸形红细胞 / 正形红细胞 36 000/9 000，尿潜血(+++)，尿红细胞(+++)。

中药处方：黄芪 20g，女贞子 15g，墨旱莲 15g，黄精 15g，贯众 15g，桑寄生20g，牛膝 15g，熟地黄 15g，白茅根 15g，茜草 15g，小蓟 15g，甘草 5g。

三诊(2015 年 12 月 16 日)：尿频、尿急好转，无尿痛，气短，腰痛明显改善，腹胀不明显，时有食后胃酸，纳眠可，大便调。舌淡红，苔微黄，脉沉细。2015年 12 月 14 日尿红细胞位相示畸形红细胞 / 正形红细胞 8 800/12 400，尿常规示尿潜血(++)、尿红细胞(++)。

中药处方：黄芪 30g，女贞子 15g，墨旱莲 15g，黄精 15g，贯众 15g，桑寄生20g，牛膝 15g，熟地黄 15g，白茅根 15g，茜草 15g，小蓟 15g，制何首乌 15g，炙甘草 10g。

此后长期门诊随诊,症见精神可,无明显尿频、尿急,无尿痛,无腰腿痛,大便日一行,纳眠可,舌淡红,苔薄黄,脉沉细。长期调养以健脾补肾为组方,病情稳定,未再出现尿路感染。

按:反复泌尿系感染病程反复达10年,属劳淋伴腰腿疼痛、胃纳受损,平素反复治疗过用寒凉之品伤及脾肾,固护正气乃基础,故使用黄芪、黄精、二至丸。墨旱莲酸寒滋润,补肾清热,女贞子甘苦性凉,滋阴清热,二者合用,滋阴而无腻滞之弊,适用于湿热伤阴之证。患者目前急性发作期,尿频急痛之标证明显,舌红苔黄腻、脉滑,湿热内阻下焦,故用蒲公英、鱼腥草、茯苓、荠菜、贯众清热利湿。食后胃酸加用陈皮健脾化湿,行气温胃,协助脾胃化湿之力。加入滋阴药中以助气化,蒸化水液,邪无所羁。

二诊时患者查尿红细胞位相提示畸形红细胞为主,考虑诊断慢性肾炎综合征。予以肾炎康复片益气养阴、补肾健脾。患者服用上方后尿频急好转,无尿痛,去原方蒲公英、鱼腥草、茯苓、荠菜,中病即止,针对尿中红细胞增多,予以白茅根、茜草、小蓟清热止血通淋。基础方向不变,继续加强补气养阴,固肾益精,加用桑寄生、牛膝、熟地以加强补肾之力。

三诊患者尿频急痛症状好转,舌苔由黄腻转为微黄,脉象由滑转为沉细,标证渐去,本虚之象显露,脾肾气阴不足。黄芪倍量以加强补气之效,加何首乌补肾填精。西医指标也有明显好转,尿畸形红细胞较前大幅降低。

后续治疗中,患者尿频、尿急、尿痛症状明显好转,标证已去。气短、腰痛、腹胀等脾肾亏虚之象较前好转,舌质由红转暗,脉由滑转沉细。此后以补肾滋阴清热、补气健脾和胃为法,调护脾胃后天之本。患者诸症渐愈,继续予以补肾健脾,使正气存内,邪不可干,预防泌尿系感染再发。

纵观医治过程,体现了杨霓芝"注重补益脾肾""注重调和气血"之用药思路。临床辨证应别证情之缓急、正虚与邪实孰多孰少为主。其治疗急性期以清利为主,缓解期以补益为主。实则清利,虚则补益为基本原则。实证以膀胱湿热为主者治以清热利湿;以热灼血络为主者,治以凉血止血。虚证以脾虚为主者,治以健脾益气;以肾虚为主者,治以补虚益肾。同时正确掌握标本缓急,在淋证治疗中尤为重要。对虚实夹杂者,邪重时,宜急则祛邪;邪退正虚时,宜缓者培补;正虚邪弱时,应扶正祛邪,兼顾治疗,补虚不恋邪,祛邪不伤正。

(二)气阴两虚,湿热瘀阻案

郑某,女,34岁,2016年3月30日初诊。

病史:因"反复尿频4个月余"就诊。2015年11月出现尿频尿急,量中,无发热,无腰痛,在我院妇科就诊,诊断为"衣原体感染",查解脲支原体阳性,查尿常规示尿潜血(+),予阿奇霉素治疗2周后查支原体阴性,尿频尿急未缓解。尿常规示白细胞(+)~(+++),尿白细胞计数18~44个/HP,尿红细胞计数3个/HP。2016年1月28日尿常规示尿白细胞(+),尿蛋白质(++++),尿葡萄糖(+),尿白细胞计数18个/HP。末梢随机血糖4.7mmol/L。泌尿系彩超示左肾小囊肿。尿肾功正常。

初诊(2016年3月30日):症见尿频,无尿痛,夜晚甚,3~4次/晚,诉大便干结,3~4天1次,羊屎状,左侧腰部少许疼痛,口干,纳可,眠欠佳。舌质淡红,舌苔薄白,脉细。

中医诊断:淋证—热淋(气阴两虚,湿热瘀阻)。

西医诊断:泌尿道感染,衣原体感染(备注:妇科)。

中药处方:女贞子15g,墨旱莲15g,瞿麦15g,萹蓄15g,车前草15g,干鱼腥草15g,苏铁贯众15g,金银花15g,白茅根15g,石韦10g,白芍15g,郁金15g,甘草5g。中成药予尿感宁颗粒(无糖型)1袋,口服,3次/d。

二诊(2016年4月13日):精神可,尿频尿急较前稍缓解,无尿痛,夜晚甚,3~4次/晚,诉大便干结,3~4天1次,羊屎状,少许外阴瘙痒,分泌物无色、量正常,口干,纳可,眠欠佳。舌淡红苔白,脉细滑。2016年4月5日尿常规示尿白细胞(+),尿潜血(++),上皮细胞大量。尿细菌培养+药敏:无菌生长。肾功能示肌酐54μmol/L,肝功能正常。

中药处方:女贞子15g,墨旱莲15g,瞿麦15g,萹蓄15g,车前草15g,干鱼腥草15g,苏铁贯众15g,黄精15g,白茅根15g,白鲜皮15g,太子参15g,桃仁5g,甘草5g。

三诊(2016年5月10日):无明显尿频尿急,无尿痛,其余症见及体格检查基本同前。中药处方:女贞子15g,墨旱莲15g,萹蓄15g,苏铁贯众15g,白鲜皮15g,甘草5g,车前草15g,黄精15g,黄芪15g,瞿麦15g,鱼腥草15g,白茅根15g,桃仁5g。

此后随诊数月,未再出现尿频、尿急症状。

按:"诸淋者,由肾虚而膀胱热故也。"淋证的病位在肾与膀胱,且与肝脾有关。其病机主要是肾虚,膀胱湿热,气化失司。肾与膀胱相表里,肾气的盛衰,直接影响膀胱的气化与开合。淋证日久不愈,热伤阴,湿伤阳,易致肾虚;肾虚日久,湿热秽浊邪毒容易侵入膀胱,引起淋证的反复发作。因此,肾虚与膀胱湿热在淋证的发生、发展及病机转化中具有重要的意义。淋证有虚有实,初病多实,久病多虚,初病体弱及久病患者,亦可虚实并见。实证多在膀胱和肝,虚证多在肾和脾。

初诊辨证为气阴两虚,湿热瘀阻,症见尿频、尿痛反复发作,小便短赤而涩,腰痛,咽干口燥,舌质偏红,脉细。本证既有阴虚又有湿热,应注意滋阴不能助湿,利湿不可伤阴,理应滋阴清热利湿。取二至丸合八正散加减清热利湿。病程日久,伴有失眠,需兼顾调肝之气阴,而白芍、郁金行气解郁,活血祛瘀。《中医内科学》教材《淋病》开篇首列八正散,习医者每每懒于思考,一见此病,即大笔一挥此方,匆匆了事。苦寒清利只能治标,日久则伤阴损阳,由实转虚。淋证在临床中往往多种证型混合出现,既有病久脾肾阳虚、阳损及阴正虚的一面,又有气滞血瘀、湿热下注邪实的一面,临床治疗时可扶正祛邪并行。医者应每次谨慎辨证。

二诊去金银花、石韦。患者外阴瘙痒,加白鲜皮利湿止痒;患者脉细,大便干结,考虑正气亏虚,加太子参健脾补气而不温燥,避免久用寒凉之品过于伤正,加黄精、桃仁以补肾活血,润肠通便。

三诊尿道症状明显缓解,原主方有效,效不更方,去太子参改用黄芪加强补气之效。

以此方补肾养阴及清热祛瘀并进。嘱患者勿用寒凉,注意生活调适。

该病症体现了杨霓芝治疗尿路感染的治疗思路"祛邪以清热利湿通淋贯穿始终"并佐以养阴清热,活血化瘀。对淋证的治疗,隋代巢元方在《诸病源候论·诸淋病候》中指出:"肾虚则小便数,膀胱热则水下涩。数而且涩,则淋沥不宣,故谓之淋。""诸淋者,肾虚而膀胱热故也"是诊治淋证的主要病机理论。尿路感染的基本病机为湿热蕴结下焦,膀胱气化不利。杨霓芝认为,湿热毒邪存在于尿路感染全过程,无论是以攻邪为主的发作期,还是以扶正为主的缓解期,均宜将清热利湿通淋法贯穿治疗的始终。急性期证见尿频、尿急、尿痛,小便短赤、舌红苔黄厚腻、脉滑数,治宜清热利湿通淋。

(林启展　杨　敏)

参考文献

1. 葛均波,徐永健.内科学[M].8版.北京:人民卫生出版社,2013.

2. Ann E Stapleton. Urinary tract infection pathogenesis:host factors[J]. Infect Dis Clin North Am,2014,28(1):149-159.

3. 陆再英,钟南山.内科学[M].7版.北京:人民卫生出版社,2008.

4. 王海燕.肾脏病学[M].3版.北京:人民卫生出版社,2008.

5. 邓跃毅,杨洪涛,王怡,等．国医大师张琪教授诊治尿路感染的经验[J]．中国中西医结合肾病杂志,2012,13(4):286-287.

第十七节　尿　路　结　石

尿路结石(urolithiasis)是常见泌尿系统疾病,可引发肾衰竭等并发症。尿路结石中包含多种晶体和非晶体物质。晶体物质有草酸钙、磷酸钙、尿酸、磷酸铵镁、胱氨酸等。非晶体物质包括蛋白质和血。目前,中医药在尿路结石的治疗上有明显优势。

一、西医学对本病的认识及循证诊疗建议

尿路结石好发于30~50岁的青壮年人群,男性多于女性。在欧洲,5%~10%的人一生中发生尿路结石可达1次以上。当前,我国尚缺乏有关结石发病率的确切数据,据推算约为1%~5%,南方高达5%~10%,发病率约为150/10万~200/10万。近年我国尿路结石的发病率有所增加,成为世界三大结石高发区之一。而广东地区是我国结石的高发区之一。

影响尿路结石形成的危险因素有很多,包括结石家族史及既往结石病史。结石的风险受到尿液成分的影响。而尿液成分又受到某些疾病和患者习惯的影响。列举如下:液体摄入量少或者液体丢失多;饮食中动物蛋白量较高,可导致高钙尿、高尿酸尿、低枸橼酸尿、尿酸排泄量增加;高盐饮食,可增加尿液中的钙的排泄量;草酸盐含量较高食物的摄入增加,钙摄入减少,过量补充维生素C和维生素D、糖(果糖)摄入量等;有高血压、糖尿病、肥胖、痛风等病史和过量的体育运动,这些都可能增加患有结石的风险。还有一些不太常见的原因,包括频繁的上尿路感染(如由于脊髓损伤)和使用一些可能在尿中形成晶体的药物如阿昔洛韦、磺胺嘧啶等。

疼痛是尿路结石最常见的症状,其程度不同,从轻微且几乎不能觉察到非常强烈以至于需要胃肠外镇痛药。疼痛严重程度时强时弱,可为起伏性或发作性,这与结石在输尿管中的移动和相关的输尿管痉挛有关。发作性剧烈常常持续20~60分钟。梗阻的位置决定了疼痛的位置。上输尿管或肾盂梗阻会导致腰痛或压痛,而下输尿管梗阻会引起可能放射至同侧睾丸或阴唇的疼痛。随着结石的移动,疼痛部位可能会发生改变。有症状的尿路结石患者大部分都存在肉眼或镜下血尿,但是血尿也常出现于无症状患者。其他常见症状包括恶心、呕吐、排尿困难和尿急等。另外,尿路结石可导致持续性肾梗阻,如果

不进行处理,则可能导致永久性肾损伤。

对于所有非创伤性腰痛急性发作的患者,尤其是在存在血尿但没有腹部压痛的情况下,应做出尿路结石的疑似诊断。螺旋 CT 平扫和超声诊断均被认为是首选的检查,可确定结石是否存在。如果没有螺旋 CT 平扫和超声检查,静脉肾盂造影是一个替代选择。对于有不透光结石病史且急性腰痛发作的患者,腹部 X 线平片也是合理的初步检查方法。进一步的评估包括血液检查和尿液收集确定结石形成的易感因素。这是评估的基本组成成分,为了防止结石复发。

根据不同患者结石的大小、类型和位置,疼痛的程度及呕吐量的多少采取不同的治疗措施。对于可自行排出结石的患者,可给予止痛药和补液进行保守治疗,直到结石排出。对于结石直径大于 10mm,不太可能自行排出的患者,近端输尿管结石也不太可能自行排出。可采用体外冲击波碎石术、经皮肾镜碎石术、输尿管镜术等手术方法。

二、中医药治疗本病的现状

虽然近 30 年来,体外碎石术和手术取石等应用,为尿路结石的治疗开辟了新篇章。但其疾病的发病率、复发率及并发症的发生率并无明显降低。因此,针对本病,采取何措施可以促进结石排出、预防新的结石形成及减轻并发症方面仍然是一个挑战。

难能可贵的是,中医对尿路结石的研究源远流长,而且在解决这些问题上有着独特的优势。中医学根据疾病的特点,将尿路结石主要归属于"淋病""石淋""砂淋""血淋""腰痛"等范畴。我国历代书籍对其病因病机的描述记载颇详。目前,对本病的认识,源于《诸病源候论》。《诸病源候论·淋病诸候》中指出"诸淋者,由肾虚而膀胱湿热故也",阐述了本病总的病机为肾虚和膀胱湿热。该病的发生与湿热蕴结下焦,煎熬水液有关。病位在肾,肾虚为本,湿热为标。其发病与诱因、人体的体质和生活起居习惯都有密切的关系,如喜辛辣肥甘酒酪之品,水质硬度大等,易使人体湿热生成,助长膀胱湿热之势。现代医家通过对石淋的诊治经验的总结,有各自的成体系的观点和理论,形成了一定的诊疗规范。同时,市场上也有众多的具有排石功效的中成药如排石颗粒、复方金钱草颗粒、肾石通颗粒等可供选择。

三、杨霓芝临证经验

(一)病因病机的认识

杨霓芝认为"肾虚湿热"为本病的基本病机。初期可因饮食不洁、劳倦内伤等诱因致气化不利、湿热蓄积、气血热结,形成结石。结石小而为砂淋,大者则为石淋。病久及肾,肾气虚损,气化无力,可损伤肾脏升清降浊之力,故尿中浊气陡增,充斥下焦肾系,乃为结石形成的基础。肾虚而致泌尿功能失常,故出现机体泌尿功能障碍,抗病能力低下。肾虚是尿路结石发生之根本内因。

病程中不仅有湿热这一病因,而且有瘀血这一病理产物。本病初期由于湿热阻滞,煎熬津液形成结石。结石日久不去,导致气血运行不利,瘀血内阻,脉络不通,气滞血瘀,影响膀胱气化,最终病程缠绵难愈。再者由于本病根本内因是肾虚。气虚则气滞,气化不利。"气为血之帅",气虚则血虚。气血运行不畅,导致瘀血内生。因此,气虚、气滞、血瘀会贯穿疾病的病程中。后期,脾肾气虚日久及阳,开合不利,瘀血、水湿及浊毒之邪潴留在体内,则可出现"癃闭""关格"等。治疗上,要通过益气活血,达到调和气血的目的,才可以达到加强祛石或化石的作用。

(二) 中医治疗切入点

中医药治疗尿路结石有较大优势,可以起到标本兼顾、增强临床疗效,减轻患者经济及身心负担,更充分地利用医疗资源的作用。

对于初次诊治的尿路结石患者,杨霓芝建议先要明确结石所在部位、大小,是否合并感染等,这是确定下一步治疗的前提,并不提倡对所有尿路结石患者先以中医药煎剂或中成药匆匆应对。主张对有手术指征的尿路结石患者,建议泌尿外科会诊行碎石、输尿管镜取石术等,这时中医药的应用,着重点可放在防感染、防出血、防复发等方面。

而对于无手术指征的尿路结石患者,应以中医药治疗为主。杨霓芝提出"新病宜清宜下宜通,久病宜补宜疏宜化"。如临床上对于初次发现结石、体质壮实且可耐受攻伐者,采用清热利湿、利湿通淋之法;对于年老体虚、结石久治效果仍不佳,甚至病情恶化者,需注意正气盛衰变化,特别要注意顾护肾气,做到消中寓补、补中寓疏,而且还要加强活血化瘀的力度,做到标本兼顾,诚如《素问·至真要大论》所说"疏其血气,令其调达,而致和平"。

(三) 中医辨证论治方案

建议将本病分4种证型而论治。

1. 下焦湿热

证候特点:腰部胀痛,牵引少腹,涉及外阴,尿中夹砂石,小便短数,灼热刺痛,色黄赤或血尿,或有寒热、口苦、呕恶、汗出。舌红,苔黄腻,脉弦数。

治法:清热利湿,通淋排石。

推荐方剂:石韦散加减。

基本处方:金钱草 30g,车前草 15g,滑石 30g(先煎),石韦 15g,海金沙 15g,冬葵子 15g,鸡内金 15g,乌药 10g,牛膝 10g,木香 15g(后下)。每日 1 剂,水煎服。

加减法:腰腹酸痛甚者,加白芍 30g、甘草 15g 缓急止痛;血尿明显者,加白茅根 20g、小蓟 15g、藕节 20g 等清热凉血;尿道灼热涩痛者,加蒲公英 20g、荠菜 20g、虎杖 30g、珍珠草 20g 清热利湿通淋。

2. 湿热夹瘀

证候特点:腰酸胀痛或刺痛,小腹胀满隐痛,痛处固定,小便淋漓不畅,尿色深红时夹砂石或夹有瘀块,舌质紫暗或有瘀点,苔黄,脉弦涩。

治法:清热利湿,活血通淋。

方剂:石韦散合失笑散加减。

基本处方:金钱草 30g,石韦 15g,海金沙 15g,琥珀末 3g(冲服),红花 5g,赤芍 15g,王不留行 15g,牛膝 15g,车前草 15g,蒲黄 15g(包煎),五灵脂 10g,冬葵子 15g,滑石 20g(先煎)。每日 1 剂,水煎服。

加减法:腰腹胀痛明显者,加青皮 10g、陈皮 9g、厚朴 10g、乌药 15g 以行气除胀止痛;结石固定久不移动而体质较强者,可加穿山甲 15g、皂角刺 15g、浮海石 15g、桃仁 5g 以通关散结排石。

3. 气虚湿热

证候特点:腰脊酸痛,神疲乏力,小便艰涩,时有中断或夹砂石,脘腹胀闷,纳呆或便溏,舌淡红,苔白腻,脉细弱。

治法:健脾补肾,清热利湿。

推荐方剂:四君子汤合石韦散加减。

基本处方:黄芪 30g,白术 15g,茯苓 15g,杜仲 15g,车前草 15g,怀牛膝 15g,海金沙 15g,冬葵子 15g,石韦 15g,党参 15g,鸡内金 15g,甘草 5g。

加减法:腰腹胀痛明显者,加厚朴 15g、木香 10g(后下)行气止痛;血瘀之象明显,加桃仁 5g、红花 5g、丹参 20g 以活血化瘀。

4. 阴虚湿热

证候特点:腰酸耳鸣,头晕目眩,面色潮红,五心烦热,口干,小便艰涩,尿中时夹砂石,舌红少苔,脉细数。

治法:滋阴降火,通淋排石。

推荐方剂:六味地黄汤合石韦散加减。

基本处方:生地黄 15g,女贞子 15g,山药 15g,泽泻 15g,茯苓 15g,牛膝 10g,海金沙 15g,琥珀末 3g(冲服),石韦 15g,冬葵子 15g,黄柏 10g。

加减法:血尿明显者,加白茅根 20g、小蓟 15g、藕节 20g、墨旱莲 18g 等凉血止血；兼见神疲乏力、便溏纳呆等症状，可加黄芪 30g、党参 15g、白术 10g 以益气通淋；咽燥口干甚者，加北沙参 15g，石斛 15g；血瘀之象明显者，加桃仁 5g、红花 5g、丹参 20g 以活血化瘀。

（四）处方用药特点分析

1. 补气首用黄芪 黄芪入脾、肺经。传统中医认为，黄芪具有补气升阳、益卫固表、利水消肿、敛疮排毒、消肿生肌之功。《汤液本草》记载："黄芪，治气虚盗汗并自汗，即皮表之药；又治肤痛，则表药可知；又治咯血，柔脾胃，是为中州药也；又治伤寒尺脉不至，又补肾脏元气，为里药。是上、中、下、内、外三焦之药。"《药性论》记载："（黄芪）其补肾者，气为水母也。"黄芪不仅补肺脾之气，还补肾之元气。

2. 利湿活血药对——泽兰配丹参 泽兰，入肝、脾经，辛散苦泄温通，行而不峻，擅活血调经，利水消肿。《本草纲目》："兰草走气道，泽兰走血分，虽是一类而功用稍殊，正如赤白茯苓、芍药，补泻皆不同也。"《本草正义》又云："泽兰，产下湿大泽之旁，本与兰草相似，故主治亦颇相近。《本经》大腹水肿，身面四肢浮肿，骨节中水，皆苦温胜湿之功效，亦即兰草利水道之意。其治金疮痈肿疮脓者，专入血分而行瘀排脓消肿也。"有研究证明，泽兰活血化瘀功能可以抑制肾小球纤维组织的再生，同时可以调节免疫系统功能。现代药理研究表明，泽兰具有改善血液流变学，抑制血小板凝集从而抗血栓形成，改善微循环的功效。丹参，味苦、微辛，性微寒；乃心、脾、肝、肾血分之药；具有活血祛瘀、养血安神，凉血消肿的功效。《本草便读》："丹参，功同四物，能去瘀以生新，擅疗风而散结，性平和而走血，味甘苦以调经。"《本草纲目》：丹参"活血，通心包络。治疝痛"。《云南中草药选》："丹参，活血散瘀，镇静止痛。治月经不调，痛经，风湿痹痛，子宫出血，吐血，乳腺炎，痈肿。"在临床中，杨霓芝经常将丹参和泽兰配合使用，利湿消肿、活血祛瘀，起到血道和水道双管齐通的作用。

3. 凉血止血药对——白茅根、茜草 白茅根，甘、寒，入肺、胃、膀胱经，善能凉血止血，清热利尿，清肺胃热。《本草正义》："白茅根，寒凉而味甚甘，能清血分之热而不伤燥，又不黏腻，故凉血而不虑其积瘀，以主吐鼻呕血，泄降火逆，其效甚捷。"白茅根不仅善治上部火热之出血，又因其性寒降，入膀胱经，能清热利尿，导热下行，故对膀胱经湿热蕴结而致尿血、血淋之证尤为适宜。茜草，苦，寒，归肝经，擅凉血化瘀止血、通经。茜草擅走血分，既能凉血止血，又能活血行血，故可用于血热妄行或血瘀脉络之出血证，对于血热夹瘀尤为适宜。现代研究表明，茜草中 1,3- 二羟基蒽醌有明显的止血作用，对凝血活酶、凝血酶的生成，以及纤维蛋白形成均有促进作用。

杨霓芝认为临床中血尿患者多有阴虚湿热或湿热蕴结等证候,多以火热灼伤脉络,或迫血妄行所致者为多。火有虚实之分,两者均可采用凉血止血法。白茅根、茜草二者均能凉血止血,相须为用,既能凉血,同时可加强止血之功,使得止血不留瘀血,在临床表现为血尿的患者治疗中,可取得良好疗效。

（五）注意事项：预防很重要

尿路结石容易反复发作,因此要做到预防为主。预防措施应该从改变生活习惯和调整饮食结构开始,保持合适的体重指数、适当的体力活动,保持营养平衡和增加富含枸橼酸的水果摄入。

（1）增加液体的摄入：推荐每天的液体摄入量在 2.5~3.0L 以上,使每天的尿量保持在 2.0~2.5L 以上。

（2）限制钠盐的摄入：每天钠的摄入量应少于 2g。

（3）限制蛋白质的过量摄入：避免过量摄入动物蛋白质。每天的动物蛋白质的摄入量应该限制在 150g 以内。其中,复发性结石患者每天的蛋白质摄入量不应该超过 80g。

（4）减轻体重：推荐尿路结石患者的体重指数维持在 11~18。

（5）增加水果和蔬菜的摄入：可以预防低枸橼酸尿症患者的结石复发。

（6）减少维生素 C 的摄入：推荐他们每天维生素 C 的摄入不要超过 1.0g。

（7）限制高嘌呤饮食：富含嘌呤的食物有动物的内脏(肝脏及肾脏)、家禽皮、带皮的鲱鱼、沙丁鱼、凤尾鱼等。

四、杨霓芝治疗尿路结石的经典验案一例

梁某,女,52 岁,2012 年 10 月 24 日来诊。

病史：20 年前因腰痛在当地医院就诊,查双肾彩超提示双肾多发结石(未见检查单)。患者不间断服用中药,症状尚可。近 1 个月来,小便变细,小便无力,腰痛,余无明显不适。

初诊(2012 年 10 月 24 日)：症见疲倦,腰痛,舌疮,口干无口苦,无尿频尿急痛,纳可,夜梦多,夜尿 1~2 次,大便日一行,质偏干,舌体瘦,色暗红苔薄黄,脉细滑。

辅助检查：2011 年 2 月 16 日双肾彩超示双肾多发结石(右 5mm×5mm,左 10mm×6mm)。2012 年 8 月 4 日泌尿系彩超示双肾多发结石,右肾实质强回声光团,考虑错构瘤,余无异常。2012 年 9 月 26 日双肾 CT 平扫示左肾结石,右肾低密度影(直径约 0.8cm),考虑占位病变；右肾可疑结石。2012 年 10 月 20 日尿常规示 LEU(+++),BLD(++++),尿白细胞 56 个 /HP,尿红细胞

110 个 /HP。BP 117/81mmHg

中医诊断:石淋(阴虚湿热)。

西医诊断:肾结石,可能肾错构瘤病,泌尿道感染。

中药方药:黄芪 15g,女贞子 15g,制何首乌 15g,桑寄生 15g,白芍 15g,泽兰 15g,薏苡仁 15g,苘麻子 15g,海金沙 15g,鸡内金 15g,鱼腥草 15g,荠菜 15g,甘草(甘草粒)5g。每日 1 剂,水煎服。中成药予尿感宁颗粒(无糖型)1 袋,每日 3 次,口服。

二诊(2012 年 12 月 26 日):症状及查体基本同首诊。

辅助检查:2012 年 12 月 22 日,尿常规示 LEU(+),BLD(±),尿细菌培养阴性。泌尿系 B 超示双肾多发光团结构(考虑多发性肾结石、尿酸高引起?),右肾包膜下两处回声增强光团(错构瘤或伴钙化?)。心电图示窦性心律不齐,T 波改变。

中药方药:女贞子 15g,墨旱莲 15g,制何首乌 15g,泽兰 15g,桑寄生 15g,白芍 15g,薏苡仁 30g,苘麻子 15g,鸡内金 15g,海金沙 15g,鱼腥草 15g,甘草 5g。每日 1 剂,水煎服。

三诊(2014 年 1 月 8 日):疲倦乏力,腰酸,口干,腹胀,尿频尿急,尿色淡黄,纳可,眠一般,夜尿 1~2 次,大便 2~3 次 /d,舌暗红,苔薄黄腻,脉细滑。

辅助检查:2013 年 6 月 29 日泌尿系 B 超提示双肾多发结石,右肾实质高回声光团,性质待定(肾错构瘤 / 脂肪垫)。2013 年 8 月 24 日尿常规示尿白细胞(+)。2013 年 9 月 25 日尿常规正常。2013 年 10 月 15 日尿常规示尿白细胞(+),尿潜血(+)。2013 年 10 月 16 日泌尿系彩超示双肾多发结石,右肾可疑错构瘤声像,膀胱未见异常。2013 年 11 月 9 日肾功能示尿酸 439μmol/L,肌酐 51μmol/L。电解质:钾(三)38μmol/L。肝功能:谷丙转氨酶 21U/L,谷草转氨酶 22U/L。2014 年 1 月 7 日尿常规示 LEU(+),白细胞 57.8 个 /μl。心电图示 ST 段异常。

中药处方:黄芪 20g,制何首乌 15g,泽兰 15g,牛膝 15g,丹参 15g,白芍 15g,枳壳 15g,苘麻子 15g,薏苡仁 15g,鸡内金 20g,石韦 20g,鱼腥草 15g,甘草 5g。每日 1 剂,水煎服。中成药予五淋化石丸 5 粒,每日 3 次,口服。

后患者一直以该方为基础进行治疗,前后历时 2 年,症状明显好转,精神愉悦,生活质量得到提高。

按:本案为女性,肾结石病史 20 余年,因"小便变细、腰痛 1 个月"就诊,初诊之时患者疲倦无力、腰痛、口干,夜梦多,舌暗红,舌体瘦,苔薄黄,脉细滑。杨霓芝四诊合参后,辨证为气阴两虚,湿瘀阻滞。患者病程较长,长达 20 余年,久病必虚，久病入络。病位在肾，虚实夹杂，本为肾气虚，标为湿热和瘀血。久病宜补，但存在湿热和瘀血，因此此时适宜攻补兼施、标本兼顾。杨霓芝根据辨证拟定益气活血、清热利湿为治法。处方中黄芪可补肾气，气行则血行；女贞子、制首乌、桑寄生均入肝肾二经，可以平补肝肾，补而不滞，润而不腻，且无碍脾胃之虞。这四个药共奏益气养阴之效。《直指方》言："盖气为血帅也，气行则血行，气止则血止，气温则血温，气寒则血寒，气有一息不运，则血有一息不行。"《医林改错》亦指出："元气既虚，必不能达于血管，血管无气，必停留而瘀。"叶天士谓久病必治络。其所谓病久气血推行不利，血络之中必有瘀凝。方中泽兰、白芍专走血道，可活血化瘀，利水湿，同时又行而不峻，无克伐正气之弊。补气活血，调和气血，达到《素问·至真要大论》所说"疏其血气，令其调达，而致和平"之目的。患者脉滑，是湿蕴之象；苔薄黄，有化热之征。

方中用了薏苡仁、茼麻子、荠菜、海金沙、鸡内金等清热利湿、化石通淋之品，合而治之。肾主水，肾气亏虚，气化不利，水湿泛滥，水道运行不利，血行缓慢而成瘀，肾脉痹阻，肾开阖失司，水液代谢失常，日久可能发为水肿、关格、癃闭等症。所以杨霓芝在治疗石淋过程中，尤其是久病过程中，非常强调并将"益气活血法"贯穿其中。由于肾气充实、气化有力，膀胱之气化通调，湿热自无盘踞之所。既可从根本上提高治疗效果，亦可避免久服清热利湿、排石通淋苦寒之品损阳伤正之弊。杨霓芝常取丹参、桃仁、泽兰、白芍以活血化瘀、通脉利水，血行则水行，利于清除湿热，亦常用石韦、车前子、滑石、冬葵子、王不留行等清热利湿化石、排石，同时喜用行气之品，如枳壳、牛膝之品，以助排石，与现代药理研究提示该类药物有促进输尿管蠕动等功效相符。而且杨霓芝治疗过程中使用活血药物较为平和，避免出现动血、破血，以伤及正气。

随症加减方面：患者若出现热象显著，杨霓芝则用太子参易黄芪，由于太子参补气的同时又可生津，能起到清补的作用；出现胸闷、腹胀等气滞时，可用木香、陈皮等加强行气作用，使得补而不滞，气血调和。

（王丽娟　包崐）

参考文献

1. Kanwal, Majid Khan, Arshia, et al. Syntheses, in vitro urease inhibitory activities of urea and thiourea derivatives of tryptamine, their molecular docking and cytotoxic studies [J]. Bioorg Chem, 2019, 83：595-610.

2. Joseph Kuebker, Jillian Shuman, Ryan S Hsi, et al. Radiation from kidney-ureter-bladder

radiographs is not trivial [J]. Urology, 2019, 125: 46-49.

3. G. Garg, A. Aggarwal, M. Singh, et al. Comparison of efficacy and safety of ESWL in paediatric and adolescent versus adult urolithiasis: A single center 5-year experience from a tertiary care hospital [J]. African Journal of Urology, 2018, 24(4): 315-318.

4. Agnieszka Torzewska, Katarzyna Bednarska, Antoni Różalski. Influence of various uropathogens on crystallization of urine mineral components caused by Proteus mirabilis [J]. Research in Microbiology, 2019, 170(2): 80-85.

第十八节　多囊肾病

多囊肾病（polycystic kidney disease, PKD）是一种先天性肾脏异常的遗传性疾病，双侧肾脏的皮髓质均可累及，双侧多个小管节段或肾小球囊进行性扩张，形成多个液状囊肿，导致不同程度的肾功能损害。

一、西医学对本病的认识及循证诊疗建议

多囊肾病是一种常见的遗传相关性疾病，分为常染色体显性遗传多囊肾病（ADPKD）和常染色体隐性遗传多囊肾病（常染色体显性遗传多囊肾病较多见），发病率为 1/1 000~1/500，多见于成人，约有 50% 的患者在 60 岁以后会发展至尿毒症期。10% 左右的晚期肾病患者是由 PKD 引起的。PKD 是第四大容易引起终末期肾脏病的疾病，位于糖尿病（DM）、肾小球肾炎、高血压之后。PKD 发病率高、预后差，危害极大。对 PKD 的诊断主要是根据家族史、影像学检查、临床表现以及遗传基因分析等方面来得出结论。

ADPKD 是常染色体显性遗传病，患者是杂合子，子代男女发病率相等，外显率近 100%，但 5%~8% 的患者没有家族史，是基因自发突变的结果，这些患者只能借助检测突变基因和影像学检查来确诊。影像学检查可以依靠 B 超、CT 以及 MRI。其中诊断 PKD 最常用的方法是 B 超检查，具有无创、价廉和便捷等优点，且检出率高，可以作为 PKD 的筛查手段。

目前的治疗方式主要是对其临床症状的控制，尚无有效的手段明显延缓 ADPKD 的进展，主要是对症及支持治疗。ADPKD 常见的并发症主要有高血压，需积极控制血压。泌尿系感染也是 ADPKD 的常见并发症，感染会进一步加剧肾功能的损害，有必要行细菌培养及耐药性检测，选择合适的抗生素控制感染。

不主张手术治疗 ADPKD。但早中期 ADPKD 患者，若单个囊肿巨大，可行

腹腔镜下囊肿去顶减压术,晚期 PKD 手术意义不大,甚至会加剧肾脏损伤。

针对 ADPKD 最有效的方法应是基因治疗。但是目前基因治疗的技术水平有限,比如如何选择合适的载体以及如何将基因导入到目的病变基因片段内仍存在较大的困难。

二、中医药治疗本病的现状

中医并无"多囊肾病"这个病名。《灵枢·本脏》曰:"肾大则善病腰痛,不可以俯仰,易伤以邪。"《灵枢·胀论》曰:"肾胀者,腹满引背,央央然腰髀痛。"其中以"肾胀""肾大"的描述与本病的主症特点相类似。根据本病腰痛、腹内结块、血尿、腰部胀痛等表现,可参照"癥块""积聚""腰痛""尿血"等进行论治,而出现终末期肾脏病的多按"关格"论治。

本病目前中医辨证论治尚无公认的辨证分型标准。大多医家认为,多囊肾病是一种本虚标实的慢性疾患,主要与禀赋不足,先天阴阳造化之差异有关,加之劳累太过以致肾气亏虚,肝失疏泄,脾失健运,痰湿内生,经络气血瘀阻不通,痰浊、瘀血着于腰部,流注于肾,日久发为痰核、积聚等,故其病位在肾,常波及于肝、脾等脏,且其肾、肝、脾三脏同病较多。有医家认为,多囊肾病的发病可分发生期、成长期、肿大期、破溃期、尿毒症期,不同时期其病理变化不同。发生期或症状不明显,证候尚未形成;成长期或表现有肝阳上亢证或血瘀证轻症,如高血压;肿大期则肾气不足,五脏气虚,无力推动气血,运行不畅,瘀阻肾络,或腰部疼痛;破溃期往往积聚渐大,囊肿变大,压迫破溃,血不循经,血溢肾外,常常合并湿热,如腰痛、尿血、尿路感染等;发展至尿毒症期则脾肾两虚,水湿、湿浊内停,正虚邪实,本虚标实,虚实夹杂。轻者以肾精气虚损为主,水湿、血瘀邪实表现不明显;稍重者脾肾亏虚夹有痰湿、血瘀;严重者阴阳俱虚,瘀血湿浊邪实俱盛。

在临床辨证时,多数医家建议应掌握以下要点:早期当积极控制囊肿生长,延缓疾病进展,以补肾健脾、活血利水、化瘀软坚;出现肾功能不全时应攻补兼施,避免损伤正气,以益气补肾、固护肾元为主,防止病情进展至关格。总之,中医药治疗本病应"治实勿忘其虚,补虚当顾其实,掌握攻补适度,以免祛邪伤正或扶正留邪"等,特别是在疾病后期,需遵循《素问·六元正纪大论》所说"大积大聚,其可犯也,衰其太半而止"的原则。

三、杨霓芝主任的临证经验

(一)病因病机的认识

根据疾病的特点分析,本病属于中医"积聚"范畴。本病的形成多因先天禀赋不足,加之劳倦过度,饮食不节,情志不舒,或感受六淫之邪,致肝脾受损,气机失调,脾肾气(阳)亏虚致无力行血、瘀血内阻,脉络不通,日久脏器功能受损,反之加重气虚,脾气虚无力散精,肾气虚无力固摄,精微物质下泄,病情缠绵难愈。杨霓芝认为"气虚血瘀"为本病的基本病机。

先天禀赋不足、后天情志不舒、劳逸失度而致肝脾肾受损,气血阴阳平衡失调,脏腑功能混乱,导致血瘀内停及湿浊内阻;湿浊日久凝结成痰,痰瘀交阻,搏结于肾,渐而成为积聚(囊肿)。正如《医宗必读》中所载:"积之成也,正气不足,而后邪气据之。"就本病而言,正虚涉及气虚、肝脾肾三脏之虚。"气为血之帅",气虚推血无力,气虚则血停,血停则成瘀,湿浊亦为之内阻;肝脾肾三脏虚,则三脏功能失调,肝失疏泄、脾失健运、肾之阴阳失调,进一步加重血瘀、痰湿,即本病整个病程中存在着不同程度的瘀血状态。"虚"与"瘀"均贯穿本病的始终。后期,脾肾气虚日久及阳,开合不利,瘀血、水湿及浊毒之邪潴留在体内,则可出现"癃闭""关格"等。

(二) 中医治疗切入点

根据疾病发展阶段分层,确定中医药分层治疗的目标。

多囊肾病初始并无症状,随着囊肿的增多及增大,进而压迫肾周围组织,致使肾小管受损、小球萎缩硬化,由于压迫肾内血管,而囊肿过大或囊肾肿破裂,导致开始出现腰痛、腹胀、高血压、血尿等症状,发展至后期进入慢性肾衰竭。故杨霓芝认为多囊肾病的治疗分肿胀期和肾衰期。

1. 肿胀期 囊肿生长较快,当囊肿超过4cm以后,症状出现腰痛、高血压、蛋白尿、血尿等。此期证候临床表现出血瘀与肾气亏虚症状,中药治疗,杨霓芝强调补气活血、化瘀祛湿、固化肾元。此时主要是抑制囊肿生长,保护肾功能,避免恶化,积极调动正气阻滞囊肿肿大。故杨霓芝常常使用参苓白术散合金匮肾气丸加减,治以补肾益气活血,通络祛湿,以达到减少尿浊、缓解腰痛等症状。

2. 肾衰期 多囊肾病患者囊肿持续生长,破坏肾,进入肾衰期。在一些外因作用下,可能出现破溃。此期积极预防感染,防止肾功能恶化。此时杨霓芝在处方中注重活血泻浊蠲毒,佐以补肾益气健脾,以助气化,临床常常选用参芪地黄汤合苓桂术甘汤加减。益气活血,固肾化浊,延缓肾衰的进展,积极控制并发症。

(三) 中医辨证论治方案

杨霓芝认为本病是本虚标实证。本虚为发病之基础,以肝脾肾气虚为主,尤其是先天肾气不足是发病的根本所在;实证以水湿、湿热及瘀血为主,湿邪为最主要之邪。治疗本病,杨霓芝认为补肾祛湿为基本治法,故建议本病分本虚证及本虚标实证而论治。

1. 脾肾气虚,湿瘀阻滞

证候特点:浮肿、腰酸、疲乏、纳差;尿频夜尿多,大便溏薄,舌质淡暗苔薄白,脉细涩。

治法:益气活血,通络祛湿。

推荐处方:参苓白术散合当归补血汤加减。

基本处方:黄芪 15g,炒党参 10g,炒白术 10g,茯苓 10g,炒白扁豆 15g,炒薏苡仁 20g,砂仁 5g,山药 10g,当归 10g,桔梗 10g,山萸肉 10g,甘草 5g。

加减法:若水肿明显者,加车前子 15g、大腹皮 10g、桂枝 5g;若恶心、舌苔厚腻湿重明显者,加姜半夏 10g、陈皮 10g;若腰酸腹胀明显者,加柴胡 10g、杜仲 10g。

2. 肝肾亏虚,湿浊瘀阻

证候特点:腰酸疲乏、胁肋隐痛、形体消瘦、皮肤干涩,或便结,舌暗,苔少,脉弦细。

治法:补肝益肾,利湿化浊。

推荐处方:参芪地黄汤合苓桂术甘汤加减。

基本处方:党参 10g,黄芪 20g,白术 15g,茯苓皮 30g,山萸肉 10g,熟地 15g,山药 20g,桃仁 5g,川牛膝 10g,枸杞 10g,女贞子 10g,大枣 5g。

加减法:五心烦热、潮热者,加地骨皮 10g、鳖甲 15g;血瘀甚者,加三七粉 3g、丹参 15g;兼湿热者,加积雪草 10g、白花蛇舌草 10g;血尿明显者,酌加白茅根 15g、茜草根 15g。

(四) 处方用药特点分析

1. 补气重用黄芪,益气活血多用黄芪、党参配当归 黄芪,甘,微温,归肺、脾经。古人云:"黄芪,助气壮筋骨,长肉,补血,破癥癖。"甄权在《药性论》中记载:"(黄芪)其补肾者,气为水母也。"党参性平,味甘、微酸,归脾、肺经。《本草从新》记载:"党参,补中益气、和脾胃、除烦渴。中气微弱,用以调补,甚为平妥。"当归味甘辛,性温,归肝、心、脾经。明代张介宾撰《本草正》:"当归,其味甘而重,故专能补血,其气轻而辛,故又能行血,补中有动,行中有补,诚血中之气药,亦血中之圣药也。大约佐之以补则补,故能养营养血,补气生精,安五脏,强形体,益神志,凡有形虚损之病,无所不宜。"故杨霓芝在临床上多选用黄芪、党参配当归,三者相生为用,可共奏益气健脾、活血养血,以及疏理气机、畅达三焦之功,使得"气行血行""气行水化",适用于多囊肾病证属脾肾气虚、瘀血阻滞者。

2. 补肾用药——熟地、盐山萸肉、盐菟丝子 《本经逢原》:"熟地黄,假火力蒸晒,转苦为甘,为阴中之阳,故能补肾中元气。必须蒸晒多次,……若但煮熟,不加蒸、曝,虽服奚益。……脐下痛,属肾脏精伤;胫股酸痛,系下元不足;目如无所见,乃水亏不能鉴物,皆肾所主之病,非熟地黄不除。"《本草汇言》:"菟丝子,补肾养肝,温脾助胃之药也。但补而不峻,温而不燥,故入肾经。虚可以补,实可以利,寒可以温,热可以凉,湿可以燥,燥可以润。非若黄柏、知母,苦寒而不温,有泻肾经之气;非若肉桂、益智,辛热而不凉,有动肾经之燥;非若苁蓉、锁阳,甘咸而滞气,有生肾经之湿者比也。如汉人集《神农本草》称为续绝伤,益气力,明目精,皆由补肾养肝、温理脾胃之征验也。"山茱萸性温而不燥,补而不峻,补肝益肾,既能益精又可助阳,为平补阴阳之要药。三种药经炮制后可以增强药物入肾治下之功。对于久病迁延不愈,表现为头晕目眩、腰酸耳鸣、尿中泡沫等的患者,三药相须为用,可加强滋补肝肾之功,既可益精又可助阳,并有加强收敛固摄之力,使精关得固,强肾而抑制多囊肾病的进展。

3. 活血泻浊蠲毒用药——丹参、桃仁、泽兰 丹参入心、肝经。《本草便读》:"丹参,功同四物,能去瘀以生新,擅疗风而散结,性平和而走血,味甘苦以调经。"《神农本草经》:"治瘀血血闭,癥瘕邪气,杀小虫。"泽兰入肝、脾经,辛散苦泄温通,行而不峻,擅活血调经,利水消肿。多囊肾病发展到后期,脾肾气化不及,升清降浊的功能受到破坏,不能及时运化水液、浊毒、瘀血等病理产物,于是造成因虚致实,虚中夹实,以虚为本,以实为标的复杂状态。其中,毒邪是多囊肾病导致慢性肾衰竭病程中的重要病理因素之一。毒邪表现有热毒、瘀毒、浊毒、溺毒等形式。因此,脾肾不足,浊毒瘀阻是慢性肾衰竭的主要病理基础。丹参、桃仁与泽兰相配伍,活血泻浊蠲毒的同时也可改善血络受损之象,从而延缓多囊肾病的进展,并使血行则水化而保护肾功能。

四、杨霓芝治疗多囊肾病的经典验案一例

陈某,女,65岁,工人。2009年2月19日初诊。

病史:患者2003年体检时发现多囊肾病,最大3.5cm,血肌酐正常。患者未予诊疗。2年前体检时患者血肌酐115μmol/L,肾囊肿最大4.8cm,遂在当地医院治疗,效果不佳,血肌酐逐渐上升,囊肿增大。患者辗转来我处诊疗。既往体健。其父、姑患有多囊肾病。

现症见:疲倦乏力,时有腰酸,纳一般,大便偏干,每日1行,小便黄,舌暗淡,苔白腻,脉沉细。体格检查:心肺腹(–),腰部活动正常,双侧肾区叩击痛

(一),双下肢无水肿,血压 139/85mmHg。时行腹部及泌尿系超声示脂肪肝,双肾增大并双侧多囊肾,囊肿最大直径 6.6cm。肾功能示血肌酐 179μmol/L,尿酸 528μmol/L,尿素氮 8.4mmol/L。肝功能、血常规均阴性。

中医诊断:积聚(脾肾气虚,湿瘀阻滞)。

西医诊断:多囊肾病。

治法:健脾补肾,清热利湿,活血通络。

中药处方:党参 10g,黄芪 15g,熟地黄 15g,盐山萸肉 10g,菟丝子 15g,丹参 15g,白术 15g,桃仁 5g,当归 5g,蒲公英 15g,白花蛇舌草 15g,甘草 5g。14 剂,水煎服。中成药予三芪口服液 1 支,一日 3 次。

二诊(2009 年 4 月 4 日):药后大便干有所缓解,小便色黄好转。舌淡,苔腻,脉细。

处方:党参 10g,黄芪 15g,熟地黄 15g,盐山萸肉 10g,菟丝子 15g,丹参 15g,白术 15g,桃仁 5g,当归 5g,蒲公英 15g,白花蛇舌草 15g,甘草 5g,石韦 15g。水煎服,28 剂。

三诊(2009 年 5 月 8 日):因私事,药服用完 1 周后未复诊。自诉服药后上证有所缓解,诉喜冷饮,眠一般,梦多,查其舌上有小溃疡,舌红,苔稍腻,脉滑。方药:黄芪 30g,党参 10g,盐山萸肉 10g,丹参 15g,泽兰 15g,桃仁 5g,石韦 20g,当归 5g,甘草 5g,黄连 5g,蒲公英 15g。水煎服,30 剂。

随访(2009 年 8 月 28 日):患者服药后上证明显缓解,无特殊不适。7 月 21 日曾行泌尿系超声示双侧多囊肾,囊肿最大的为 5.4cm × 4.7cm。肾功能示血肌酐 137μmol/L,尿酸 481μmol/L,尿素氮 7.2mmol/L。肝功能、血常规均未见异常。

按:杨霓芝认为多囊肾病是先天肾精损害,肾脏阴阳气血平衡不稳固,加之后天因素打击,失衡之后,痰瘀湿热交阻,积聚渐成,结成多个囊泡,进而加剧肾脏阴阳气血稳态失衡,形成了恶性循环,病机可发展至本虚标实、肾气亏虚,气滞血瘀,积聚渐大,最后脾肾阳衰,湿浊内蕴。

此患者就诊时多囊肾囊泡较大,肾功能中度损害。临床表现疲乏,胃纳一般,舌暗,脉细,属于脾肾气虚、湿瘀阻滞之征象;故杨霓芝认为治疗上应以补肾健脾利湿,益气活血为治疗原则,以"参芪地黄汤合苓桂术甘汤加减",其中熟地黄、盐山萸肉、菟丝子补肾,黄芪、党参、白术益气健脾;水湿瘀阻、湿郁化热,加蒲公英、石韦、白花蛇舌草清热利湿化浊。杨霓芝在治疗多囊肾病过程中,非常强调活血化瘀,并将"益气活血法"贯穿治疗的始末,故方中取丹参、当归、桃仁以活血化瘀。

杨霓芝认为,患者多囊肾病发展至后期,既有气血不足,又有脾肾亏虚,二者相互促进,病情逐渐加重。本病病位在脾肾,其病机关键在肾。肾为先天之本,脾为后天之本。一般本病先有肾虚,之后肝脾失调,导致湿浊内生。因而本病的治疗,扶正重在益气、补肾,祛邪重在健脾益气、活血化浊。本案治以健脾益气、补肾活血,循序渐进。诸药消补兼施,扶正祛邪,因此临床疗效显著。

经数次随访就诊后,该患者的肾功能明显好转,囊肿未见明显增大增多,提示病情好转稳定。

(林文秋　袁卓杰　包　崑)

参考文献

1. Rangan GK,Tchan MC,Tong A,et al. Recent advances in autosomal-dominant polycystic kidney disease [J]. Intern Med J,2016,46(8):883-892.

2. Kameswaran Ravichandran,Charles L Edelstein. Polycystic kidney disease:a case of suppressed autophagy？ [J]. Semin Nephrol,2014,34(1):27-34.

3. Dario Turco,Cristiana Corsi,Stefano Severi,et al. Assessment of kidney volumes in polycystic kidney disease from coronal and axial MR images [M]. Trieste:IEEE,2013.

4. Pedro F Ferraz Arruda,Luis Cesar F Spessoto,Moacir Fernandes Godoy,et al. Giant polycystic kidney and acute abdomen in chronic renal failure [J]. Urology Annals,2011,3(1):39-41.

第十九节　慢性间质性肾炎

慢性间质性肾炎(chronic interstitial nephritis,CIN)是由不同病因引起的以肾小管功能障碍为突出表现的临床综合征,又称慢性小管-间质性疾病,多由急性小管间质性肾炎进展而来。近年来,中医药治疗 CIN 取得较好临床疗效,能够改善患者预后。杨霓芝诊治 CIN 具有独特经验。

一、西医学对慢性间质性肾炎的认识

CIN 是引起慢性肾脏病的重要原因之一。肾间质疾病比肾小球疾病更易导致肾小球滤过率下降。据我国资料统计,在引起慢性肾脏病的基础疾病中 CIN 约占 1/3,在西方国家文献报道中占 20%~40%。其常见致病因素包括持续性或进行性急性间质性肾炎(发展而成慢性)、微生物感染(最常见是慢性肾盂肾炎)、药物或毒物(如镇痛剂肾病、马兜铃酸肾病、环孢霉素、重金属等)、尿路梗阻或反流、代谢障碍(如痛风肾病、高钙性肾病、低钾性肾病等)、免疫性疾病因素(如系统性红斑狼疮、干燥综合征、结节病、韦格纳肉芽肿病、IgG4 相关性间质性肾炎等)、遗传因素(如遗传性肾炎、髓质海绵肾、髓质囊性变、多囊肾等)、理化或环境因素(如有放射性肾炎、地方性巴尔干肾病等)。

CIN 多由急性小管间质性肾炎进展而来,病理表现以肾间质慢性炎性细胞浸润和纤维化伴有不同程度的肾小管萎缩和变性为主要特点。CIN 的发病机制主要有体液免疫和细胞免疫异常,毒性物质等对肾脏直接损害,肾小管上皮细胞转分化,肾小球病变致蛋白尿损伤,主要细胞因子的作用、肾小管上皮细胞自身参与炎症反应的放大等。

CIN 的临床表现及诊断:①尿浓缩功能障碍(多饮、多尿、夜尿多、尿比重和尿渗透压降低);②尿酸化功能障碍(因肾脏排 H^+、泌氨减少,出现肾小管性酸中毒,易引起低钾、低钠、低钙,亦可因远端肾小管排泌钾缺陷而致高钾血症);③慢性肾衰竭;④近曲小管选择性重吸收功能障碍(可引起氨基酸尿、葡萄糖尿、磷酸盐尿、尿酸尿、碳酸氢盐尿,或上述几种物质重吸收障碍同时存在而引起范科尼综合征)。

对于 CIN 的治疗,目前尚无成熟方案。现有治疗主要有:

(1) 病因治疗:包括停用镇痛剂和致敏药物,终止与重金属、化学毒物的接触;解除梗阻,制止反流;感染所致者,积极抗感染;免疫性疾病、血管性疾病及造血系统疾病所致者,积极治疗原发病。

(2) 对症治疗:①尿浓缩功能障碍者,需注意适度补液;②尿酸化功能障碍者,易出现肾小管性酸中毒,低钾、低钠、低钙,需补碱、纠正酸中毒,纠正电解质紊乱等;③肾衰竭的治疗主要是防治并发症,尿毒症期则需尽早透析治疗;④合并感染者,需选择效果好又对肾脏无损伤的抗生素;⑤合并高血压者,首选 ACEI 及 ARB 类降压药;⑥其他治疗包括肝细胞因子、改善微循环药物、他汀类药物、还原性谷胱甘肽等。

二、中医药治疗本病的现状

CIN 在中医学中属于"消瘅""消渴""肾劳""劳淋"等范畴。本病病程长,大部分患者最终转归为终末期肾脏病,中医药或中西医结合治疗对于提高疗效、改善肾功能、改善预后具有明显优势。

CIN 的中医辨证多为脾肾两虚、肝肾气阴两虚、气滞血瘀等证。脾为后天之本,肾为先天之本,有依存与协同关系,脾之健运,化生精微,须借助于肾阳的推动、温煦,肾中精气亦有赖于脾化生之水谷精微的培育和补养。肝肾阴阳,相互滋生,肝肾功能亦有协同和制约。如肾中真气有赖肝气的推动,而肝肾功能的相互制约就调控着气血精微的存储和运行。CIN属邪实所伤,正气受损,脾虚则气血精微生化乏源,水湿运化失司;肝肾气阴两虚则不能生化精血,气化及闭藏、疏泄功能障碍,水液代谢失常;日久湿浊内蕴、气机失畅,而致气滞血瘀、络脉瘀阻。

CIN的中医治疗主要以健脾补肾、化瘀通络为主。中药临床应用可归纳为3类:①健脾益气类,如黄芪、山药等;②滋阴、补肝肾类,如熟地黄、黄精、淫羊藿、山茱萸、冬虫夏草制剂(百令胶囊等)、蝉花等;③化瘀通络类,如丹参、当归、益母草、桃仁、红花、莪术、地龙、僵蚕等。还应关注和预防中药对肾脏的药源性损害,对可能引起CIN的药物如马兜铃、关木通、广防己、青木香、苦楝皮、土贝母、巴豆、朱砂及相关中成药如龙胆泻肝丸、冠心苏合丸等应禁用。

三、杨霓芝临证经验

(一) 病因病机的认识

杨霓芝认为虚、瘀为CIN的基本病机,以气虚为本,血瘀为标,可夹有湿热痰浊之象。

慢性间质性肾炎多由于五脏柔弱,肾亏精少,复感湿热毒邪,以致肾失开阖,气化失调,水谷精微失其化生及输布,泌别清浊失职,水液代谢不循常道;先天损及后天,水谷精微不能化生精血,复因输布失达,外泄过度;肝肾同源,精血互滋,肾病及肝,肝血不藏,筋脉失养;病久正伤,复滋生痰湿瘀血之邪。如湿热伤肾,耗气伤阴,肾气不固,则见多尿、夜尿,引水自救,故见口渴多饮;虚火灼伤肾络或气虚不能摄血,故尿中带血;或因气虚及阳,精微外泄,尿中出现蛋白;精血不能濡养筋脉,则肢体麻木,甚则痿废;病延日久,先后天俱损,阳虚浊凝,病陷晚期,出现面色灰滞、恶心呕吐、尿少尿闭等症,有类"关格"。

瘀血阻络是由功能性病变发展为器质性病理损害的重要病理阶段。由于络气郁滞,气化功能失常,或气虚运血无力,导致气血津液输布障碍,津凝为痰,血滞为瘀,痰瘀阻滞络脉,所谓"久病入络""久痛入络""久瘀入络",是络脉病变程度较为严重的病理阶段。瘀血阻滞经络气血运行,引起脏腑功能失调,或四肢经络之气运行受阻,则可见肢体酸麻痛胀,甚则痿软无力。

总之,本病病性属本虚标实,病初或为湿热下注,或为毒邪伤肾,或他脏病及于肾,以邪实为主;病至后期则肾脏虚损较甚,累及肝、脾等脏,而致封藏失司,肝风内动,气血阴阳俱衰,湿浊毒蕴,瘀血阻络,转以正虚邪实为主。

（二）中医治疗切入点

杨霓芝认为，针对 CIN，中西医结合治疗效果较好。西医着重病因治疗，纠正水、电解质及酸碱平衡，对维持内环境作用佳，但疗效难持久，而中医着重调整阴阳，扶正祛邪，攻补兼施，作用缓慢而持久，对恢复和改善肾功能的作用日受重视。总之，对肾小管间质疾病采用中西医结合治疗，可取长补短，相得益彰，充分发挥各自优势，提高疗效。CIN 病因复杂，但初期湿热毒邪重，有湿热、瘀毒偏盛之不同；后期有气阴两伤，肾精亏损，肝血不足，脾胃虚弱之异，病情久延尚可致脾肾衰败。故早期宜清热利湿、解毒化瘀，中、晚期可以补虚，以滋阴益肾，调理脾胃为先，亦可寓补于攻，以防伤正。

1. 重视补脾以助肾　脾主运化，为后天之本、气血生化之源。脾胃强健，能使气血生化有源，脏腑气血充盛，也能促进药力的运化。肾病久必及脾，脾肾两伤，脾不运化水谷精微反致肺肾失养，虚者愈虚。脾不运化水液，常使水肿加重。又脾主统血，若脾虚失于统摄，也致血溢脉外而加重尿血。故慢性间质性肾炎一病亦应补脾助运，俾脾气得健，肺肾得养，方能尽驱其邪。杨霓芝常用药物包括白术、山药、鸡内金、砂仁、茯苓。对于久病肾炎水肿之证，临床常有补脾与补肾之争，很多医生治肾炎，只知肾虚而不知脾虚，临床辨证只揣肾阳虚衰、肾精不足，但实际上却大量应用白术、山药、黄芪、党参等，实可谓只知其然而不知其所以然。同时临床辨证确属脾虚为主，而治疗单纯补肾者，疗效不会好，同时反因服用大量滋腻补益药物，壅碍脾胃，反生他疾。故脾肾两脏兼病时，必有一脏是主要的，临床当分辨清楚，何时补脾，何时补肾，何时双补，运用之妙，存乎一心。古代医家如许叔微倡补脾不如补肾，孙思邈倡补肾不如补脾，可以说是见仁见智，各有千秋。实际临床上只要对两脏虚实皆有所了解，本着有是证则用是药的原则，必可事半功倍。临床辨证可参考王旭高所云"久病虚羸，胸无痞满者宜补肾，胸有痞满者宜补脾"。验之临床，有脾虚伤损证者重在治脾，而无脾虚伤损证者可着重治肾。

2. 提倡活血化瘀以通络　《素问·汤液醪醴论》中提到治疗水肿以"去宛陈莝"，"宛陈则除之者，去恶血也"，即包括了活血祛瘀生新之法。历代均认为水肿与血瘀有关，《金匮要略》指出"血不利则为水"。瘀血阻肾，肾脉瘀滞是本病缠绵难愈的重要因素，贯穿于本病的始终。一如前述风毒壅滞致瘀，二则久病入络致瘀，三则脏腑虚衰，气不行血亦致瘀。如《读医随笔·虚实补泻论》曰："病久气血推行不利，血络之中，必有瘀，故使病气缠延不去。"瘀血阻滞肾脉，血不循经，水液不行，必发水肿、血尿、蛋白尿等症。慢性间质性肾炎久治不愈，更见面色晦滞，女子经闭，舌紫暗瘀斑等重度瘀血之象。西医研究证实，慢性间质性肾炎患者体内普遍因凝血机制紊乱而处于高凝状态,与中医的瘀血理论相符。肾炎水肿与心源性及营养不良性水肿不尽相同之处即在于水与瘀血互结。瘀血所致水肿,较难祛除,故《医宗金鉴·妇科心法要诀》血分水分总括篇中有"经水先闭后病肿,任冲寒湿血壅经;先发水肿后经闭,水湿皮肤泛溢行。血分难医水易治,二者详参要辨明"之论。杨霓芝以往治疗本病亦常用《医宗金鉴·妇科心法要诀》血分证治篇中"血分血瘀不能行,四肢浮肿病非轻,但使经通肿自散,红丹膝入小调经"的方法。然瘀滞为患每被忽视,见虚象、血尿、蛋白尿即补益固摄止血,然妄用固摄、止血、利水药,非但不能止血、消蛋白,反致闭门留寇,瘀血更甚。故古人有"见血休止血"之论,应治病求本,若瘀血已除或久病气不摄血方可用之。血尿、蛋白尿是肾脏瘀浊为害,不祛瘀则血无以归经、新血无以生,不祛瘀则肾不能行水液。杨霓芝认为化瘀生新应贯穿于治疗的始终,不必见瘀血之症方用。

（三）中医辨证论治方案

1. 湿热留恋,耗伤肾阴

证候特点:尿热,尿频,尿急,尿痛,或兼有血尿,口干,多饮,夜尿多,腰疲乏力,腰痛,手足心热,舌质红,苔黄燥,脉沉细数。

治法:滋阴降火,凉血止血。

代表方剂:知柏地黄丸合小蓟饮子加减。

常用药物:清下焦湿热用知母、黄柏;补益肝肾用山萸肉;清热凉血活血用丹皮;凉血止血用大小蓟、藕节、生地;利水通淋、导热外出用滑石、竹叶、泽泻、通草;清三焦之火、引热下行用栀子。

基本处方:知母10g,黄柏10g,生地15g,丹皮10g,山萸肉10g,山药15g,茯苓15g,泽泻10g,大小蓟各15g,淡竹叶10g,通草5g,栀子10g,藕节15g,滑石30g,甘草10g。水煎服,日1剂。

2. 气阴两虚,瘀毒伤肾

证候特点:口干,烦渴,多尿,夜尿,腰痛,乏力,尿赤,发热,舌质红,苔薄白或无苔,脉细数。

治法:益气养阴,化瘀解毒。

代表方剂:清心莲子饮加减。

常用药物:补中益气而泻虚火,助气化而达州都用参、芪、甘草;退肝肾之虚热用地骨皮;清上焦心肺热用黄芩、麦冬;利膀胱湿热用茯苓、车前子;清心火而交通心肾用莲子。

基本处方:黄芩10g,麦冬10g,地骨皮10g,车前子10g,土茯苓15g,炙甘草 10g,莲子 10g,茯苓 15g,炙黄芪 15g,人参 10g,益母草 10g,当归 10g,丹参 15g,三七 10g,莪术 10g。水煎服,日 1 剂。

3. 脾肾阳虚,水湿瘀阻

证候特点:头昏乏力,面色萎黄,食欲不振,腰膝酸软,形寒肢冷,小便清长,大便溏软,或下肢浮肿,舌质淡,苔白,脉沉濡细。

治法:温补脾肾,化瘀利水。

代表方剂:金匮肾气丸加减。

常用药物:滋补肾阴用熟地;滋补肝脾用山药、山萸肉;温补肾中之阳用肉桂、附子、仙茅、淫羊藿;补肝肾用牛膝;利水渗湿用泽泻、茯苓、车前子;清泻肝火用丹皮;化瘀用桃红四物汤。

基本处方:附子 10g,肉桂 5g,熟地 15g,山萸肉 10g,山药 15g,茯苓 30g,泽泻 10g,丹皮 10g,黄芪 30g,白术 10g,杜仲 30g,仙茅 10g,淫羊藿 10g,牛膝 15g,车前子 15g,益母草 15g,红花 5g,当归 10g,川芎 10g,三七 10g,泽兰 15g。水煎服,日 1 剂。

(四) 处方用药特点分析

杨霓芝诊治慢性间质性肾炎多以益气养阴或健脾补肾扶正为先,但活血和络为始终不可忽视的祛邪治法。扶正进一步促进肾小管功能的恢复,活血化瘀可以延缓肾小管间质的纤维化进程。

1. 根据病因不同选药组方,重在祛邪 对致病病因,如镇痛剂和重金属中毒及毒物,除了停药、洗胃、灌肠的方法外,也应积极采用中医治法,以期提高疗效。如用大黄、大黄炭、玄明粉、甘草之类导泻、吸附毒素;或用茶叶、牛奶、鸡蛋清等口服,阻止毒物的吸收,与重金属等结合形成沉淀;或用绿豆、甘草、生姜、黄芩、茶叶、土茯苓等口服,解除药物毒性或减弱其毒性。对高尿酸血症,则重用土茯苓、萆薢、车前草等清利湿热药,祛邪安正;对反流性肾病从肝肾论治,采用疏肝利胆、清热通淋法等。辨证论治,灵活应用,尽量减少药物、毒物造成的损害,促使病情向好的方面转化,保护肾功能免受进一步的损害。

2. 通过补益来调和脏腑阴阳 对于慢性间质性肾炎,选方应以补肾为主,但补肾又宜根据具体症状选用温补肾阳或滋补肾阴,要有所侧重。近端小管功能的损害主要表现为重吸收功能减退,宜用滋补肾阴兼有酸涩收敛的中药,可选用生地、熟地、枸杞、女贞子、山药、龟甲、鳖甲、冬虫夏草、白芍、酸枣仁、芡实、金樱子等。远端肾小管功能的损害主要表现为尿液浓缩功能减退,见有多尿、夜尿等症,一般可用温补肾阳、补肾摄纳的中药,可选用肉桂、熟附子、鹿茸、淫羊藿、巴戟天、菟丝子、紫河车等。同时久病血瘀,均宜配合活血和络之品,选用川芎、丹参、赤芍等,可以提高疗效。

但补益必须以保护胃气为前提,用药宜轻,不可滋腻。若以中药巩固疗效,改善肾功能,可酌情选用知柏地黄丸、滋肾丸、无比山药丸等。

3. 适当选用活血通络之品　活血化瘀可以延缓肾小管间质的纤维化进程。现代药理研究也证明,活血化瘀方药有改善肾血流、增加纤维蛋白溶解性、抗血小板聚集、抗凝等作用,可促进已损组织的修复,从而消除血尿、蛋白尿、水肿。临床上常用药物包括红花、当归、丹参、鸡血藤、川芎、三七等。然活血化瘀之法,终属正治八法中之消法范畴,若慢性间质性肾炎晚期,本元大伤,正气衰惫之证,正治当以补法为主。故活血化瘀药可用,而不可作为主药长期大量使用,只宜当作必不可少的辅佐药物配合应用。即应用时,也当以顾护正气为先。

(五) 注意事项:寻找病因是治疗成功的关健

本病应主要针对可引起慢性肾小管 - 间质性肾病的病因治疗,尽可能早期诊断,采取及时停用有肾损害的药物,或脱离有害重金属的接触,或治疗原发病等措施,保护肾脏,是提高疗效的关健。病因去除后,病变一般可停止发展,早期病例可完全康复。

原发病引起的慢性间质性肾病,治疗中应注意以下问题:如高尿酸血症引起者,应用降尿酸治疗并注意低嘌呤饮食;高钙性肾病在寻找高钙原因的同时,针对高钙引起的多尿脱水给予大量补液,使细胞外液增加,加速钙的排泄;尿路结石合并尿路感染者,有外科手术指征者可考虑外科治疗解除梗阻;若为甲状旁腺肿瘤引起者,则需切除腺瘤;如系结节病、维生素 D 中毒等肠道钙吸收增加引起者,需减少饮食中钙摄入量及消除病因;肿瘤引起的骨质溶解者,如对激素敏感,可应用激素,亦可应用放射治疗或抗肿瘤化疗;血管性疾病引起者,可针对不同血管疾病应用抗凝、解痉、抗高血压、抗动脉硬化等疗法;低钾性肾病必须避免长期滥用通泻药剂、皮质激素和排钾利尿剂,应用噻嗪类利尿剂时注意同时给予钾盐,可根据病情选择补钾途径、方法、量,一般纠正缺钾后数月内肾功能可改善。

慢性间质性肾炎一般预后较好,停止使用对肾脏有毒性的药物或脱离有毒环境后,肾脏损害多能恢复或保持稳定。但对明显持久性的肾间质损害,预后则较差,可导致终末期肾脏病。

四、杨霓芝治疗慢性间质性肾炎的经典验案一例

张某,女,57 岁,2010 年 7 月 9 日初诊。

病史：患者于 2007 年因"类风湿关节炎"在当地医院口服泼尼松、来氟米特等治疗，并间断口服双氯芬酸钠止痛。2009 年 7 月检查血肌酐 161.8μmol/L，尿素氮 10.9mmol/L，尿常规示尿蛋白（++），血常规示血红蛋白 98g/L，在当地医院测血压 166/96mmHg，予中药、"百令胶囊、尿毒清颗粒、氨氯地平"等治疗。2010 年 5 月在西安市某医院查血肌酐 225μmol/L，尿素氮 14.1mmol/L；肝炎系列及自身抗体、ANCA 系列均正常，行肾穿刺活检病理示慢性肾小管间质肾病。

首诊（2010 年 7 月 9 日）：症见疲倦乏力，腰膝酸软，口干，多尿，夜尿 5~6 次，纳眠可，大便正常；舌质红，苔少，脉细。

中医诊断：肾劳（气阴两虚，瘀毒伤肾）。

西医诊断：慢性间质性肾炎，慢性肾衰竭（氮质血症期）。

中药予益气养阴、化瘀解毒之剂口服。处方：黄芪 20g，茯苓 15g，白术 15g，炙甘草 10g，女贞子 15g，墨旱莲 15g，生地 10g，知母 10g，黄柏 10g，莲子 10g，薏苡仁 15g，当归 10g，丹参 15g，桃仁 5g，三七 10g，莪术 10g，煅龙骨 30g（先煎），煅牡蛎 30g（先煎），生大黄 10g（后下）。水煎服，一日 1 剂。同时予百令胶囊 3 片，每日 3 次；氨氯地平 5mg，每日 2 次；碳酸氢钠 1.0g，每日 3 次。

数诊后，至 2010 年 11 月 12 日复诊时患者余症俱减，出现夜间盗汗、眠差。2010 年 11 月 8 日复查血肌酐 142.5μmol/L，尿素氮 8.6mmol/L。方中加用麻黄根、糯稻根以止汗，加用酸枣仁、夜交藤以安神。处方：黄芪 20g，茯苓 15g，白术 15g，炙甘草 10g，女贞子 15g，墨旱莲 15g，生地 10g，莲子 10g，薏苡仁 15g，怀牛膝 10g，桑螵蛸 15g，丹参 15g，桃仁 5g，三七 10g，莪术 10，煅龙骨 30g（先煎），煅牡蛎 30g（先煎），生大黄 5g，麻黄根 15g，糯稻根 15g，酸枣仁 15g，夜交藤 15g。水煎服，一日 1 剂。余药同前。

再连续诊治，2011 年 2 月 11 日复诊时，患者诉上述诸证缓解。2011 年 2 月 3 日复查血肌酐 123.1μmol/L，尿素氮 7.9mmol/L。处方：黄芪 20g，茯苓 15g，白术 15g，女贞子 15g，墨旱莲 15g，生地 10g，莲子 10g，薏苡仁 15g，怀牛膝 10g，丹参 15g，桃仁 5g，三七 5g，莪术 10g，煅龙骨 30g（先煎），煅牡蛎 30g（先煎），生大黄 10g（后下）。水煎服，一日 1 剂。停用百令胶囊，余药同前。

2011 年 4 月 20 日复查血肌酐 126.5μmol/L，尿素氮 7.7mmol/L。中药继予原方服用。

按：患者为长期口服细胞毒类药物及解热镇痛剂导致肾功能损害（我院就诊前查血肌酐 225μmol/L，尿素氮 14.1mmol/L），伴血压轻度升高，外院行肾穿刺活检示"慢性肾小管间质肾病"，故明确诊断为慢性间质性肾炎。病情尚处于早期,并发症较轻,蛋白尿少。

杨霓芝认为慢性间质性肾炎(CIN)中医学无相关病名记载,根据临床表现可属于中医学"肾劳""尿浊""劳淋"等范畴。本病的基本病机为虚瘀,以气虚为本,血瘀为标,可夹有湿热、痰浊。该患者以疲倦乏力、腰膝酸软为主要表现,中医当属肾劳;尚伴有口干,多尿,舌质红,苔少,脉细,四诊合参,当辨证为气阴两虚、瘀毒伤肾。故杨霓芝认为治疗上应以益气养阴、化瘀解毒之法。方中黄芪、茯苓、白术、炙甘草以益气健脾,补而不燥;女贞子、墨旱莲擅长滋阴补肾,补而不腻,适宜长期久服,还可滋阴凉血;加用生地、知母、黄柏、莲子、薏苡仁既可养阴清热,除益气诸药之温性,亦可防养阴之品之滋腻;当归、丹参、桃仁、三七、莪术、生大黄可活血化瘀、解毒通络,祛除肾脉瘀毒;煅龙骨、煅牡蛎可吸附肠壁血中毒素,以助大黄解毒降浊功效。

随症加减方面:盗汗重者,加用麻黄根、糯稻根、浮小麦等以止汗;失眠多梦者,可加用酸枣仁、夜交藤以养心安神;腰膝酸软、夜尿频多者,可加用杜仲、怀牛膝、桑螵蛸、金樱子等以补肾强腰、温肾缩尿。再经数次随访就诊后,该患者的尿蛋白明显减少,血肌酐维持较低水平,提示病情好转稳定。

(金 华)

参考文献

1. 周健淞,何立群.中医药防治肾间质纤维化的机制研究进展[J].中国中西医结合肾病杂志,2008,9(9):840-842.

2. 谌贻璞.加强对小管间质性肾炎的研究[J].中华肾脏病杂志,2004,20(2):7-8.

3. 黄玉玺,姜洪华.肾小管间质疾病的发病机制及中西医结合诊治进展[J].中国中西医结合肾病杂志,2002,3(10):561-564.

4. 方东行,何立群,郑贤国.中医药治疗慢性间质性肾炎研究概况[J].中医学报,2015,30(208):1358-1359.

第二十节　马兜铃酸肾病

随着对中草药研究的不断深入,某些中草药如关木通、青木香、广防己、细辛等引起的肾损害已日益受到关注及重视。早在1964年,我国就报告了2例患者因服用大剂量关木通导致急性肾衰竭。1993年,比利时学者报道某些患者在服含广防己的中草药减肥后,出现进行性肾损害。目前研究结果表明,该类中草药均含有马兜铃酸（aristolochic acid，AA）。由这类中草药引起的肾损害被称为"马兜铃酸肾病"（aristolochic acid nephropathy，AAN）。

一、西医学对本病的认识及循证诊疗建议

导致马兜铃酸肾病的原因主要是服用含有马兜铃酸为主要成分的药物。目前研究证实，马兜铃、天仙藤、青木香、广防己、关木通、寻骨风、朱砂莲、细辛等常用中草药的主要药理成分均是马兜铃酸，而常见中成药龙胆泻肝丸、耳聋丸、八正丸、纯阳正气丸、大黄清胃丸、当归四逆丸、导赤散、甘露消毒丹、排石颗粒、跌打丸、妇科分清丸、冠心苏合丸、苏合丸、辛夷丸、十香返生丸、济生橘核丸、止嗽化痰丸等亦含有马兜铃酸成分。

目前，有关马兜铃酸对肾损伤的机制尚未完全明确。当前相关研究表明，马兜铃酸主要损伤肾小管上皮细胞，大剂量马兜铃酸直接引起急性肾小管上皮细胞坏死，并进而发生肾间质纤维化。患者可出现明显的消化道症状，如恶心、呕吐等。此外，患者短期内突然发生少尿或非少尿型急性肾衰竭。至于病理改变，光镜下主要表现为急性肾小管坏死，病变可累及近端和远端小管、髓襻和集合管，以近端肾小管病变为主。病灶呈片状或弥漫分布，皮质及皮髓交界处肾小管病变更为明显。典型病变表现为肾小管上皮细胞刷状缘脱落、细胞浊肿、坏死脱落，可形成上皮细胞管型，肾小管基底膜广泛"裸膜"，罕见肾小管上皮细胞再生。小管腔内或胞质内可见嗜碱性物质，肾间质水肿，间质细胞浸润少见。间质血管可见内皮细胞肿胀、弹力层分层或透明样变性。病变轻的肾小管上皮细胞可仅有刷状缘脱落、胞质大空泡变性。肾小球通常无明显病变，有的包曼囊腔可见小管反流现象，部分患者肾小球足细胞肿胀。免疫荧光下肾小球基底膜处无免疫复合物、补体沉积。电镜下可见肾小管病变广泛，近端小管、远端小管、髓襻及集合管均可见上皮细胞胞质崩解，线粒体畸形（嵴模糊，消失，哑铃状，或浓缩），基底膜裸露但完整。近端肾小管上皮细胞大量空泡，有时可见淡染的嗜锇物。肾小球足细胞足突轻度节段性融合，部分系膜基质轻度增多，无电子致密物沉积。

长期小剂量摄入马兜铃酸（累积剂量大）则通过诱导上皮细胞转分化及马兜铃酸代谢产物马兜铃酰胺与细胞 DNA 形成 AA-DNA 加合物等机制导致肾小管损伤和肾间质纤维化。患者临床上以腰酸腰痛、乏力、多尿或夜尿增多、贫血等表现多见，大多存在慢性进行性肾衰竭。光镜下可见病变主要分布于浅表肾皮质及皮髓交界，病变范围和严重程度与马兜铃酸剂量密切相关。摄入马兜铃酸剂量小、病程短者肾小管间质病变轻，呈灶性分布，表现为上皮细

胞扁平、浊肿，肾小管基底膜增厚和间质轻度增宽、纤维化。肾小球形态基本正常，间质血管病变轻。长期小量服用含马兜铃酸药物者（累积剂量大），肾活检病理则表现为重度慢性间质性肾炎。肾间质弥漫增宽、重度纤维化。肾小管数量显著减少，残留肾小管萎缩，上皮细胞严重扁平状，无细胞再生，很少见肾小管呈囊样扩张，肾小管基底膜明显增厚，少数可见肾小管"裸膜"。间质仅见散在或小灶性细胞浸润。肾小球丝球体皱缩，毛细血管襻开放不佳，部分肾小球缺血性废弃。包曼囊囊壁增厚，囊外纤维化。免疫荧光下肾小球及肾小管无免疫复合物及补体沉积，电镜下可见肾小管和血管间大量胶原结构。小管基底膜增厚、分层，上皮细胞微绒毛脱落或融合，细胞缩小，有时管腔内可见颗粒状物质组成的球形体。肾小球毛细血管襻见节段基底膜增厚、分层，毛细血管腔塌陷，内皮下结构疏松。系膜区无扩张，足突轻度融合，包曼囊增厚分层等。

部分患者间断、正常剂量服用含马兜铃酸的中药或中药制剂则可能出现肾小管功能障碍型 AAN。患者多表现为肾小管酸中毒、肾性糖尿、氨基酸尿或范科尼（Fanconi）综合征，同时还伴有肾小管浓缩功能异常，尿渗透压降低，但患者肾功能基本处于正常范围。光镜下见近端肾小管，上皮细胞扁平，弥漫空泡变性，部分崩解脱落，管腔扩张，肾间质或无明显病变或呈轻度灶状寡细胞性纤维化。肾小球正常，小动脉壁增厚。免疫荧光检查阴性。电镜检查可见肾小管上皮细胞线粒体肿胀，微绒毛脱落，部分崩解脱落。

对于马兜铃酸肾病的诊断，一般需要满足以下几点：①明确服用了含马兜铃酸的草药，或服用的药物中检测到马兜铃酸，或患者血液中含有马兜铃酸；②临床表现有肾功能不全、严重贫血和肾小管功能障碍（小分子量蛋白尿、肾性糖尿、氨基酸尿或 Fanconi 综合征），无或少量红细胞尿（但在肾小球疾病基础上发生马兜铃酸肾病时，仍可有蛋白尿和血尿）；③肾脏病理改变符合急性或慢性或肾小管功能障碍型马兜铃酸肾病改变；④排除其他原因造成的肾小管间质性疾病，如单克隆免疫球蛋白沉积病、肾缺血、自身免疫性疾病等。

对于马兜铃酸肾损害的防治，应强调防大于治。由于马兜铃酸肾病是由于服用含有马兜铃酸的药物所引起，因此要防止损害的发生，要对含马兜铃酸的中草药进行严格的质量监测，且应尽量避免使用，如必须用也应从小剂量开始，短期应用为宜。或改进炮制方法，减少马兜铃酸含量，减轻其毒性。但对个别患者即使低剂量也可引起损害，仍应警惕。

对于马兜铃酸肾病的治疗，目前尚无明确有效的治疗方案，推荐以糖皮质激素 1mg/（kg·d）治疗 1 个月后每 2 周减 0.1mg/（kg·d）直至 0.15mg/（kg·d）维持治疗。此外,早期用 ACEI、ARB、虫草制剂能延缓肾间质纤维化进程。对于进入终末期肾脏病的患者,则需行肾脏替代治疗。

二、中医药治疗本病的现状

虽然目前国内外专家学者对马兜铃酸肾病的致病药物、发病机制及病理改变等已有了基本的认识,但在治疗方面,不论是中医抑或是西医,尚无有效的防治方法,尚未形成一套有效成熟的方案。

中医并无"马兜铃酸肾病"病名,目前多数医家认为,急性马兜铃酸肾病,根据其症状,可归属于"癃闭""关格""腰痛"等范畴,而慢性马兜铃酸肾病,多归属中医学"虚劳"范畴。《理虚元鉴·虚症有六因》将虚劳病因归纳为:"有先天之因,有后天之因,有痘疹及病后之因,有外感之因,有境遇之因,有医药之因。"马兜铃酸肾病主要是因关木通、马兜铃、细辛等苦寒或大辛大热之品侵袭脏腑,耗伤正气,或药毒伤及脏腑后失治、误治,久病气血阴阳亏损所致,重者可变症迅速。中医辨证上多以脾肾阳虚、肝肾阴虚、肾气不固、气阴两虚等为本,兼夹湿热、瘀血、痰浊等为标,故总体属本虚标实、虚实夹杂。

治疗上,黄葵胶囊、肾炎康复片、虫草类药物对延缓肾间质损伤均有一定作用。中药复方方面,茵陈五苓散、加味附子理中汤、补中益气汤、六味地黄丸等均有文献报道。

三、杨霓芝临证经验

(一) 病因病机的认识

杨霓芝认为,急性马兜铃酸肾病,急性起病,以药毒邪实伤正为主,病因有邪热、痰热、湿热、瘀血等实邪,亦有气脱津伤、脾肾阳虚等因邪致虚,损伤气血脏腑;慢性马兜铃酸肾病病机方面,"本虚标实"是核心病机,人体受药毒损伤日久,特别是药毒入胃,先伤脾胃,脾气亏虚,气血生化乏源,水湿运化失司,痰饮水湿瘀血内生,而致本虚标实之象。久病及肾,故多见脾肾两虚之证,复以水湿、血瘀为标,其中又以血瘀最为重要。气虚血瘀是慢性马兜铃酸肾病最基本的病机,贯穿整个病变过程。病变后期,脾肾气虚日久及阳,气化失司,瘀血、水湿及浊毒之邪潴留在体内,则可出现"癃闭""关格"等。

(二) 中医治疗切入点

1. 急性马兜铃酸肾病 大剂量马兜铃酸导致急性肾小管上皮细胞坏死,并进而发生肾间质纤维化。患者多出现明显的消化道症状,如恶心、呕吐等。

并且患者可短期内突然发生少尿或非少尿型急性肾衰竭。此阶段多以毒邪伤正为主,多为痰、热、瘀、毒之邪。故治疗时应结合具体四诊资料,辨病辨证相结合,分别予化痰、清热、活血、解毒等治疗,必要时行血液透析、腹膜透析及中药结肠透析等。

2. 慢性马兜铃酸肾病 急性马兜铃酸肾病迁延日久,或长期、间断小剂量服用马兜铃酸药物则导致慢性马兜铃酸肾病。此阶段多数患者表现为疲倦乏力、面色少华、腰膝酸软、头晕耳鸣、纳少腹胀、夜尿增多等脾肾气虚诸证,以及因虚致痰浊、水湿、瘀血等病理产物。此阶段应加强补肾健脾,益气养阴,兼以化瘀泻浊,提升机体的正气。

(三) 中医辨证论治方案

杨霓芝认为,急性马兜铃酸肾病,急性起病,以药毒邪实伤正为主,病因有邪热、痰热、湿热、瘀血等实邪,亦有气脱津伤、脾肾阳虚等因邪致虚,损伤气血脏腑,治疗上需标本兼顾,祛邪扶正,立即停用含马兜铃酸的中药或中成药,并针对致病之痰、热、瘀、毒之邪偏盛制订治疗方案,同时配合利尿、对症、支持治疗等,必要时行肾脏替代治疗。

慢性马兜铃酸肾病病机方面,杨霓芝认为人体受药毒损伤日久,正气亏虚,耗伤气血津液,特别以脾肾两虚为本,水湿、血瘀为标,其中又以脾胃气虚、肺肾气虚、气虚血瘀三证最为常见。

1. 脾胃气虚

证候特点:面色萎黄或晦暗,消瘦,少气懒言、疲倦乏力,纳呆,恶心呕吐,腹胀,舌淡脉弱等。

治法:益气健脾。

推荐方剂:香砂六君子汤加减。

基本处方:党参 30g,茯苓 20g,白术 15g,甘草 5g,陈皮 10g,半夏 10g,木香 10g,砂仁 5g。水煎服。

2. 脾肾气虚

证候特点:腰痛、腰膝酸软、夜尿增多、小便清长、耳鸣耳聋、头发花白、牙齿松动,舌淡,尺脉沉弱无力等。

治法:补脾益肾。

推荐方剂:补中益气汤合六味地黄丸加减。

基本处方:黄芪 15g,党参 30g,白术 20g,当归 10g,熟地 10g,黄精 15g,山药 30g,茯苓 15g,陈皮 10g,山萸肉 15g,杜仲 20g,女贞子 15g,墨旱莲 15g。水煎服。

3. 气虚血瘀

证候特点：面色晦暗，眼圈黧黑，少气懒言、疲倦乏力，纳呆，口唇暗，舌暗，舌淡暗苔，脉细涩无力等。

治法：益气活血。

推荐方剂：四君子汤合桃红四物汤加减。

基本处方：党参30g，茯苓15g，白术20g，甘草5g，桃仁5g，红花5g，生地黄10g，川芎10g，当归尾10g，赤芍10g，丹参15g，泽兰15g，三七3g。水煎服。

（四）处方用药特点分析

1. 黄芪配三七　黄芪甘温，入脾肺经，质轻升浮，为升阳补气圣药。功能升阳举陷、补中益气、温三焦、壮脾阳、利水消肿、生血生肌、排脓内托。三七味甘、微苦，性温，入肝、胃经，功能活血止血，为血家要药，又为理血妙品。黄芪、三七配伍，益气活血，扶正祛邪，药少力专，能起到相得益彰的作用，为常见慢性肾脏病的基本药对。现代药理研究证实，黄芪具有较强的免疫调节功能；三七亦具有双向免疫调节作用，且有抑制血小板功能，使血液黏度降低，显著改善体内高凝状态。

2. 首乌配白术　何首乌味苦、涩，性微温，归肝、肾经，功善补养真阴、益精填髓。白术味甘、苦、微辛，性温，入脾、胃经，功能健脾燥湿。白术补脾益气，熟首乌补真阴、益肾精、填肾髓。两药相伍，白术能燥湿，可防首乌滋腻碍脾，脾肾并补，适用于慢性马兜铃酸肾病脾肾气虚者。

3. 丹参配首乌　丹参味苦，性微寒，入心、心包、肝经，既能活血化瘀、去血止痛，又能活血化瘀、祛瘀生新，还能凉血清心、除烦安神、凉血消痈。何首乌味苦、涩，性微温，归肝、肾经，功善补养真阴、益精填髓。首乌善补以守为主，丹参善行以走为用；二药合用，一守一走，相互制约，相互为用，益肾补虚的同时又能活血祛瘀，能起补肾活血功效。对慢性马兜铃酸肾病偏肾虚兼血瘀证者尤为适用。

4. 黄精配贯众　黄精味甘，性平，入肺、脾、肾经，善补肺脾肾三脏之阴，补阴血、填精髓、理虚弱。贯众味苦，性凉，入肝、胃经，功能清热解毒，凉血止血。两药合用，可滋阴补肾，凉血止血。且黄精一药能滋补肺脾肾三脏之阴，现代药理研究显示有延缓衰老功效，而贯众每多用于外感风热扰血之证，用于慢性马兜铃酸肾病患者则取其凉血止血功效，适用于阴虚夹血热证者。

四、杨霓芝治疗马兜铃酸肾病的经典验案一例

郭某，男，63岁。初诊日期：2016年4月15日。

病史:因"尿检异常、发现血肌酐升高3个月"就诊。患者既往有肾结石病史多年,长期服用"排石颗粒"(连钱草、盐车前子、木通、徐长卿、石韦等)治疗。2016年1月开始出现尿泡沫增多,伴腰酸、乏力,无恶心呕吐,无双下肢浮肿,至当地医院查尿蛋白(++),尿潜血(+),血肌酐151μmol/L,查24小时尿蛋白定量1 326mg,予口服氯沙坦钾0.1g每日1次降尿蛋白处理。2016年4月患者腰酸乏力加重,伴有恶心,面色少华,纳差,眠可,尿泡沫增多,查尿蛋白(++),潜血(++),24小时尿蛋白定量1 847mg,血肌酐210μmol/L。双肾B超示左肾大小110mm×63mm,右肾116mm×50mm,左肾皮质厚度20mm,皮质厚度正常,回声增强;双肾大小形态正常,集合系统光点群未见分离,左肾见强回声光斑,大小约5mm×5mm,集合系统光点群未见分离;右肾肾盂分离约13mm,内见多个强回声光斑、光团,大小约11mm×6mm、8mm×6mm等,后伴声影;其内未见异常光团与结节;双侧输尿管未见扩张,膀胱内未见光团,前列腺未见明显异常增生像图。遂于当地医院住院行肾穿刺活检,免疫荧光示肾小球及肾小管无免疫复合物及补体沉积,光镜示肾间质重度纤维化,散在或小灶性细胞浸润,肾小管重度萎缩,上皮细胞严重扁平状,部分肾小球缺血性废弃。结合患者既往病史及用药史,考虑诊断为慢性马兜铃酸性肾病,予护肾、降尿蛋白等治疗。

初诊(2016年4月15日):精神疲倦,腰酸乏力,面色少华,纳差,恶心,寐可,尿中泡沫多,大便调。舌淡暗,苔薄白,脉沉细。

中医诊断:虚劳(脾肾两虚,湿浊瘀阻)。

西医诊断:马兜铃酸肾病,慢性间质性肾炎,肾结石。

治法:健脾补肾,活血泄浊。

中药处方:参芪地黄汤加减。具体药物:黄芪30g,党参20g,女贞子15g,制首乌15g,丹参20g,泽兰15g,大黄10g,陈皮5g,砂仁(后下)5g。水煎服,日1剂。

同时嘱患者立即停用排石颗粒,给予三芪口服液,每次1支,每日3次,口服;氯沙坦钾0.1g,每日1次,口服。

二诊(2016年5月16日):患者无恶心,纳改善,腰酸,乏力,皮肤瘙痒,眠可,小便量可,夜尿4次,大便2~3次/d,质偏烂,舌淡,苔白,脉沉细。2016年5月13日复查血肌酐185μmol/L,尿素氮11.4mmol/L,尿蛋白(++),尿潜血(+),24小时尿蛋白定量1 650mg。

中药处方:参芪地黄汤加减。具体药物:黄芪30g,党参20g,女贞子15g,制首乌10g,泽兰10g,丹参20g,防风15g,陈皮5g,菟丝子15g。水煎服,日1剂。继续给予三芪口服液,每次1支,每日3次,口服;氯沙坦钾0.1g,每日1次,口服。

按：该患者尿检异常、肾功能损害起病，既往无高血压、糖尿病、自身免疫性疾病等致病因素。结合患者既往有肾结石病史，长期服用"排石颗粒"促进排石，肾穿刺结果提示慢性间质性肾炎、肾小球及肾小管无免疫复合物及补体沉积，符合慢性马兜铃酸肾病的诊断。患者就诊时已出现肾功能进行性损伤，需停用一切含马兜铃酸的药物，积极治疗，争取肾功能的恢复。

该患者初诊时见精神疲倦，腰酸乏力，面色少华，纳差，恶心，尿中泡沫多，舌淡暗，苔薄白，脉沉细，辨证当属脾肾两虚、湿浊瘀阻，治宜健脾补肾、活血泄浊，方选参芪地黄汤加减。方中黄芪味甘，气微温，入肺脾经，专于补气，有补气升阳、益卫固表、利尿之效，该患者长期服用含马兜铃酸药物，药毒损伤日久，耗伤人体之正气，尤伤脾肾，黄芪补中益气，补肾气而助水液气化，补脾气而助运化水湿，补肺气而通调水道；党参味甘，性平，入脾肺经，有大补中气之效；药毒伤脾，脾主运化功能失司，湿浊内生，此二药合用益气健脾，使脾气健运，湿浊得化。女贞子味甘，性平，入肝肾经，可补肾填精；制首乌味甘，性温，入肝肾经，可补肾固精，填精生血；二药合用，补肾固精之力益增，减少精微之下泄。久病必瘀，血不利则为水，丹参活血祛瘀，合泽兰以增活血利水之力。大黄涤荡肠腑，使湿浊之邪有路可出。陈皮、砂仁化湿而健脾和胃，助脾胃运化功能恢复，联合三芪口服液益气活血。

二诊时患者无明显恶心，胃纳好转，查血肌酐、尿蛋白定量已逐渐下降，仍有腰酸乏力，考虑湿浊之邪已减，脾肾亏虚为主。患者大便溏泄，予减大黄、首乌以防泻下太过，愈伤正气。胃纳改善，无恶心，予减化湿之砂仁，改予菟丝子滋补肝肾，填精止泻，使全方补脾益肾之功效愈佳。

结合患者的病史、体征、实验室检查及病理学检查，诊断马兜铃酸性肾病明确，且已存在明显肾功能损伤，需立即祛除致病因素。患者服药日久，脾肾已亏损，内生湿浊血瘀之邪，故予标本兼治，以参芪地黄汤加减以补肾健脾、活血泄浊，使湿浊得去，脾肾得健，正气得复。但患者已呈慢性病变，虽经积极治疗，但预后一般。

（龚保文　杨乐斌）

参考文献

1. Randy L Luciano, Mark A Perazella. Aristolochic acid nephropathy：epidemiology，clinical presentation and treatment［J］. Drug Saf，2015，38（1）：55-64.

2. 黎磊石.中国肾脏病学[M].北京:人民军医出版社,2008.

3. 赵蒙,李伟.中药制剂联合小剂量激素治疗马兜铃酸肾病的研究进展[J].中国民族民间医药,2015,24(24):24-26.

4. 张勉之,张大宁.补肾活血法治疗马兜铃酸肾病65例[J].上海中医药杂志,2003,37(1):30-32.

5. 张再康,王立新,包崑,等.杨霓芝教授运用益气活血法治疗慢性肾脏病的学术思想[J].中国中西医结合肾病杂志,2009,10(2):98-100.

第二十一节　梗阻性肾病

梗阻性肾病多见于尿路结石、前列腺肥大、腹膜后或盆腔肿瘤。目前,中医药在特发性膜性肾病梗阻性肾病的诊疗研究方面取得较大进展,杨霓芝对本病的治疗也有独特心得,阐述如下。

一、西医学对本病的认识及循证诊疗建议

梗阻性肾病是指因尿流障碍而导致肾脏功能和器质性损害的疾病。本病可以是急性,也可为慢性,病变常为单侧性,但不少情况也可以是双侧性。尿路梗阻通常是造成梗阻性肾病的重要原因。而阻塞性尿路病是指泌尿道存在结构或功能的改变阻碍了尿液的正常流动,但并未影响到肾实质病变。由于尿路梗阻导致的肾实质及肾功能损害通常可因梗阻的解除而停止甚至逆转,因此及早发现梗阻的原因、解除梗阻是诊断与治疗梗阻性肾病的关键。

梗阻性肾病的早期病理改变为肾小管管腔扩张,以集合管及远端小管为主。随着时间的延长,肾小管上皮细胞变为扁平并逐渐萎缩,病变由远端部分肾小管逐渐迁延到远端肾小管。肾小球在早期病变不明显,鲍曼囊可以扩张,肾小球周围渐渐出现巨噬细胞浸润,纤维化形成。其后,小管-间质慢性炎症细胞、成纤维细胞或肌纤维母细胞浸润可以更明显,间质纤维化加剧,小球部分可以完全塌陷或出现硬化样改变,肾血管也可产生缺血硬化样改变。

本病在诊断上,通过尿常规、泌尿系B超、腹部平片等不仅可以确立诊断,还可以明确病因。通常对于B超检查有疑问、肾脏显示不清或梗阻性质不明时可采用CT检查,特别是由肿瘤、腹腔后病变等引起者,对确诊病因更为重要。但增强CT检查需要造影剂,对肾功能已明显受损的患者则应慎用。近年来,通过血氧依赖的磁共振显影技术来反映器官组织的能量消耗,被用于评价

急性输尿管梗阻后肾脏 GFR 功能,此技术不需造影剂,有助于判断梗阻肾的功能预后。

梗阻性肾病患者临床多表现为肾绞痛,可以持续性但常阵发性加剧,还可见排尿异常,肾盂积水、肾实质萎缩和肾功能不全,高血压,反复或难治性尿路感染,酸中毒等。

本病最理想的治疗是去除病因,如果梗阻没有造成不可恢复的损害,则去除病因后效果良好。在紧急情况或梗阻原因不可能去除时,应该在梗阻以上行造瘘手术,如肾造瘘术、输尿管造瘘术、膀胱造瘘术。造瘘术可以是暂时的,解除梗阻后可以终止;如果梗阻原因不能解除,则造瘘是永久性的。

梗阻合并感染时,感染能够明显加重由于梗阻造成的肾功能损害,因此需要很好地控制感染,但是梗阻时控制感染比较困难,除应用有效抗生素以外,应该尽可能祛除病因,如果情况不允许,要尽早在梗阻以上引流尿液,必要时可以切除病肾。

完全性梗阻 1 周内解除,肾脏可以完全恢复功能;完全梗阻 2 周,解除梗阻后 3~4 个月内,肾小球滤过率恢复至 70%;4 周的完全性梗阻解除后,肾小球滤过率仅能恢复至 30%;超过 6 周的完全性梗阻,解除梗阻后肾功能极难恢复;超过 8 周,则肾功能几乎完全丧失。

二、中医药治疗本病的现状

梗阻性肾病在症状上的表现多属中医"癃闭",其主要病机为肾虚与膀胱湿热。若机体气血运行通畅,津液输布正常,有形之物不会聚而为患。当气滞血瘀,水湿运行不畅,遂促使本病的发生。梗阻产生后又反过来阻碍气机运行,不通则痛,故常见腰腹酸痛。另外,梗阻易损伤血络,引起血尿,离经之血即是瘀血,久则引起瘀血阻滞,在本病的发病过程中均有重要意义,即湿热蕴结、气滞血瘀是梗阻性肾病形成的主要病机,因此清利湿热、行气化瘀是治疗梗阻性肾病的主要方法。

在选择中成药、中药汤剂治疗本病方面,八正散、石韦散、柴胡疏肝散、左归丸、右归丸、知柏地黄丸、补中益气汤、四君子汤等均有文献报道。但是中医不局限于汤药治疗,还采用了内外并治、中西医结合、梗阻解除后辅助中药等多种治疗方法。并且事实证明它安全可靠,使某些患者避免手术的痛苦。所以,辨证论治再配合针灸、推按运经仪等治疗方法对治疗梗阻性肾病有着重要的临床意义和实用价值。

三、杨霓芝临证经验

（一）病因病机的认识

正常人小便的通畅与肾密切相关，还常与肺、脾、三焦有关。《诸病源候论》认为："若饮食不节，喜怒不时，虚实不调，则脏腑不和，致肾虚膀胱热也。"

杨霓芝认为本病的基本病机是由脾肾亏虚、膀胱湿热相合而成。先有脾肾虚为本，脾虚导致水液运化输布失常，继而水液气化失常，邪侵或湿热集聚在肾与膀胱。肾气虚，气化不利则"肾虚为热所乘"，肾阴虚"虚热内盛，煎结而生"。这说明脾肾虚弱，运化、气化失常，为本病之本因，梗阻只是后果；饮食失调、气机郁滞、湿热蕴蒸是本病发生之诱因。病程中脾肾亏虚、湿热、气滞、血瘀是关键。湿热郁积，煎熬尿液，与尿中沉积物结聚而成砂石，砂石阻络、气机不畅，或瘀血聚结而成梗阻性肾病。气是水液运行的动力源泉，气机郁滞，则水液停留聚集，进而生湿化浊，湿浊郁而化热，尿液为热所灼而成是证。湿为阴邪，其性重着黏滞，最易阻碍气机。湿热与砂石互结，阻于水道，通降失利，瘀结不散，使气滞难行，愈结愈甚，不通则痛；另外，气滞则血行受阻，血不循经，或热盛伤络，血溢脉外而为尿血。

（二）中医治疗切入点

1. 针对本病，中西医结合治疗，标本兼顾，效果较理想　如在病情允许时，治标与治本同时进行，即尽量解除梗阻与治疗病因同时进行，如双输尿管下段结石急性梗阻导致双肾积水，可行双输尿管镜碎石取石术以处理病因和解除梗阻，术后配合辨证施治促进恢复。若病情急重时，治标为主，固本为辅，即先解除梗阻，再配合辨证施治，待病情稳定后处理梗阻病因，如前列腺增生导致肾衰竭，水电解质紊乱时，可先行留置尿管或行膀胱造瘘术，后以补益脾肾为大法，待患者身体状况改善后择期手术处理前列腺。在病情危重时，固本为主，择期治标，如肿瘤腹膜后广泛转移导致双输尿管梗阻、肾衰竭、酸碱失衡、电解质严重紊乱时，应先大补元气，回阳固脱，并配合透析疗法，待患者脱离生命危险后，再行肾造瘘或输尿管内支架置入解除梗阻，以处理原发病。

2. 针对结石导致的梗阻性肾病，可以溯源而治　湿热蕴结是结石形成的病理基础，治疗上清热利湿、通淋排石是常用的方法，也是治疗该病初期阶段的首选之法。针对此类患者，中医药治疗为首选，可常使用八正散、石韦散等加减治疗，辨证选用清热利湿之品，使梗阻无再生之土壤。

3. 由于气滞血瘀是该病病变过程中的主要病理改变，故行气化瘀、利尿通淋应成为治疗本病的有效手段　梗阻性肾病就发生而言乃湿热煎熬所致，但在病变过程中,由于梗阻的存在,一方面易阻滞气机,气行则血行,气滞则血瘀,而最终形成瘀血停滞;另一方面由于瘀血停滞,阻滞气机,水津不布,气化不利,导致湿郁热阻,更易形成梗阻。在治疗过程中,由于湿热胶滞难解,病程较长,"久病入络",加之大量应用清热利湿之品,寒性凝滞,寒凝血脉,利多伤阴,阴血亏虚,血涩不行,亦可阻滞气机而形成瘀血停滞。因此,气滞血瘀是本病形成过程的主要病理改变,治疗上适当加入活血理气之品可有效阻止气滞血瘀的形成,更有利于梗阻的解除,常使用天台乌药散、沉香散、石韦散等加减治疗。

4. 考虑本病多因实致虚,虚实夹杂是本病转归的必然趋势　本病后期,若无外科手术处理指征,则采用中医药综合措施延缓肾功能减退,扶正祛邪兼顾,应是治疗本病的根本大法。在本病的形成过程中,一是由于其基本病理为湿热胶滞,病程缠绵,湿袭阴位伤肾,热耗真阴,伤津耗气,进而出现既有气阴亏虚的表现,又有梗阻阻滞经络、气化不利的症状;二是由于在治疗过程中强调梗阻的存在,一味使用清利攻伐之品,伤气伤阴,从而出现虚实夹杂的证候表现。证候表现上,除有膀胱气化不利和梗阻阻络的表现外,还可见到气阴亏虚、中气下陷,甚或肾阴阳俱虚等临床表现,治疗上,因本病所出现的"虚"是以"实"为基础的,虚实夹杂是本病转归的发展特点,多见于病程日久或治不得法的患者,因此在治疗上当辨别气血阴阳的虚实程度,在补气养血、滋补肾阴的同时,适当配伍利尿通淋之品,常选用六味地黄汤、补中益气汤等方合石韦散加减治疗。

(三) 中医辨证论治方案

杨霓芝认为本病是本虚标实证。以脾肾气阴虚为本虚,湿热、湿浊及瘀血为标实。辨证治疗上,应标本兼顾,扶正祛邪并行。

1. 脾肾两虚,湿热瘀滞

证候特点:面色少华,乏力气短,腰酸腿软,头晕耳鸣,食欲不振,食后腹胀,小便量少,大便溏薄,舌淡、苔白腻,脉沉无力。

治法:补益脾肾,利尿通淋。

推荐方剂:金海排石汤合四君子汤及金匮肾气丸加减。

基本方药:茯苓 30g,核桃仁 30g,石韦 20g,金钱草 20g,山药 15g,鹿角霜 15g,菟丝子 15g,鸡内金 15g,牛膝 15g,黄芪 15g,何首乌 15g,当归 10g,杜仲 10g。

加减法:并发感染者,加用清热解毒药、五味消毒饮、虎杖、生地榆等对控制感染效果比较满意;合并梗阻积水者,加用覆盆子、巴戟天、补骨脂、虎杖治疗,对肾功能及肾盂肾盏形体恢复良好;若下焦阳虚,则宜加入巴戟天、肉桂、附子、肉苁蓉等;若下焦阴虚,则宜益以生地、知母、黄柏、沙参等;若腰痛,则宜配以川杜仲、川牛膝、桑寄生、枸杞子等;兼纳差疲倦、脘腹胀满、便溏等,加党参、白术、怀山药、茯苓等。

2. 气阴两虚,湿浊瘀阻

证候特点:神疲乏力,头晕目眩,耳鸣,健忘,腰酸背痛,有时剧痛,午后潮热,五心烦热,颧红,口干咽燥,盗汗,便溏,舌红苔少、有齿痕,脉濡数。

治法:益气养阴,利尿通淋。

推荐方剂:知柏地黄丸合三金汤加减。

基本方药:金钱草 30g,山药 15g,茯苓 15g,川牛膝 15g,海金沙 15g,石韦 15g,知母 15g,关黄柏 15g,山萸肉 10g,生地黄 10g,炒白术 10g,鸡内金 10g,郁金 10g,甘草 5g。

加减法:口干口苦甚者,加玄参、五味子、石斛;小便涩痛不适,加蒲公英、金银花、紫花地丁;尿血明显者,加三七粉、琥珀粉冲服。

(四) 处方用药特点分析

1. 活血化瘀药的使用 现代药理研究表明,活血化瘀药虽没有利尿作用,但能使输尿管的蠕动频率和幅度加大,具有松弛平滑肌、扩张尿道以及解痉止痛、止血等作用,有利于梗阻的解除,同时还改善微循环,降低毛细血管通透性,促进炎性吸收,减少炎性组织粘连。杨霓芝常使用桃仁、赤芍、丹参、三棱、莪术、王不留行等活血化瘀药。现代药理研究表明,王不留行、桃仁、三棱行气止血,化瘀散结,促使尿道平滑肌扩张蠕动,解除结石周围组织炎症、水肿、粘连,缓解疼痛,有利于梗阻的解除。

2. 利尿排石药的使用 泌尿系统的结石是成年人造成梗阻性肾病的主要原因,因此,利尿排石、溶石等药物的使用显得尤为重要。杨霓芝认为临床上要根据患者具体情况进行辨证论治。因而在中药方剂的选择和组合方面应当"专方专药"与"辨证论治"相结合。排石汤主要成分为三金(金钱草、海金沙、鸡内金)、二石(滑石、石韦)、车前子、牛膝、冬葵子等,为排石之"专方专药"。金钱草,味甘、咸,性寒,入膀胱经,功专软坚清热排石,是排石专药,疗效可靠,现代实验已证实了金钱草对尿石及胆石有促排作用,其黄酮类成分可与钙离子络合,降低草酸钙浓度,抑制草酸钙结石生长,还可使尿液偏酸性,使在碱性环境中能存在的结石溶解,同时还有一定利尿和降低尿钙的作用。治疗石淋,金钱草用量宜大,一般为 30~60g,在结石进入输尿管后,需加重利水通淋之力,以图因势利导,金钱草可用至 90g。海金沙功专利尿通淋,是治诸淋涩痛之要药,可抑制草酸钙结石生长,促进输尿管蠕动,有利于结石排出,其煎剂对金黄色葡萄球菌、铜绿假单胞菌、福氏痢疾杆菌等均有抑制作用。鸡内金,味甘,性微寒,入脾、胃、膀胱经,有化坚消石、溶石通淋之功,研末服用比煎剂效果更好。石韦,味苦,性微寒,入膀胱经,清热利尿通淋,为治疗湿热淋证之要药,又擅凉血止血,故治疗血淋涩痛尤宜。滑石,味甘、淡,性寒,入胃、膀胱经,甘寒滑利,疏通壅滞,清利下窍,为治疗湿热蕴结小便短赤淋涩之要药。滑石除具有利尿止泻作用外,尚有保护皮肤黏膜的作用。车前子、冬葵子、滑石清热利湿,利窍通淋。牛膝散下焦之瘀血,使气血流通以除凝滞,并能引药下达病所。车前子既可促进尿酸排泄,又能抑制肾脏草酸钙沉积。海金沙能增加输尿管内压力及蠕动,有利于结石下移排出,且有利尿抑菌作用。因此,酌情使用此类药物既符合中医辨证论治的特点,又符合西医现代药理研究,故而获得满意的临床疗效。

3. 温阳利水药的使用　附子主入心、脾、肾经,能通行十二经。朱丹溪指出,附子能行补养药之滞,有间接补益之功,云"气虚热甚者,稍用附子,以行参芪;肥人多湿,亦宜少加附子以行经"。可谓一药多功,一举多得,能温肾阳,补肾,从而促进肾之气化,以利于梗阻的解除。黄芪,甘,微温,归肺、脾经。古人云:"黄芪,助气壮筋骨,长肉,补血,破癥癖。"黄芪一味兼具益气健脾补肾、活血化瘀的功效,杨霓芝常酌情加入益气温阳的药物。因慢性梗阻的患者常表现有不同程度的虚象,以畏寒、乏力、腰膝酸软等阳气虚证候多见。此时采用温肾利水法,常能明显提高疗效。动物实验证明,温肾利水方药能改善肾间质炎症,增高肾盂内压力,加大肾盂和输尿管的蠕动频率,从而有利于梗阻的解除。

(五) 注意事项

1. 尽快解除梗阻　有些还是无症状性梗阻,孤立肾或双侧输尿管以上的梗阻,可发生急性肾衰竭,此时应先在膀胱输尿管镜引导下,直接取石或放置支架引流尿液,尽快解除梗阻,再配合中药治疗。若长期慢性梗阻导致慢性肾衰竭(一般完全性梗阻超过8周则其肾功能损害不可逆转),可参照慢性肾衰竭进行治疗。慢性梗阻性肾病,因为经年累月的慢性梗阻,阳气日渐受损,若不能固护已经损伤的阳气,部分患者即使手术解除梗阻后,也会出现比较糟糕的愈后。

2. 防治合并感染　由于尿路梗阻常合并感染,故抗生素有时需要积极使用,但使用剂量、疗程及选择用药需依据感染的严重程度、病程、病原菌培养结果及肾功能情况而加以调整。此时,合理选择中药煎剂和中成药,也可起到良好效果。对于肾功能已不可逆完全丧失且反复发生感染的肾脏则可考虑肾切除。梗阻或梗阻解除后所出现的多尿等造成的水、电解质紊乱等障碍应及时予以纠正。对于出现急性、慢性肾衰竭者,必要时应予透析治疗,终末期肾衰竭也适合肾移植,但手术前通常做双肾切除以去除感染灶。

四、杨霓芝治疗梗阻性肾病的经典验案一例

刘某,男,60岁,初诊日期:2017年3月24日。

主诉:左侧腰腹疼痛伴无尿2天。

现病史:曾因右侧输尿管结石,在当地市级医院手术治疗,治疗后仅2年,又常腰酸腹痛,未引起重视,就诊前1日症状突然加剧,出现左侧腰痛如绞,牵引小腹,痛剧时面色苍白,汗出淋漓。现为求进一步中医诊治来诊。

既往病史:输尿管结石病史。

现症见:精神疲倦,面色㿠白,左腰腹疼痛,无尿,尿频,尿急,眼睑浮肿,畏寒,腰膝酸软,纳呆,舌暗红、苔黄微腻,脉沉。查体:BP128/80mmHg,贫血浮肿貌,双肾区叩痛,双下肢浮肿。

辅助检查:生化提示电解质基本正常,血肌酐(Cr)508μmol/L,余未见明显异常。B超示双输尿管上段结石,双肾积液。

中医诊断:淋证(脾肾阳虚,湿热瘀阻);肾衰(脾肾阳虚,湿热瘀阻)。

西医诊断:输尿管结石,梗阻性肾病,急性肾衰竭。

治法:温补脾肾,活血祛瘀,清热利湿通淋。

中药处方:熟附子10g,党参15g,泽泻10g,白术15g,猪苓15g,茯苓15g,金钱草15g,滑石15g,丹参10g,赤芍10g,干姜15g,肉桂5g,炙甘草10g。每剂药煎煮2次,每次水煎取汁约100ml,于早、晚餐后2小时服用。同时安排患者住院进一步治疗。

二诊(2017年3月27日):患者于2017年3月26日完善相关检查后急诊行双输尿管镜钬激光碎石取石术,来诊时精神较前明显好转,面色仍稍白,无明显腰痛,无明显畏寒,仍有腰膝酸软,胃纳改善,排尿顺畅,无尿频尿急尿痛,尿量每天约2 500~3 000ml,舌淡暗、苔薄白,脉沉。辅助检查:2017年3月27日血肌酐106μmol/L。尿常规示潜血(±)。

中药处方:党参25g,黄芪30g,白术15g,熟地黄15g,山萸肉15g,车前草15g,牛膝10g,菟丝子15g,杜仲15g,海金沙10g,炙甘草10g,肉桂5g(焗服)。

三诊(2017年4月9日):2周后复诊,患者精神好,面色较前红润,无明显不适,尿量每天约2 000~2 500ml,胃纳好,舌淡红、苔薄白,脉弦。复查血肌酐

恢复至正常。

　　守方治疗,目前仍在继续随访中,血肌酐波动在 100~130μmol/L,未见明显不适。

　　按:《丹溪心法》指出"诸淋所发,皆肾虚而膀胱湿热也"。《诸病源候论》认为:"若饮食不节,喜怒不时,虚实不调,则脏腑不和,致肾虚膀胱热也。"杨霓芝认为本病的基本病机是由脾肾亏虚、膀胱湿热相合而成。先有脾肾虚为本,脾虚导致水液运化输布失常,继而水液气化失常,邪侵或湿热集聚在肾与膀胱。肾气虚,气化不利则"肾虚为热所乘",肾阴虚"虚热内盛,煎结而生"。脾肾亏虚、湿热、气滞、血瘀是关键。湿热郁积,煎熬尿液,与尿中沉积物结聚而成砂石,砂石阻络、气机不畅,或瘀血聚结而成梗阻性肾病。杨霓芝认为此患者在发生肾绞痛、尿路梗阻后,多表现为下焦湿热,结石日久嵌顿难排者常有气滞血瘀证的表现,导致脾肾受损,脾肾阳气衰败,则清浊不分,升降失常。本病辨病为梗阻性肾病,肾衰竭,双输尿管上段结石,辨证为脾肾阳虚,湿热瘀阻。遂采用治标与治本同时进行的方法,予预约住院拟行输尿管结石手术,同时予扶阳固肾、兼清热利水化瘀法。方中四逆汤扶阳固肾为君,五苓散利水通阳为臣,佐以丹参、赤芍活血化瘀,金钱草、滑石清热利水通淋。二诊后考虑到患者已急诊行双输尿管镜钬激光碎石取石术,症状也较前明显好转,考虑术后邪实已去,正气仍虚,予四君子汤合济生肾气丸加减治疗。三诊时患者无不适,继续予四君子汤合济生肾气丸加减善后,并嘱患者多饮水,勿用寒凉、刺激性食物,注意生活调适。随访至今,患者结石尚未复发,肾功能稳定,未诉明显不适。

(周　敏　林启展)

参考文献

1. 陈灏珠,林果为,王吉耀.实用内科学[M].14 版.北京:人民卫生出版社,2014:2271.

2. 王海燕,肾脏病学[M].北京:人民卫生出版社,2008:1737-1738.

3. Chisholm GD,Fair WR. Scientific Foundation of Urology [M]. 3rd ed. Oxford:Heinemann and Year Book Medical Publishers,1990:59-66.

第二十二节　急性肾衰竭

　　急性肾衰竭是肾病科、重症医学科常见的危急重症之一,是由多种原因引起肾脏生理功能在数小时至数天内急剧下降甚至丧失所造成的一组临床综合征,主要临床表现为显著的氮质血症、水电解质紊乱和酸碱平衡失调,多数患者伴少尿或无尿。随着西医学对疾病认识的深入,急性肾损伤这一概念已逐步替代急性肾衰竭。杨霓芝认为,该病主要以西医治疗为主,而中医药也有合适的切入点,阐述如下。

一、西医学对本病的认识及循证诊疗建议

急性肾损伤(acute kidney injury,AKI)是由各种病因引起的短时间内(数小时至数天)肾功能快速减退而出现的临床综合征,表现为肾小球滤过率(GFR)下降,代谢废物如肌酐、尿素氮潴留,水、电解质和酸碱平衡紊乱。严重AKI 还能引起多器官系统并发症。另外,AKI 还可以在慢性肾脏病基础上发生。

既往将上述临床综合征称为急性肾衰竭(acute renal failure,ARF)。近年许多临床研究显示,轻度的急性肾功能减退即可导致严重不良后果,患者死亡率显著增加,故目前国际急救医学界及肾脏病学界均趋向将 ARF 改称为AKI,期望实现早期识别、早期干预,提高患者生存率。

2012 年"改善全球肾脏病预后"组织(Kidney Disease:Improving Global Outcomes,KDIGO)规定 AKI 的诊断标准为:48 小时内血肌酐升高 ≥0.3mg/dl(≥26.5μmol/L),或 7 天内血肌酐升高到基线的 1.5 倍,或尿量 <0.5ml/(kg·h)持续 6 小时。

急性肾损伤可分为肾前性、肾性和肾后性 3 类:①肾前性 AKI:又称肾前性氮质血症,由肾脏血流灌注不足引起,约占 AKI 总的大多数;②肾性 AKI:由各种肾实质病变引起,其中最常见为急性肾小管坏死(acute tubular necrosis,ATN),另外还有肾间质疾病、肾小球疾病和肾脏大、小血管疾病等;③肾后性AKI:由急性尿路梗阻引起,以结石多见。不同病因、不同类型的 AKI 治疗方法不尽相同,但是它们具有如下共同治疗原则:尽早识别并去除病因,及时采取干预措施避免肾脏进一步受损,维持水、电解质和酸碱平衡,积极防治并发症,适时进行肾脏替代治疗。

(一)尽早去除病因,并采取干预措施

肾前性 AKI 要尽快恢复有效血容量,包括静脉补液(对于心脏病患者,注意控制补液速度及补液量,避免诱发心力衰竭),纠正低血压,改善肾灌注(改善心脏输出功能,停用影响肾灌注的药物)等。肾外梗阻导致的肾后性 AKI 要尽快解除梗阻,必要时行泌尿外科手术。肾性 AKI 则需要积极治疗原发性肾脏病。ATN 要积极纠正肾缺血及去除肾毒因素;急性药物过敏性间质性肾炎需立即停用可疑药物,并给糖皮质激素治疗;急进性肾小球肾炎及小血管炎要

早期应用激素(包括甲泼尼龙冲击治疗)和免疫抑制剂,必要时还需进行强化血浆置换治疗。

(二)治疗并发症

①纠正水、电解质及酸碱平衡紊乱。②控制感染:感染是 AKI 的常见并发症,也是死亡主要原因之一。应尽早使用抗生素治疗,应根据细菌培养和药物敏感试验选用对肾无毒或毒性低的药物,并按肌酐清除率调整用药剂量。③心力衰竭:AKI 患者并发心力衰竭时,治疗原则与一般心力衰竭相似。但是 AKI 患者对利尿剂的反应很差;对洋地黄制剂疗效也差,加之合并电解质紊乱和肾衰竭时洋地黄肾排泄减少,易发生洋地黄中毒。药物治疗以扩血管为主,使用减轻前后负荷的药物。容量负荷过重的心力衰竭患者,最有效治疗方法是尽早进行血液净化治疗。

(三)营养支持治疗

维持机体营养状况和正常代谢,有助于损伤细胞的修复和再生,提高存活率。优先通过胃肠道提供营养,重症 AKI 患者常有明显胃肠道症状,可先从胃肠道补充部分营养让患者胃肠道适应,然后再逐渐增加热量。

(四)肾脏替代治疗

肾脏替代疗法在治疗 AKI 上极为重要,包括腹膜透析(PD)、间歇性血液透析(IHD)和连续性肾脏替代治疗(CRRT)。AKI 患者接受的透析适应证应包括:①SCr>442μmol/L(5mg/dl);②HCO_3^-<13mmol/L;③血清钾 >6.5mmol/L;④有严重肺水肿;⑤尿毒症的症状重,如出现尿毒症脑病或心包炎等。

二、中医药治疗本病的现状

根据该病的主要临床表现,急性肾衰竭可归属于中医"关格""癃闭""水肿"等病的范畴,与毒物侵袭等因素有关。外邪侵袭脏腑,肺、脾、肾功能异常,肺之通调水道、脾之运化、肾之封藏,加之膀胱气化功能失常,水湿浊毒不能外排,发为本病。湿毒阻于中焦,气机升降失调,水液不得下输膀胱而致无尿、癃闭;脾虚运化无力,水谷精微化生无能,气血不生,机体失养导致神疲乏力、面色少华;肾阳不足、命门火衰,则形寒肢冷、腰膝酸软;水湿溢于四肢则为肿;湿浊阻塞三焦,清阳不升,浊阴不降,湿浊上逆则恶心、呕吐、厌食、腹胀;久病则邪毒入络入血,血行于脉外则尿血、便血;清窍被蒙,肾虚风动则神志昏迷,甚则惊厥抽搐;最终水气凌心,喘促由生,心肾两败,阴阳离决而死亡。本病为中医急重症,来势凶猛,变化迅速而临床表现复杂,病性总属本虚标实。

根据中医病因病机及疾病的发展,本病在初期往往以邪实为主,正虚为次,治疗上以祛邪为主,佐以扶正,以清热解毒、通腑化浊、活血化瘀为基本法则;在中后期,往往脏腑虚损,气血亏虚,正虚为主而邪实为次,治疗上以扶正为主,祛邪为辅,以补益脾肾、益气养阴、回阳救逆等为原则。

由于病机比较复杂,临床上多采用复方、合法综合治之,比如黄连温胆汤合旋覆代赭汤加减、香砂六君子汤合温胆汤加减。根据辨证自拟的经验方及其院内制剂也常常见到报道,如大黄胶囊、清肾颗粒(生大黄、白花蛇舌草、黄连、茵陈、猪苓、茯苓、泽泻、车前草、白术、薏苡仁、白豆蔻、扁豆、丹参、益母草)、解毒泄浊Ⅱ号颗粒(生大黄、煅龙骨、煅牡蛎、槐米、六月雪、土茯苓、全蝎、地龙等)。

三、杨霓芝临证经验

(一) 病因病机的认识

杨霓芝认为,ARF的发病有正气不足和邪气过盛两方面病因。患者大多有感受六淫、疫疠毒邪、饮食摄生不慎,劳倦过度,以及失血、亡液、虫毒或药毒等诱因。"正气存内,邪不可干",患者素体娇弱,或高龄、或合并多种慢性基础疾病,机体正气不足,脏腑功能失调,也是容易发病的重要原因。

ARF的病位主要在肾与膀胱,涉及肺、脾、胃、三焦等脏腑功能的失调。而其证候复杂多端,杨霓芝认为,其核心病机在于机体正气亏损,抗病能力下降。气虚可进一步演变为气血两虚、气阴两虚。外邪入里化热,化生湿热、热毒。热毒易耗气伤阴;失血、失液则直接导致气随血脱、气随津脱,也导致气血两虚、气阴两虚。ARF发生后,邪实入里,留滞成为湿热、热毒、湿浊。热伤血络,湿阻气机,又导致气滞、血瘀之证。

因此,气虚是发病之本,湿、热、毒、瘀是ARF常见的实邪或病理产物,总属本虚标实。

(二) 中医治疗切入点

对于ARF,强调早期诊断、早期治疗,争取尽快明确病因从而针对病因进行治疗,其余治疗还包括保持水和电解质平衡、对症支持治疗、控制感染、营养支持等。杨霓芝认为,在祛除诱因和治疗病因之后,中医药即可切入发挥其治疗作用。中医药既能祛邪,又能扶正,在ARF的病程中可发挥协同作用、减少副反应、改善机体耐受性和调整脏腑功能;尤其在恢复期,中医药治疗可有效促进肾功能的恢复,并增强体质,以防瘥后复发。

1. ARF少尿期 辨证应重视实邪,辨别有无火热、湿毒、瘀血、湿浊壅滞三焦。患者多表现为小便减少伴有恶心、呕吐,口干、口苦、水肿、尿检异常(潜血、蛋白、管型等),舌苔黄腻、秽浊。杨霓芝认为此时邪实壅盛,应根据辨证采用清热泻火、通腑泄浊、活血化瘀、宣畅三焦等治法。三焦邪热壅盛常用黄连、黄芩、栀子、知母等清热泻火中药或黄连解毒汤加减;热瘀互结者,常用承气汤类方化裁,用大黄、枳实、芒硝、桃仁、白茅根、猪苓等;湿浊中阻者,则取和中化浊之法,常用黄连温胆汤加减,加土茯苓、六月雪、蚕砂等。

2. ARF 多尿期　往往邪实与正虚并见。患者尿量明显增加,浮肿逐渐消退,但常常仍有恶心、欲呕、乏力、纳差,或口干明显,舌质淡,舌苔偏腻,脉细滑。杨霓芝认为,此期通常采用攻补并用之法,根据辨证采用补中益气、益气养阴等扶正之法与清热利湿、和胃止呕、活血化瘀、清热凉血等治法相结合。比如脾虚气弱、湿热中阻之证,可用香砂六君子汤合温胆汤等加减;若属气虚痰瘀互结,则用当归补血汤合二陈汤加减。

3. ARF 恢复期　邪实不盛,但往往脏腑虚损明显。患者多表现为疲乏、腰膝酸软、尿中少量泡沫、舌淡暗,苔薄,脉细。杨霓芝认为,中医药在此期有重要的优势。此时肾之气化尚未恢复,侧重点应转移到益气养阴、补脾益肾,酌情兼顾清除余邪,施以清热利湿、活血化瘀之法。气阴两虚,则以生脉散加味;脾气虚为主,则以四君子汤、六君子汤、香砂六君子汤、补中益气汤等加减;肾气虚则多以六味地黄丸加减,加减药物则多为三七、丹参、益母草、泽兰、红花、当归、桃仁、赤芍等活血之品,或白茅根、白花蛇舌草、土茯苓、薏苡仁等清热祛湿之品。治疗得当,可促进肾功能的恢复,缩短病程,提高恢复程度。

（三）中医辨证论治方案

杨霓芝认为,ARF 的中医证型常常是虚实夹杂的,病程中主要出现浊毒内蕴、瘀水互结等实证,以及气阴两虚、脾肾气虚等虚证。辨证上,应先辨虚实,再定证所在脏腑。少气乏力为气弱,兼见口干、皮肤腋窝干燥为气阴两虚,兼有纳差、肌肉不盈多为脾虚,兼有腰膝酸软、夜尿频数多为肾虚。兼夹标实证中,水肿难消、甚至合并胸腹水者是水湿泛滥,恶心呕吐提示浊毒内蕴,若便干口苦,则可能为浊毒蕴久化成湿热;水肿难退、肌肤不仁,提示水瘀互结。

建议将本病分 2 种常见证型而论治。

1. 脾肾气虚,浊毒(湿热)内蕴

证候特点:疲倦乏力,恶心、呕吐、腹胀、食不下,皮肤瘙痒,腰膝酸软,泡沫尿、夜尿,舌质淡(或胖),舌苔厚腻或黄腻,脉滑或缓、脉沉。

治法:健脾益气,清热利湿,和胃止呕。

推荐方剂:四君子汤合黄连温胆汤加减。

基本处方:黄芪 30g,茯苓 15g,白术 15g,杜仲 15g,川黄连 5g,半夏 10g,竹茹 15g,枳实 10g,陈皮 10g,甘草 5g,生姜 10g。水煎服。

加减法:气虚甚者,加党参 15g,或人参 10g;肾虚明显,则加女贞子 15g、墨旱莲 15g,或菟丝子 15g、枸杞子 15g;热毒甚者,加白花蛇舌草 15g、紫花地丁 15g、土茯苓 30g;湿重者,加土茯苓 30g、苍术 15g。

2. 气阴两虚,水瘀互结

证候特点:疲乏少气、面色无华甚至晦暗、眼眶凹陷、口干、肌肤甲错、水肿难消。舌质偏红、苔花剥,脉细弱。或舌质暗,舌底络脉迂曲,脉涩。

治法:益气养阴,利水消肿,活血通络。

推荐方剂:生脉散合当归补血汤、五皮饮加减。

基本处方:黄芪 30g,太子参 20g,麦冬 15g,五味子 15g,当归 5g,生姜皮 15g,茯苓皮 20g,大腹皮 15g,陈皮 10g,桑白皮 15g,炙甘草 10g。水煎服。

加减法:若兼有肾虚征象,亦可用参芪地黄汤代替生脉散;咽干口燥者,可加北沙参 15g、石斛 15g;纳差者,加山楂 15g、麦芽 15g;肌肤甲错,或痛有定处者,可加水蛭 10g、桃仁 5g、红花 5g。

(四) 处方用药特点分析

1. 灵活运用活血药 杨霓芝在用药方面尤其重视"肾络瘀阻"的病机,将活血化瘀药灵活应用。比如,对于感染相关的 ARF,辨证属于"热毒炽盛"者,应用清热解毒活血法,常用蒲公英、白花蛇舌草、益母草、丹参、赤芍等中药组合;恢复期辨证属于"气阴两伤"者,则应用益气养阴活血法,常用太子参、黄芪、川芎、丹参、益母草等药队。有些 ARF 是在慢性肾炎、肾病综合征的病程之中发生的,水肿日久,阳气耗损,气血凝滞,杨霓芝则采用温阳活血之法,常用肉桂、鹿角胶、阿胶、桃仁、川芎、三七等中药;膜性肾病本身具有高凝倾向,严重者可加重肾小球缺血病变,加之大量蛋白尿的漏出,可诱发 ARF,杨霓芝则加大力度,应用桃核承气汤或桂枝茯苓丸,甚至加入蜈蚣、僵蚕、水蛭等虫类破血之品。总之,杨霓芝重视活血祛瘀通络,根据辨证将活血药与其他类中药灵活组合发挥协同增效作用。

2. 经典药对——蒲公英 - 丹参 蒲公英,性寒,味苦、甘,归肝、胃经。《神农本草经疏》:"蒲公英味甘平,其性无毒。当是入肝入胃,解热凉血之要药。"丹参,性微寒,味苦,归心、心包、肝经。《重庆堂随笔》:"丹参,降而行血,血热而滞者宜之。"《本草汇言》:"丹参,善治血分,去滞生新。"对于配伍方面,二者均有清热、凉血作用,丹参更胜在活血通络、祛瘀生新。基于此,杨霓芝在临床上常选用蒲公英、丹参配伍治疗本病兼夹证属热毒、血瘀或瘀热互结者,其中蒲公英用量常为 15~30g,丹参为 15~20g。

四、杨霓芝治疗急性肾衰竭的经典验案一例

赖某,女,33 岁。2017 年 4 月 26 日初诊。

现病史:2017 年 4 月 20 日患者开始出现咽痛、鼻塞流涕,于当地卫生所治疗,具体诊治情况不详,病情缓解不明显,逐渐出现恶心呕吐、全身浮肿、少尿,遂至茂名市人民医院就诊,检查发现血肌酐 826.3μmol/L,尿素氮 32.47mmol/L,CRP 47.65mg/L。尿常规示 PRO(+++),BLD(+++)。给予血液透析治疗 2 次(4 月 21 日、22 日),患者症状缓解,要求出院。现为求进一步中医治疗来诊。

初诊:症见疲倦,面色萎黄,胸闷,活动后气促,夜间不能平卧,恶心欲呕,纳差,双下肢轻度浮肿,夜眠差,小便少,大便调。舌淡红,苔黄腻,脉沉弦。

中医诊断:急性肾衰(脾肾气虚,湿浊瘀阻)。

西医诊断:急性肾衰竭。

治法:益气健脾,化湿祛浊,通腑祛瘀。

处方:白术 15g,太子参 15g,陈皮 5g,大黄 3g,制何首乌 15g,白芍 15g,蒲公英 15g,茯苓 15g,女贞子 15g,丹参 15g,甘草 5g。每剂药煎煮 2 次,每次水煎取汁约 100ml,于早、晚餐后 2 小时服用。中成药给予海昆肾喜胶囊 2 粒,一日 3 次;尿毒清颗粒 1 袋,一日 3 次。

同时安排患者住院进一步治疗。患者入院后接受血液透析治疗,同时给予调节电解质、营养支持,以及中医药益气活血、泄浊排毒法治疗。

二诊(2017 年 4 月 28 日):杨霓芝查房,精神尚可,无胸闷气促,无恶心呕吐,纳眠一般,尿量增加,大便调。舌淡暗,苔白微腻,脉沉弦。查体基本同首诊。中药守方继续服用。处方:白术 15g,太子参 15g,陈皮 5g,大黄 3g,制何首乌 15g,白芍 15g,蒲公英 15g,茯苓 15g,女贞子 15g,丹参 15g,甘草 5g。

2017 年 4 月 29 日,患者开始尿量明显增多,暂停血液透析治疗。

三诊(2017 年 5 月 3 日):杨霓芝查房,疲倦好转,浮肿消退,但近 3 日来下午出现低热,体温最高 37.6℃,无恶寒,纳眠可,二便调。舌淡暗,苔薄微黄,脉浮。尿量 2 220ml。辅助检查:尿素氮 15.11mmol/L,肌酐 298μmol/L。血常规示白细胞计数 7.17×10^9/L,中性粒细胞 54.5%,血红蛋白 109g/L,CRP 正常。处方:白术 15g,太子参 15g,陈皮 5g,大黄 3g,制何首乌 15g,白芍 15g,蒲公英 15g,茯苓 15g,女贞子 15g,薄荷 10g(后下),金银花 15g,连翘 15g,甘草 5g。

四诊(2017 年 5 月 8 日):杨霓芝查房,患者神清,精神可,无发热,偶有咽喉不适,纳眠可,二便调。舌淡暗,苔薄微黄,脉细。尿量 1 490ml。辅助检查:尿素氮 9.09mmol/L,肌酐 104μmol/L。尿常规示尿潜血(+),尿蛋白(−)。

处方:白术 15g,太子参 15g,陈皮 5g,大黄 3g,白芍 15g,黄芩 10g,蒲公英 15g,茯苓 15g,女贞子 15g,泽兰 15g,甘草 5g。

按:本患者起病时表现为突然发生的水肿、少尿,血肌酐水平急剧升高,符合急性肾衰竭的临床诊断。结合病史及相关辅助检查,排除肾前性、肾后性急性肾损伤,考虑为肾实质性,其病因可能为药物(抗生素)诱发的急性肾小管坏死。

由于来诊时,患者尿毒症的症状突出,且合并心衰,杨霓芝主张尽快进行血液透析治疗以保护心脏,避免出现严重的并发症。同时,杨霓芝积极运用中医药调节患者脏腑之虚衰,邪实之壅盛。患者临床表现为疲乏、纳差,为脾虚运化失司,脏腑筋脉失养所致;肢体浮肿、气促,为脾肾气虚、水湿不运、泛溢三焦所致;舌淡暗,苔白腻,脉沉弦,符合脾肾气虚、湿浊瘀阻之象。治疗上应以益气活血、泄浊排毒作为基本治法,以参、术、苓、草四君子健脾补气,女贞子、何首乌补肾,大黄泄浊解毒兼具活血之力。处方轻盈,共奏健脾补肾、益气活血、泄浊排毒之功。杨霓芝认为,患者受药毒之伤,有其本虚不耐攻伐的体质特点,故中医用药切忌过重,大黄仅用 3g,陈皮仅用 5g,其余中药用量也在常规之度。

急性肾衰竭的治疗重在早期识别、及时纠正诱因或加重因素,治疗病因,以及适度的支持疗法。患者的病情得到快速恢复,与此密切相关。纵观患者的处方变化,杨霓芝立益气活血为主要治法,目的在于扶助正气,促进肾脏自我修复,期间根据患者合并之实邪,或采用通腑泄浊,或采用清热解表,或采用清热利咽、活血利水之法以祛邪,做到拨乱反正,恰如其分。杨霓芝治疗肾病,有章有法,主张中西医结合治疗,充分发挥各自优势,常常获得满意的效果。

后续随访得知,该患者的血肌酐已降低至正常值范围内,尿量正常,尿蛋白持续阴性,提示病情好转稳定。

(吴禹池　林嘉荣　林启展)

参考文献

1. Arif Khwaja. KDIGO clinical practice guidelines for acute kidney injury [J]. Nephron Clin Pract, 2012, 120(4): c179-184.

2. 占永立. 急性肾功能衰竭病案[J]. 中医杂志, 2008, 49(5): 444-445.

3. 王亿平, 司燕燕, 吕勇, 等. 清肾颗粒对湿热型慢性肾衰竭急剧加重患者肾功能及 TGF-β_1 和 BMP-7 的干预作用[J]. 中国中西医结合肾病杂志, 2014, 15(3): 242-244.

4. 聂卫群,俞兴群,林燕林 . 从"虚瘀浊毒"论治急性肾损伤初探[J]. 中国中医急症,2014,23(5):863-865.

第二十三节　慢性肾衰竭

慢性肾衰竭(chronic renal failure,CRF)是各种慢性肾脏病的最终结局,是指各种肾脏疾病导致肾功能渐进性不可逆性减退,直至功能丧失所出现的一系列症状和代谢紊乱所组成的临床综合征。中医药在慢性肾衰竭的防治方面有着独特的优势,各家学说异彩纷呈。杨霓芝对于本病的治疗也有丰富的经验和独到的心得,阐述如下。

一、西医学对本病的认识及循证诊疗建议

慢性肾衰竭起病隐匿且发病率高,部分患者由于未得到重视和及时诊治,最终进展至终末期肾脏病,需要依赖肾移植、透析等肾脏替代治疗方式以维持生命,给患者、家庭、社会带来沉重的身心压力及经济负担。为了早期筛查、诊断和防治慢性肾衰竭,肾脏病领域提出了"慢性肾脏病"的概念,已被广泛接受和应用。慢性肾脏病(chronic kidney disease,CKD)有着较高的发生率。2012 年横断面调查显示,我国成年人群中 CKD 的患病率为 10.8%。

(一)慢性肾脏病的定义

1. 肾损害超过 3 个月,有或无 GFR 降低。肾损害系指肾的结构或功能异常,表现为以下之一:①肾脏病理形态学异常;②具备肾损害的指标,包括血、尿成分异常或肾脏影像学检查异常。

2. 肾小球滤过率(GFR)<60ml/(min·1.73m²),持续时间 >3 个月。

慢性肾脏病与慢性肾衰竭的内涵有部分相互重合,慢性肾衰竭主要指已出现肾功能减退的那部分患者。

(二)慢性肾衰竭的治疗原则

慢性肾衰竭的治疗原则总体可概括为:病因治疗;避免或消除导致肾病进展的危险因素;阻断肾病进展的各种途径;及时控制并发症;尿毒症期患者尽早行肾脏替代疗法准备。具体如下:

1. 基础肾脏病的病因治疗　此治疗包含两方面内容,一是治疗各种原发性肾脏疾病(如各种原发性肾小球疾病、肾小管 - 间质疾病及肾血管疾病等);二是消除或控制引起继发性肾损害的因素(如糖尿病、高血压、自身免疫性疾病等)。

2. 控制高血压达标　KDIGO 推荐,尿白蛋白排泄率 <30mg/d 的 CKD 患者,血压宜控制达 140/90mmHg 或更低;而尿白蛋白排泄率 ≥30mg/d 的 CKD 患者,血压宜控制达 130/80mmHg 或更低。降压必须达标,只有达标才能有效保护靶器官包括肾脏。应根据患者病情合理选用降压药物,做到个体化治疗,通常需要联合使用 2 种以上不同类别的降压药。

3. 减少尿蛋白的排泄　肾素 - 血管紧张素系统(RAS)抑制剂(ACEI/ARB)因其独特的对出球小动脉扩张作用强于扩张入球小动脉而减少肾小球滤过压的机制,临床上常常用于减少尿蛋白的排泄。使用 ACEI 或 ARB 需警惕高钾血症的发生及因肾缺血引起急性肾损伤。

4. 有效控制血糖水平　控制血糖及糖化血红蛋白达标,可以减少肾小球的高滤过,减轻肾脏负担,从而对延缓糖尿病肾病及 CKD 合并糖尿病的肾损害进展有重要意义。

5. 纠正高脂血症　高脂血症是引起动脉粥样硬化的重要因素之一,而肾动脉粥样硬化是引起老年人肾动脉狭窄的主要原因。调脂治疗能改善高脂血症,减轻全身动脉粥样硬化,不仅减少肾动脉狭窄的产生,也减少心血管事件的发生,总体改善预后。

6. 低蛋白饮食与使用必需氨基酸复方 α- 酮酸制剂　单独应用低蛋白饮食或加用必需氨基酸 / 复方 α- 酮酸制剂,能改善患者营养状态,并延缓进入透析。

7. 纠正水、电解质和酸碱平衡紊乱　尽量避免并及时纠止血容量不足,以防肾脏低灌注,加重肾损害。及时纠正代谢性酸中毒及电解质紊乱也非常重要,对保护体内重要器官(包括肾脏)都具有作用。

8. 防治钙磷代谢紊乱及甲状旁腺功能亢进　当 GFR<60ml/(min·1.73m^2)时,即应限制磷摄入量达 800~1 000mg/d。如果通过限制饮食治疗后,血磷水平仍高于目标值,即应服用肠道磷结合剂。

9. 纠正贫血　当血红蛋白 <100~110g/L 时,应检查贫血原因。若因营养不良等导致缺铁应及时补铁。大多数慢性肾衰竭患者需用促红细胞生成素才能起治疗效果。治疗目标值是升至 110~120g/L,不应超过 130g/L。

10. 肾脏替代疗法　肾脏替代疗法包括血液透析、腹膜透析和肾移植。患者需要提前做好相关准备,有计划地进入透析或等待肾源。

二、中医药治疗本病的现状

慢性肾脏病的肾损害呈进行性发展,病情复杂多变,给临床治疗带来困难,给患者造成极大痛苦。早期预防与治疗仍是慢性肾衰竭治疗的重点。中医药作为治疗慢性肾衰竭的重要手段,在改善患者生活质量、延缓肾损害进展等方面具有独特优势。

慢性肾衰竭的中医命名为慢性肾衰。目前多数医家认为,本病的基本病机为本虚标实,虚以脾肾气血阴阳虚损为本,实以湿、瘀、浊、毒等邪实为标。病因多为先天禀赋不足、过度劳倦、饮食不节、外邪侵扰、久病伤正、毒物损伤等。慢性肾衰主要表现为水肿、蛋白尿、高血压、血尿等,都与肾虚这一基本病机有密切关系。肾虚失却主水的功能,则水湿潴留;肾虚封藏失职,或清浊不分,精微下泄,则可见蛋白尿;若肾阴不足,水不涵木,肝阳上亢,或肾阳虚衰,水湿泛滥,均可见高血压;或肾虚火旺,灼伤脉络,血溢脉外,则可见血尿;若肾虚不能分清泌浊,湿浊尿毒内蕴,则可出现肾功能不全的表现。

治疗上,根据中医理论配制的中成药如疏血通、肾衰宁、海昆肾喜胶囊、肾康注射液、尿毒清颗粒等药物对治疗本病有肯定疗效,但缺乏大型高质量的循证医学证据。

经典方剂的运用方面,小柴胡汤、桂枝汤、抵当丸等均有文献报道。各医家根据慢性肾衰的病机,总结出升清降浊法、补脾益肾法、补肾泄浊法等临床上行之有效的治疗方法,创立了许多复方汤剂,如固本泄浊饮、补脾益肾方、补肾活血降浊汤等。

三、杨霓芝临证经验

(一) 病因病机的认识

CRF 有着复杂多样的病因。禀赋不足、饮食不节、劳倦过度均可使人正气亏损,尤其损伤肺脾肾三脏,加上感受风、湿、寒、热等外邪,变生风、湿、热、瘀、毒等实邪停滞于体内,进一步加重脏腑虚损,从而形成本虚标实的基本病机。可见,CRF 不但涉及多个脏腑的虚损,还涉及多种实邪的盘踞,辨证和治疗均比较棘手。杨霓芝执简驭繁,认为气虚血瘀证是慢性肾脏病的基本证型并普遍存在,直至疾病发展为 CRF,气虚血瘀这一病机仍然贯穿于其始末,因此应抓住这一基本病机,再进一步个体化论治。

气和血都是构成人体的最基本物质,也是维持人体生命活动的最基本物质。气,至精至微而无形;血,富有营养而有形。气与血的正常化生、输布、营养全身,是健康的基本保障。杨霓芝认为,CRF 之始生,与脾肾之气虚密切相关;殆病之既成,往往气血俱病。先天肾气不足,免疫力低下,遭受外邪侵犯则迅速深入;后天饮食不节,损伤脾胃,导致气血生化乏源,无以供养先天,同时导致水液运化失常,湿停于内。水湿内蕴,郁而化热;损伤络脉,则致出血;离经之血,而成瘀血,阻滞经络,影响气血输布与濡养。气虚、血瘀进一步加重脏腑的虚损,形成恶性循环。故脾肾两虚为病之本,而气虚血瘀是导致疾病迁延难愈、逐渐进展的重要因素。

(二) 中医治疗切入点

杨霓芝结合 KDOQI 指南提出的慢性肾脏病分期,指出中医药治疗对于不同分期的慢性肾脏病患者应有不同的侧重点,进而充分发挥中医药的优势。

(1) CKD 1~3 期,主张利用西医学检查手段查明肾功能减退的病因,纠正可逆因素。此期应以中医药辨证治疗为主,配合低蛋白饮食,目标是恢复脏腑之气化,保护肾功能。

(2) CKD 4 期,主张中西医结合,采取多种形式、多种途径充分祛邪排毒,目标是令邪有出路,减轻肾脏负担,延缓肾功能的进一步减退。中医药可以汤剂、中成药、中药提取物等不同形式,以口服、灌肠、汗蒸等多种途径实现祛邪。同时,中医药治疗应注意攻补兼施,使脾胃不衰败,肾气不失守。

(3) CKD 5 期,主张合理地保守治疗,适时进入透析,保护心脏,治疗并发症。对于未透析的患者,中医药治疗应重视扶正固本,尤其是心、脾、肾三脏,避免过度攻邪而伤正;对于开始透析的患者,由于肾病日久,正气大伤,久病必瘀,且需经历建立透析通路的相关手术,气血必定大伤,中医药治疗则可发挥大补气血、活血通络的优势来帮助 CKD 患者度过疾病的极期。

(4) 对于血液透析和腹膜透析患者,中医药治疗也有相应切入点,将在另外章节进行详细介绍。

(三) 中医辨证论治方案

杨霓芝认为,不同阶段的 CRF 患者的病机同中有异,中医药治疗应仔细辨别补虚与祛邪之轻重。建议将本病分 4 种证型而论治。

1. 脾肾气虚,肾络瘀阻

证候特点:面色少华,少气懒言、容易疲倦,容易腹胀或腹泻,血尿,舌淡胖、边有齿印,脉弱或涩等表现。常见于 CRF 代偿期、氮质血症期。

治法:健脾补肾,活血通络。

推荐方剂:香砂六君子汤合二至丸加减。

基本处方:党参 15g,白术 15g、茯苓 15g,炙甘草 10g,木香 10g,砂仁 5g(后下),女贞子 15g,墨旱莲 15g,三七 5g,赤芍 15g。

加减法:气虚甚者,加黄芪 30g;肾阳虚明显,则加菟丝子 15g、淫羊藿 10g;血瘀明显者,加丹参 20g、桃仁 5g、红花 5g。

2. 脾肾气(阳)虚,湿浊瘀阻

证候特点:面色萎黄或晦暗、疲倦乏力、容易感冒、腰膝酸软,脘腹胀满、不思饮食、恶心欲呕、肌肤甲错或肢体麻木,舌质多为淡暗,舌底络脉瘀暗、迂曲,脉沉、涩、细小。常见于 CRF 氮质血症期、肾衰竭期。

治法:健脾补肾,益气活血,祛湿蠲毒。

推荐方剂:实脾饮加减。

基本处方:干姜 10g,附子 10g(先煎),白术 15g,茯苓 15g,炙甘草 10g,厚朴 15g,草果仁 10g,木香 10g,木瓜 15g,赤芍 15g,川芎 15g。

加减法:湿蕴化热者,加大黄 5~10g、黄连 5g;湿浊重者,加土茯苓 30g,积雪草 15g;血瘀明显者,加葛根 30g,或水蛭 5g。

3. 气阴两虚,湿热瘀阻

证候特点:疲倦乏力、面色萎黄、皮肤瘙痒、口腔干燥、口气臭秽、食欲不振甚至恶心呕吐,舌质淡,舌苔腻,脉细。可常见于 CRF 失代偿后各个阶段。

治法:益气养阴,清热祛湿,活血化瘀。

推荐方剂:参芪地黄汤合桃红四物汤加减。

基本处方:党参 15g,黄芪 15g,熟地黄 15g,山萸肉 15g,山药 15g,牡丹皮 15g,桃仁 5g,红花 5g,赤芍 15g,川芎 15g,土茯苓 15g,积雪草 15g。

加减法:湿热甚者,加大黄 5~10g、黄连 5g;湿浊重者,加草果仁 15g、苍术 15g。

4. 阴阳两虚,浊毒壅盛

证候特点:头痛目晕、视物朦胧、耳鸣耳聋、食入即吐、呼吸带有溺毒,间或猝发抽搐、神昏、惊厥等症。舌质苍白胖大或暗淡,舌苔腻、浊、腐,脉沉无力、或弦滑。

治法:阴阳并补,泻浊解毒。

推荐方剂:肾气丸合二仙汤加减。

基本处方:生地黄 15g,山茱萸 15g,怀山药 15g,肉桂 3g(焗服),仙茅 10g,淫羊藿 10g,草果仁 10g,积雪草 15g,大黄炭 10g。

加减法:动风者,加龟甲 15g、牡蛎 30g;阴液亏虚明显者,加麦冬 15g、石斛 15g;呕吐剧烈者,加旋覆花 15g、法半夏 15g。

(四) 处方用药特点分析

1. 用药平淡和缓　杨霓芝认为 CRF 病程长,患者多正气内虚,用药一定要顾护正气,治疗用药当平淡和缓,适时守方,坚持用药,慢病缓治。治疗不可急求其功,否则欲速则不达,要考虑药物的长期使用。她组方细心,一般常选用药性平和的药物,最常用的药物有甘草、泽兰、黄芪、丹参、女贞子、白芍、首乌、熟地黄、党参等,药味精简,因而患者的依从性较高。杨霓芝认为,用药不必标新立异,只要用心辨证,虽平淡之药,亦能效如桴鼓。正如清代名医费伯雄所言:"疾病虽多,不越内伤、外感,不足者补之以复其正,有余者去之以归于平,即和法也,缓治也。毒药治病去其五,良药治病去其七,亦即和法也,缓治也。""和"则无猛峻之剂,"缓"则无急功之药。

2. 补肾常用药对——熟地黄 - 墨旱莲 - 山萸肉　"熟地黄 - 墨旱莲 - 山萸肉"是杨霓芝常用的补肾药对。三药凉温搭配,使药性平和,同归肝、肾经,有补益肝肾的作用。熟地黄,味甘,性温,有补血滋润、益精填髓的功效。李杲称地黄"能益肾水而治血,脉洪实者宜此。若脉虚,则宜熟地黄。地黄假火力蒸,故能补肾中元气"。《本经逢原》也指出:"熟地黄,假火力蒸晒,转苦为甘,为阴中之阳,故能补肾中元气。"墨旱莲,味甘、酸,性凉,有补益肝肾、凉血止血的功效。《本草纲目》言其"乌须发,益肾阴"。山萸肉,味酸,性微温,有补益肝肾、收敛固脱的作用。《医学衷中参西录》提到,山茱萸"能收敛元气,振作精神,固涩滑脱。收涩之中兼具条畅之性,故又通利九窍,流通血脉"。肾虚精微不固为 CRF 之根本,补肾填精、补肾固精是治其本,但由于 CRF 虚实夹杂,不能专事滋补,故杨霓芝从多年临床实践中总结出该药对,既平和不腻,又能填精固摄,作为组方常用的代表性药物,常用剂量均为 15g。

3. 补脾常用药对——黄芪 - 党参　"黄芪 - 党参"是杨霓芝常用的补脾药对。二药均味甘入脾,同归肺、脾经,善补气固虚,又各有特色,配伍应用,作用全面。黄芪,性微温,有健脾补中、升阳举陷、补气固表、利尿的作用。黄芪善入脾胃,是补中益气之要药。《医学衷中参西录》记载,黄芪"能补气,兼能升气,善治胸中大气下陷"。党参,性平,有健脾补肺、益气生津之功效。《本草正义》对其赞誉有加:"党参力能补脾养胃,润肺生津,健运中气,本与人参不甚相远。其尤可贵者,则健脾运而不燥,滋胃阴而不湿,润肺而不犯寒凉,养血而不偏滋腻,鼓舞清阳,振动中气,而无刚燥之弊。"相比于人参,党参补气之力较为平和,专于补益脾肺之气,兼能补血。而黄芪补益元气之力也不及人参,但长于补气升阳、益卫固表。杨霓芝选用该药对,既达到补益中气之目的,又温和不燥,可以缓缓图治,不失偏颇。常用量:黄芪 15~30g,党参 15g。

4. 活血常用药对——丹参 - 泽兰　"丹参 - 泽兰"是杨霓芝治疗肾病常用的活血化瘀药对。二药寒温并用,有活血化瘀的共同作用,也有互补的益处。丹参,微寒,味苦,入心、肝经,有活血调经、祛瘀止痛、凉血消痈、除烦安神等多种功效。《本草便读》曰:"丹参,功同四物,能去瘀以生新,擅疗风而散结,性平和而走血,味甘苦以调经。"泽兰,微温,味苦,入脾、肝经,行而不峻,能活血调经、祛瘀消痈、利水消肿。《本草纲目》提到:"泽兰走血分,故能治水肿。"CRF属于典型的"久病必瘀",瘀血阻滞则血络受损,可导致清浊不分,从而出现蛋白尿;甚至肾小球萎缩塌陷,气血郁闭,出现少尿、尿毒素蓄积。因此,丹参配泽兰,制性存用,加强活血化瘀之功,同时还能促生新血,利水消肿,对于CRF血分呆滞、水湿内蕴的病机起到拨乱反正的作用。现代研究表明,丹参可促进缺血性肾损伤再灌注后肾功能的恢复;泽兰具有改善血液流变学,抑制血小板凝集,从而抗血栓形成,改善微循环的功效,均是治疗慢性肾衰竭的重点药物。丹参常用 15~30g,泽兰常用 15g。

(五) 积极处理并发症

1. 肾性贫血　肾性贫血的出现主要是因为肾脏产生的促红细胞生成素(EPO)不足,因而补充 EPO 是目前西医学治疗肾性贫血的主要措施。但是EPO 也存在着一些副作用,包括血压升高、增加癫痫发作风险、促进透析通路血栓形成、高钾血症发生率升高等,而且仍有部分患者即使使用EPO,肾性贫血仍未能纠正。杨霓芝认为,中医药可以从纠正肾性贫血,减少并发症,改善患者对 EPO 的反应性等方面切入干预,可采用温肾健脾、补益气血、活血化瘀(去瘀生新)、泻浊排毒等治法进行治疗。常用的药物有黄芪、当归、党参、熟地、何首乌、菟丝子、白术、枸杞、阿胶、淫羊藿、白芍、紫河车。

2. 肾性高血压　肾性高血压是 CRF 常见的并发症,其发生与水钠潴留、肾素 - 血管紧张素 - 醛固酮系统激活、血管调节因子紊乱、交感神经兴奋等多种机制相关,常常需要联合使用多种不同机制的降压药,患者的胃肠负担、经济负担因此明显增加。杨霓芝认为,肾性高血压的主要发病机制为肝肾亏虚、阴阳失调;或气滞血瘀、气血失和。故治疗上多从平肝潜阳、活血行气、调和气血等角度入手。药物以杜仲、生地黄、枸杞子、菊花、三七、葛根、丹参、牛膝等为常用。其中,三七的成分三七总皂苷现已被证实有良好的降压效果,作用迅速而持久;葛根素可以通过下调内皮素 -1 和上调内皮型一氧化氮合酶,从而降低血压。

3. 心力衰竭　心力衰竭的发生常常导致 CRF 患者需要进入透析,以尿量显著减少、顽固性水肿、喘憋不能平卧等为主要临床表现。中医认为,CRF 晚期常出现阳衰温煦无力,蒸腾水气不利,气不化水,造成水饮内停,水液泛溢肌肤,则为水肿;水饮聚于胸肺,凌心射肺,可见咳、喘、不得平卧;阳虚不能推动血脉运行,血行迟缓则瘀血阻络,血瘀又进一步加重水饮之患。基于此,杨霓芝认为,临床上应当采用温肾化气、健脾益气行水之法以治其本,利水、活血等方法以治其标。常用真武汤、苓桂术甘汤、实脾饮等化裁,加泽兰、丹参、益母草、川芎等以活血利水。

四、杨霓芝治疗慢性肾衰竭的经典验案一例

黄某,男,66 岁。2018 年 10 月 17 日初诊。

病史:既往已确诊糖尿病 20 年,痛风性关节炎 10 年,高血压 5 年余。2013 年体检发现尿蛋白,波动于(+)~(+++),近期于广东省第二人民医院住院期间查肌酐 162μmol/L,肾小球滤过率 55.27ml/min,24 小时尿蛋白定量 1.07g。2 个月前开始出现双侧膝关节酸痛,现为求进一步中医治疗来诊。

初诊(2018 年 10 月 17 日):精神疲倦,面色少华,眼睑轻度浮肿,双膝关节酸痛,纳差,眠可,小便中有泡沫,大便 3~4 次 /d,量少,不成形,舌淡红,苔黄微腻,脉滑尺弱。

辅助检查:2018 年 10 月 14 日 24 小时尿蛋白定量 1.07g,尿蛋白定性(++)。血肌酐 162μmol/L,尿酸 430μmol/L。

中医诊断:慢性肾衰(脾肾气虚,湿浊瘀阻)。

西医诊断:慢性肾脏病 3 期,糖尿病肾病,痛风性关节炎,高血压 3 级。

治法:益气活血,化湿祛浊。

方药:中成药给予海昆肾喜胶囊 2 粒,一日 3 次;三芪口服液 1 支,一日3 次。中药处方:黄芪 20g,白术 15g,盐山萸肉 10g,菟丝子 15g,盐牛膝 10g,山药 20g,杜仲 15g,芡实 20g,丹参 15g,泽兰 15g,甘草 3g。

二诊(2018 年 11 月 14 日):症状及查体基本同首诊,但因不慎外感,诉痰多、色淡黄。舌淡红,苔黄微腻,脉滑尺弱。2018 年 11 月 7 日血肌酐 156μmol/L,尿酸 420μmol/L;血常规示白细胞计数 13.66×10⁹/L,余无异常;尿常规示尿糖(+++++),潜血(-),蛋白(±)。

中药处方:黄芪 15g,白术 15g,盐山萸肉 10g,菟丝子 15g,盐牛膝 15g,山药 15g,丹参 15g,泽兰 15g,乌药 15g,干鱼腥草 15g,甘草 3g。

三诊(2019 年 1 月 16 日):神清,精神疲倦较前改善,面色少华,面目浮肿已退,口干,纳差,眠可,小便调,大便烂,舌淡红,苔黄腻,脉沉细、尺弱。2018 年 12 月 4 日尿常规示尿糖(++++),尿蛋白(-)。尿蛋白 / 尿肌酐比值 0.897。2019 年 1 月 15 日尿常规示尿糖(++),尿蛋白(±)。

中药处方:黄芪 15g,白术 15g,盐山萸肉 10g,菟丝子 15g,丹参 15g,泽兰15g,盐牛膝 15g,覆盆子 15g,金樱子 15g,五指毛桃 30g,桑寄生 15g,甘草 3g。

其后一直守方治疗,至 2019 年 3 月 3 日,患者已无明显不适,复查血肌酐

125μmol/L,尿糖波动于(++)~(++++)。随访至今,病情稳定。

按:患者老年男性,有糖尿病、痛风、高血压等多种可导致肾功能减退的慢性病,来诊时表现为蛋白尿,伴肾功能不全,根据估算肾小球滤过率,属于慢性肾脏病3期。根据患者的病史及外院的检查结果,推测其原发病为糖尿病肾病的可能性比较大。

患者临床表现为疲乏,眼睑轻度浮肿,泡沫尿,尺脉弱,提示脾肾俱虚,脾虚则中气不足,水液不运;肾虚则精微不固、水不气化。舌质暗,关节疼痛,固定不移是血瘀的征象。司外揣内,瘀血阻滞于肾,则肾络受损,初则导致清浊不分,从而出现蛋白尿;久则气血郁闭,出现少尿、尿毒素蓄积。患者舌苔腻,脉滑,提示湿浊困阻,乃脾虚不运,内生之湿。因此,杨霓芝认为气虚血瘀是其核心病机,气虚乃脾肾俱虚,当健脾补其中气,补肾益其精髓。治疗上应以补脾益肾、活血化瘀作为基本治法,取"杜仲-牛膝-山萸肉-菟丝子"为补肾之代表,有阴阳并补之妙;黄芪补气升提,"山药-白术"补脾之阴阳,不燥不腻;"丹参-泽兰"是杨霓芝常用的活血药对,加强活血化瘀,兼能利水通络。而芡实则兼顾补脾、补肾、去湿之功效,均切合病机。整方精简而平和,但紧守气虚血瘀这一核心病机,体现了杨霓芝遣方用药清晰、轻巧的特点。而且,纵观患者多次复诊所处方药的变化,杨霓芝先是细心辨证,把握病机,定下治法,初时并没有专事用补,而是攻补兼施,务必使祛邪而不伤正。期间遇到患者合并外感,则加鱼腥草清热解毒,清肺化痰。待邪实不盛,则加强补肾,予金樱子、覆盆子等固肾填精之品。中成药应用也同样不离辨证,三芪口服液益气活血,海昆肾喜胶囊化浊排毒,作为辅助。经数次随访就诊后,该患者的尿蛋白减少,血肌酐水平逐渐下降,提示病情获得进一步好转。

杨霓芝治疗肾病,坚持中医为主,能中不西的原则,追求精益求精。结合患者具体病情,精心辨证,有纲有目,抓住关键病机,考究用药,充分发挥了中医中药的优势。

(吴禹池　林嘉荣　林启展)

参考文献

1. 祝亮,鲁庆红,王志芳,等.尿毒清颗粒对早中期慢性肾衰竭微炎症状态的作用[J].中华中医药学刊,2018,36(6):1474-1477.

2. 钱莹,李砚民,陈永强.海昆肾喜胶囊对慢性肾衰竭患者氧化应激影响的临床观察[J].上海中医药杂志,2018,52(4):59-61.

3. 孙顺辉,李波.肾衰宁胶囊治疗慢性肾衰竭早中期患者的疗效及对肾功能指标的影响[J].世界中医药,2017,12(6):1306-1309.

4. 陈华.疏血通注射液治疗慢性肾衰竭(失代偿期)的疗效观察[J].临床合理用药杂志,2016,9(5):50-51.

5. 廉江平,韩珊,方志远,等.肾康注射液治疗慢性肾衰竭的有效性和安全性[J].中成药,2015,37(8):1677-1682.

6. 王永生,刘旭生.刘旭生教授运用补脾益肾方治疗慢性肾衰竭经验体会[J].中国中西医结合肾病杂志,2015,16(8):666-667.

7. 刘东慧,吴春静,宫子建.固本泄浊饮对慢性肾衰竭患者中医证候的疗效[J].临床医药文献电子杂志,2016,3(36):7255-7258.

8. 冯育辉.补肾活血降浊汤治疗慢性肾衰竭50例[J].中国中医急症,2011,20(12):2020.

9. 黄春林,朱晓新.中药药理与临床手册[M].北京:人民卫生出版社,2006.

第二十四节 血 液 透 析

血液透析虽然是单纯的西医治疗方法,但透析患者会出现诸多并发症,中医可以辨证论治。目前,中医药在血液透析的诊疗研究方面取得较大进展,杨霓芝对本病的治疗也有独特心得,阐述如下。

一、西医学对本病的认识及循证诊疗建议

(一) 血液透析指征

我们确定开始透析时机的依据:是否存在 ESRD 相关的症状和体征、估算肾小球滤过率(estimated glomerular filtration rate,eGFR)和 eGFR 的下降速度。上述因素必须综合考虑。一般来说,当 eGFR 小于 15ml/(min·1.73m^2)的有尿毒症症状的患者,如果应用药物保守治疗无效,甚至出现急诊透析的指征,即可以进入血液透析。

(二) 透析通路

维持性血液透析需要建立长期血管通路。长期血液透析血管通路应尽可能使用动静脉通路,以避免中心静脉置管的风险。理想情况下,应使用患者自身血管创造一个动静脉瘘,但在没有适宜的自体血管可用时,也可以使用非自体材料。动静脉瘘有许多益处,因此它优于其他所有形式的长期血液透析通路。与人工血管内瘘及导管透析相比,动静脉瘘可降低透析患者的死亡率及并发症发病率。人工血管内瘘是仅次于动静脉瘘的第二种可选的长期通路。隧道式导管是最差的通路选择,应主要作为等待动静脉瘘或人工血管内瘘成

熟期间的中期血管通路使用。每一种血透通路都有血栓栓塞、狭窄等并发症，尤其是透龄长的患者。

（三）透析充分性

我们将 Kt/V 作为最低程度透析充分性的指标。我们建议最低 Kt/V 值大于等于1.2，而非更低。一些研究表明，Kt/V 值大于等于1.2与死亡率较低相关。为达到建议的最小 Kt/V 值，我们设定的单室 Kt/V 目标值为1.4。

（四）透析并发症

血液透析有急性并发症和慢性并发症。急性并发症常发生在常规血液透析治疗中，包括低血压、痛性痉挛、恶心及呕吐、头痛、胸痛、背痛、发热和寒战。慢性并发症包括肾性贫血、慢性肾脏病矿物质和骨异常（CKD-MBD）、平时低血压、心血管疾病、感染、肿瘤等。现在研究的热点集中在 CKD-MBD、肾性贫血、通路并发症、低血压、心血管疾病等方面。

二、中医药治疗本病的现状

维持性血液透析是慢性肾衰尿毒症不可缺少的替代治疗之一。随着我国经济的发展，血液透析在我国普遍开展，血液透析患者逐年增多，但由于各种原因，在血液透析治疗中也存在诸多临床问题，如透析的急慢性并发症、生活质量低等等。而中医药是我国的传统医学，在我国的医疗服务中起着重要的作用，因此不少医家根据传统中医药理论结合西医学创造性将其运用于维持性血液透析患者的治疗，取得了一定的临床效果，如应用健脾补肾、活血泻浊的中药改善残余肾功能，应用针灸或中药防治低血压、心绞痛、皮肤瘙痒、肾性骨病等急慢性并发症，应用中药灌肠补充血透清除肠源性毒素。总之，中医药及其特色疗法可以改善血液透析患者的体质，提高生活质量，是血液透析的有益补充。

三、杨霓芝临证经验

（一）病因病机的认识

杨霓芝经过长期的临床实践，发现尿毒症患者的中医病机为气虚水湿浊毒瘀阻。透析治疗虽然可清除患者的部分水液和毒素，但血透患者免疫功能、内分泌功能以及血液透析的并发症等，却未能很好地得到解决，临床表现为内分泌功能紊乱，容易并发肾性贫血、钙磷代谢紊乱等；免疫功能紊乱，容易并发感染、微炎症等；营养物质丢失、分解，容易并发营养不良；血管内皮细胞功能障碍，血液黏滞度高，容易并发心血管疾病、内瘘失功能等。从中医角度，杨霓芝认为血液透析患者的水湿浊毒经血液透析虽有明显改善,但气虚血瘀的病机依然存在。

(二) 中医治疗切入点

鉴于慢性肾脏病透析期和非透析期,中医证候和中医病机的相似性以及益气活血法在非透析期应用的成功经验,杨霓芝创新性地将益气活血法应用于慢性肾衰透析期,观察其对维持性血液透析患者透析并发症,如低血压、内瘘狭窄、微炎症状态、营养不良、心脏结构和功能以及血管内皮细胞功能等的影响。研究发现,益气活血法可改善透析患者的临床症状,防止透析过程中低血压的发生,并可改善透析患者的微炎症 - 营养不良状况,降低感染发生率,以达到提高透析疗效,保护心脑血管,改善机体免疫与营养状态的目的,从而提高维持性血液透析患者生存质量,并延长患者生命。

(三) 中医辨证论治方案

杨霓芝认为本病是本虚标实证。以心脾肾气阳虚为本虚,湿热、水湿及瘀血为标实。辨证上,应先辨虚实何为急缓,急则治标、缓则治本。平素疲倦纳差多为脾虚,乏力活动后气短为心虚,易感冒者多为肺虚,腰膝酸软多为肾虚。兼夹标实证中,水肿难退者是水湿泛滥,水肿兼有便干苔黄者为湿热内蕴,肌肤甲错、内瘘疼痛出血者多为瘀血阻络。

1. 脾肾气(阳)虚,湿热瘀阻

证候特点:神疲乏力,少气懒言,或有畏寒,面浮肢肿,腰酸身重,或便秘、便后不爽,水肿,舌胖、或舌边有齿痕,苔黄腻,脉虚细滑。

治法:益气温阳健脾,清热降浊活血。

推荐方剂:温脾汤加减。

基本处方:人参 10g,熟附子 10g(先煎),干姜 15g,当归 15g,熟大黄 5g,炒黄连 5g,桂枝 10g,草果仁 10g,炙甘草 5g。水煎服。

加减法:气虚重者,可加党参 15g、白术 10g;纳差腹胀者,可加枳壳 10g、布渣叶 15g、麦芽 30g;阳虚畏寒甚者,可加狗脊 10g、淫羊藿 15g;瘀血甚者,加桃仁 5g、红花 5g、丹参 20g。

2. 心肾阳虚,水湿瘀阻

证候特点:神疲乏力,畏寒肢冷,活动后气促,心悸,水肿,舌淡胖,脉沉细数。

治法:温阳活血利水。

推荐方剂:真武汤合牛车肾气丸加减。

基本处方:熟附子 10g(先煎),白术 20g,茯苓皮 30g,赤芍 20g,生姜 15g,

川牛膝 15g，车前子 20g，桂枝 10g，熟地 20g，山萸肉 15g，山药 20g，牡丹皮 10g，泽兰 10g，泽泻 10g，炙甘草 10g。水煎服。

加减法：水湿化热者，加黄柏 10g、赤小豆 30g；胃纳差者，减熟地，加麦芽 20g、神曲 20g；瘀血甚者，加桃仁 5g、红花 5g、丹参 20g。

（四）处方用药特点分析

由于透析的非生理性，在透析过程或透析后均可能产生各种并发症。杨霓芝使用益气活血法指导中药及其制剂配合血液透析，在减少透析并发症、改善营养状态以及提高透析患者的生活质量等方面有较好的疗效。

1. 低血压内瘘血栓形成 一些透析患者平素血压偏低，长期低血压可致透析时血流量不足甚至血瘀血栓形成，直接影响透析效果及内瘘的使用寿命。杨霓芝认为其病机为阳气亏虚，瘀阻血脉，可应用温阳益气活血法进行治疗，自拟温阳活血泡手方（主要成分：熟附子、桂枝、当归、赤芍、川芎、红花等）进行沐手，同时静脉滴注黄芪注射液、参附注射液或参麦注射液，平时炖服红参，能有效提高血压，减少内瘘的血栓形成和失功能。

2. 营养不良 营养不良是透析患者不能长期存活的主要原因之一。营养不良导致机体免疫功能低下，频发感染，而感染亦是透析患者死亡的重要原因。杨霓芝认为其基本病机为气血亏虚，可用八珍汤加减，结合给予高蛋白、高必需氨基酸饮食（如鸡蛋、奶制品、鱼、家禽类、瘦肉等），高热量食品及新鲜水果、蔬菜等富含维生素及微量元素的食物，平时炖服冬虫夏草等以增加营养。

3. 消化道症状和肠源性毒素 杨霓芝认为消化道症状较重的透析患者多由于湿浊内阻、脾失健运而腹胀纳呆等，治疗上除了加强透析之外，调理脾胃至关重要。中药可用健脾、醒胃、消滞之品。处方可用香砂六君子汤加减。饮食方面可在煲汤时加入砂仁 5g，以醒胃化浊。

对于便秘或透析不充分的患者，肠源性毒素如硫酸吲哚酚、氧化三甲胺等会增加，普通透析无法清除，可以配合口服大黄及大黄制剂，务必使大便保持每天 2~4 次，以促进毒素从大便排出；必要时可配合以大黄为主的中药灌肠以达到结肠透析的目的。

4. 高黏血症 慢性肾衰竭透析患者部分可有高黏血症，以致透析过程易出现透析器堵塞，从而降低透析效果、增加透析患者的经济负担。增加肝素的用量，可以改善血液高黏状态，但过多使用肝素可增加脂蛋白分解酶活性，促进脂肪分解，使血中游离脂肪酸升高，细胞免疫功能低下，导致感染的发生率升高。杨霓芝认为其基本病机为气虚血瘀，可应用益气活血法进行治疗，平时坚持口服西洋参、丹参、田七及其制剂，透析时用丹参注射液或川芎嗪注射液、血栓通注射液等静脉滴注,可有效改善高黏滞综合征,并减少肝素用量。

5. 皮肤瘙痒　大多数透析患者会出现皮肤奇痒,并伴有脱屑、鱼鳞样改变,遍及躯干及四肢,常因瘙抓而见皮肤破损,严重影响生活质量。杨霓芝认为这些患者的中医证候多属血虚生风、湿毒浸淫。治法为养血疏风、渗湿止痒,方取四物汤加味,并配合中药外洗,如大飞扬等。

6. 肾性骨病　维持性血液透析患者几乎均有骨病,主要表现为肌无力、酸痛及骨痛,特别以持重骨痛为著。杨霓芝认为中医辨证多属肝肾不足,瘀血内阻。治以补肝肾、强筋骨、活血化瘀。常用处方:杜仲15g,续断20g,枸杞子15g,牛膝15g,龟甲30g(先煎),丹参20g,海螵蛸10g。饮食上应注意控制磷的摄入,如肉松、动物内脏、脑类、骨髓等含磷较多,不宜多食。而含钙高的食物,如贝壳类等则有助于补钙降磷。另外,可炖服鳖甲、牡蛎等品。

四、杨霓芝治疗血液透析并发症的经典验案一例

黄某,男,77岁。

病史:高血压病史40余年,于2015年4月15日因慢性肾衰竭尿毒症期开始规律血液透析治疗。2015年4月22日行左上肢动静脉内瘘成形术。术后指导患者进行术肢功能锻炼,但是直至2015年7月内瘘仍然没有成熟,血流量不达标,伴有术肢麻木、发冷、疼痛,杨霓芝指示应用温阳活血泡手方(主要成分:熟附子、桂枝、当归、赤芍、川芎、红花等)进行沐手,每日1~2次,每次20~30分钟,温度(40±5)℃,并同时静脉滴注黄芪注射液。2015年8月3日患者内瘘成熟,血流量达标,开始使用。透析频率5次/2周。2016年6月21日患者行血液透析中2小时出现血流不足,查左上肢血管彩超示左侧头静脉-桡动脉内瘘形成,瘘口未见狭窄,静脉端管腔中-重度狭窄,最狭窄处狭窄率约85%,左侧头静脉-肘正中静脉交界处、贵要静脉-肘正中静脉交界处管腔重度狭窄,狭窄率约90%。遂行左上肢静脉血管腔内成形术,术后动静脉内瘘血流量良好。为防止内瘘成形术后二次狭窄,杨霓芝指示出院后继续以我科温阳活血泡手方进行沐手,同时静脉滴注黄芪注射液。随访至今1年余,患者动静脉内瘘血流量良好,透析充分,未出现内瘘再狭窄。

按:本案老年男性,反复内瘘狭窄,伴有术肢麻木、发冷、疼痛,证属于气阳亏虚血瘀,若口服中药,必然增加容量,且药力达不到患肢,采用温阳活血泡手方局部治疗,不仅可以借助热水的温度使药力更快进入内瘘,改善扩张血管,还可以改善纤维化,预防再狭窄。

（邹川　林启展）

参考文献

1. Nesrallah GE，Mustafa RA，Clark WF，et al. Canadian Society of Nephrology 2014 clinical practice guideline for timing the initiation of chronic dialysis［J］. CMAJ，2014，186（2）：112-117.

2. Jindal K，Chan CT，Deziel C，et al. Hemodialysis clinical practice guidelines for the Canadian Society of Nephrology［J］. J Am Soc Nephrol，2006，17（3 Suppl 1）：S1-27.

3. Hemodialysis Adequacy 2006 Work Group. Clinical practice guidelines for hemodialysis adequacy，update 2006［J］. Am J Kidney Dis，2006，48 Suppl 1：S2-90.

4. Sherman RA，Daugirdas JT，Ing TS. Complications during hemodialysis［M］//Davison AM. Handbook of Dialysis，J. T. Daugirdas and Todd S. Ing. New York：Little，Brown and Company，1994：149.

5. 中医药在血液透析患者中的应用情况及需求分析［J］. 世界科学技术：中医药现代化，2016，18（6）：989-993.

第二十五节 腹 膜 透 析

腹膜透析是利用人体腹膜作为半透膜，向腹腔注入腹膜透析液，借助腹膜两侧的毛细血管内血浆与透析液中的溶质化学浓度梯度和渗透压梯度，通过扩散和渗透原理，达到清除毒素、超滤水分、纠正酸中毒和电解质紊乱的目的。腹膜透析是西医肾脏替代的主要治疗手段。杨霓芝应用中西医结合诊疗模式处理此类患者，使患者获益良多。

一、西医学对本病的认识及循证诊疗建议

(一) 腹膜透析概论

腹膜具有转运溶质及清除水分的功能。扩散是腹膜透析清除毒素的主要机制。血液中毒素由血液通过腹膜进入腹膜透析液，而腹膜透析液中的溶质则进入血液中，直至腹膜两侧溶质浓度达到平衡。近期研究的腹膜三孔理论，大孔转运大分子溶质，小孔转运尿素、肌酐以及葡萄糖等小分子物质，而腹膜对水液的转运可能是通过表达在内皮细胞的这种跨细胞蛋白的特异性水通道完成。腹膜透析的大分子物质清除，由于跨膜转运慢，其透析的充分性有时间依赖性，而对于小分子溶质，透析的清除率与透析液量有关。因此，腹膜透析相对于血液透析，其中、大分子透析更加充分，而对于小分子物质清除比血液透析差。现有用于透析的腹膜透析液中，应包括电解质成分与正常人血浆

成分相近,用于纠正酸中毒、无菌、无毒、无致热源,生物相容性好,以及允许加入适当药物满足病情需要等要求。常用的腹膜透析液包括葡萄糖腹膜透析液、艾考糊精腹膜透析液、氨基酸腹膜透析液、碳酸氢盐腹膜透析液。而慢性肾衰竭常用的透析方式有间歇性腹膜透析、持续性非卧床腹膜透析。自动化腹膜透析机是借助腹膜透析机自动控制透析液进出腹腔的透析方式,包括夜间间歇性腹膜透析、潮式腹膜透析、持续循环腹膜透析。其更适合腹压过大合并疝气、腹透液渗漏、腹膜通透性较高者、透析不充分者等。

(二) 腹膜透析相关并发症

腹膜透析也存在一些常见并发症,包括胃食管反流和胃排空延迟、背痛、低钾血症、腹膜炎、腹痛、导管功能障碍、腹透液渗漏、血性腹水、疝气形成、超容量负荷、糖及脂代谢紊乱、营养不良、心脑血管并发症等。长期透析也会出现超滤衰竭、硬化性腹膜炎及腹膜硬化等。其中,腹膜炎是腹膜透析的一种最主要的并发症,也是患者从腹膜透析转为血液透析的主要原因。大多数腹膜炎病例是细菌引起的;小部分病例则由真菌引起。腹膜透析相关性腹膜炎的治疗包括抗生素治疗,在某些病例中,也需要移除导管。其他治疗可能包括纤溶性药物和腹腔灌洗。对于腹膜透析相关性腹膜炎,最初的经验性抗生素治疗应覆盖革兰氏阳性微生物(万古霉素或一种第一代头孢菌素类抗生素)和革兰氏阴性微生物(一种第三代头孢菌素类抗生素或一种氨基糖苷类抗生素)。随后,应根据培养结果和药敏数据对方案进行调整。

二、中医药治疗本病的现状

目前,慢性肾衰竭发病率越来越高,是各种原因引起的肾脏损害和进行性恶化的结果,最后到达终末期肾脏疾病,临床上常见倦怠、乏力、恶心、呕吐、少尿、无尿、水肿、口中尿味等。慢性肾衰竭属于中医"关格""癃闭""水肿""肾劳""肾风"等范畴。现通过中西医方法,以尽量延缓肾衰进展,改善患者生活质量,但最终无法避免透析的结果。中医对慢性肾衰发病机制的认识逐渐趋于一致,认为是本虚而致实。正虚包括气、血、阴、阳的亏虚,且以脾肾气虚为主;而标实以湿浊、水气、血瘀为主。《素问·阴阳应象大论》提到"清阳出上窍,浊阴出下窍",其中"下窍"指的是三焦的两个通道,即前后二阴。而到后期,三焦的两个通道无法适应慢性肾衰终末期肾脏病患者的需要,因此也有专家认为腹膜透析是开辟了三焦的第三通道,用以去浊毒、水湿,达到祛邪之目的。

腹膜透析最主要的作用是祛邪实,并不能解决慢性肾衰的所有症状,所以针对腹膜透析患者的中医治疗,往往也体现在并发症的治疗上。

故在治疗原则上,多数专家建议见腹胀腹痛,为脾胃虚寒,中焦不运,湿浊从生,当治以温脾化湿,理气消胀;或见腹泻,是为脾阳不足,不能升清,当治以温肾止泄;或见皮肤瘙痒,为血燥生风,当治以养血润燥祛风;或见骨痛、形体缩小,为肝肾不足、瘀血阻滞,当治以补益肝肾,活血化瘀。中医药的合理使用,可减少腹膜透析患者并发症,提高患者生活质量。

三、杨霓芝临证经验

(一) 病因病机的认识

腹膜透析当属于慢性肾衰范畴,其常因风湿致病、瘀浊内停、饮食不节、体虚久病导致脾肾虚损,浊邪壅滞三焦,浊邪尿毒不能排出体外,继而发生变证。杨霓芝在治疗慢性肾衰经验的总结中提出,脏腑虚损是慢性肾衰的病理基础。本病中医多为本虚标实之证。本虚为脾肾两脏气血阴阳的亏虚,只是在病情不同阶段各有所侧重。遂杨霓芝主张防治并重、扶正祛邪并举治疗慢性肾衰。

(二) 中医治疗切入点

根据腹膜透析不同阶段来调整治疗对策。

1. 透析早期 患者并发症尚不严重的情况下,以保护残余肾功能为主。因长期的腹膜透析,可能使得腹膜纤维化,而导致超滤下降,导致透析不充分。保护残余肾功能、延缓腹膜纤维化,有助于延长患者透析年龄、提高透析生活质量。此时治疗重在扶正,以固正气、防外邪为目的。杨霓芝治疗早期腹膜透析患者主要以补虚、调节脾肾气血阴阳为主,预防早期的超滤衰竭,以延长透析寿命。

2. 透析后期 患者往往出现比较多的并发症,如钙磷代谢紊乱、贫血、心衰、高血压等;临床症状主要表现为水肿、胸闷气促、疲倦等。而此时的治疗点则在于扶正祛邪并重,一方面祛邪实,另一方面扶正气,助机体抵抗外邪。若患者容量负荷过重,不宜汤药时,还可应用艾灸、天灸、雷火灸等外治方法,这对提高腹膜透析患者免疫力、避免感染有积极的作用,同时也贯彻了防患于未生、防止于萌芽、病愈防复的宗旨。

(三) 中医辨证论治方案

杨霓芝认为本病多属于本虚标实,寒热错杂。本虚分为脾肾气虚、脾肾阳虚、肝肾阴虚、气阴两虚;邪实有湿浊、水气、血瘀等。临床上需分清本虚标实,根据虚实情况施治。

1. 脾肾气虚

证候特点:倦怠乏力,气短懒言,食少纳呆,腰酸膝软,脘腹胀满,大便烂,口淡不渴,舌淡有齿痕,脉沉细。

治法:益气健脾补肾。

推荐方剂:香砂六君汤加减。

可配合中医外治法:如艾灸、艾灸床、雷火灸,以配合灸关元、气海、中脘、天枢、足三里等穴位,以健脾补肾、益气温阳。经皮神经电刺激治疗双足三里、双肾俞、双脾俞以健脾补肾。

2. 脾肾阳虚

证候特点:畏寒肢冷,倦怠乏力,气短懒言,食少纳呆,腰酸膝软,腰部冷痛,脘腹胀满,大便烂,夜尿清长,舌淡有齿痕,脉沉弱。

治法:温补脾肾。

推荐方剂:实脾饮合肾气丸加减。

可配合中医外治法:如艾灸、艾灸床以配合灸关元、气海、中脘、天枢、足三里等穴位,以健脾补肾、益气温阳。可配合中药热奄包、中药封包(通络宝)以温中理气、温阳活血通络。

3. 肝肾阴虚

证候特点:头晕,头痛,腰酸膝软,口干咽燥,五心烦热,大便干结,尿少色黄,舌淡红少苔,脉弦细或细数。

治法:滋补肝肾。

推荐方剂:六味地黄汤合二至丸加减。

可配合中医外治法:经皮神经电刺激,治疗双肾俞、双肝俞、双列缺等,以补益肝肾。肉桂末贴敷双涌泉以补肾、引火下行。

4. 气阴两虚

证候特点:倦怠乏力,腰酸膝软,口干咽燥,五心烦热,夜尿清长,舌淡有齿痕,脉沉。

治法:益气养阴。

推荐方剂:参芪地黄汤加减。

可配合中医外治法:如艾灸床灸取膀胱经俞穴以达补虚目的,如中药封包(通络宝)外敷腰部以补肾活血。

上述各种证型中,如兼夹湿浊,症见恶心呕吐,纳呆腹胀,身重困倦,舌苔厚腻,可选用法半夏、春砂仁(后下)、藿香等中药以祛湿化浊;如兼夹湿热之邪,症见恶心呕吐,身重困倦,食少纳呆,口干口苦,脘腹胀满,口中黏腻,舌苔黄腻,可选用石韦、土茯苓、茵陈、酒大黄等以清热利湿;如水气明显,见全身浮肿、心悸、气促,甚则不能平卧,可选用猪苓、茯苓皮、泽泻、大腹皮等行气利水之品；如夹有血瘀，症见肌肤甲错、皮下瘀斑、舌质暗，可选用丹参、桃仁、田七等以活血化瘀。中药外治法中可应用肢体气压、荞麦包外敷以活血利水。

（四）处方用药特点分析

1. 重用黄芪　《类证治裁·内景综要》说："一身所宝，惟精气神。神生于气，气生于精，精化气，气化神。固精者身之本，气者神之主，形者神之宅也。"《灵枢·本脏》提出："人之血气精神者，所以奉生而周于性命者也。"以上道出了气之重要性。而从气的来源得知，气是否充足有赖于全身各个脏腑的综合协调作用。肾为生气之根，肾藏先天之精，人体之气由精化生。且肾主封藏，不使先天之精流失，而使得精充沛，化气足。脾胃主生气之源。《灵枢·五味》提出："故谷不入，半日则气衰，一日则气少矣。"因此，若脾胃运化受纳功能失司，则无生气之源。杨霓芝在药物选用上有着很深的讲究，因此治疗上有着可观的疗效。在补虚药物中，常常重用黄芪。《灵枢》曰："卫气者，所以温分肉，充皮肤，肥腠理，司开合者也。"黄芪"益元气而补三焦"。黄芪补三焦，实卫气，与桂枝同功。相比之下其气甘平而不热。桂枝可通血脉，破血而实卫气，而黄芪则起到补气作用。脾胃学说代表李东垣认为，黄芪与人参、甘草同用，为除燥热、肤热圣药，脾胃虚则肺气先绝，必用本品温分肉、益皮毛、实腠理，而不知汗出，以益元气而补三焦。因此本虚治疗中，以黄芪为君以补气升阳，益卫固表。若气虚甚，可加党参补气健脾益肺。若兼气虚津伤，加太子参补气健脾、生津润肺。

慢性肾衰多由气虚而发病，发病后的治疗杨霓芝以扶正祛邪并举为主。因此治疗上，常常在气与血的关系上着手。《血证论·阴阳水火气血论》提示"运血者，即是气"，说明气机调畅，气充沛则能保证血液的正常运行。气少则无力推动血行，气机郁滞则血液不能正常运行；或气机逆乱者，导致血液妄行。遂扶正治疗，常见扶正为重，重用黄芪，目的在于益肺气、固肺卫，防外感。同时主张劳逸结合，适当运动，按时休息，切勿过劳，耗伤正气。

2. 运用活血化瘀行气药　川芎具有扩张微血管，缓解微血管痉挛，解聚已集聚的血小板，减轻高凝状态，降低全血黏度，改善肾功能等作用。三七对尿毒血清诱导肾小管上皮细胞增殖及总胶原蛋白分泌具有抑制功效，对转化生长因子的表达也有抑制作用，同时产生抗肾纤维作用。丹参的主要成分为丹参酮，以活血化瘀为主要功能，研究显示其对腹膜透析患者残肾的保护同样具有明确疗效。

四、杨霓芝治疗腹膜透析的经典验案一例

杜某,男,26 岁。

2017 年 2 月,因双下肢浮肿、咳嗽咳痰气促就诊于我院。

症见:精神疲倦,面色㿠白水肿,气促不能平卧,胃纳差,恶心欲呕,眠差,小便量少,排便费力。舌淡暗,苔白腻,脉沉细,尺脉弱。查体:颜面部、腰骶部、下肢重度浮肿。既往史无特殊。

辅助检查:双肺 CT 提示肺部感染,Hb 94g/L,Cr 880μmol/L,测血压升高。

中医诊断:慢性肾衰(脾肾气虚,水湿瘀阻)。

西医诊断:慢性肾脏病 5 期。

治疗上,西医予行临时血液透析治疗后,改行腹膜透析。中药以益气活血、补脾益肾、利水消肿为法。

中药处方:黄芪 20g,党参 15g,茯苓皮 30g,白术 15g,甘草 3g,桂枝 10g,泽泻 15g,猪苓 15g,当归 15g,泽兰 15g,陈皮 5g。水煎服,每日 1 剂,嘱患者注意休息,避风寒,饮食规律,调畅情志。

二诊(2017 年 7 月 19 日):患者精神疲倦,轻度浮肿,小便夹泡沫,舌淡暗,苔白腻,脉弦滑。

中药处方:黄芪 15g,党参 15g,茯苓皮 30g,白术 15g,山药 15g,菟丝子 15g,泽泻 15g,猪苓 15g,丹参 15g。

三诊(2018 年 2 月 2 日):患者精神稍有疲倦,下肢轻度浮肿,纳眠可,小便量可,大便调,舌淡暗、苔白腻、脉弦滑。生化示 P 1.71mmol/L,Cr 463μmol/L。

中药处方:黄芪 15g,党参 15g,茯苓皮 30g,白术 15g,山药 15g,菟丝子 15g,泽泻 15g,猪苓 15g,丹参 15g。

按:本病患者因肺部感染、心衰就诊,查肌酐升高明显、高血压,当时予血液透析临时过渡、抗感染、降压等治疗,临床症状可见缓解,但肾功能尚未恢复,遂行腹膜透析置管术,并维持腹膜透析治疗。经过腹膜透析治疗后,患者心功能逐渐恢复,复查肌酐亦较前下降,遂出院后腹膜透析方案逐渐减量至 1.5% 腹膜透析液 2 000ml,每日 2 袋,且隔天行腹膜透析 1 次。患者系属外地人,遂每半年至我科住院随访 1 次,复查肌酐稳定在 400~500μmol/L,血红蛋白、电解质、营养状况均达标。症状上,其精神状态、纳眠、二便状况均正常,随访状况良好。

追溯患者病史,初期主要症状表现为疲倦、水肿、恶心、纳差、小便量少,口

中溺昧等,是为脾肾脏腑虚损,浊毒不化,聚湿中焦,而导致肾司开阖、脾胃升降功能失司,进而进一步使邪更甚、正更虚,而见疲倦乏力、精神不佳。遂杨霓芝治疗肾衰并腹膜透析,以扶正祛邪贯穿始终。选用方药中,重用黄芪、党参以益气扶正,帮助鼓邪外出,以此为主要思路。同时患者腹膜透析,且外地随访,不能长久服用中药,因此杨霓芝治疗原则除针对本证治疗外,同时兼顾治疗腹膜透析期间并发症。临床分析,患者肢体浮肿,是因脾肾气虚,水液气化、输布失常,聚于体内、泛滥肌肤所致,遂中药方剂中常常配以白术健脾之品以固中焦脾土帮助运化水湿,同时配合茯苓皮、泽泻、猪苓、泽兰等利水渗湿之品以治水肿之标,再加以当归、桂枝之品行气活血以助利水之功。3次住院随诊,可观察到患者一般状态良好,实验室指标达标。

　　经治疗后,患者临床不适症状得以缓解,同时复查肌酐较前亦有明显下降,肾功能恢复部分,尿量恢复,目前患者腹膜透析总剂量减少。我们了解到,进入维持性腹膜透析的患者已达终末期肾脏疾病,提示较不需进入透析的患者预后更差,其慢性肾衰竭所带来的并发症危及患者生命,因此往往需长期透析配合降压、纠正贫血、纠正电解质紊乱等一系列并发症治疗。但如今我们见到腹膜透析患者配合中医治疗,亦有效保护残余肾功能,延长透析寿命,提高生活质量,因此中医药联合腹膜透析治疗慢性肾衰患者的临床观察有待进一步总结、分析。

(彭　钰)

参考文献 ●

1. Woodrow G,Turney JH,Brownjohn AM. Technique failure in peritoneal dialysis and its impact on patient survival［J］. Perit Dial Int,1997,17(4):360-364.

2. 魏连波,吕瑞和,马志刚,等.肾衰养真方改善慢性肾功能衰竭腹膜透析营养不良状态的实验研究［J］.中医杂志,2002,43(11):859.

3. 傅玉素.持续腹膜透析并发缺失综合征的辨证论治体会［J］.实用医药杂志,2007,24(1):62.

4. 张琳,杨洪涛.杨洪涛益肾祛瘀法治疗腹膜透析超滤衰竭经验［J］.辽宁中医杂志,2018,45(2):262-263.

5. 杨霓芝,刘旭升.泌尿科专病中医临床诊治［M］.3版.北京:人民卫生出版社,2013:205-230.

第二十六节 肾 移 植

肾移植是终末期肾脏病患者的最佳肾脏替代治疗方法。肾移植外科手术技术已经相当成熟,新的免疫抑制方案的应用在过去 20 多年中明显降低了急性排斥反应,大大提高了移植肾的短期存活率,但术后发生慢性移植肾肾病(chronical allograft nephropathy,CAN)、感染、免疫抑制剂的不良反应是肾移植术后的主要并发症,其中慢性移植肾肾病更是影响移植肾长期存活的关键因素,对此目前临床尚无切实有效的治疗方法。此外,肾移植后的原有肾小球疾病的复发或移植肾新发肾小球疾病也是导致移植肾失功能的一个主要原因。自我国 20 世纪 70 年代开展肾移植技术以来,历代肾脏病学者就探索中医药在肾移植方面的应用,已经体现出了中西医结合独有的优势。杨霓芝对肾移植术后慢性移植肾肾病以及移植肾复发或新发肾小球疾病的防治也有独特心得,阐述如下。

一、西医学对本病的认识及循证诊疗建议

CAN 是指同种异体肾移植 6 个月尤其是 1 年或数年后,移植肾肾功能进行性减退直至丧失,导致患者需要重新肾脏替代治疗,病理学上表现为移植肾间质纤维化、肾小球基底膜增厚、皱缩、系膜基质增多、动脉硬化、小动脉透明变性、动脉血管纤维性内膜增生。目前多数学者认为,慢性移植肾肾病、慢性排斥反应、慢性移植肾功能丧失、慢性移植肾纤维化可以视作同一个概念。临床上 CAN 表现为进行性移植肾功能减退,伴有高血压、蛋白尿。

CAN 的发病机制大致有两种猜测:一是抗原依赖的免疫因素造成的早期免疫损伤所致,包括人类白细胞抗原(HLA)错配、致敏、急慢性排斥反应、免疫抑制不足;二是抗原非依赖因素促成进一步改变,包括边缘供肾、移植肾功能延迟(DGF)、缺血再灌注损伤、钙调磷酸酶抑制药(CNI)肾毒性、感染(巨细胞病毒、BK 病毒),表现在功能上和形态上的变化。发病的特征性病理改变是肾小球硬化、肾小管萎缩、间质纤维化、血管内膜增厚以及大量单个核细胞浸润,与其他肾脏病导致的慢性肾衰竭的病理改变相似。

目前为止,对于 CAN 的治疗仍以合理使用免疫抑制剂防治危险因素以及延长残存肾单位发挥功能为主,尚无有效的药物及其他疗法。这些综合措施包括避免和减少供肾损伤、增加供肾单位数量、检测免疫抑制剂环孢素(CsA)及他克莫司药物浓度,以及控制高血压、高血脂和蛋白尿。国内外某些肾移植

中心对一些新免疫抑制药及新疗法进行了某些尝试。

（一）药物治疗

雷帕霉素（Rapamycin）、咪唑立宾（Mizoribine）、来氟米特或雷抑素（Leflunomide）、抗CD-45等新型免疫抑制或调节剂在肾移植的使用，可以不同程度改善CAN的进程和发展。肝细胞生长因子（HGF）对急性缺血性损伤和肾再生起保护作用，治疗早期移植物损伤可以减少移植肾发展成CAN的可能性。

（二）其他疗法

1. 体外光疗（ECP） 体外光疗以前单独或与其他方法联用治疗皮肤T淋巴细胞肿瘤，目前发现治疗CAN亦有重要作用，其可能的作用机制为针对T淋巴细胞的抗克隆免疫，诱导病原性T淋巴细胞凋亡。

2. 基因治疗 基因治疗可能通过减少急性排斥和CAN的发生改善移植肾的存活。但临床上将基因导入肾脏且进行转基因表达调控仍十分困难。

3. 雌激素 有研究发现，在CAN发病之前的妊娠和假孕能延缓CAN的发生，隔日给25μg/kg雌二醇皮下注射，可以减轻CAN。

4. 干细胞 间充质干细胞由于具有低免疫原性、免疫抑制及组织修复等作用，目前部分动物研究显示其可改善移植肾慢性排斥病理损害。

移植肾复发或新发肾小球疾病的发生率约为10%~30%，可导致3%左右的移植肾丢失，占所有移植肾丢失的12%。最常见的复发性肾小球疾病为局灶性节段性肾小球硬化症（FSGS）、膜增生性肾小球肾炎（MPGN）、IgA肾病、膜性肾病以及糖尿病肾病，其中FSGS复发率为20%~30%，MPGN复发率高达30%以上，IgA肾病和膜性肾病复发率均为10%~20%，糖尿病肾病则占所有复发性肾小球疾病的20%，临床表现为进行性移植肾功能下降及血尿、蛋白尿，最后诊断需要通过肾活检证实。如果未经肾活检证实，单从临床表现也容易误认为慢性移植肾肾病。对移植肾复发或新发性肾小球疾病的治疗通常参考原有的治疗肾小球疾病的方案。血浆置换可治疗移植后FSGS复发，尤其是儿童患者疗效更好。复发和新发的膜性肾病采用大剂量甲泼尼龙冲击治疗，随后口服大剂量泼尼松，可以很好控制病情。移植后，糖尿病肾病的治疗应将激素撤停，并将他克莫司改为环孢素。

二、中医药治疗本病的现状

中医药在肾移植中已经有了比较广泛的应用，在提高肾移植患者的生存质量、移植肾的存活以及降低西药的毒副作用等方面作出了一定的贡献。其中单味中药主要包括冬虫夏草、雷公藤、丹参、火把花根片,已经有了比较深入的研究。动物实验及临床观察性研究发现,这些药物联合基础免疫抑制剂的治疗方案更有利于肾移植后移植肾功能的恢复,对于CAN患者能更有效地减少尿蛋白排泄,保持血清肌酐和内生肌酐清除率的稳定,短期随访结果显示有更好的移植肾功能保护作用。近年来,有少量运用中药复方治疗CAN的临床及实验研究报道。多数学者认为,肾移植慢性排斥反应的中医辨证多为瘀血内阻,故多用活血化瘀通络。黄芪-虫草合剂对肾损伤大鼠能下调转化生长因子β_1表达,抑制成纤维细胞增殖和胶原蛋白合成,可能为肾移植慢性排斥反应的预防和治疗开辟新途径。中药复方护肾固精方(黄芪、淫羊藿、丹参、山茱萸等)可通过减少转化生长因子β_1在移植肾的表达保护移植肾功能;益生注射液(含岩黄连、四棱草、凤凰草等)具有与霉酚酸酯类似的延缓CAN进程的作用。

三、杨霓芝临证经验

杨霓芝认为,CAN和移植肾复发或新发肾小球疾病临床表现多为肾移植术数月后逐渐出现蛋白尿、高血压、血肌酐升高,依据异病同治的治则,临证中同样辨病为慢性肾脏病,衷中参西,辨证论治。

(一) 病因病机的认识

杨霓芝认为,外邪侵袭是本病的主要诱发因素。外感之邪伤及脏腑,以致肺、脾、肾功能失调,导致水液代谢紊乱。如风邪外袭,肺失通调;湿毒浸淫,脾气受困;湿热内盛,三焦壅滞等。

脏腑虚损是本病的基本病机,其中以脾肾气虚为常见。饮食失调,劳倦太过,药毒伤及脾胃;或生育不节,房劳过度,肾精亏耗。脾虚而后天之本不充,日久及肾,肾虚温煦滋养失职,必使脾气匮乏。无论外邪伤及脏腑或脏腑本虚,均可致肺、脾、肾三脏功能障碍。如肺不通调、脾不转输、肾气虚膀胱气化无权,三焦水道不通,内生水湿而发为水肿。肾主封藏,肾虚失固,则精微下注,而成蛋白尿。水液停聚,郁而化热,湿热伤及肾络;或肾阴不足,虚热上扰,肾络受损,则出现血尿。脾失健运,则肾阴亏耗,水不涵木,肝阳上亢,则出现眩晕、高血压。水湿、湿浊之邪内蕴日久,气血运行不畅,血行迟滞而成瘀。水湿、湿热、瘀血既是主要病理产物,也是病情迁延难愈的关键因素。

(二) 中医治疗切入点

杨霓芝主张中西医双重诊断,提倡中西医有机结合,辨证必须先识病。现有研究表明,对于慢性移植肾肾病和移植肾复发或新发肾小球疾病,通过肾穿刺活检以明确病理诊断具有重要价值,并且在识病的基础上运用辨证论治的方法确立疾病的证型,分清病性的虚实,指导临床治疗,可为中药发挥疗效赢得时间。

1. 慢性移植肾肾病 对于慢性移植肾肾病患者,为预防排斥反应,此阶段仍维持小剂量免疫抑制剂治疗,临床表现多为乏力肢倦、面色少华、腰膝酸软、头晕耳鸣、纳少腹胀、夜尿多等症,舌淡红少津,脉细弱。辨证为气阴两虚或脾肾气虚,中医药以益气养阴或益气(温阳)为主,益气养阴以党参、黄芪、白术、芡实、太子参、沙参、麦冬为主。如此期患者见疲乏、形寒肢冷、腰酸耳鸣、月经不调、舌质淡红、舌体胖大、脉沉细等脾肾气(阳)虚表现,则应加大健脾补肾益气(温阳)力度,加大黄芪、党参等用量,加用菟丝子、淫羊藿、制何首乌、熟附子、肉桂等温阳之品。

当患者血肌酐 >352µmol/L 或已有弥漫性肾小球硬化、广泛间质纤维化时,治疗目标为延缓慢性肾衰竭的进展,以益气活血蠲毒等中医综合疗法治疗为主,如补肾健脾、益气活血,辨证中药汤剂口服,联合辨证中药灌肠等。

2. 移植肾复发或新发肾小球疾病 移植肾活检是早期明确肾移植后蛋白尿病因的有效手段,根据病理学诊断结果,采取个体化的防治策略,肾移植受者蛋白尿半数可得到逆转或控制,有利于提高移植人/肾的长期存活率。本病的治疗目标是降低尿蛋白和保护肾功能。对于原有免疫抑制剂小剂量维持者,中药在益气活血基本方基础上加减,如黄芪、党参、白术、熟地黄、盐山萸肉、菟丝子、丹参、泽兰、桃仁、甘草等,辅以血管紧张素转换酶抑制剂(ACEI)或血管紧张素受体拮抗剂(ARB)。

在明确病理诊断后,免疫抑制剂剂量加大者,杨霓芝认为中医药可同时发挥增效减毒优势。长期大剂量使用激素易化热、伤阴食气而见五心烦热、潮热、痤疮、口干苦,甚至失眠,舌红,少苔,脉弦细等气阴两虚、阴虚内热之象,此时应在上述基本方基础上加用滋阴清热类中药,如生地、知母、黄柏、地骨皮、麦冬、丹皮等,或联合知柏地黄丸加减等;兼见湿热者加蒲公英、栀子、赤芍、生薏苡仁等;阴虚内热者可联合玉女煎加减;伴湿热明显者,可联合五味消毒饮加减。

(三) 中医辨证论治方案

杨霓芝提出"气血之要、古今脉承,气虚血瘀、肾病之由"的慢性肾脏病总病机,认为"益气活血法"应贯穿慢性肾脏病治疗始终。CAN 和移植肾复发或新发肾小球疾病临证中同样辨病为慢性肾脏病,也应该按照慢性肾脏病的总病机进行辨证论治。本病病性本虚标实,本虚以肺肾气虚、脾肾阳虚、肝肾阴虚、气阴两虚为多见;标实以外感证、水湿证、湿热证、血瘀证及湿浊证常见。根据"实则泻之""虚则补之"的原则,或以扶正为主,或以祛邪为主,或标本兼治。

1. 肺肾气虚

证候特点:面色萎黄,面浮肢肿,少气乏力,语声低微,肢体困倦,易感冒,腰脊酸痛,尿量减少,舌淡,苔白润有齿痕,脉细弱。

治法:补肺益肾。

推荐方剂:玉屏风散加减。

基本处方:黄芪 15g,白术 15g,防风 10g,茯苓 15g,盐山萸肉 10g,菟丝子 15g,泽兰 15g,甘草 5g。

加减法:水肿甚者,加薏苡仁 15g、泽泻 15g,服药后小便仍不利者,加大腹皮 30g、葶苈子 10g、牵牛子 10g;纳差者,加砂仁 10g;夜尿多者,加金樱子 15g、菟丝子 15g、芡实 15g;血尿者,加白茅根 18g、茜草根 15g、小蓟 15g 等。

2. 脾肾阳虚

证候特点:面色㿠白,浮肿明显,畏寒肢冷,腰脊酸痛或胫酸腿软,神疲,纳呆或便溏,男子性功能失常(遗精、阳痿、早泄)或女子月经失调,尿夹泡沫,少尿,舌淡胖、有齿痕,脉沉细或沉迟无力。

治法:温补脾肾。

推荐方剂:实脾饮加减。

基本处方:黄芪 15g,党参 15g,淫羊藿 15g,菟丝子 15g,白术 15g,茯苓 15g,泽泻 15g,薏苡仁 15g,泽兰 15g,甘草 5g。

加减法:若脾虚明显者,重用黄芪 20~30g;有腹水,可用五皮饮加减;若小便短少,加桂枝 5g 助膀胱气化而行水;若瘀血明显,加丹参 15g、桃仁 5g。

3. 肝肾阴虚

证候特点:目睛干涩或视物模糊,头晕耳鸣,五心烦热,口干咽燥,腰脊酸痛,梦遗或月经失调,尿夹泡沫,舌红,少苔,脉弦细或细数。

治法:滋补肝肾。

推荐方剂:二至丸合六味地黄汤加减。

基本处方:太子参 15g,女贞子 15g,墨旱莲 15g,干地黄 15g,盐山萸肉 10g,茯苓 15g,制何首乌 15g,丹参 15g,甘草 5g。

加减法:伴肝阳上亢,头痛头晕、急躁、夜寐不安者,加天麻 15g、白芍 15g、钩藤 15g 等;男子遗精或滑精,女子白带增多者,加金樱子 15g、芡实 15g、石韦 15g;血尿者,加白茅根 15g、茜草根 15g、小蓟 15g 等;咽痛者,加玄参 15g、板蓝根 15g、蒲公英 15g 等;大便干者,加桃仁 5g、大黄 3g。

4. 气阴两虚

证候特点:面色无华,少气乏力,易感冒,午后低热,或手足心热,口干咽燥或长期咽痛,咽部暗红,尿夹泡沫,舌质偏红,少苔,脉细或弱。

治法:益气养阴。

推荐方剂:生脉散加减。

基本处方:太子参 15g,黄精 15g,白术 15g,女贞子 15g,墨旱莲 15g,生地黄 15g,盐山萸肉 15g,当归 10g,甘草 5g。

加减法:若咽痛日久、咽喉暗红者,加沙参 15g、赤芍 15g、白芍 15g;纳呆,加砂仁 10g、木香 10g;尿夹泡沫多者,加石韦 15g、芡实 15g。

5. 邪实证 外感风寒证,用荆防败毒散加减;外感风热证,用银翘汤加减;水湿证,用五苓散或济生肾气丸或真武汤加减;湿浊证,用藿朴夏苓汤加减;湿热证见皮肤疖肿、疮疡者,选用五味消毒饮加减;湿热在上焦证,用银翘散合千金苇茎汤加减;湿热在中焦证,用黄连温胆汤加减;湿热在下焦证,用八正散加减;血瘀证,用桃红四物汤加减。

(四)处方用药特点分析

在临床辨证用药的基础上,杨霓芝常运用一些中药药对治疗慢性肾脏病,并且取得了较好的疗效,同样适用于CAN和复发性或新发移植肾肾小球疾病。

1. 黄芪 - 三七 黄芪味甘,性微温,入脾、肺经,有补气升阳、益卫固表、利水消肿、补血生肌、托毒排脓等功效。现代研究亦表明,黄芪具有调节免疫功能、清除自由基、降低尿蛋白、改善血浆蛋白和血脂代谢、延缓肾小球硬化并保护肾功能等作用。三七味甘、微苦,性温,入肝、胃经,专走血分,善化瘀血、止出血、散瘀血、消肿块、行瘀血、止疼痛。现代研究表明,三七主要化学成分为三七总皂苷,具有抑制肾成纤维细胞异常增殖、抗肾间质纤维化活性、延缓肾脏硬化等作用。

黄芪、三七分别是益气健脾和活血化瘀的代表药。杨霓芝认为"气虚血瘀"病机贯穿慢性肾脏病始终,并提出"益气活血法"治疗慢性肾脏病,制成三芪口服液(广东省中医院防治慢性肾炎院内制剂,主要成分为黄芪、三七等)。研究表明,三芪口服液在改善患者临床症状及肾功能,减少尿蛋白含量,调整免疫功能,改善血液流变学,降低血脂,减轻肾脏病理损害,延缓肾小球硬化等方面具有良好疗效。

2. 黄精 - 白术 黄精为百合科多年生草本植物的根,味甘,性平,入肺、脾、肾经,质润,善补脾阴,为滋补强壮之品。黄精上入于肺,有养阴润肺之功;

中入于脾,有滋养补脾之功;下入于肾,可补阴血、填精髓、理虚弱。白术为菊科多年生草本植物白术的根茎,以浙江於潜所产品质最佳,故又名於术,味甘、苦、微辛,性温,入脾、胃经,甘温补中,苦温燥湿,既能补脾益气,还能固表止汗。

两药合用能脾肾并补。黄精一药能滋补肺脾肾三脏之阴,现代药理研究证实有延缓衰老功效;白术补脾益气,且能燥湿,同时可防黄精滋腻碍脾。

3. 女贞子 - 墨旱莲 女贞子又名女贞实、冬青子,凌冬青翠不凋,有贞守之操,故得女贞之名;味甘苦性平,入肝肾经;能滋养肝肾,强健筋骨,乌须黑发。墨旱莲为菊科一年生草本植物的全草,结实如小莲房,生于旱地而得名;味甘酸性寒,入肝肾经;能益肾养血,凉血止血,乌须黑发。

两药合用以增强滋养肝肾之功。二药均入肝肾两经,相须为用,互相促进,使补肝肾、清虚热、凉血止血之力增强。

4. 丹参 - 首乌 丹参为唇形科多年生草本植物丹参的根,味苦,性微寒,入心、心包、肝经;味苦色赤,性平而降,入走血分,既能活血化瘀、行血止痛,又能活血化瘀、去瘀生新,还能凉血清心、除烦安神。首乌为蓼科多年生草本植物何首乌的块根,味苦、涩,性微温;制熟其味兼甘,入肝、肾经。它的根入土最深,其藤蔓延,极多且长,入夜交缠,含至阴之气,所以专入于肾,以补养真阴、益阴填髓。

两药合用能起到补肾活血功效。慢性肾脏病患者病程长,久病入络,首乌善补以守为主,丹参善行以走为用;二药合用,一守一走,相互制约,相互为用,益肾平肝补虚的同时又能活血祛瘀通络,对肝肾阴虚兼有血瘀证者尤为适用。

四、杨霓芝治疗肾移植术后 IgA 肾病复发并移植肾功能不全的经典验案一例

谢某,男,27 岁,2017 年 9 月 20 日来诊。

因肾移植术后 2 年,发现血肌酐进行性升高 5 个月余就诊。

病史:患者 2015 年 5 月因疲倦乏力、呕吐,尿量减少,于当地医院查血肌酐 1 200μmol/L,开始行规律血液透析。2015 年 9 月于武汉同济医院行异体肾移植术,术后尿量增多,血肌酐逐渐下降至 130μmol/L 而出院,出院后规律服用泼尼松 10mg、每日 1 次,他克莫司 1.5mg、每日 2 次,麦考酚钠肠溶片 360mg、每日 2 次,血肌酐稳定在 130~140μmol/L。2017 年 4 月当地复查血肌酐达 280μmol/L,就诊武汉同济医院,予行移植肾穿刺活检术,术后病理提示 IgA 肾病,考虑原发肾病复发,予以甲泼尼龙 40mg、静脉注射、每日 1 次,3 天后改为

泼尼松 30mg、每日 1 次,他克莫司早 1.5mg、晚 1~0.5mg,米芙(麦考酚钠肠溶片)240mg、每日 2 次,肾功能改善出院。1 周前因四肢、面部及胸背部疱疹,血肌酐升至 423μmol/L,经检查考虑合并巨细胞病毒感染,给予更昔洛韦抗病毒治疗后疱疹较前改善,复查血肌酐降至 387μmol/L,尿蛋白(++)。

初诊(2017 年 9 月 20 日):疲倦,纳差,手抖,睡眠可,大便每日 2 次,小便调。舌淡暗,苔微黄腻,脉弦细数。查体:BP135/80mmHg,双下肢无浮肿。

中医诊断:慢性肾衰(脾肾气虚,湿热瘀阻)。

西医诊断:慢性肾脏病 4 期(移植肾功能不全),异体肾移植状态,IgA 肾病。

治法:标本兼治为则。健脾补肾,活血化瘀,利湿清热。

处方:黄芪 15g,盐山萸肉 10g,淫羊藿 15g,桂枝 10g,丹参 15g,白芍 15g,牛膝 15g,葛根 30g,桃仁 5g,大黄 5g,白花蛇舌草 15g,甘草 5g。中成药予尿毒清颗粒,每次 5g,一日 3 次;配合耳穴压豆调整脏腑功能。西药:醋酸泼尼松片 30mg、每日 1 次,他克莫司早 1mg 晚 0.5mg,尼卡地平 40mg、每 12 小时 1 次,哌唑嗪 2mg、每日 3 次,舒洛地特 500LSU、每日 2 次,麦考酚钠肠溶片 360mg、每日 2 次,美托洛尔缓释片 47.5mg、每日 1 次,厄贝沙坦片 0.15g、每日 2 次。

经治疗 2 周后,症状改善,血肌酐 375μmol/L,尿素氮 29.7μmol/L,尿蛋白(++)。患者继续守方随诊治疗半年,血肌酐逐步降低至 140~165μmol/L,尿蛋白微量~(+),病情稳定。

按:本患者于肾移植后 2 年出现蛋白尿、血肌酐进行性升高,肾活检提示 IgA 肾病,考虑原发肾病复发导致移植肾功能不全,病情进展较快。西医在原有抗排斥免疫抑制治疗基础上加大糖皮质激素用量及控制感染,病情控制到一定程度后很难取得进一步改善。患者临床表现为疲倦,纳差,手抖,睡眠可,大便每日 2 次,小便调,舌淡,脉细,提示脾肾气虚。脾虚水液失于运化,肾虚失于蒸化,膀胱失于气化,致水湿内生。舌质暗为瘀血内阻、脉络不畅之舌象。水湿、瘀血阻滞气机,郁久化热,苔微黄腻,脉弦细数即是湿郁化热之征,在理化指标上表现为血肌酐、尿素氮等代谢产物升高。治疗上应以标本兼治为则,以健脾补肾、活血化瘀、利湿清热为基本治法。黄芪补气升提,山萸肉、淫羊藿补肾、阴阳并补;"丹参-桃仁-桂枝"活血化瘀,利水通络。治疗过程中避免使用动血、破血之品,以免伤及正气。血瘀、湿邪皆可化热,故加白花蛇舌草、葛根清热解毒生津;牛膝引火下行、祛瘀通络;大黄泄下清热祛浊,兼具活血通络之功。白芍养血柔肝,疏畅气机,又能收正气。正如成无己所言:"正气虚弱,收而行之。芍药之酸,以收正气。"甘草调和诸药。杨霓芝在治疗慢性肾脏病应用轻灵之剂时主张轻药重投,力求稳妥,避免重药的药力过度,产生副作用,照顾正气,整方精简而平和,使扶正而不恋邪,祛邪而不伤正。患者一直以该方为基础进行治疗,前后历时近半年时间,蛋白尿转阴,血肌酐明显下降,病情逐渐平稳。

(余鹏程　黄金)

参考文献 ●

1. 王蓉.慢性移植肾肾病防治的新进展[J].上海交通大学学报(医学版),2008,28(4):465-470.

2. 朱有华,石炳毅.肾脏移植手册[M].北京:人民卫生出版社,2010:641-709.

3. Pengcheng Yu,Zhihong Wang,Yongguang Liu,et al. Marrow mesenchymal stem cells effectively reduces histologic changes in a rat model of chronic renal allograft rejection[J]. Transplant Proc,2017,49(9):2194-2203.

4. 贺学林,李夏玉,程军,等.慢性移植肾肾病中西医结合治疗概况[J].中国中西医结合杂志,2012,32(11):1576-1579.

5. 贺学林,陈江华.中医药在肾移植术后的应用概况[J].上海中医药杂志,2004,38(6):55-58.

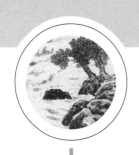

第五章
内科杂病临证验案

第一节　心　悸

"心悸"病名古已有之,《金匮要略》载有"心动悸""心中悸"及"惊悸"等,指心中悸动、惊惕不安、甚则不能自主的一种病症,轻者为惊悸,重者为怔忡。肾脏疾病的多个阶段亦可伴有心慌、心悸、头晕视蒙等症状。

多种疾病均可引起"心悸",如心律失常、缺血性心脏病、心肌炎、心肌病、高血压、心脏神经症等。慢性肾脏病患者随着肾功能的恶化,心脏并发症的发生率逐渐增加。目前,心悸的治疗缺乏特效药物,加上肾脏疾病本身的药代动力等特点,使得化学药物治疗的进行和疗效非常有限,而中医药治疗则具有较大优势。

一、中医药治疗本病的现状

传统医学认为,心悸多由脏腑气血阴阳虚损、内伤七情、气滞血瘀交互作用所致。心悸病位在心,但与肝、脾、肾、肺四脏密切相关,而四脏之中,以肾脏与心的关联最甚。对心肾同病的病机认识多认为是心肾不交所致。

五行之中,心属火,肾属水,在上之心火要下降于肾,以使肾水不寒;在下之肾水须上济于心,以使心火不亢,上下交通,水火互济。《素问·五脏生成》曰:"心之合脉也,其荣色也,其主肾也。"

心主血,肾藏精,精血同源,精血互生,水火既济,阴阳互根,关系密切。在经络方面,心肾为同名经,同属少阴,分别为手少阴心经和足少阴肾经,同名经之间存在经脉贯通、气血交流的关系。由此可知,心与肾于五行上相互制约,于脏腑阴阳方面互相维系,在经络中气血相通,共同协调完成人体的生理功能。

心与肾在生理功能、五行、阴阳、经络等方面皆相互依存,生理功能上的密切关联必然导致病理上的相互影响。《素问·大奇论》曰:"肾肝……并小弦欲惊。"指出了心悸的发生与肾的关联。《景岳全书》曰:"凡治怔忡惊恐者……心本乎肾,所以上不安者,未有不由乎下,心气虚者,未有不因乎精。"《慎斋遗书》曰:"欲补心者,须实肾,使肾得升;欲补肾者,须宁心,使心得降。"心肾同属少阴,心位于上,肾位于下,心阳源于肾,赖肾阳以温煦,心阳亦下降于肾,温肾水,肾阴上济于心,以资心阴,濡养心阳,使其不亢。可见心与肾既相互维系又相互制约,维持着两脏功能的协调平衡。从肾论治心悸常用的治法有滋心阴、降心火、温肾阳、引火归原等,统称为交通心肾法。组方中,经典方剂常见左归饮、六味地黄汤、理阴煎、二阴煎等滋补肾阴;右归饮、二仙汤温补肾阳;真武汤温肾利水,敛阴和营;附子泻心汤、交泰丸清上热、温下焦而引火归原,使上下交通,水火既济,阴阳平衡。究其本质,以上经方分别从心肾阴虚、心肾阳虚、心肾阴阳两虚、心肾不交、肾虚血瘀等各方面论治,心肾阴虚者补其阴,心肾阳虚者补其阳,心肾不交者交通心肾。

二、杨霙芝临证经验

(一) 病因病机的认识

杨霙芝认为,本病的病因不外乎外邪、饮食劳倦、情志、虚劳等。风、寒、湿、热等外邪循血脉内侵于心,耗伤心气或心阴;或风寒湿三气杂合而为痹,痹证日久,复感外邪,内舍于心,邪阻心脉,心之气血营行受阻,均可发为心悸。饮食不节,嗜食膏粱厚味,蕴火生痰,痰火扰心;或劳倦伤脾,生化不足,心失所养,可致心悸。思虑烦多则损心,长期忧思,阴血暗耗;或大恐伤肾,心虚气陷,或大怒伤肝,痰火扰心,心神失宁而为心悸。素体羸弱,先天之本不足;或久病,可致气血亏虚,心失所养,发为心悸。

杨霙芝认为该病的病机本质是肾虚血瘀、心肾不交。气有一息之不运,则血有一息之不行。肾气亏虚,则行血无力,心脉失养,故见心慌心悸;肾阳亏虚,则心阳失于温煦,阴寒凝滞心脉,则发心悸;肾阴亏损,则肾水不足,不能上制心火,心火亢而耗伤心阴,则致心中悸动不安;阴阳俱虚者,水衰火旺,水火失济,阴虚火旺,邪火扰乱心神,则见心悸、怔忡、心烦失眠等症。气为血之帅,肾气亏虚则无力推动血行,或气机郁滞而致血行不畅,脉无以充,故生瘀血;肾阳不足,阳虚生内寒,温煦之力减弱,寒则血凝,而致瘀滞脉络;肾阴亏虚,津液不足,脉络空虚,则致瘀血凝滞。肾阴阳俱虚,则心火亢于上,肾水竭于下,精亏血枯,而致瘀血从生。可见肾虚为病,无论是肾阴虚还是肾阳虚,都将发生因虚致瘀的病理改变。因此,本病为虚实夹杂之证,肾虚为本,血瘀为标。

(二) 中医治疗切入点

1. 结合疾病分类进行辨证治疗　西医学的心律失常有多种分类方法,按其发生原理可分为冲动起源异常和冲动传导异常两大类;按其发生部位可分为房性、室性、室上性三大类;按照引发心律失常的原因,可分为非器质性和器质性心律失常,不胜枚举。中医临床治疗中,最为实用的方法是参照心律失常发生时心率的快慢,分为快速性和缓慢性心律失常,进行辨证治疗。

缓慢性心律失常的化学药物治疗受到疗效不佳、用药方式不易长期接受、用药时间无法持久等诸多限制,而器械植入治疗面临医疗费用昂贵、手术风险及术后并发症风险、患者接受程度等问题,因此中医药治疗具有一定的优势。缓慢性心律失常的中医辨证多见心悸、目眩、昏厥、脉缓等,多属阴盛阳衰之证,辨证以心肾气虚、心肾阳虚的虚证为主,证治明晰。快速性心律失常由于其在血流动力学方面的风险,一般不宜以中医为主。但由于抗心律失常药物的不良反应,部分手术治疗后需要化学药物维持治疗等问题,中医药参与治疗仍可在减轻药物不良反应、改善症状、提高生存质量等方面有所作为。

2. 根据慢性肾脏病的不同阶段进行辨证治疗　慢性肾脏病早期,为了延缓肾脏损害的进展,除了生活方式调摄外,需要暂停或慎用有潜在肾毒性和经肾排泄的药物。心血管治疗药物中,抗心律失常药物及抗粥样硬化药物、降压药物也多存在肾脏不良反应,而当肾脏疾病合并心血管疾病时,尤其是心律失常发生时,治疗用药多且复杂。因此在此阶段,应以中医辨证治疗替代或减少部分存在潜在肾毒性药物和经肾排泄的化学药物的使用,以期缓解症状,加强肾脏保护。

随着疾病的逐渐进展,尤其是慢性肾脏病4~5期的患者,肾滤过功能进一步下降,易出现钾、钙、钠等离子浓度代谢失常,增加了心律失常发生的风险。到终末期肾脏病时,维持性血液净化患者也因血流动力学的剧烈改变,常可导致水、电解质失衡,以及重要脏器缺血,促进了心律失常的发生。此时的中医药参与治疗可着重在体质及主症辨识,固本培元,改善机体内环境,以期减少心律失常的发生。

（三）中医辨证论治方案

杨霓芝认为本病为本虚标实之证，以心肾虚损为本，瘀血为标。结合本病的病理特点，辨证上，应先辨虚实何为急缓，急则治标，缓则治本。再定证所在脏腑，如心烦不寐、悸动不安、口干、易怒等多为心之症，头晕耳鸣、烦热盗汗、健忘、腰酸膝软等多为肾之症。《景岳全书·杂证谟·怔忡惊恐》曰："凡治怔忡惊恐者，虽有心脾肝肾之分，然阳统乎阴，心本于肾，所以上不宁者，未有不由乎下，心气虚者，未有不因乎精，此心肝脾肾之气，名虽有异，而治有不可离者，亦以精气互根之宜然，而君相相资之全力也。"杨霓芝的这一辨证论治原则，可谓在古人基础上，又结合了西医学研究，精准发挥辨证施治特点，遂建议将本病分为 4 型辨证论治。

1. 心气不足

证候特点：心悸怔忡，胸闷气短，活动后加重，面色淡白，或有自汗，腰膝酸软，小便频数，舌淡苔白，脉虚无力。

治法：益气健脾。

推荐方剂：四君子汤加减。

基本处方：人参 10g（另炖），白术 10g，茯苓 10g，甘草 5g。

加减法：胸闷纳呆者，加砂仁 5g（后下）、枳壳 5g；恶心欲吐者，加法半夏 10g、陈皮 5g；大便稀溏者，加山药 10g、煨葛根 10g。

2. 心脾两虚

证候特点：心悸怔忡，健忘失眠，自汗盗汗，体倦纳差，腰酸膝软，面色萎黄，爪甲淡白，舌淡苔薄白，脉细弱。

治法：补益心脾，养血安神。

推荐方剂：归脾汤加减。

基本处方：黄芪 15g，龙眼肉 15g，太子参 15g，白术 10g，茯苓 15g，当归 10g，远志 10g，酸枣仁 10g，木香 5g，炙甘草 5g。

加减法：虚烦失眠，多梦易惊者，加珍珠母 30g（先煎）、白芍 10g；动则气喘、自汗者，加党参 15g；经期延长量多，或淋漓不断者，加仙鹤草 30g、熟地黄 15g，或可加入阿胶 10g（烊化）、艾叶 10g；腰酸膝软者，可加枸杞子 15g、桑寄生 10g；症见情绪失常、健忘多疑、多虑，用本方去龙眼肉，加白芍 10g、煅龙牡各 15g（打碎先煎）。

3. 心肾阴虚

证候特点：心悸，眩晕耳鸣，心烦易怒，失眠多梦；或有盗汗，口干便秘，舌暗红少津，少苔，脉细数或促或代。

治法:滋阴益肾,养血安神。

推荐方剂:二至丸合左归丸合炙甘草汤加减。

基本处方:女贞子 15g、墨旱莲 15g、熟地黄 20g、山萸肉 15g、菟丝子 10g、山药 15g、炙甘草 10g、桂枝 10g、太子参 15g、阿胶 10g、麦冬 10g、丹参 15g。

加减法:心烦不寐明显者,加五味子 10g、柏子仁 15g、酸枣仁 15g;多梦惊烦重者,加珍珠母 30g(先煎),或磁石 30g(先煎);心火炽盛者,加莲子心 10g;咽燥口干甚者,加玉竹 15g、石斛 15g;失眠、健忘、腰酸腿软重者,阿胶加量至 20g,加黄连 10g;伴气阴两虚,太子参易为西洋参 15g(另炖);阴虚火旺者,将阿胶易为黄连;心火炽盛,灼伤肾阴者,知柏地黄丸;瘀血甚者,加桃仁 5g、红花 5g。

4. 心肾阳虚

证候特点:心悸,胸闷气短,神疲乏力,畏寒肢冷,腰膝酸软;或见肢体浮肿,小便不利,舌暗淡,舌体胖嫩,或有齿印,苔白,脉迟或结,或沉细。

治法:温阳化气,镇惊安神。

推荐方剂:真武汤合桂甘龙牡汤加减。

基本处方:茯苓 15g、芍药 10g、人参 10g、生姜 10g、熟附子 15g(先煎)、白术 10g、桂枝 10g、炙甘草 10g、煅龙骨 30g(先煎)、煅牡蛎 30g(先煎)、丹参 15g。

加减法:阳虚畏寒甚者,可加仙茅 15g、淫羊藿 15g;心悸烦闷、四肢不温者,加干姜 10g;胸闷舌暗等瘀血明显者,可加入川芎 10g、桃仁 5g、红花 5g;腰膝酸软甚者,可酌情选用枸杞 10g、巴戟 15g、肉苁蓉 15g、熟地黄 15g、菟丝子 15g、山萸肉 15g。

(四) 用药特点分析

1. 补益心阳重用桂枝,配伍甘草　桂枝味辛、甘,性温,归肺、心、膀胱经;甘草味甘,性平,归心、肺、脾、胃经。甘味药能和、能缓、能补,具有和气血、调阴阳等功效;辛味药能行能散,具有行气活血之效。温热药联合辛甘淡味类阳性药,使心阳得复,心血得行,心脉得通,心病得安。桂枝和甘草配伍使用,桂枝通阳复脉,上能补心阳之虚,而温养血脉之寒;甘草辛甘化阳,可补气生血、通经脉、利血气;二者合用功在益气暖胸,温畅血脉,温补心阳,使得心肌得养,则心悸自安。现代药理研究表明,桂枝具有发汗解表、镇静、扩血管、改善冠脉循环作用;炙甘草不仅可以保护心肌收缩,具有明显的抗心肌缺血活性,而且对缺血再灌注、低钾、低镁等引起的心律失常均有良好的治疗作用。甘草总黄酮是甘草抗心律失常的主要物质基础,能够拮抗乌头碱、哇巴因等药物引起的心律失常。因此,桂枝加甘草治疗心悸,在中医学及西医学中均有雄厚的理论依据。

2. 滋肾之阴首选二至丸 二至丸由女贞子和墨旱莲组成。方中女贞子为君药,味甘苦,性凉,补中有清,可滋肾养肝,益精血,乌须发。臣以墨旱莲,味甘酸,性寒,既能滋补肝肾之阴,又可凉血止血。二药配合平补肝肾,滋阴止血,药少、力专、性平,补而不滞,共奏补益肝肾、滋阴止血之功。可见二至丸除了补益肝肾的功效外,还可活血、凉血、止血,这与肾脏疾病"血瘀"贯穿始终的病理特点相呼应,一方两药,简洁而不简单,使得肾阴虚可除,瘀血可去。现代研究报道,二至丸能降低血浆黏度,抑制血小板凝集,防止血小板在血管壁上的黏附聚集,以保护肾小球血管内膜的完整性从而保护肾功能;二至丸水煎剂能显著抑制蛇毒引起的皮下出血,显著缩短凝血酶原生成时间,提高纤维蛋白原及血小板含量。

肾阴虚证临床上常见形体消瘦、潮热盗汗、五心烦热、腰膝酸软、大便干结等证候。阴虚患者机体免疫功能异常,通常表现为下丘脑 - 垂体 - 肾上腺皮质轴功能亢进,这常常伴随着激素水平的变化和基础代谢的紊乱。现代研究证实,女贞子含有具有免疫调节作用的成分齐墩果酸(OLA)和女贞子多糖,齐墩果酸可升高外周白细胞数目,促进迟发超敏的效应;女贞子多糖能直接刺激或促进小鼠脾 T 淋巴细胞的增殖,并呈剂量依赖性双向调节。墨旱莲含有乙酸乙酯总提取物(EAEEP),能提高免疫抑制小鼠的外周血 CD4[+]、CD8[+],辅助 T 淋巴细胞亚群比例,还能增强小鼠机体Ⅳ型变态反应,提高溶血素水平,达到免疫调节作用。此外,女贞子及墨旱莲均具有肝脏保护、抗氧化自由基、抗衰老、抗疲劳、抗骨质疏松、抗炎等药理作用。

三、杨霓芝治疗心悸的经典验案一例

心肾阴虚夹瘀案

陈某,女,22 岁,初诊日期:2011 年 1 月 10 日。

病史:巴特综合征病史 3 年余,2010 年 2 月自行停药后出现手足发麻加重。2010 年 8 月 23 日查血钾 1.86mmol/L,镁 0.32mmol/L,钠 134.1mmol/L,氯 92.7mmol/L。平素易感冒。初诊症见:心悸烦闷,手足发麻,乏力膝软,无胸闷气促,纳眠可,大便干结,小便多,舌尖红,苔薄白,脉沉细。

中医诊断:心悸(心肾阴虚夹瘀)。

西医诊断:巴特综合征。

治法:滋阴补肾,益气养血。

处方:女贞子 15g,墨旱莲 15g,熟地黄 20g,山茱萸 15g,制菟丝子 15g,当

归 10g,白芍 15g,太子参 15g,玉竹 15g,丹参 15g,干姜 10g,炙甘草 10g。

二诊(2011 年 5 月 11 日):偶有心悸、手足发麻,口干,无明显疲倦乏力,无胸闷气促,纳稍差,眠可,二便调,舌尖红,苔薄白,脉沉细。2011 年 5 月 1 日血钾 2.7mmol/L,镁 0.55mmol/L,氯 94.4mmol/L,钠 134.1mmol/L。

处方:女贞子 15g,墨旱莲 15g,太子参 15g,麦冬 15g,五味子 5g,玉竹 15g,有瓜石斛 15g,白芍 15g,丹参 15g,陈皮 5g,炙甘草 10g。

三诊(2011 年 6 月 22 日):口干好转,余症均减。

处方:女贞子 15g,墨旱莲 15g,太子参 15g,麦冬 15g,五味子 5g,玉竹 15g,有瓜石斛 15g,白芍 15g,丹参 15g,陈皮 5g,乌梅 5g,炙甘草 10g。

此后该患者随访 1 年余,病情皆稳定。

心得体会:该患者为年轻女性,患病日久,辅助检查与病史及疾病特点相符合,西医诊断明确,治疗期间自行停药,依从性稍差。中医治疗的目的在于改善症状,减轻患者心理负担,尽可能减少西药用量及药物不良反应,提高患者依从性,防治急性不良事件。

初诊症见心悸、膝软、大便干、舌尖红、脉细,为心肾阴虚之象,手足麻木、脉沉为瘀血之象,因此辨证为阴虚有瘀为主,其症有烦闷、脉细为肝气不舒之症,故主症之外伴少许肝郁之象。组方以二至丸合左归丸随证加减。女贞子、墨旱莲合熟地、山茱萸、菟丝子以补益肝肾之阴;太子参、玉竹养阴、润燥、除烦;白芍、当归养血益阴;炙甘草、太子参(代人参)以益气复脉;丹参活血化瘀;古语有言"诸厚味滋腻之品得姜、桂则滋而不腻",故加入干姜以防滋腻过甚。

二诊患者肾阴亏虚之证明显减轻,可见气阴两虚之证,故去熟地黄、山茱萸、菟丝子,改用生脉饮(太子参代人参)益气养阴,并加入石斛加强养阴生津之功;口干,故去干姜,加入陈皮理气和中,改善胃纳。

三诊口干仍未完全改善,加入乌梅,取乌梅配伍五味子以酸甘生津之意,使阴血足而血脉充,阳气足而心脉通,共成气血阴阳并补之剂,终获良效。

(曹爱琴)

参考文献

1. 中华医学会心电生理和起搏分会,中国医师协会心律学专业委员会 . 室性心律失常中国专家共识[J]. 中国心脏起搏与心电生理杂志,2016,30(4):283-325.
2. Chia-Hsiang Hsueh,Neal X. Chen,Shien-Fong Lin,et al. Pathogenesis of arrhythmias in a model of CKD[J]. J Am Soc Nephrol,2014,25(12):2812-2821.

3. 吴旭芳,李方洁.交通心肾法治疗中老年心悸体会[J].中医杂志,2015,56(5):435-436.

4. 张玉龙,王梦月,杨静玉,等.炙甘草化学成分及药理作用研究进展[J].上海中医药大学学报,2015,29(3):99-102.

5. 肖宗崇.二至丸配方颗粒汤剂与其传统汤剂化学成分及药效学比较研究[D].广州:广州中医药大学,2017.

第二节　眩　晕

眩晕是以头晕、眼花为主要临床表现的一类病证。眩即眼花,晕是头晕,两者常同时并见,故统称为眩晕,其轻者闭目可止,重者如坐车船,旋转不定,不能站立,或伴有恶心、呕吐、汗出、面色苍白等症状。眩晕为临床常见病证。本病可反复发作,妨碍正常工作及生活,严重者可发展为中风、厥证或脱证而危及生命。

西医学认为,眩晕是因机体对空间定位障碍而产生的一种动性或位置性错觉。眩晕可分为真性眩晕和假性眩晕。真性眩晕是由眼、本体觉或前庭系统疾病引起的,最常见于急性迷路炎、梅尼埃病、耳石症疾病,其主要特点是有明显的外物或自身旋转感,头位或体位改变可使眩晕加重明显。假性眩晕可由全身系统性疾病引起,耳鼻咽喉科、眼科、骨科、心脑血管科、血液科、神经内科、泌尿科、内分泌科等临床科室疾病都可引起,常见于颈椎病变如颈椎增生、心脑血管病变如冠心病、颅内肿瘤、脑动脉硬化、椎 - 基底动脉供血不足、高血压、低血压、低血糖、糖尿病、甲状腺功能亢进或减退、贫血、尿毒症、药物中毒、失眠、神经症等。其特点是患者感觉“飘飘荡荡”,大多没有明显的外物或自身旋转感。

一、中医药治疗本病的概况

《素问·至真要大论》曰:“诸风掉眩,皆属于肝。”指出眩晕与肝关系密切。《灵枢·卫气》认为:“上虚则眩。”《灵枢·口问》曰:“上气不足,脑为之不满,耳为之苦鸣,头为之苦倾,目为之眩。”《灵枢·海论》曰:“脑为髓之海,其输上在于其盖,下在风府。……髓海有余,则轻劲多力,自过其度;髓海不足,则脑转耳鸣,胫酸眩冒,目无所见,懈怠安卧。”指出眩晕与髓海不足有关,为从肾精亏虚治疗眩晕奠定了理论基础。

汉代张仲景认为痰饮是眩晕发病的原因之一,为后世“无痰不作眩”论述提供了理论基础,并且用泽泻汤及小半夏加茯苓汤治疗眩晕。

宋代以后,进一步丰富了对眩晕的认识。严用和《重订严氏济生方·眩晕门》指出:"所谓眩晕者,眼花屋转,起则眩倒是也,由此观之,六淫外感,七情内伤,皆能导致。"第一次提出外感六淫和七情内伤致眩说,补前人之未备。

金代刘完素倡导肝火上炎致眩说。《素问玄机原病式·诸风掉眩皆属肝木》曰:"风气甚而头目眩运者,由风木旺,必是金衰不能制木,而木复生火,风火皆属阳,多为兼化,阳主乎动,两动相搏,则为之旋转。"元代朱丹溪倡导痰火致眩学说。《丹溪心法·头眩》曰:"头眩,痰挟气虚并火,治痰为主,挟补气药及降火药。无痰则不作眩,痰因火动。又有湿痰者,有火痰者。"

明代张景岳倡导因虚致眩说。《景岳全书·杂证谟·眩运》说:"丹溪则曰无痰不能作眩,当以治痰为主,而兼用他药。余则曰无虚不能作眩,当以治虚为主,而酌兼其标。孰是孰非,余不能必,姑引经义,以表其大意如此""头眩虽属上虚,然不能无涉于下。盖上虚者,阳中之阳虚也;下虚者,阴中之阳虚也。阳中之阳虚者,宜治其气,如四君子汤、五君子煎、归脾汤、补中益气汤。……阴中之阳虚者,宜补其精,如五福饮、七福饮、左归饮、右归饮、四物汤之类是也。然伐下者必枯其上,滋苗者必灌其根。所以凡治上虚者,犹当以兼补气血为最,如大补元煎、十全大补汤,及诸补阴补阳等剂,俱当酌宜用之""虚者居其八九,而兼火兼痰者,不过十中一二耳"。明代秦景明在《症因脉治·眩晕总论》中认为阳气虚是本病发病的主要病理环节。明代徐春甫《古今医统大全·眩晕宜审三虚》认为:"肥人眩运,气虚有痰;瘦人眩运,血虚有火;伤寒吐下后,必是阳虚。"明代龚廷贤《寿世保元·眩晕》集前贤之大成,对眩晕的病因、脉象都有详细论述,并分证论治眩晕,如半夏白术汤证(痰涎致眩)、补中益气汤证(劳役致眩)、清离滋饮汤证(虚火致眩)、十全大补汤证(气血两虚致眩)等,至今仍值得临床借鉴。

清代李用粹提出感受暑邪和湿邪也可导致眩晕。《证治汇补·眩晕》曰:"以肝上连目系而应于风,故眩为肝风,然亦有因火、因痰、因虚、因暑、因湿者。"并提出眩晕可以为中风的先兆。《证治汇补·中风》曰:"平人手指麻木,不时眩晕,乃中风先兆,须预防之。"清代叶天士对眩晕的病机进行了系统的总结。《临证指南医案·眩晕》曰:"经云诸风掉眩,皆属于肝。头为六阳之首,耳目口鼻皆系清空之窍,所患眩晕者,非外来之邪,乃肝胆之风阳上冒耳,甚至有昏厥跌仆之虞。其症有夹痰,夹火,中虚,下虚,治胆、治胃、治肝之分。"

现代中医主要采用辨证论治给予中药汤剂治疗。虚证多从脾气亏虚、肾精亏虚、肝血亏虚、心血亏虚、肺气亏虚、气血亏虚、肾阴亏虚、肾阳亏虚、肾精亏虚等证型着手治疗,实证或虚实夹杂证多从痰饮内停、湿热内阻、肝阳上亢、肝火上炎、瘀血阻络等证型着手治疗。虚证常用方有归脾汤、四君子汤、八珍汤、补中益气汤、四物汤、六味地黄汤、左归丸等；实证常用方有半夏白术天麻汤、镇肝熄风汤、天麻钩藤饮、龙胆泻肝汤、黄连解毒汤、通窍活血汤、芎菊上清丸等。

现代中医治疗眩晕也多采用针灸给予辨证治疗。气血亏虚者，多选用脾俞、足三里、关元等穴，取补法或灸之；肝肾阴亏者，多选用肝俞、肾俞等穴位，取补法或灸之。各种虚证眩晕急性发作均可艾灸百会穴。肝阳上亢者，多选用太冲、风池、行间、侠溪、肝俞等穴位，取泻法；肝火上炎者，多选用肝俞、胆俞、太冲、太阳、三阴交等穴位，针用泻法；痰浊中阻者，多选用内关、中脘、丰隆、解溪、阴陵泉、头维等穴，针用泻法；瘀血阻窍者，多选用合谷、太冲、百会、膈俞、膻中、太阳等，针用泻法；气血亏虚者，多选用百会、血海、膈俞、足三里、三阴交、气海等穴位，针用补法，加灸；肝肾阴虚者，多选用肝俞、肾俞、太溪、太冲、照海、神门等穴位，针用补法。耳针选用肾、神门、枕、内耳、皮质下，每次取2~3穴，中强度刺激，留针30分钟，间歇捻针。每日1次，5~7日为1个疗程。头针选用双侧晕听区，每日1次，5~10日为1个疗程。

二、杨霓芝临证经验

（一）病因病机的认识

眩晕是由素体阳盛、情志内伤、饮食不节、体虚久病、失血劳倦及外伤手术等病因引起，以风、火、痰、瘀上扰清空或精亏血少，清窍失养为基本病机的一种病证。眩晕的发病过程中，各种病因病机，可以相互影响，相互转化，形成虚实夹杂，或阴损及阳，阴阳两虚。肝风、痰火上扰清窍，进一步发展可上蒙清窍，阻滞经络，而形成中风；或突发气机逆乱，清窍暂闭或失养，而引起晕厥。

（二）中医治疗切入点

1. 围绕肝脾肾失调进行辨证论治　眩晕病位虽在清窍，但与肝、脾、肾三脏功能失常关系密切。肝血亏虚、肝阴亏虚、肝阳上亢、肝火上炎、肝胆湿热等都可引起眩晕；脾气亏虚、清阳不升或不能生化气血、气血不荣清窍，或者脾虚生痰、痰阻清阳等可引起眩晕；肾阴亏虚、肾阳亏虚、肾精亏虚等导致不能荣养清窍，也容易引起眩晕。所以，治疗眩晕要注意围绕肝脾肾加以辨证论治。

2. 辨证论治要注意分辨虚实　在对眩晕进行辨证论治的过程中，要注意分辨虚实。脉有力者为实证，脉无力者为虚证。再结合其他四诊，加以综合判断。实证以泻为主，虚证以补为主，虚实夹杂者补泻兼施。例如肝火上炎导致眩晕者，治当清泻肝火；脾气亏虚、清阳不升者，治当补脾益气、升发清阳；肝阳上亢者,治当滋补肝肾、平肝潜阳并举;脾虚夹痰者,治当健脾化痰并举。

(三) 中医辨证论治方案

本证有虚有实。虚证以脾气亏虚、肝肾阴亏居多,实证以肝火上炎、湿热内阻、痰浊上蒙居多。杨霓芝建议将本病分成以下4种证型论治。

1. 肝阳上亢

证候特点:头晕目眩,健忘耳鸣,失眠多梦,咽干口燥,腰膝酸软,胁痛,五心烦热,颧红盗汗,男子遗精,女子月经量少或闭经,舌红少苔,脉细数。

治法:平肝潜阳,滋阴清火。

推荐方剂:天麻钩藤饮。

基本处方:天麻、钩藤、石决明、益母草、夜交藤、茯神、黄芩、栀子、菊花、牡丹皮、生地、玄参、白芍、怀牛膝、杜仲、桑寄生、枸杞子、山萸肉。

2. 痰浊上蒙

证候特点:眩晕,头重如蒙,视物旋转,胸闷作恶,呕吐痰涎,食少多寐,苔白腻,脉弦滑。

治法:燥湿祛痰,健脾和胃。

推荐方剂:二陈汤合半夏白术天麻汤。

基本处方:陈皮、半夏、茯苓、白术、天麻、藿香、佩兰、石菖蒲、郁金、代赭石、竹茹、厚朴、白蔻仁、砂仁、甘草、生姜、大枣。

加减法:痰浊郁而化热,痰火上犯清窍,表现为眩晕,头目胀痛,心烦口苦,渴不欲饮,苔黄腻,脉弦滑者,可用黄连温胆汤清化痰热。若素体阳虚,痰从寒化,痰饮内停,上犯清窍者,用苓桂术甘汤合泽泻汤温化痰饮。

3. 脾气亏虚

证候特点:头晕目眩,动则加剧,遇劳则发,面色萎黄,爪甲不荣,神疲乏力,心悸少寐,纳差食少,便溏,舌淡,苔薄白,脉细弱。

治法:健脾益气。

方药:四君子汤合补中益气汤。

基本处方:黄芪、人参、白术、当归、升麻、柴胡、陈皮、薏苡仁、泽泻、茯苓、荆芥、防风。

4. 肝肾阴亏证

证候特点:眩晕久发不已,视力减退,两目干涩,少寐健忘,心烦口干,耳鸣,神疲乏力,腰酸膝软,遗精,舌红苔薄,脉弦细。

治法:滋养肝肾。

推荐方剂:杞菊地黄丸。

基本处方：生地、山萸肉、生山药、麦冬、玄参、何首乌、生白芍、枸杞子、女贞子、怀牛膝、杜仲、桑寄生、败龟甲、炙鳖甲、阿胶、菊花、薄荷、桑叶、夏枯草。

加减法：若伴有肝阳上亢见眩晕耳鸣，头痛且胀，遇劳、恼怒加重，肢麻震颤，失眠多梦，急躁易怒，舌红少苔，脉弦硬有力者，在滋养肝肾的基础上平肝潜阳，上药中可酌情选加天麻、钩藤、石决明。

（四）眩晕用药特点分析

1. 活血化瘀通络贯彻始终　治疗眩晕，从治疗之初就要注意活血化瘀。也就是说，活血化瘀贯彻治疗眩晕的始终。杨霓芝认为，无论是虚证还是实证，眩晕的重要原因是瘀血阻滞、清阳不升。因此，杨霓芝治疗眩晕非常重视活血化瘀通络，将活血化瘀通络贯彻治疗失眠的始终。常用药物有桃仁、红花、丹参、赤芍、川芎、僵蚕、地龙、土鳖虫、水蛭、蜈蚣、全蝎等。

2. 重视平肝镇肝　对于肝阳上亢导致的眩晕，杨霓芝都很重视应用平肝镇肝药，以便使患者的眩晕能够得到迅速改善，常用药物有石决明、生龙骨、生牡蛎、珍珠母、代赭石、磁石、龙齿、琥珀、珍珠末等。

3. 重视化痰止眩　古人有"无痰不作眩"之语。眩晕无论是虚证还是实证，容易伴有痰邪。肝阳上亢可以挟痰上逆，脾气亏虚不能运化水湿而生痰，肝肾阴亏、虚火内生可以炼液为痰。一旦痰邪产生，则会阻碍清阳上升导致眩晕。所以，对于伴有痰邪的眩晕，杨霓芝也非常重视化痰止眩，常用药物有远志、石菖蒲、生牡蛎、浙贝母、竹沥、竹茹、夏枯草等。

4. 重视镇静安神　眩晕患者，容易伴有心悸失眠和心神不安。对于这类患者，杨霓芝重视配伍镇静安神药，既有利于心神的安定，也有利于眩晕的治疗。虚证既可配伍养心安神药，也可配伍重镇安神药。实证则多配伍重镇安神药。养心安神药有五味子、浮小麦、酸枣仁、柏子仁、龙眼肉等；重镇安神药多配伍龙齿、珍珠母、生龙骨、生牡蛎、磁石等。

三、杨霓芝治疗眩晕经典验案一例

脾肾亏虚、痰浊瘀阻

李某，40岁，2012年1月18日初诊。

病史：眩晕1周。今年9月8日起病，夜间起床后突发头晕，伴天旋地转、视物昏蒙、恶心欲呕，无伴耳鸣耳聋，持续约15分钟，遂急呼120到中山医院就诊，给予止晕对症处理后缓解不明显，行头颅MRI+MRA示双侧顶叶皮质下散在缺血点，左侧颈内动脉海绵窦段狭窄。头颅CTA示右侧椎动脉细小，基底动脉边缘毛糙。外院医生未予明确诊断，门诊以中成药治疗为主。既往有颈椎病及肩关节周围炎病史,门诊以理疗治疗为主,症状时有反复。平素血压90/60mmHg左右。初诊症见:头晕肢麻,心悸,月经期时加重,脱发,无恶心呕吐,纳眠可,二便调,舌淡红暗、苔薄白,脉沉细滑无力。检查:神清,双侧瞳孔等大等圆,直径约3mm,四肢肌力正常,心肺等各项检查大致无异常。

中医诊断:眩晕(脾肾亏虚、痰浊瘀阻证)。

西医诊断:头晕(椎-基底动脉供血不足)。

治法:补脾益肾,化痰降浊,活血化瘀,升发清阳。

处方:补中益气汤、四君子汤、半夏白术天麻汤、四物汤合方化裁。

药物:生黄芪15g,五爪龙30g,制何首乌15g,法半夏15g,白术15g,天麻15g,茯苓15g,当归15g,白芍15g,川芎15g,丹参15g,郁金15g,甘草5g。14剂,每日1剂,水煎服。同时配服养心安神口服液,每次10ml,每日3次,14天。嘱患者要注意生活规律,保持情绪稳定,减少突发、剧烈的颈部运动。

二诊(2012年1月30日):上方服用后头晕、心悸都有所好转。上方略微调整药物剂量继续服用。药物:生黄芪20g,五爪龙30g,制何首乌15g,法半夏15g,白术15g,天麻15g,茯苓15g,当归15g,白芍15g,川芎15g,丹参15g,郁金15g,甘草5g。14剂,每日1剂,水煎服。同时配服养心安神口服液,每次20ml,每日3次,14天;全天麻胶囊(每粒0.5g),每次2粒,每日3次,14天;八珍颗粒,每次1袋(3.5g),每日2次,14天。嘱患者要注意生活规律,保持情绪稳定,减少突发、剧烈的颈部运动。

三诊(2012年2月8日):眩晕明显改善,晨起时还有些有头晕,上肢仍麻木,月经期时头晕和心悸加重,脱发,无恶心呕吐,纳眠可,二便调,舌淡暗苔薄白,脉沉细滑无力。上方去何首乌,加熟地黄15g加强补肾止脱发。药物:生黄芪20g,五爪龙30g,熟地黄15g,法半夏15g,白术15g,天麻15g,茯苓15g,当归15g,白芍15,川芎15g,丹参15g,郁金15g,甘草5g。7剂,每日1剂,水煎服。同时配服养心安神口服液,每次20ml,每日3次,7天。全天麻胶囊(每粒0.5g),每次2粒,每日3次,7天;八珍颗粒,每次1袋(3.5g),每日2次,7天。嘱患者要注意生活规律,保持情绪稳定。

经过上述三诊的治疗,眩晕病情基本得到痊愈。为了巩固疗效,在原方的基础上,根据病情,有时加党参、白扁豆、陈皮加强健脾益气,有时加何首乌、山萸肉加强补肾固发,有时加三七加强活血化瘀。又治疗了3次,患者眩晕消失而停药。

心得体会:眩晕、月经期时加重、舌淡薄白、脉沉细无力,为脾气亏虚之征;眩晕、脱发、月经期时加重、舌淡、脉沉细无力,又为肾精亏虚之征;心悸、月经期时加重,既是脾气亏虚不能生化心脏气血之征,也是肾精亏虚不能荣养心脏气血之征;眩晕、脉滑,为痰浊阻滞之征;眩晕、舌暗为瘀血阻络之征。故诊断眩晕的当前病机为脾肾亏虚、痰浊阻滞、瘀血阻络证复合病机。治法为补脾益肾、化痰降浊、活血化瘀综合治疗。处方用补中益气汤、四君子汤、半夏白术天麻汤、四物汤合方化裁。用生黄芪、党参、五爪龙、白术、茯苓、白扁豆、陈皮等健脾益气;用何首乌、熟地黄、山萸肉等补肾养精;用法半夏、郁金等化痰降浊;用当归、白芍、川芎、丹参、三七等养血活血;用天麻平肝息风。上述配伍充分体现了杨霓芝治疗眩晕活血化瘀通络贯彻始终、重视平肝镇肝、重视化痰止眩的学术思想。中成药配服养心安神口服液、全天麻胶囊又充分体现了杨霓芝重视镇静安神、平肝镇肝的学术思想。

(张再康)

参考文献

1. 中华耳鼻咽喉头颈外科杂志编辑委员会,中华医学会耳鼻咽喉科学分会.梅尼埃病的诊断依据和疗效评估(2006年,贵阳)[J].中华耳鼻咽喉头颈外科杂志,2007,42(3):163.

2. 中华耳鼻咽喉头颈外科杂志编辑委员会,中华医学会耳鼻咽喉科学分会.良性阵发性位置性眩晕的诊断依据和疗效评估(2006年,贵阳)[J].中华耳鼻咽喉头颈外科杂志,2007,42(3):163-164.

3. 丁雷,刘畅,王嘉玺,等.眩晕残障程度评定量表(中文版)的评价[J].中华耳科学杂志,2013,11(2):228-230.

4. 熊彬彬,吴子明,刘兴健,等.良性阵发性位置性眩晕的临床特征分析[J].中华耳科学杂志,2012,10(2):208-211.

5. 范大鹏,孙波,金哲峰.椎动脉型颈椎病发病机制研究进展[J].中国中医骨伤科杂志,2012,20(10):76-78.

6. 章燕幸,吴承龙,肖桂荣,等.良性阵发性位置性眩晕成功复位后残余头晕的研究[J].中华全科医学,2013,11(12):1840-1841.

<h1 align="center">第三节 咳 嗽</h1>

咳嗽是呼吸专科门诊和社区门诊患者最常见的症状,通常按病程分为3类——急性咳嗽、亚急性咳嗽和慢性咳嗽。急性咳嗽病程<3周,亚急性咳嗽病程为3~8周,慢性咳嗽病程>8周。2015年,中华医学会呼吸病学分会哮喘学组发布《咳嗽的诊断与治疗指南(2015)》。不同类型的咳嗽具有不同的病

因分布特点,其病因复杂且涉及面广。特别是胸部影像学检查无明显异常的慢性咳嗽,因诊断不明确,患者常反复进行各种检查,或者长期大量使用抗菌药物和镇咳药物,收效甚微并产生诸多不良反应,对患者的生活质量造成严重影响,同时也带来了较大的经济压力。中医药对咳嗽的治疗有悠久的历史和丰富的经验。中医标本兼治的综合管理模式,对于治疗亚急性、慢性咳嗽具有一定的优势。杨霓芝对本病的治疗有独特心得,阐述如下。

一、中医药治疗本病的概况

中医认为咳嗽是因邪犯肺系,肺失宣降,肺气上逆所致。它既是一个症状,又可是独立的一种疾病。有声无痰谓咳,有痰无声谓嗽,有痰有声则称为咳嗽。临床上多痰、声并见,故以咳嗽并称。中医药对咳嗽的治疗有悠久的历史并积累了丰富的临床经验。

对于咳嗽一病,《素问·咳论》曰"五脏六腑皆令人咳,非独肺也",说明人体是一个有机的整体,咳嗽虽发于肺,与其他脏腑亦有关系,强调了他脏功能失调及肺自身病变均可导致咳嗽的发生。这种从五脏六腑治疗咳嗽的思想得到了后世医家的继承和发展。大多数医家均认为,从整体观出发,人体以五脏为核心,各脏腑组织不仅在生理功能上存在相互制约、相互依存和相互为用的关系,病理上也相互影响;对咳嗽的治疗应本于肺而非限于肺,治肺之外,还要从与疾病发生发展相关联的脏腑入手,注意治脾、治肝、治肾等。这对咳嗽的治疗具有重要的指导意义。《景岳全书》提出"咳嗽虽多,无非肺病",强调了肺的重要性,并指出"咳嗽之要……一曰外感,二曰内伤",自此,咳嗽临床辨证首分"外感和内伤",治疗首辨邪正虚实。决不能单纯见咳止咳,必须按照不同的病因分别处理。外感咳嗽当因势利导,以宣肺祛邪,降气止咳为主;内伤咳嗽以调理脏腑、和降肺气为主,并注意顾护正气,防止宣散伤正。

慢性咳嗽属于中医学"久咳""顽咳"范畴,病程长,反复发作,迁延不愈。当代中医关于咳嗽的治疗多集中在一方一法或专家经验,诸如运用止嗽散、射干麻黄汤、小青龙汤及金沸草散等经方治疗慢性咳嗽都取得了满意的疗效。但当前的研究还限于各家之见,因对其病因病机论述的侧重有所不同,尚未形成统一的病因病机认识,证治分型较为繁杂,缺乏严格的循证医学研究数据,不能满足临床实际的需要。

二、杨霓芝临证经验

(一) 病因病机的认识

咳嗽是肺失宣降,肺气上逆,发出咳声或咳吐痰液的一类肺系病症。中医学有"久咳""顽咳"等记载,所描述的病症与亚急性咳嗽、慢性咳嗽相近或相符。历代医家对亚急性、慢性咳嗽的病因病机有较统一认识,主要为外邪袭肺、内邪伤肺、内外合邪3种观点。《素问·咳论》指出咳嗽的成因有内、外两个方面,属"内外合邪";外因"皮毛先受邪气,邪气以从其合也",内因致咳,则以"五脏六腑皆令人咳,非独肺也"立论。《景岳全书·杂证谟·咳嗽》认为咳嗽有外感和内伤两大成因,并按此分类,认为外感由外邪所致,素无他疾,起病突然,由肺及他脏;内伤病无外邪,体质较弱,来势缓慢,由他脏及肺,故以他脏为本,肺为标。

杨霓芝认为"内外合邪"是本病的主要发病机制。宗《黄帝内经》"天人合一"思想,结合"五脏六腑皆令人咳,非独肺也"理论,又据宋代杨士瀛《仁斋直指方论·咳嗽·咳嗽方论》"感风伤冷,挟热受湿,瘀血停水,与夫肺实肺虚,皆能壅痰而发嗽也"之言,在诊疗上多采用脏腑辨证为主。

考虑咳嗽几乎见于所有肺系疾病的特殊性,不论何种内外因导致的咳嗽,最终导致的结果都是"关于肺"(病邪致使肺的宣发和肃降功能受到影响而咳嗽),故治疗重点还是要回归治"肺"。肺主气,司呼吸,主治节和通调水道,易受内外之邪侵袭而致病。六淫袭肺,肺气被郁,肺失宣降,上逆为咳,肺脏自病或他脏病变及肺亦可引起咳嗽。自体平素正气虚弱,阴阳失衡,脏腑功能失调,加之外邪引触,内外合邪,上干于肺,则见咳嗽不愈。

(二) 中医药治疗切入点

杨霓芝根据咳嗽病程分而治之。

1. 急性咳嗽　对于急性咳嗽,中医药防治有其优势,并不都需要抗生素等治疗。重点诊疗把握因时因地制宜。如在南方,秋燥较北方为轻,大部分燥咳患者如能配合广东清润凉茶或食疗(如百合莲子煲糖水、沙参玉竹煲瘦猪肉等),常可药食而愈,尤其对于部分一入秋季即咽痒不适,发生咳嗽的患者,察觉天气转燥,即应用食疗,常可及时截断病程。另外,岭南多湿,若再兼加暑气,暑月外感引发咳嗽多缠绵难愈,此时治疗上需清化暑湿,则咳嗽易清,可缩短病程。

2. 亚急性咳嗽　亚急性咳嗽以"肺自病"居多。发病初期多有明显季节性,春秋气候变换时易感,有明显外感症状;咳嗽期开始多见无痰或少痰,可以突然发作干咳、阵咳、顿咳,甚至呛咳,常伴有鼻塞、流涕、鼻痒等外感症状,或偏于寒,或偏于热,或偏于燥,中药常可轻药即愈。部分患者初期寻求他药治疗后,外感症状消失,咳嗽无严重发作,但仍对异味、污浊空气刺激等敏感,表现为咽部异物感、痒则咳嗽、偶有气急等症状,本虚渐显。以"痒"为主症,呛咳多见,类似风木之象,风邪上受,最易伤肺,杨霓芝临床组方多用疏风宣肺之荆芥、炙麻黄,理肺止咳之桔梗、杏仁、紫菀、百部等药。正如清代叶天士《临证指南医案》提出"风咳"的概念,并提出"若因风者,辛平解之"的治疗原则,故临床上也常加用白芍、白果、山萸肉等以收敛肺气,舒缓气道。

3. 慢性咳嗽 成人咳嗽病程8周以上,胸片无明显异常,以咳嗽为主要或唯一症状者,即通常所说的慢性咳嗽,归之于内伤咳嗽范畴。多与饮食、情志、他脏疾患等内生病邪及肺,或肺自病,复因外感等因素致迁延不愈、脏腑功能失调相关,表现为咳嗽反复发作,病势缠绵。《素问·咳论》云:"五脏六腑皆令人咳,非独肺也。"《景岳全书》认为:"咳嗽虽多,无非肺病。"人体以五脏为核心,各脏腑组织器官生理功能上相互制约、相互依存和相互为用,病理上相互影响,因此对慢性咳嗽的治疗应以"五脏相关"为关键切入点,既要"本于肺",又不能"限于肺"。杨霓芝对此类久咳,多以中医药状止固本处理。此外,病久多瘀,要重视以"祛瘀"治疗久咳,常在脏腑辨证的基础上再加用活血化瘀之品,开拓了临床治疗思路。

(三) 中医辨证论治方案

杨霓芝认为"内外合邪"是本病的主要发病机制,主张以邪正之间的消、长、进、退分析疾病,辨证论治。对于外感咳嗽,重视"风邪",或偏风热,或偏风寒,或偏风燥,总不离疏散肺经之风邪;对于内伤咳嗽,宗张景岳《景岳全书·杂证谟·咳嗽》所云"内伤之嗽,必起于阴分,盖肺属燥金,为水之母,阴损于下则阳孤于上,水涸金枯,肺苦于燥,肺燥则痒,痒则咳不能已也"。重视肺为娇脏、易伤于燥(外燥、内燥均易伤肺)的特点,重视"金水相生"大法在慢性咳嗽中的应用。临床常见证型如下:

1. 风热犯肺

证候特点:咳嗽,少许黄痰,咽痛微渴,常伴恶风身微热,头痛肢楚,鼻塞浊涕等表热证,舌苔薄黄,脉浮数。

治法:疏风清热,宣肺止咳。

推荐方剂:桑菊饮。

基本处方:桑叶15g,菊花10g,薄荷5g,桔梗10g,杏仁15g,甘草5g,连翘10g,芦根15g。水煎服。

加减法:表热甚者,加金银花 15g、荆芥 10g;咽喉疼痛,加射干 15g、牛蒡子 10~15g;痰黄稠,肺热甚者,加黄芩 10g、石膏 15~30g;口渴明显者,重用芦根到 30g,加生地 15g;夏令暑湿,加鲜荷叶 10g。

2. 风邪袭肺

证候特点:咳嗽气急,咽痒不适,咳痰不爽,或微有鼻塞清涕,恶寒发热,无汗等表证,舌苔薄白,脉浮或浮缓。

治法:宣肺疏表,祛痰止咳。

推荐方剂:止嗽散。

基本处方:荆芥 15g,杏仁 15g,紫菀 15g,白前 15g,百部 15g,桔梗 10g,陈皮 10g,甘草 5g。水煎服。

加减法:咳嗽较甚者,加旋覆花、浮海石化痰止咳;痒甚者,加僵蚕、蝉蜕祛风止痒;痰多胸闷、苔腻者,加半夏、茯苓、厚朴燥湿化痰;表证明显者,加防风、紫苏叶等加重宣肺解表之力;表寒未解,里有郁热,热为寒遏,咳嗽音嘎,气急似喘,痰黏稠,口渴心烦,或有身热者,加生石膏、桑白皮、黄芩解表清里,或改用麻杏石甘汤。

3. 痰瘀阻肺

证候特点:身热转甚,或壮热不寒,汗出烦躁,咳嗽气急,胸闷胸痛,咳吐浓痰,甚则喉间有腥味,口干咽燥,舌苔黄腻,脉滑数。

治法:清肺化痰,化瘀消痈。

推荐方剂:千金苇茎汤合泻白散。

基本处方:苇茎 30g,苡仁 15g,冬瓜仁 10g,桃仁 5g,地骨皮 15g,桑白皮 15g,炙甘草 5g。水煎服。

加减法:热毒甚,加金银花、蒲公英、紫花地丁等以加强清热解毒。大便秘结者,加大黄通腑泄热。咳痰黄稠,配瓜蒌、海蛤壳以清化痰热。痰浊阻肺,咳而喘满,咳痰浓浊量多,不得平卧者,加葶苈予以泻肺泄浊。口干等燥热伤津明显者,加芦根、天花粉等。

4. 肺肾阴伤

证候特点:咳嗽气喘,痰少质黏,或痰中血丝,或口干咽燥,常伴有午后潮热,手足心热,头晕目眩,舌红少苔,或舌上少津,脉细数。

治法:滋养肺肾,止咳化痰。

推荐方剂:百合固金汤。

基本处方:百合 30g,熟地 15g,生地 15g,当归 15g,白芍 15g,桔梗 15g,甘草 5g,玄参 15g,川贝母 15g,麦冬 15g。水煎服。

加减法:咳剧者,加杏仁、百部润肺止咳;若肺喘肺气上逆明显,加杏仁、五味子;黄痰量多,加胆星、瓜蒌、竹茹等清化热痰;若痰中带血,加焦山栀、丹皮、仙鹤草、藕节凉血止血,出血量多去桔梗;盗汗,加糯稻根、浮小麦等以敛汗;若久热久咳,可加用泻白散。

(四) 咳嗽用药特点分析

1. 止嗽散加减治疗各类咳嗽 杨霓芝常以止嗽散为基础方加减治疗咳嗽。方中以紫菀、百部为君,两药味苦,都入肺经,其性温而不热,润而不腻,皆可止咳化痰,对于新久咳嗽都能使用。桔梗味苦辛而性平,善于开宣肺气;白前味辛甘性亦平,长于降气化痰。两者协同,一宣一降,以复肺气的宣降,增强君药止咳化痰之力,为臣药。荆芥辛而微温,疏风解表;陈皮理气化痰,均为佐药。甘草调和诸药,合桔梗又有利咽止咳之功。正如《医学心悟》所说:"本方温润和平,不寒不热,既无攻击过当之虞,大有启门驱贼之势,是以客邪易散,肺气安宁,宜其投之有效欤!"对于新久咳嗽,咳痰不爽者,加减运用得宜,均可获效。兼有外感而见喷嚏、鼻塞、流涕者,多以三拗汤配合运用以加强宣发;兼燥而觉口鼻干燥、痰略不利者,加北沙参、款冬花以润肺;咳嗽频密、面红目赤者,杨霓芝认为是风阳扰肺,加僵蚕、地龙虫类药搜风通络。

2. 肺脏本弱,调养脾肾以助肺 杨霓芝以"外内合邪"认识本病,从"肺脏本弱"论治慢性咳嗽。慢性患者多咳嗽不甚,但多次出现进食生冷病情反复,咳嗽,少量白色泡沫痰,畏寒肢冷,这也是慢性咳嗽病情反复的最主要因素。《素问·咳论》指出:"其寒饮食入胃,从肺脉上至于肺,则肺寒。"胃阳虚则肺阳亦损,需温肺止咳。脾为肺之母脏,肾为肺之子脏,慢性咳嗽日久,患者肺、脾、肾之阳均渐虚。在治疗上需重视调补脾肾,以滋化源,常用党参、白术、淫羊藿之类,在温阳方面可用姜、辛,同时,在平常生活调适方面要顾护阳气,不食生冷,注意保暖,不可伤脾肾之阳。

3. 咳嗽日久,重视活血化瘀 杨霓芝宗杨士瀛《仁斋直指方论·咳嗽·咳嗽方论》"感风伤冷,挟热受湿,瘀血停水,与夫肺实肺虚,皆能壅痰而发嗽也"所论,认为久咳,或由瘀血作祟,常加用活血化瘀之品,如桃仁、丹参,契合"肺朝百脉"的生理特点,收到了较好的疗效。

三、杨霓芝治疗咳嗽经典验案二例

(一) 肺炎喘嗽案

李某,女,19岁,就诊日期:2015年7月23日。

主诉:咳嗽伴发热4天。

现病史:患者 4 天前无明显诱因开始咳嗽,咳痰,气急,发热。发热以下午及晚上为甚,峰值达 40℃,自服退热药后体温暂降退,之后身热再起。痰色黄质黏,口干,大便干结,仍能每日一排。无明显鼻塞,流涕症状。外院胸片提示右下肺肺炎。曾在社区给予输液治疗 3 天(具体用药不详),热仍未退,汗少。2015 年 7 月 23 日胸片提示右下肺炎。初诊症见神清,精神偏差,咳嗽、咳痰、黄色黏痰,身热,气急,口干,纳差,汗少而黏,小便黄,大便干,舌红苔黄干,脉滑数。

中医诊断:肺炎喘嗽(痰热郁肺)。

西医诊断:右下肺炎。

治法:清热解毒,泄肺祛痰。

处方:鱼腥草 15g,薏苡仁 15g,水牛角 30g,桃仁 5g,冬瓜仁 10g,苇茎 20g,路路通 10g,甘草 5g。共 2 剂,4 碗水浸泡 20 分钟后大火煮开,改文火煎至一碗半,2 小时内分 2 次服,另嘱买西瓜 1 个食用,热退后则勿服。

二诊(2015 年 7 月 25 日):服上方 2 剂及西瓜后热势减轻,峰值 38.3℃,咳嗽有所减轻,痰量减少,但痰质更黏,躺下仍有咳嗽,伴手足心热,胸闷,大便正常,舌红苔薄少,脉细滑。处方:上方去水牛角及鱼腥草,加桑白皮 10g、地骨皮 15g、旋覆花 10g,煎法如前,共 5 剂。

三诊(2015 年 7 月 30 日):患者体温正常,咳嗽明显减少,无痰,胃纳不振,口稍干,大便畅,舌红苔薄,脉细。处方调整如下:桑白皮 10g、党参 10g、北沙参 15g、怀山药 20g、麦冬 10g、玉竹 15g、甘草 5g、丹参 15g、鸡内金 15g。共 3 剂。

心得体会:此案,西医诊断为肺炎,给予输液治疗而未能退热,用中药反能效如桴鼓,其理全在辨证准确。患者已治 3 日,表证已解,唯有肺热之象,治以清热解毒、泻肺祛痰,以千金苇茎汤加水牛角清肺化痰通络。治疗发热类疾病,往往根据季节不同辨治,此患者发病在暑天,故佐以西瓜清解暑热、养阴生津,起到了显著的辅助效果,药后即热退咳减。再治,就恐西瓜寒冷,损伤肺之阳气,有咳嗽难以收尾之弊,故热退即不用西瓜。肺为娇脏,易伤阴,土为金母,子病则补其母,故以益养肺胃之法调摄善后。

(二) 慢性咳嗽案

梁某,女,54 岁,就诊日期:2017 年 2 月 24 日。

主诉:反复咳嗽半年,再发 1 周。

现病史:半年前无明显诱因开始出现咳嗽,为单声咳,以夜晚为主,有少量痰,白色,无发热,无余不适,自行服用多种药物,症状时轻时重,易于反复。1 周前再因受凉致咳嗽加重。2017 年 2 月 23 日查胸片提示:双肺纹理增粗。初诊症见:阵发性咳嗽,少量白痰,质黏,晨起较多,无发热,无鼻塞流鼻涕,无咽痛咽痒,无胸闷胸痛,纳可,二便常。舌质淡红,舌底脉络略迂曲,苔薄,舌根略厚,脉弦细。

中医诊断:咳嗽(风邪犯肺,痰瘀阻络)。

西医诊断:慢性咳嗽。

治法:疏风降气,理肺止咳。

处方:止嗽散。荆芥 15g,杏仁 15g,紫菀 15g,白前 15g,桔梗 10g,陈皮 10g,姜半夏 10g,前胡 10g,桃仁 5g,壁虎 10g,甘草 5g。5 剂。

二诊(2017 年 3 月 1 日):患者服药后咳嗽较前减轻,现仍有少量黄白黏痰,伴口干,咽痒,无咽痛,无胸闷,无胸痛,纳差,眠一般,大便干。舌质淡红,舌底脉络略迂曲,苔薄白,脉弦细。

处方:姜半夏 10g,杏仁 15g,紫菀 15g,白前 15g,陈皮 10g,前胡 10g,桃仁 5g,壁虎 10g,桑白皮 10g,木蝴蝶 10g,炙甘草 5g。5 剂。

三诊(2017 年 3 月 8 日):患者偶有咳嗽,无其他不适症状,纳食可,二便畅。舌淡红,苔薄,脉细。调整处方如下:姜半夏 10g,杏仁 15g,紫菀 15g,白前 15g,陈皮 10g,桃仁 5g,白术 10g,党参 10g,茯苓 15g,炙甘草 10g。巩固 5 剂,随访 3 个月,患者咳嗽未再发作。

心得体会:止嗽散以紫菀、百部为君,两药味苦,都入肺经,性温而不热,润而不腻,皆可止咳化痰,对于新久咳嗽都能使用。桔梗味苦辛而性平,善于开宣肺气;白前味辛甘性亦平,长于降气化痰。两者协同,一宣一降,以复肺气的宣降,增强君药止咳化痰之力,为臣药。荆芥辛而微温,疏风解表;陈皮理气化痰,均为佐药。甘草调和诸药,合桔梗又有利咽止咳之功。正如《医学心悟》所说:"本方温润和平,不寒不热,既无攻击过当之虞,大有启门驱贼之势,是以客邪易散,肺气安宁,宜其投之有效欤!"对于新久咳嗽,咳痰不爽者,加减运用得宜,均可获效。本患者咳嗽半年,肺气已伤,年已五旬,瘀阻肺络,复因外感,虽风邪不盛,仍致咳嗽加重。故初诊以止嗽散合化瘀化痰之品,并配壁虎搜肺络之风。二诊患者出现口干,考虑邪积有肺热之象,前方偏温,加用桑白皮清肺热。继则调理肺脾,以母子兼治善后,收到了较好的疗效。

(范 萍)

参考文献

1. 中华医学会呼吸病学分会慢性阻塞性肺疾病学组 . 慢性阻塞性肺疾病诊治指南(2013 年修订版)[J]. 中国医学前沿杂志(电子版),2014,6(2):67-80.

2. Eiryu Sakihara, Akira Kuriyama, Koya Okabe, et al. An unexpected cause of chronic cough in a young woman: Tachycardia-induced cardiomyopathy [J]. Am J Emerg Med, 2019, 37(3): 563. e5-563. e7.

3. Kamal Eldeirawi, Colin Kunzweiler, Shannon Zenk, et al. Associations of urban greenness with asthma and respire-tory symptoms in Mexican American children [J]. Ann Allergy Asthma Immunol, 2019, 122(3): 289-295.

4. 黄卓燕,张勉,高阳,等.喉源性咳嗽的相关病理改变与中医辨证的相关性研究[J].中国中西医结合耳鼻咽喉科杂志,2018,26(6):448-450,471.

第四节 不 寐

不寐,即失眠,是以经常睡眠异常为特征的一类病证。主要表现为入睡困难、较长时间不能进入睡眠,或者睡后眠浅易醒但醒后仍能复睡,或者睡后眠浅易醒但醒后不能再睡,或者睡得时间较短、醒得很早、醒后不能再睡,重则彻夜不寐。这种失眠,常给人们的正常工作、生活、学习和健康带来不利的影响,甚至是严重影响。

西医学将失眠分为原发性失眠和继发性失眠。通过临床症状,并结合整夜多导睡眠图(PSG)、事件相关诱发电位检查、体动记录仪、指脉血氧监测、甲状腺功能检查、性激素水平检查、肿瘤标记物检查、血糖检查、动态心电图夜间心率变异性分析、头部影像学检查等可以明确诊断。失眠的干预措施主要包括药物治疗和非药物治疗。药物治疗主要包括苯二氮䓬类受体激动剂、褪黑素受体激动剂和具有催眠效果的抗抑郁药。现在临床一般多选用地西泮(diazepam)、艾司唑仑(estazolam)、阿普唑仑(alprazolam)、佐匹克隆(zopiclone)、艾司佐匹克隆(eszopiclone)、唑吡坦、唑吡坦控释剂(zolpidem-CR)、雷美尔通等。非药物治疗包括饮食疗法、芳香疗法、按摩、顺势疗法、光照疗法和心理行为治疗。对于病因比较明确的继发性失眠还要积极治疗原发疾病。对于共病精神障碍患者,应该由精神科执业医师按专科原则治疗和控制原发病,在应用失眠药物的同时配合应用抗抑郁药(如多塞平、阿米替林、米氮平或帕罗西汀等)。

一、中医药治疗本病的概况

不寐在《黄帝内经》中称为"不得卧""目不瞑"。《黄帝内经》最早认识到胃肠功能失调会导致失眠。如《素问·逆调论》:"阳明者胃脉也,胃者,六腑之海,其气亦下行,阳明逆,不得从其道,故不得卧也。《下经》曰‘胃不和则卧不安’,此之谓也’。”《伤寒论》及《金匮要略》将其病因分为外感和内伤两类,提出“虚劳虚烦不得眠”的论述,并创制了治疗不寐的具体方剂,如酸枣仁汤、栀子豉汤。如《伤寒论》第76条曰:“虚烦不得眠,若剧者,必反复颠倒,心中懊恼,栀子豉汤主之。”《金匮要略·血痹虚劳病脉证并治》曰:“虚烦虚劳不得眠,酸枣汤主之。”

明清时期对“不寐”有了更深入的研究,王肯堂在《黄帝内经》的基础上,重视从阴阳不交分析不寐的机制。《类证治裁·不寐》云:“阳气自动而之静,则寐;阴气自静而之动,则寤。不寐者,病在阳不交阴也。”张景岳将不寐病机概括为有邪、无邪两种类型。邪气包括痰火、寒水、食积、肝郁气滞等,无邪则包括气虚、血虚、脾气亏虚、肾阴亏虚、肾精亏虚等。如《景岳全书·杂证谟·不寐》曰:“如痰如火,如寒气水气,如饮食忿怒之不寐者,此皆内邪滞逆之扰也……思虑劳倦,惊恐忧疑,及别无所累而常多不寐者,总属真阴精血之不足,阴阳不交,而神有不安其室耳。”又说:“无邪而不寐者,必营气之不足也,营主血,血虚则无以养心,心虚则神不守舍。”李中梓也从有邪和无邪论述不寐,有邪包括痰邪、水停、食积等,无邪包括气虚和阴虚。他说:“不寐之故,大约有五:一曰气虚,一曰阴虚,一曰痰滞,一曰水停,一曰胃不和。”戴原礼认识到阳气亏虚也可以导致不寐。如《证治要诀》说:“年高人阳衰不寐。”王清任擅长以活血化瘀法治疗不寐。《医林改错》用血府逐瘀汤治疗如下疾病:头痛,胸疼,胸不任物,胸任重物,天亮出汗,食自胸右下,心里热(名曰灯笼病),瞀闷,急躁,夜睡梦多,呃逆(俗名打咯式),饮水即呛,不眠,小儿夜啼,心跳心忙,夜不安,俗言肝气病,干呕,晚发一阵热。

现代中医在上述医家理论指导下,主要采用中药煎服进行辨证治疗,将不寐分成肝火扰心、痰热扰心、瘀血阻滞、食停胃脘、心脾两虚、心肾不交、心胆气虚等证型给予辨证论治。常用方剂有龙胆泻肝汤、黄连温胆汤、血府逐瘀汤、越鞠保和丸、归脾汤、交泰丸、安神定志丸、酸枣仁汤等。现代中医也擅长应用针灸疗法治疗不寐证。针灸疗法常用体针疗法和耳针疗法。体针主要针刺神门、三阴交两个穴位。心脾亏虚者可选加心俞、厥阴俞、脾俞等;肾亏者选加心俞、肾俞、太溪等;肝火上扰者选加肝俞、间使、太冲等;脾胃不和者选加胃俞、足三里等。针刺手法常用平补平泻。耳针主要穴位为皮质下、交感、心、脾、肾、内分泌、神门等;每次选2~3穴,中强刺激,留针20分钟。现代中医也有的应用穴位外敷治疗不寐病证。如有的中医用吴茱萸9g,米醋适量,将药捣烂后用醋调成糊状,贴敷于两足心的涌泉穴,24小时取下。现代中医同时非常重视精神调摄和睡眠卫生治疗不寐病证。对患者开展心理情志调整,使其克服过度的紧张、兴奋、焦虑、抑郁、惊恐、愤怒等不良情绪,做到喜怒有节,保持精神舒畅,尽量以放松的、顺其自然的心态对待,以便能更好地睡眠。帮助患者建立有规律的作息制度,从事适当的体力活动或体育健身活动。教育患者养成良好的睡眠习惯,晚餐要清淡,不宜过饱,更忌浓茶、咖啡及吸烟,睡前避免从事紧张和兴奋的活动,养成定时就寝的习惯。另外,告诫患者要注意睡眠环境的安宁,床铺要舒适,卧室光线要柔和,减少噪音,去除各种可能影响睡眠的外在因素。

二、杨霓芝临证经验

(一) 病因病机的认识

本病常因情志失常、饮食不节、劳逸失调、病后体虚等因素导致心神功能异常所致。上述因素多导致肝郁气滞、肝郁化火、心气郁滞、心郁化火、痰热内阻、湿热内生、食积内停、水饮内停、心气亏虚、心血亏虚、心阴亏虚、脾胃虚弱、肾阴亏虚、肾阳亏虚、肾精亏虚、肺气郁滞、肺气上逆、痰热阻肺等,最终再引起心神失养而失眠。

(二) 中医治疗切入点

1. 围绕心神失调进行辨证论治　失眠的病位在心,但与其他脏腑肝脾肺肾胃肠等皆有密切关系。因此,治疗失眠不可过分拘执于心脏本身,而是要放眼其他四脏进行辨证论治。只有这样,治疗失眠才有可能有良好的疗效。例如临床上常见心肝火旺证、心脾两虚证、心肾不交证等复合证型。

2. 辨证论治要注意分辨虚实　在对失眠进行辨证论治的过程中,要注意分辨虚实。脉有力者为实证,脉无力者为虚证。再结合其他四诊,加以综合判断。实证以泻为主,虚证以补为主,虚实夹杂者补泻兼施。例如肝郁化火,导致心火亢盛、心神不安者,治疗当清泻心肝火热为主;脾气亏虚,不能运化气血导致心血亏虚、心神失养者,治疗当补脾益气、滋养心血为主;脾气亏虚,内生痰湿导致心脾两虚、痰湿扰心、心神不安者,治疗当补脾益气、滋养心血、化痰除湿并举。

(三) 中医辨证论治方案

杨霓芝认为本病有虚有实,辨证论治要注意分辨虚实,同时要考虑不同脏腑对心神的影响。虚者补之,实者泻之,虚实夹杂者补虚泻实并举。实证泻其有余,如清泻心火、清化痰热、消导和中;虚证补其不足,如益气养血、健脾补肝益肾。建议将本病分成以下 4 种证型论治。

1. 心火郁滞证

证候特点:不易入睡,甚则彻夜不眠,心中烦躁不安,口苦而干,小便短赤,大便干燥,舌边尖红苔薄黄干燥,脉沉数有力。

治法:清透心火。

推荐方剂:栀子豉汤。

基本处方:淡豆豉、生栀子、莲子心、连翘、薄荷、竹叶、滑石、生甘草、玄参、麦冬、水牛角丝、金银花等。

2. 痰热扰心

证候特点:不易入睡,甚则彻夜不眠,心中烦躁不安,胸闷脘痞,泛恶嗳气,头晕目眩,舌偏红苔薄黄细腻干燥,脉滑数有力。

治法:清化痰热。

推荐方剂:黄连温胆汤合二母丸。

基本处方:陈皮、清半夏、茯苓、枳实、竹茹、黄连、黄芩、桑白皮、瓜蒌、知母、玄参、生牡蛎、浙贝母、夏枯草、鲜竹沥、葶苈子、冬瓜子、牛蒡子。

3. 心脾两虚

证候特点:不易入睡,睡眠浅易醒,心悸健忘,神疲食少,头晕目眩,四肢倦怠,腹胀便溏,面色少华,舌淡苔薄,脉细无力。

治法:补益心脾。

推荐方剂:归脾汤。

基本处方:党参、生黄芪、白术、甘草、当归、远志、酸枣仁、茯神、龙眼肉、木香。

4. 心肾不交

证候特点:不易入睡,甚则彻夜不眠,心中烦躁不安,头晕耳鸣,腰膝酸软,潮热盗汗,五心烦热,咽干少津,男子遗精,女子月经不调,舌红少苔,脉细数。

治法:滋阴降火,交通心肾。

推荐处方:六味地黄丸合交泰丸加减。

基本处方:生地黄、山萸肉、山药、泽泻、茯苓、丹皮、黄连、肉桂。

(四) 失眠用药特点分析

1. 活血化瘀贯彻始终　治疗失眠,从治疗之初就要注意活血化瘀。也就是说,活血化瘀贯彻治疗失眠的始终。因为失眠的发生大都是长期疾病积累形成的,而中医认为久病多瘀。无论心火郁滞、痰热扰心、湿热扰心、心脾两虚、心肾不交等证在其引起失眠前,大都经历了一个相当长的形成过程。在形成过程中,上述这些病证也就逐渐形成了瘀血。同时,由于失眠容易引起患者焦虑抑郁,肝气不疏,且肝气不疏日久,也容易导致血液郁滞,而瘀血一旦产生,心脏血行郁滞,进而导致心神不得安宁,成为发生失眠的重要原因。因此,杨霓芝治疗失眠非常重视活血化瘀,将活血化瘀贯彻治疗失眠的始终。

2. 疏肝解郁贯彻始终　情志异常、肝郁气滞常常是产生失眠的一个重要始动因素。由于肝郁气滞,可以导致心血郁阻,心血郁阻则心神不安而导致失眠;由于肝郁气滞,可以化火导致心火郁阻,心火郁阻则扰动心神而导致失眠;由于肝郁气滞,可以导致脾胃虚弱,脾胃虚弱则可以导致心血亏虚,心血亏虚不能安养心神而导致失眠;由于肝郁气滞,可以导致水液停留而酿痰,痰既可停留心中,也可停留肺中,也可以停留胃脘,无论痰停留何处,都可以扰动心神导致失眠。失眠一旦产生,患者更容易焦虑郁闷,反过来又会加重肝郁气滞,形成恶性循环。可见,肝郁气滞常常是产生失眠的重要始动因素,而且贯穿失眠疾病的全过程。因此,杨霓芝治疗失眠非常重视疏肝解郁,将疏肝解郁贯穿治疗失眠的始终。

3. 安神定志贯彻始终　无论治疗失眠的虚证还是实证,杨霓芝始终重视应用安神药,以使患者的失眠能够得到迅速改善。虚证既可配伍养心安神药,也可配伍重镇安神药。实证则多配伍重镇安神药。养心安神药有五味子、浮小麦、酸枣仁、柏子仁等;重镇安神药多配伍龙齿、珍珠母、生龙骨、生牡蛎、磁石、珍珠末等。如果伴有痰邪,则多配伍远志、石菖蒲、生牡蛎、浙贝母、竹沥、竹茹等药化痰开窍。

三、杨霓芝治疗失眠经典验案二例

(一) 心脾两虚案

冼某,44 岁,男,就诊时间:2012 年 1 月 13 日。

病史:失眠 1 个月。近 1 年来由于工作劳累,又兼心情不好,逐渐导致睡眠不好。初诊症见:失眠,入睡困难,睡眠浅易醒,心悸气短,纳呆食少,双侧耳鸣,夜间明显,精神疲倦,面色萎黄,四肢乏力,舌淡红胖有齿痕,苔薄黄略腻,脉弦细无力。检查:神清,双侧瞳孔等大等圆,直径约 3mm,四肢肌力正常,心肺等各项检查大致无异常。

中医诊断:不寐(心脾两虚证)。

西医诊断:失眠。

治法:健脾益气,疏肝解郁,活血化瘀,养心安神。

处方:归脾汤加减。药物:黄芪 20g,熟党参 15g,白术 15g,熟地黄 20g,当归 15g,白芍 15g,茯神 20g,酸枣仁 20g,合欢皮 15g,郁金 15g,延胡索 20g,甘草5g。7剂,每日1剂,水煎服。同时配服养心安神口服液,每次20ml,每日3次,7天。

二诊(2012年1月20日):上药服后睡眠有所好转,尤其是睡眠变得深沉了。精神疲倦、纳呆食少、四肢乏力也有所改善。双侧耳鸣无明显变化。上方合用栀子豉汤清透心火。方药:黄芪20g,熟党参15g,白术15g,熟地黄20g,当归15g,白芍15g,茯神20g,酸枣仁20g,合欢皮15g,郁金15g,延胡索20g,甘草5g,淡豆豉15g,生栀子30g。每日1剂,水煎服。

三诊(2012年2月1日):上药服后入睡较前容易,除双侧耳鸣外,其他方面都有明显改善。患者诉说咽喉有堵塞感,有时吐白黏痰。上方加远志、石菖蒲化痰开窍安神。方药:黄芪20g,熟党参15g,白术15g,熟地黄20g,当归15g,白芍15g,茯神20g,酸枣仁20g,合欢皮15g,郁金15g,延胡索20g,甘草5g,淡豆豉15g,生栀子30g,远志10g,石菖蒲15g。每日1剂,水煎服。

四诊(2012年2月11日):睡眠基本正常,心悸气短、纳呆食少、精神疲倦、四肢乏力基本消失。双侧耳鸣无明显变化。嘱咐其按照上述方药继续服用2周,如果睡眠正常则可停药。告诫患者要注意生活规律,保持情绪稳定。

心得体会:纳呆食少、精神疲倦、气短、面色萎黄、四肢乏力、舌淡红胖有齿痕、脉无力,为脾气亏虚之征;失眠、入睡困难、睡眠浅易醒、心悸、舌淡苔薄、脉细无力,为心血亏虚之征。故诊断为心脾两虚证。所以,用经典处方归脾汤加减化裁。方中生黄芪、熟党参、白术健脾益气;熟地黄、当归、白芍养心血。杨霓芝治疗失眠,主张活血化瘀贯彻始终,疏肝解郁贯穿始终,安神定志贯穿始终。故方中用郁金、延胡索活血化瘀,用合欢皮疏肝解郁,用茯神、酸枣仁养心安神。养心安神口服液由酸枣仁、莲子肉、枸杞子、浮小麦、大枣等养血安神药物组成。杨霓芝配伍应用养心安神口服液,目的是加强养心血和安神的作用。

(二)气血两虚,痰浊阻滞案

方某,66岁,女,就诊时间:2012年2月15日。

病史:反复眠差2个月余。既往有高血压1年,最高达160/92mmHg,目前服用代文80mg/d,血压控制可。初诊症见:失眠,难以入睡,睡眠浅、容易惊醒,心悸,头晕目眩,四肢倦怠,面色少华,胃中泛酸水,纳可,大便日一行,头稍干结,舌淡红苔薄白干燥,脉左寸弱。检查:神清,双侧瞳孔等大等圆,直径约3mm,四肢肌力正常,心肺等各项检查大致无异常。

中医诊断:不寐(气血两虚,痰浊阻滞证)。

西医诊断:失眠,高血压。

治法:补益气血,疏肝解郁,化痰止惊,镇心安神。

处方:补益气血自拟方化裁。药物:生黄芪 15g,熟党参 15g,山药 15g,黄精 15g,郁金 15g,合欢皮 15g,茯神 15g,煅龙骨 20g(先煎),煅牡蛎 20g(先煎),甘草 5g。7 剂,每日 1 剂,水煎服。同时配服养心安神口服液,每次 10ml,每日 3 次,7 天。珍珠末 0.3g,每天晚上睡觉前冲服 1 次,7 天。

二诊(2012 年 2 月 23 日):服用上药后,睡眠浅容易惊醒有所改善。心悸、头晕目眩、四肢倦怠、面色少、胃中泛酸水都有所好转。入睡仍困难,大便头仍稍干结。此是内有心火郁滞和胃肠津亏之征,上方合用栀子豉汤和增液汤。方药:生黄芪 15g,熟党参 15g,山药 15g,黄精 15g,郁金 15g,合欢皮 15g,茯神 15g,煅龙骨 20g(先煎),煅牡蛎 20g(先煎),甘草 5g,淡豆豉 15g,生栀子 15g,生地 10g,玄参 30g,麦冬 30g。7 剂,每日 1 剂,水煎服。同时配服养心安神口服液,每次 10ml,每日 3 次,7 天。珍珠末 0.3g,每天晚上睡觉前冲服 1 次,7 天。

三诊(2012 年 3 月 1 日):服用上药后,入睡较为容易。其他症状都有所改善。嘱咐其按照上述方药继续服用 2 周,如果睡眠正常则可停药。告诫患者要注意生活规律,保持情绪稳定。

心得体会:四肢倦怠、面色少华、头晕目眩、胃中泛酸水、舌淡苔薄白,为气血亏虚之征。失眠、心悸、睡眠浅、左寸弱,为心血亏虚之征;失眠、心悸、容易惊醒,为心血亏虚夹有痰邪之征。故诊断为气血两虚兼有痰邪证。应用补益气血自拟方化裁。方中生黄芪、熟党参补气,山药、黄精养阴补血,合欢皮疏肝解郁,郁金活血化瘀兼化痰,茯神、煅龙骨、煅牡蛎、珍珠末养心安神和镇心安神并举,同时兼有化痰作用。全方共奏补益气血、疏肝解郁、活血化瘀、化痰止惊、镇心安神之功。养心安神口服液由酸枣仁、莲子肉、枸杞子、浮小麦、大枣等养血安神药组成。杨霓芝配伍应用养心安神口服液,目的是加强养心血和安神的作用。

(张再康)

参考文献 ●

1. 郭丽娜,海英．原发性失眠相关标准及量表的选择与应用[J]．江西中医药,2019,50(2):77-80.

2. 黄卓燕,张勉,高阳,等．喉源性咳嗽的相关病理改变与中医辨证的相关性研究[J]．中国中西医结合耳鼻咽喉科杂志,2018,26(6):448-450,471.

3. 黄明朝．分析止嗽降气汤治疗慢性咳嗽的临床应用效果[J]．中国卫生标准管理,2018,9(23):92-94.

4. 王玉民．失眠的中医药治疗研究进展[J]．光明中医,2018,33(24):3767-3770.

5. 汤爱萍. 老年失眠患者睡眠影响因素与护理对策分析[J]. 世界睡眠医学杂志,2018,5(12):1436-1438.

第五节 胸　痹

胸痹是指以胸部闷痛,甚则胸痛彻背,喘息不得卧为主症的一种疾病。轻者仅感胸闷如窒,呼吸欠畅;重者则有胸痛;严重者心痛彻背,背痛彻心。中医胸痹概念与西医学之冠状动脉粥样硬化性心脏病相似。

冠状动脉粥样硬化性心脏病简称冠心病,是我国造成死亡的主要原因之一,近20年来发病率有明显上升趋势。冠心病的病因与发病机制至今还没有完全清楚,临床上主要表现为心绞痛、心肌梗死、心律失常、心源性休克、心力衰竭或心室壁破裂。冠心病的西医学治疗目前分为内科药物治疗、介入治疗和外科治疗3类。

一、中医药治疗本病的现状

胸痹的临床表现最早见于《黄帝内经》,其中医治疗是一个长期的过程,存在不同的预后转归,而其西药治疗亦是终生治疗的过程。针对本病,中医治疗如何介入是每个医师面临的问题。近年来的研究证实,中医药可以减轻胸痹的临床症状,改善介入治疗及外科治疗术后患者的生存质量。

在病因病机方面,目前多数医家认为本病证的发生多与寒邪内侵、饮食失调、情志失节、劳倦内伤、年迈体虚等因素有关。其病机有虚实两方面,实为寒凝、血瘀、气滞、痰浊、痹阻胸阳,阻滞心脉;虚为气虚、阴伤、阳衰,肺、脾、肝、肾亏虚,心脉失养。在本病证的形成和发展过程中,大多先实而后致虚,亦有先虚而后致实者。

治疗上,复方丹参滴丸、速效救心丸、参附注射液等均对本病有肯定的疗效,但缺乏高水平的临床研究证据,而川芎注射液、参芎注射液、杏芎注射液、丹红注射液、血栓通胶囊等亦有文献报道有一定的疗效。在选择中药复方治疗本病方面,血府逐瘀汤、柴胡疏肝散、瓜蒌薤白半夏汤、枳实薤白桂枝汤、生脉散、炙甘草汤、参附汤等均为文献报道较多的汤剂。

二、杨霓芝临证经验

(一) 病因病机的认识

杨霓芝认为"气虚血瘀"为本病的基本病机。病变早中期多为脾肾气虚,浊毒内壅,后逐渐出现心气(阴)亏虚,至晚期则心肾阳虚,症见胸闷、浮肿、心悸、喘促;气为血之帅,气虚则血行瘀滞,而致血瘀、脉道不通,见面色晦暗,舌苔重浊,胸闷、气短,甚至喘满。

在本病病程中,水湿、湿热及瘀血为标,标实中尤以瘀血为重。原因如下:①因虚致瘀,因瘀致虚。本病患者脾肾气(阳)亏虚,脾气虚无力散精,肾气虚无力固摄,精微物质下泄,病情缠绵难愈。②因湿致瘀,所谓水道不利,气滞血瘀。脾主运化,肾主水,脾肾亏虚,水湿泛滥,阻滞气机,水道运行不利,血行缓慢而成瘀。

故在本病的病程中存在不同程度的瘀血状态。"虚"与"瘀"均贯穿本病的始终。

(二)中医治疗切入点

1. 分期论治,多手段改善预后 由于胸痹的各个阶段证候特征不同,对胸痹患者应重视分期辨证论治。基于本病病机为本虚标实,虚实夹杂,发作期以标实为主,缓解期以本虚为主的特点,其治疗原则应先治其标,后治其本,先从祛邪入手,然后再予扶正,必要时可根据虚实标本的主次兼顾同治。标实当泻,针对气滞、血瘀、寒凝、痰浊而疏理气机,活血化瘀,辛温通阳,泄浊豁痰,尤重活血通脉。本虚宜补,权衡心脏阴阳气血之不足,有无兼肺、肝、脾、肾等脏腑亏虚,补气温阳,滋阴益肾,纠正脏腑偏衰,尤重补益心气不足。对于真心痛,必须辨清证候的重危顺逆,一旦发现脱证先兆,必须早投益气固脱之品。

2. 治本重视以肾为本 胸痹属本虚标实之病证。本虚指心、肺、肝、脾、肾等脏腑气血阴阳亏虚。脏腑亏虚,其本在肾。肾为先天之本,"五脏之阴,非此不能滋",心血依赖肾精化生。肾又内寄元阳,为一身阳气之源,"五脏之阳,非此不能发",肾阳旺盛,则心阳振奋,鼓动有力,血行通畅。临床胸痹好发于中老年人,此时人之肾气逐渐衰弱,可见该病的发生与肾虚有着必然联系。年老肾亏,肾阳不能蒸腾,可致心阳虚衰,行血无力,久而气滞血瘀,亦可致脾土失温,气血化源不足,营血亏少,脉道不充,血行不畅,发为胸痹。杨霓芝在胸痹临床证治中,重视补肾固本,尤其在胸痹的缓解期,常以首乌、枸杞子、女贞子、墨旱莲、当归、白芍等滋肾阴,用黄精、菟丝子、山萸肉、杜仲、桑寄生等补肾气,以桂枝、补骨脂等温肾阳。

(三)中医辨证论治方案

杨霓芝认为胸痹属本虚标实之病证,其治疗原则应先治其标,后治其本,先从祛邪入手,然后再予扶正,必要时可根据虚实标本的主次兼顾同治。建议将本病分为3种证型论治。

1. 心肾气虚

证候特点:胸闷气短,神疲乏力,心悸而痛,面浮肢肿,面色㿠白,或有畏寒,四肢欠温,舌质淡胖、边有齿痕,苔白或腻,脉虚无力。

治法:益气温阳,通络利水。

推荐方剂:肾气丸合瓜蒌薤白白酒汤加减。

基本处方:黄芪 20g,熟地黄 10g,山药 15g,山萸肉 15g,泽兰 10g,茯苓皮 30g,丹皮 10g,熟附子 10g(先煎),桂枝 10g,瓜蒌 10g,薤白 10g,生姜皮 10g,炙甘草 5g。

2. 心肾气阴两虚

证候特点:心胸隐痛,时作时休,心悸气短,动则益甚,倦怠乏力,声息低微,面色㿠白,易汗出,自汗或盗汗,腰膝酸软,口干,舌红少苔,脉细数无力或结代。

治法:益气养阴,活血通脉。

推荐方剂:生脉饮合桃红四物汤加减。

基本处方:熟地黄 20g,太子参 15g,麦冬 15g,五味子 10g,黄芪 30g,丹参 30g,茯苓 30g,桃仁 15g,红花 15g,当归 15g,川芎 15g,白芍 15g。

3. 心肾阳虚

证候特点:心悸而痛,胸闷气短,动则更甚,自汗,面色㿠白,神倦畏寒,四肢欠温或肿胀,舌质淡胖、边有齿痕,苔白或腻,脉沉迟细。

治法:温阳补气,振奋心阳。

推荐方剂:参附汤合右归饮加减。

基本处方:人参 15g,附子 10g(先煎),熟地黄 15g,山药 15g,山茱萸 3g,枸杞子 15g,甘草 5g,杜仲 10g,肉桂 5g。

(四)胸痹用药特点分析

1. 活血化瘀贯穿始终 杨霓芝认为瘀血为本病最常见及关键的病理产物及致病因素。气为血之帅,气行则血行,气滞则血瘀。心肾气(阳)虚衰推动无力,加之久病,血行不畅而致瘀血阻滞。另外《血证论》曰"病水者亦未尝不病血",君相不生,水湿泛滥,阻滞气机,水道运行不利,血行缓慢而成瘀。同时瘀血阻络,心脉不通,心阳进一步受损。临床上见瘀血内阻明显,如心胸窒闷而痛,舌暗、边有瘀斑、点,脉弦或涩,治应活血理气,联合桃红四物汤或血府逐瘀汤加减,或予丹参片、复方丹参滴丸活血化瘀。注意避免使用破血之品以损伤正气。

2. 顾护中焦脾气,调理气机 清代李用粹《证治汇补》曰:"五脏之精华,悉运于脾,脾旺则心肾相交。"明代王肯堂《证治准绳》曰:"脾上交于心,下交于肾。"杨霓芝强调治疗胸痹尤其合并有肾病时需处处顾护中焦脾气,脾气得旺,浊阴可升,清气可降,心肾得以交通,故处方中多使用或重用茯苓、白术、党参等四君子汤加减,且用药多平淡和缓。

3. 常用药对治疗　药对是方剂配伍的核心,杨霓芝在临床上常选用药对治疗本病,取得不错疗效。

(1) 黄芪配田七:黄芪,甘,微温,归肺、脾经,兼具益气健脾、活血化瘀的功效。三七,又名田七,甘、微苦,温,归肝、胃经,能散瘀止血,消肿定痛。《本草纲目拾遗》云:"人参补气第一,三七补血第一,味同而功亦等,故称人参三七,为中药之最珍贵者。"黄芪和三七分别为益气健脾法和活血化瘀法的代表中药,二药配伍是益气活血法的代表。杨霓芝根据此原理制成复方三芪口服液,临床研究证实以黄芪、三七为主要成分的三芪口服液具有拮抗血管内皮损伤的作用。

(2) 黄芪配当归:黄芪、当归这一药对历史悠久,最有名者当属"当归补血汤",体现了"以无形之气,补有形之血"的治疗理念。黄芪与当归配伍蕴含气血的辨证关系。黄芪补脾气、益肺气,是气中之要药,当归善补阴血,为血分之要药,基于"从阳引阴,从阴引阳"的理论基础,配伍药量比例得当则可起到气血双补的功效。研究显示,黄芪、当归能通过提升心肌缺血再灌注损伤引起的血压降低、增加心肌收缩功能及舒张功能,这是对益气功效的体现,临床上用于减轻心肌缺血、缺氧程度,改善微循环及血液流变学,提高心肌灌注量,是对生血功效的证实。黄芪、当归配伍还能促进血管新生,对大鼠血管再狭窄有抑制作用。基于本病血瘀贯穿始终,杨霓芝常选用黄芪、当归这一药对治疗胸痹。

三、杨霓芝治疗胸痹经典验案一例

脾肾气虚,水湿瘀阻案

蔡某,男,42 岁,2016 年 11 月 23 日初诊。

病史:患者既往冠心病病史,2014 年于深圳市人民医院行经皮冠状动脉球囊扩张术 + 冠状动脉支架植入术,术后维持阿司匹林抗凝治疗。患者既往高血压病史 10 余年,现口服厄贝沙坦、氨氯地平控制血压,近期血压控制良好。既往蛋白尿病史 10 余年,未行肾穿刺活检。初诊症见:精神疲倦,时有胸闷,肢体、颜面、腹部未见明显浮肿,稍畏寒,四肢欠温,无头晕头痛,无腹胀腹痛,口干,纳眠一般,大便 1~2 次/d,小便尿不尽感,夜尿 2~3 次,舌淡红,苔黄厚腻,脉弦、尺弱。

中医诊断:胸痹(脾肾气虚,水湿瘀阻);尿浊(脾肾气虚,水湿瘀阻)。

西医诊断:冠状动脉粥样硬化性心脏病介入治疗术后,慢性肾脏病3期。

治法:益气温阳,通络利水。

方药:黄芪20g,制山萸肉10g,菟丝子30g,丹参15g,泽兰15g,制首乌15g,当归5g,白芍15g,桃仁5g,白术15g,甘草3g。每日1剂,水煎服。

二诊(2016年12月14日):精神疲倦好转,仍时有胸闷,肢体、颜面、腹部未见明显浮肿,稍畏寒,四肢欠温,无头晕头痛,无腹胀腹痛,口干,纳眠一般,大便硬,1~2次/d,小便尿不尽感,夜尿2~3次,舌淡红,苔黄,脉弦、尺弱。处理:治法同前。方药:黄芪15g,丹参15g,泽兰15g,制首乌15g,女贞子15g,白芍15g,桃仁5g,白术15g,甘草3g。每日1剂,水煎服。

三诊(2016年12月28日):精神疲倦好转,无胸闷,稍畏寒,四肢稍欠温,口干,纳眠一般,大便正常,1~2次/d,小便尿不尽感,尿频,夜尿2~3次,舌淡红,苔微黄,脉弦、尺弱。处理:治法同前。方药:黄芪15g,丹参15g,泽兰15g,制首乌15g,女贞子15g,当归10g,桃仁5g,白术15g,甘草3g。每日1剂,水煎服。

心得体会:本案为中年男性,既往西医诊断"冠心病"明确,初诊之时胸闷症状明显,有畏寒、四肢欠温之状,结合舌淡红,苔黄厚腻,脉弦、尺弱之舌脉象,辨证为脾肾气虚、水湿瘀阻,并根据辨证拟定标本兼治的治疗原则,以益气温阳、通络利水为治法。处方以黄芪为君药,有补气以摄血、补气以行血滞之功;山萸肉、菟丝子均入肝肾之经,二者相须为用,可加强补肾之功;丹参归心、肝经,活血祛瘀,作用平和,活血而不伤正;泽兰主入肝、脾两经,活血化瘀,平和不峻,能治水肿,破瘀血;制首乌入肝、肾经,功能补血固肾;当归甘温质润,可助黄芪补血之力,又可行脉道之滞;白芍养血柔肝,疏利气机,又能收正气;桃仁功善活血祛瘀,用于血瘀证,祛瘀力较强,但有破血之功;白术入脾、胃经,擅补气健脾,燥湿利水,为治脾虚之要药,治痰饮、水湿之良药。统观首诊全方,以黄芪为君药,臣以山萸肉、菟丝子补肝肾而益精血,加以制首乌、当归、白芍补血敛气、活血祛瘀,辅以丹参、泽兰、桃仁破血祛瘀。君臣相伍,补脾肾,益精血,祛瘀血。从用量分析,补脾肾药居多,活血药较轻,其立方之旨,在于强调活血化瘀并将"益气活血法"贯穿治疗始末的蕴意之中,又重视顾护中焦脾气,避免大量使用动血、破血之品,以免伤及正气。经数次随诊治疗,患者胸闷症状逐渐消失,病情改善明显。

(郑 远)

参考文献

1. 陈孝平,汪建平.外科学[M].8版.北京:人民卫生出版社,2013:314-316.

2. 陈志强,谭志健.中西医结合外科学[M].3版.北京:科学出版社,2018:306-308.

3. Yu Lin,Yunfei Wang,Dongqun Lin,et al. Efficacy and safety of Huxin Formula in patients after CABG:a multicenter double-blind randomized clinical trial [J]. Forsch Komplementmed,2014,21(6):351-359..

4. 江巍,阮新民,林宇,等.生脉散对冠心病冠脉搭桥术后患者生存质量改善作用的临床观察[J].上海中医药杂志,2005,39(9):3-6.

第六节　痹　　证

痹证是指人体肌表、经络因感受风、寒、湿、热等引起的以肢体关节及肌肉酸痛、麻木、重着、屈伸不利,甚或关节肿大灼热等为主症的一类病证。痹,即痹阻不通。西医学认为凡侵犯肌肉骨骼系统(如关节、肌肉、韧带、肌腱、滑囊等)以疼痛为临床表现之一的疾病均属于风湿病范畴,如痛风性关节炎、类风湿关节炎、骨关节炎等等;西医学所称的风湿性疾病在病变部位、病理和临床表现等方面,与中医痹证相似。针对以肌肉骨骼系统有关疼痛的西医治疗,包括药物治疗、外科治疗和心理康复治疗等。常用的主要药物如包括非甾体抗炎药(NSAID)、缓解病情抗风湿药(DMARD)、糖皮质激素、植物药制剂等等。如痛风性关节炎急性期以秋水仙碱、非甾体抗炎药、小剂量糖皮质激素,类风湿关节炎以非甾体抗炎药、缓解病情抗风湿药、小剂量糖皮质激素、甲氨蝶呤、生物制剂等,骨关节炎以非甾体抗炎药治疗为主,后期关节肿大变形则以手术治疗为主。

一、中医药治疗痹证的现状

中医药在痹证的诊疗研究方面已取得较大进展。已往对本病病因病机的认识均强调"风寒湿三气杂至,合而为痹",现代许多医家重视正气虚弱、卫表不固、气血不足、肝肾亏损等在本病发病中的作用,着重于扶正祛邪。治疗目前仍以辨证治疗为主。风盛行痹治用防风汤加减,寒盛痛痹方用乌头汤加减,湿盛着痹选用薏苡仁汤加减,风湿热痹可选白虎加桂枝汤加减,湿热伤阴之痹则选《金匮要略》治疗风湿历节之桂枝芍药知母汤加减,肝肾亏虚之痹则用独活寄生汤加减。有以专病用专方再辨证加药,也有用验方单味药者,还有采取药浴、针灸、按摩、药棒、磁疗、蜡疗、水疗、激光、音乐脉冲电疗等多种治法者,都取得了一定的疗效。

此外,因本病多变且易反复,现提倡重视预防与调护的重要意义。注意饮食结构、营养合理、适当锻炼、增强体质、减肥等对本病有非常正面的作用。同时,注意居住卫生、适应冷暖变化,避免潮湿受寒,对痹证的反复发作也有很好的预防作用。

二、杨霓芝对痹证的诊治

(一) 对痹证病因病机的认识

痹证的病因有外因和内因两方面。外因主要是感受风寒湿热之邪;内因主要是正气不足,邪之所凑,其气必虚,精气内虚,外邪趁虚侵人体。正如《证治汇补》言:"由元精内虚而三气所袭,不能随时祛散,流注经络,久而成痹。"外因是致病的条件,内因是发病的基础。素体不足,正气偏虚,腠理不密,卫外不固,是引起痹证的内在因素。《素问·痹论》曰:"风寒湿三气杂至,合而为痹也。"《临证指南医案·痹》邪滋九说:"痹者,闭而不通之谓也,正气为邪所阻,脏腑经络不能畅达,皆由气血亏损,腠理疏豁,风寒湿三气得以乘虚外袭,留滞于内,致湿痰浊血,流注凝涩而得之。"

杨霓芝认为"气虚血瘀"为本病的基本病机,乃气血痹阻不通,筋脉关节失于濡养所致,重在于瘀。病变早中期多为脾肾气虚,风寒湿热之邪外袭,筋骨经络闭阻不通则痛;晚期则并见肝肾阴虚,筋骨经络闭阻及不荣而痛。故在本病的病程中"虚"与"瘀"均贯穿疾病的始终。经过及时、正确的治疗及加强防护,痹证的总体预后大多良好。但也有少部分患者,病情迁延日久,反复发作,此多属正气不足、气血津液亏耗严重者。少数病久出现关节肿大及畸形者,则关节的变形不易治愈。若病重入脏,脏腑受损严重,则预后不佳。

(二) 中医治疗切入点

1. 分发作期、缓解期论治　杨霓芝基于本病病机多为本虚标实,虚实夹杂,在发作期以标实为主,在缓解期以本虚为主,确定本病治疗原则应在发作期先治其标,缓解期则重在治本。发作期先从祛邪入手,标实当泻,根据风、寒、湿、热的偏胜,分别着重采用祛风、散寒、除湿、清热等治法,并结合活血化瘀、舒经通络,以达到祛邪通络,使气血畅通的目的。缓解期,重在固本,本虚宜补,要权衡气血阴阳之不足,或补益气血,或滋养肝肾,或阴阳双补,积极纠正脏腑偏衰,特别重视补益脾肾之气及肝肾之阴。

2. 治本重视以肾为本　痹证的发生除风、寒、湿、热诸邪之外因外,往往有阳气先虚、卫外功能降低之内因。卫外失固,病邪方能乘虚而入,袭踞经隧,气血为邪所阻则肿痛以作。因肾是人体全身阴阳的根本,任何脏腑阴阳的虚衰,日久都会引起肾阴或肾阳的不足,临床上称之为“久病及肾”。因痹证反复发作,脏腑必虚,虚之根本在肾,故治疗痹证多“从肾论治”,以治其本。杨霓芝在痹证的临床诊治中,特别重视补肾固本。通过扶正补虚有助于祛除风寒湿热、痰浊、瘀血等病邪,达到治愈缓解痹病的目的。常以党参、黄芪、鸡血藤加强补益气血之功;续断、骨碎补补肾壮筋骨;熟地、补骨脂、淫阳藿滋阴补阳;白芍养血缓急舒筋;首乌、枸杞子、当归、玄参、生地等滋肾阴生津以扶正;黄精、菟丝子、山萸肉、杜仲、桑寄生等补肾气;干姜、淫羊藿、制附片、桂枝、补骨脂等温阳除寒通经。

3. 始终重视活血化瘀　杨霓芝认为瘀血为本病最常见,也是非常关键的病理产物及致病因素。本病多反复发作,耗气伤阴,气为血之帅,气行则血行,气滞则血瘀。瘀血阻络,筋脉不通,肢体失于濡养则肌肉瘦削,活动进一步受限。所以,当归、川芎、丹参、田七、桃仁、红花等都需适当加入处方中,必要时还可加用僵蚕、地龙等虫类药以增加祛瘀功能。

(三) 中医辨证论治方案

杨霓芝认为痹证属本虚标实之病证,宜分发作期和缓解期分期论治。发作期先从祛邪入手,配合扶正;缓解期以固本为主,必要时兼顾祛邪。

1. 发作期　根据病邪性质,分为风、寒、湿、热证型论治。

(1) 风痹(行痹)

证候特点:风痹初起,多发于踝、膝、腕等关节,邪气尚浅,未入脏腑。证见肢体关节酸痛,游走不定,关节屈伸不利,或见恶风发热,苔薄白,脉浮。

治法:祛风通络,散寒除湿。

推荐方剂:《金匮要略》桂枝芍药知母汤加减。

基本处方:桂枝 10g,白芍 20~30g,甘草 5g,麻黄 5g,生姜 5g,白术 15g,知母 20g,防风 10g。

加减法:疼痛以上肢关节为主者(风邪常多上受),选加羌活、白芷、威灵仙、姜黄、川芎,祛风通络,活血止痛;疼痛以下肢关节为主者(湿邪易于就下),选加独活、牛膝、防己、萆薢,通经活络,祛湿止痛。

(2) 寒痹

证候特点:寒气偏盛,入于筋骨,肢体关节为主要疼痛部位。证见肢体关节疼痛较剧,痛有定处,得热痛减,遇寒痛增,关节不可屈伸,局部皮肤不红,触之不热,苔薄白,脉紧。

治法:温经散寒,祛风除湿。

推荐方剂:《金匮要略》乌头汤加减。

基本处方:麻黄 10g,白芍 20g,黄芪 20g,甘草 5g,川乌 5g。

加减法:寒胜者加吴茱萸、附子,湿胜者加防己、薏苡仁,风胜者加防风。川乌有小毒,宜先煎,不宜久服。

(3) 湿痹

证候特点:湿为阴邪,其性黏滞,最易阻遏气血津液的流通。证见肢体关节重着,肿胀,痛有定处,活动不便,肌肤麻木不仁,苔白腻,脉濡缓。

治法:除湿通络,祛风散寒。

推荐方剂:《奇效良方》薏苡仁汤加减。

基本处方:薏苡仁 15g,当归 10g,白芍 15g,麻黄 10g,肉桂 5g,甘草 5g,苍术 10g,羌活 10g,独活 10g,防风 10g,白术 15g,山药 15g,茯苓 15g。

加减法:风较胜者加白芷,寒较胜者加附子、桂枝,湿较胜者加防己、萆薢。

(4) 热痹(风湿热痹)

证候特点:感受热邪或风、寒、湿痹后期化热伤阴。证见关节疼痛,局部灼热红肿,得冷稍舒,痛不可触,可病及 1 个或多个关节,多兼有发热、恶风、口渴、烦闷不安等全身症状,苔黄燥,脉滑数。

治法:清热通络,祛风除湿。

推荐方剂:《金匮要略》白虎加桂枝汤。

基本处方:知母 10g,甘草 5g,石膏 20g,粳米 15g,桂枝 10g。

加减法:发热、口渴,苔黄,脉数甚者(热势亢盛),加银花藤、连翘、黄柏清热解毒;皮肤出现红斑者(血热),加丹皮、生地、地肤子、赤芍凉血息风;关节红肿,疼痛剧烈,入夜尤甚,壮热烦渴,舌红少津,脉弦数者,为热痹化火伤津,治宜清热解毒、滋阴凉血,可改用《千金》犀角散加减。

2. 缓解期　发作期痹痛经处理后,有改善,即进入缓解期。也有痹证日久,转为慢性发病,关节疼痛时轻时重。此时多应扶正固本为主。

(1) 肝肾阴虚,湿瘀痹阻

证候特点:关节肌肉疼痛,肿大僵硬或畸形,肌肉消瘦,屈伸不利,腰膝酸软,或关节局部发热,五心烦热,或时有烦躁,口干不欲饮,或便干,小便黄,舌暗红苔薄或光剥少苔,脉弦细或细数。

治法:滋补肝肾,利湿化瘀。

推荐方剂:二至丸合四妙散加减。

基本处方：女贞子 12g，墨旱莲 12g，黄柏 15g，苍术 12g，牛膝 15g，牡丹皮12g，丹参 12g，茯苓 15g，山药 15g，何首乌 15g，薏苡仁 15g。

加减法：需滋补肾阴者，可用熟地黄、山茱萸、龟甲；清热祛湿中热重于湿者可选用水牛角、生地黄、忍冬藤等，湿重于热者可选用苍术、防风、麻黄、桂枝等；活血化瘀，可用桃仁、红花等。

（2）脾肾阳虚，浊毒瘀阻

证候特点：关节冷痛，僵直畸形，肌肉萎缩，神疲乏力，腰膝酸软，面色无华，气短懒言，纳差，甚者腰背凉痛，面色㿠白，尿频清长，大便稀溏，舌淡有齿痕，脉沉弱。

治法：温肾健脾，化浊泄毒。

推荐方剂：当归补血汤合二仙汤加减。

基本处方：炙黄芪 30g，全当归 20g，党参 15g，白术 20g，茯苓 15g，陈皮10g，桂枝 10g，仙茅 15g，淫羊藿 15g，大黄 6g。

加减法：温补脾肾可用制附子、巴戟天、肉桂、益智仁等药；健脾渗湿可用薏苡仁、赤小豆、芡实等；腹胀大，小便短少者，可加柴胡、猪苓以通阳化气；纳食减少者，加砂仁、紫苏以运脾利水。

（四）痹证用药特点分析

1. 重视补肾药　针对缓解期的痹证患者，以扶正固本的药物为主。杨霓芝重视补肾药物的使用，认为痹证多迁延数年而愈，不可贪快图重药猛药获取疗效，应缓缓而治，徐徐方可现功效。肾气虚者，善用黄芪补后天以养先天，现代研究也证实该药有提高机体免疫力的作用。肾阴偏虚患者，多用女贞子、墨旱莲、石斛等滋阴补肾；肾阳偏虚者，则多选菟丝子、巴戟天等温肾通络。这些补肾药物特点多平和、不腻不燥，较之桂、附、阿胶之类，可长期服用调理。此外，在使用这些补肾药之时，多加用陈皮、布渣叶理气健脾、保护胃气，减少药物对胃肠的刺激。

2. 虫类药的使用　痹证病久成顽疾者，多有关节畸形、肢体拘挛、抽掣疼痛等症状。今人多喜联合多种虫类药，以期获搜风止痛之效。但此类药物，如蜈蚣、穿山甲、全蝎、白花蛇、露蜂房等，杨霓芝认为大多性偏温燥，且价昂贵，用量大者尚有一定毒性，故选虫类药并不以上述药物为主，推荐以僵蚕、地龙等虫类药入方中，性较温和，但用量不易过大，不宜久服，中病即止。

3. 雷公藤类药的使用　雷公藤类药物，还有火把花根、青风藤等皆对风湿痹痛有较好的止痛效果。但这类药物使用过程中副作用也较多，要注意定期复查血常规和肝肾功能，也要注意性腺抑制的问题。总之，年老体弱、育龄期妇女、儿童等均不宜使用。若要使用这类药物,也最好选择正规药厂之中成药为宜,如雷公藤多苷、昆仙胶囊等。不主张直接汤剂煎煮,因为长期用药,此类药物的量不好测算。

三、杨霓芝治疗痹证经典验案

肝肾阴亏,湿热痹阻案

患者,女,58岁,农民。2017年8月12日来诊。

病史:患类风湿关节炎近2年,曾用激素、解热镇痛药等治疗,关节疼痛有所缓解,但反复发作。

初诊(2017年8月12日):患者身体消瘦,双手指、腕、膝关节肿胀、灼热疼痛,肘、肩、踝关节肿胀疼痛,手指、腕关节变形,晨僵,握拳不固,活动受限。口干欲饮,胃纳及夜寐一般,便干尿浊。查:血沉108mm/h,抗"O"25U/ml,类风湿因子(RF)286U/ml,抗环瓜氨酸肽抗体(抗CCP)168U/ml。舌质红苔少,脉弦数。

中医诊断:痹证(肝肾阴亏,湿热痹阻)。

西医诊断:类风湿关节炎。

治法:滋补肝肾,利湿化瘀。

方药:二至丸合四妙散加减。

处方:女贞子10g,墨旱莲10g,黄柏15g,苍术10g,牛膝15g,牡丹皮10g,丹参10g,茯苓15g,山药15g,何首乌15g。每日1剂,水煎,分2次服。配合甲泼尼龙片8mg、每日1次,连服14天。嘱其关节痛转轻后逐渐撤减激素。

二诊(2017年8月19日):患者身体消瘦,双手指、腕、肘、肩、踝、膝关节肿胀、疼痛,活动后减轻,关节灼热减轻,手指、腕关节变形,晨僵,握拳不固,活动受限。口干欲饮,胃纳增加,夜寐一般,便软尿浊。舌质红苔少,脉弦数。

处方:女贞子10g,墨旱莲10g,黄柏10g,苍术10g,牛膝15g,牡丹皮10g,丹参10g,茯苓15g,山药15g,何首乌15g,伸筋草30g,鸡血藤30g,地龙10g。每日1剂,水煎服,分2次服。

三诊(2017年8月26日):患者身体消瘦,双手指、腕、肘、肩、踝、膝关节肿胀减轻,晨起稍感疼痛,活动后减轻,无关节灼热,手指、腕关节变形,晨僵,握拳不固较前好转,活动仍轻度受限。口干但不欲饮,胃纳增加,夜寐一般,便软尿清。舌质红苔薄白,脉弦数。

处方:鳖甲30g,龟甲30g,黄柏10g,熟地黄20g,山茱萸15g,牛膝15g,牡丹皮 10g,丹参 10g,茯苓 15g,山药 15g,何首乌 15g,伸筋草 30g,鸡血藤 30g,地龙 10g。每日 1 剂,水煎服,分 2 次服。

继续以本方加减调治 3 个月。全身关节肿胀疼痛明显好转,血沉降至 26mm/h,RF 178U/ml,抗 CCP 84U/ml,查肝功能及肾功能、血常规无异常。泼尼松减至 1 片/d,再予原法治疗,并撤除激素。患者生活亦能自理,并可从事家务劳动。

心得体会:类风湿关节炎是一种以骨与关节病变为主的慢性、全身性、免疫性疾病。以关节晨僵、疼痛肿胀及功能障碍为主要临床表现。类风湿关节炎类似于《金匮要略》之历节病、宋《太平圣惠方》之顽痹,以其症情顽缠,久治难愈而命名,故绝非一般祛风、燥湿、散寒、通络之品所能奏效。本例患者系顽痹中郁久化热伤阴型,又由于长期使用激素,阴阳失衡,功能紊乱,肾督亏虚,出现肾阴不足,湿热流注、经隧不利之症状。故治疗关键在于调整机体阴阳平衡,清化湿热,滋补肝肾,蠲痹通络,而奏著效。

方用二至丸合四妙散加减。二至丸滋阴补肾,力度虽柔,但可长期使用,柔中显刚。四妙丸由苍术、黄柏、牛膝、薏苡仁组成,是治疗湿热下注腰膝肿痛的良方。黄柏苦以燥湿,寒以清热,性沉降,长于清下焦湿热;苍术辛散苦燥,长于健脾燥湿,与黄柏相伍,清热燥湿,标本兼顾;薏苡仁能健脾渗湿,除痹止泻,有抑制肌肉收缩、镇静、镇痛、降温解热等作用;川牛膝补肝肾、强筋骨,引诸药下行。除选草木之品以补肾强本之外,可借虫类血肉有情之品搜风剔邪,散瘀涤痰,标本兼顾,方能攻克此症。

(曾翠青)

参考文献

1. 黄璟,张倩,王立新,等.杨霓芝辨证治疗类风湿性关节炎肾损害经验[J].河南中医,2012,32(8):978-979.

2. 付平,贺建军,米绪华,等.类风湿性关节炎肾损害的临床特征(附 90 例分析)[J].华西医学,2001,16(2):203.

3. 杨阳,张一颖,亢力,等.痹证古方用药特点分析[J].中华中医药杂志,2018,33(12):5605-5608.

4. 陈腾.浅谈顽痹证治[J].内蒙古中医药,2018,37(11):33.

第七节　腰　痛

腰痛是指腰部感受外邪，或因劳伤，或由肾虚而引起气血运行失调，脉络拘急，腰府失养所致的以腰部一侧或两侧疼痛为主要症状的一类病证。中医学的"腰痛"概念基本涵盖了西医学的腰部骨骼肌肉病变，如腰椎间盘突出症、腰三横突综合征、腰肌劳损、风湿病等。对于腰痛的诊治，西医学尚没有统一的认识，可见于与腰痛相关的内外科疾病之中，常见于腰部软组织损伤、脊髓和脊神经、腰椎等病变及内脏病变等，其病变性质，可分为常见病变和特殊病变两大类。常见腰痛病变，主要属于临床上常见、良性的腰痛病变，比如软组织损伤、腰脊神经后支源性下腰痛、腰椎间盘源性下腰痛等神经或软组织的炎性病变所导致的疼痛；特殊腰痛病变，主要属于临床上少见、相对比较严重的腰痛病变，比如腰椎结核、肿瘤、强直性脊柱炎、骨髓空洞症等。对于其治疗，需要根据不同的病变性质及原因进行治疗，具体可参考相关专著。

中医药对于腰痛的诊治方法多样，疗效显著。杨霓芝从事中医药临床几十载，对于腰痛的诊治有自己独特的经验，阐述如下。

一、中医药治疗本病的现状

腰痛一病，中医古代文献早有论述。《素问·脉要精微论》指出："腰者，肾之府，转摇不能，肾将惫矣。"说明了肾虚腰痛的特点。《金匮要略》开始对腰痛进行辨证论治，记载了肾虚腰痛用肾气丸、寒湿腰痛用干姜苓术汤治疗，两方一直为后世所重视。现代医家对于腰痛的诊治，认为外感、内伤均可发生，病机为风寒湿热、气滞血瘀壅滞于经络，或肾精亏损、筋脉失养所致，但以肾虚为本，风寒湿热、气滞血瘀为标，正虚者补肾壮腰，实者祛邪活络，临证分清标本缓急，分别选用散寒、除湿、清热、理气、化瘀、益精、补肾等法，若虚实夹杂，又当攻中兼补，或补中兼攻，权衡施治，并且配合膏贴、针灸、按摩、理疗等法可收到较好的效果，同时注意劳逸结合，保护肾精，注重劳动卫生，避免外伤、感受外邪等，有助于预防腰痛的发生。

二、杨霓芝临证经验

（一）病因病机的认识

病因方面，杨霓芝认为，腰痛主要可以分为不通则痛及不荣则痛。各种原因所致的腰部经脉气血瘀滞可归结为不通则痛，其原因主要为外感寒湿、湿热等邪气与内生之邪相合导致腰部经脉气血运行不畅,不通则痛;由于多种原因所致的腰府失养可归结为不荣则痛,其病因多为后天久病多病导致湿浊、瘀血等邪气内生耗损,先天脏腑经脉亏虚等导致腰府失养,不荣则痛。其他,如跌仆闪挫损耗经脉气血、饮食摄身不当导致痰湿瘀血阻滞等,亦可导致腰痛。在发病中常见多种因素同时致病,其中正气亏虚、御邪不力是发病的主要基础。

病位方面,杨霓芝认为,腰痛主要在肾,与肝脾、督脉、带脉等脏腑经脉相关。因腰为肾之府,肾为先天之本,主藏精,是人体元阴元阳之本,主一身之气化,腰部功能活动的正常发挥主要依靠肾之藏精、气化功能。腰在人体属于连接上下之枢纽,其病变多属于中下二焦,中焦脾土主运化之能,脾失健运则水湿内生,停聚腰府,阻滞经脉可见腰痛;且人体湿邪致病常为内外相合,脾肾之正气不足,外感之湿邪才有可乘之机。督脉为人体阳脉之海,为肾所主,督脉亏虚,多因肾之阴阳亏虚及藏精之用不及,故见腰痛。带脉环行于腰部,具有运行腰部气血、宗束纵行之经脉的作用,带脉受邪则腰部经脉失养,可见腰痛。

病理因素方面,主要为寒湿、湿热、瘀血等阻滞经脉,影响脏腑功能,耗损脏腑经脉之精津气血等。

总而言之,腰痛是内外邪气因素相合致病,属于本虚标实之病,本虚在肾,为发病之主,标实在寒湿、瘀血等,为发病之诱因或加重之因素。如《景岳全书·杂证谟·腰痛》记载:"既无表邪,又无湿热,或以年衰,或以劳苦,或以酒色斫丧,或以七情忧郁,则悉属真阴虚证。"其中,腰部经脉气血运行不畅是腰痛发生的关键,气为血帅,气血运行不畅虽有气滞、气虚之不同,但气虚仍是气血运行不畅的主要原因,因此通过各种治疗方法,恢复经脉之气血运行调和是腰痛治疗的落脚点。

(二) 中医治疗切入点

中医药的整体观、辨证论治思想,对于无器质性损害疾病的治疗有防微杜渐之意义,对于器质性损害疾病有增强临床疗效、减轻患者负担、节省医疗资源之优势。

对于腰痛的诊治,杨霓芝提倡明确诊断是疾病治疗的前提,无论运用中西医何种治疗方法,都应当明确诊断。对于无器质性损害者,以中医药治疗为主有明显疗效,临床辨证施治时以外感、内伤为纲领,辨别疾病之内外、虚实,并且分析其致病因素,分清主次。内虚者以补肾壮腰为主,调和气血,促进脏腑功能的恢复及腰部经脉气血运行时通畅;外实者祛邪为主,针对不同之因素,可以应用活血化瘀、散寒除湿、清利湿热等法,使邪气得去,正气自安;虚实兼夹者,根据其主次缓急情况,标本兼顾治疗。由于气血瘀滞在腰痛中的重要性,因此,益气活血法贯穿于腰痛治疗的始终。治肾为本,兼顾内外,益气活血为主线是杨霓芝诊治肾病的特色,也是诊治腰痛的特色。

(三)中医辨证论治方案

1. 寒湿腰痛

证候特点:腰部冷痛重着,转侧不利,逐渐加重,每遇阴雨天或腰部感寒后加剧,痛处喜温,得热则减,苔白腻而润,脉沉紧或沉迟。

治法:散寒除湿,温经通络。

方药:渗湿汤。方中干姜、甘草、丁香散寒温中,以壮脾阳;苍术、白术、橘红健脾燥湿;茯苓健脾渗湿。诸药合用,温运脾阳以散寒,健运脾气以化湿利湿,故寒去湿除,诸症可解。寒甚痛剧,拘急不适,肢冷面白者,加附子、肉桂、白芷以温阳散寒。湿盛阳微,腰身重滞,加独活、五加皮除湿通络。兼有风象,痛走不定者,加防风、羌活疏风散邪。病久不愈,累伤正气者,改用独活寄生汤扶正祛邪。

2. 湿热腰痛

证候特点:腰髋弛痛,牵掣拘急,痛处伴有热感,每于夏季或腰部着热后痛剧,遇冷痛减,口渴不欲饮,尿色黄赤,或午后身热,微汗出,舌红苔黄腻,脉濡数或弦数。

治法:清热利湿,舒筋活络。

方药:加味二妙散。方中以黄柏、苍术辛开苦燥以清化湿热,绝其病源;防己、萆薢利湿活络,畅达气机;当归、牛膝养血活血,引药下行直达病所;龟甲补肾滋肾,既防苦燥伤阴,又寓已病防变。诸药合用,寓攻于补,攻补兼施,使湿热去而不伤正。

3. 瘀血腰痛

证候特点:痛处固定,或胀痛不适,或痛如锥刺,日轻夜重,或持续不解,活动不利,甚则不能转侧,痛处拒按,面晦唇暗,舌质隐青或有瘀斑,脉多弦涩或细数。病程迁延,常有外伤、劳损史。

治法:活血化瘀,理气止痛。

方药:身痛逐瘀汤。方中以当归、川芎、桃仁、红花活血化瘀,以疏达经络;配以没药、五灵脂、地龙化瘀消肿止痛;香附理气行血;牛膝强腰补肾,活血化瘀,又能引药下行直达病所。诸药合用,可使瘀去壅解,经络气血畅达而止腰痛。

4. 肾虚腰痛

证候特点:腰痛以酸软为主,喜按喜揉,腿膝无力,遇劳则甚,卧则减轻,常反复发作。偏阳虚者,则少腹拘急,面色㿠白,手足不温,少气乏力,舌淡脉沉细;偏阴虚者,则心烦失眠,口燥咽干,面色潮红,手足心热,舌红少苔,脉弦细数。

治法:偏阳虚者,宜温补肾阳;偏阴虚者,宜滋补肾阴。

方药:偏阳虚者以右归丸为主方温养命门之火。方中用熟地、山药、山茱萸、枸杞子培补肾精,是为阴中求阳之用;杜仲强腰益精;菟丝子补益肝肾;当归补血行血。诸药合用,共奏温肾壮腰之功。偏阴虚者以左归丸为主方以滋补肾阴。方中熟地、枸杞、山茱萸、龟甲胶填补肾阴;配菟丝子、鹿角胶、牛膝以温肾壮腰,肾得滋养则虚痛可除。若虚火甚者,可酌加大补阴丸送服。如腰痛日久不愈,无明显阴阳偏虚者,可服用青娥丸补肾以治腰痛。

(四)杨霓芝治疗腰痛常用方药分析

1. 常用方

(1) 补肾阴者多用六味地黄汤、左归丸、二至丸为主:六味地黄丸出自钱乙《小儿药证直诀》,原主治小儿囟门不合等因先天肾精不足所致的发育迟缓之证,具有滋阴补肾之效,主治肾阴虚证,是治疗肾阴虚的基本方剂。左归丸出自《景岳全书》,有滋阴补肾、填精益髓之效,主治真阴不足之证。二至丸出自《扶寿精方》,具有滋补肝肾、滋阴益血之效,主治肝肾阴虚之证。肾者为藏精之脏,腰为肾之府地,肾精不足则兼腰府酸软乏力,甚则不荣则痛;又肾为先天藏精之所,主持人体气化之根源,肾之气化需要以肝木之升发以达全身。对于肾阴虚之腰痛,杨霓芝大多以六味地黄丸为基本方施治,兼有头晕耳鸣等肾精不足之证,可以左归丸加减;对于伴见失眠多梦、须发早白等肝肾不足,魂不归舍,肝血不足,不能生发等证时,以二至丸加减治疗。三方皆有壮水之主之功,但是临床应用时应该根据具体辨证选用化裁。

(2) 补肾阳者多用肾气丸、右归丸为主:肾气丸出自张仲景《金匮要略》,是治疗肾气虚的基本方,具有补肾助阳化气之功,主治肾气气化不足之证。右归丸出自《景岳全书》,具有温补肾阳、填精益髓之功,主治肾阳不足,命门火衰之证。二者皆有温补肾阳作用,但是肾气丸温补之效较右归丸缓和,重在补助肾之气化功能的恢复;右归丸温补之力强,更有填精益髓之功,对于肾之阳气不足,精髓空虚者,较肾气丸为上。二方皆有益火之源之用。肾阳为一身阳气之根,又称命门之火。肾之阳气具有温煦腰府的作用,肾阳不足则温煦无力,导致寒邪等阴邪容易侵犯腰府,从而发生腰痛;肾之藏精功能虚弱则肾精不藏,导致精微外泄,腰府失养,可见腰痛。可见杨霓芝对于腰痛的选方是以肾为本,辨病之寒热虚实属性,以基本方加减化裁治疗。

2. 常用药 杨霓芝认为,对于中药而言,不同的炮制加工方法对于药效的发挥及方剂的配伍加减皆有很大影响,甚至可以成为治疗成败的关键。此处列举杨霓芝常用药物。补肾常用盐山萸肉,山萸肉补肾益精,盐制则咸以入肾,一般用量为10~15g;制何首乌补肾填精,活血止痛,制后毒性减轻,减毒增效,一般用量为10~15g。活血常用牛膝补肾兼活血以补泻兼用,一般用量为15~30g;延胡索醋制则活血止痛之力增强,一般用量为10~15g。强腰以杜仲,一般为15g为益。益气用黄芪,轻用则有升清之效,重用则有培土、利水、生肌之效,一般用量为15~45g。另外,杨霓芝选方用药规矩中和,彰显传统"中庸"之道,不提倡使用峻猛之剂;同时在诊治过程中,注重给邪气以出路,因腰痛多见湿邪为患,因此化湿、祛湿、利湿药如茯苓、土茯苓、薏苡仁、炒白术等皆可选用,一般用量为10~15g。

三、杨霓芝治疗腰痛的经典验案二则

(一) 肾气虚弱案

彭某,男,44岁,2012年1月30日初诊。

病史:反复腰酸痛半年,经多方调治未见明显缓解,腰椎X线片提示未见明显异常。因此来诊。初诊症见:精神疲倦,面色晦暗,纳眠可,腰酸,早泄,二便调,舌淡暗,苔薄白,脉迟弱。

西医诊断:腰痛。

中医诊断:腰痛(肾气虚弱)。

治法:补肾填精,活血止痛。

方药:盐山萸肉10g,菟丝子15g,女贞子15g,墨旱莲15g,白芍15g,太子参15g,熟地黄20g,杜仲15g,制何首乌15g,怀牛膝15g,延胡索25g,甘草5g。水煎内服。

二诊(2012年3月5日):患者服用前方后腰痛缓解,疲倦减轻,遂在简易门诊抄方续方治疗,现腰痛腰酸缓解,早泄较前减少,纳眠可,二便调,舌淡暗,苔薄腻,脉迟弱。

方药:生山萸肉10g,墨旱莲5g,黄芪15g,怀牛膝15g,菟丝子20g,白芍15g,杜仲15g,延胡索15g,熟地黄20g,制何首乌15g,薏苡仁15g,甘草5g。水煎内服。

三诊(2012年4月13日):患者服药后疲倦减轻,腰痛明显缓解,纳眠佳,舌淡红,苔薄白,脉细。

方药:女贞子15g,白芍15g,薏苡仁30g,墨旱莲15g,熟地黄15g,土茯苓

15g,山茱肉15g,制何首乌15g,白术15g,泽兰15g,甘草5g。水煎内服。

心得体会:患者因腰痛不适就诊,见精神疲倦,面色晦暗,腰酸,早泄,舌淡暗,脉迟弱之肾虚兼有血瘀之象。杨霓芝辨证病位在肾,病性为虚,兼有瘀血内停,治以补肾填精为主,佐以活血止痛为法立法。方中盐山茱肉、制何首乌补肾精,尤以地黄、首乌填肾精为主;臣以菟丝子、女贞子、墨旱莲补肾;佐杜仲兼补肾强腰止痛,牛膝补肾活血止痛,且引血下行,延胡索止痛,经醋制后又可增效减毒,活血止痛之力更强,白芍止痛又入血分,太子参健脾益气,养后天以补先天;使以甘草调和诸药。全方共奏补肾填精,活血止痛之效。其中填补肾精即是补益肾气为助活血治法,体现了杨霓芝益气活血法在腰痛中的应用。随证加减方面,二诊时患者疲倦缓解,但脉仍沉弱,予黄芪易太子参增强健脾益气之力,后天得补,脾气健运则气血生化有源,先天得以补充;舌苔薄白腻,见湿邪困阻之象,遂加薏苡仁以健脾与利湿并用,一举两得。

(二)湿热下注案

吴某,男,46岁,初诊日期:2012年2月8日。

病史:患者10余年前急性肾炎病史,经治疗后尿检正常,但腰部常常酸重疼痛,天气变化时加重,3天前因长途开车,劳累后出现腰痛,自服牛黄解毒片未见缓解,遂来诊。初诊症见:头晕,腰酸痛,纳可,眠一般,大便黏,小便调,舌淡红,苔黄腻,脉弦细。

西医诊断:腰痛查因。

中医诊断:腰痛(湿热下注,瘀血阻滞)。

治法:清热利湿,活血止痛。

方药:苍术15g,关黄柏15g,薏苡仁30g,酒川牛膝15g,赤芍15g,桃仁5g,红花5g,生地黄20g,延胡索25g,络石藤15g,忍冬藤30g,甘草5g。水煎内服。

心得体会:该患者10余年前患有急性肾炎病史,遗留腰痛未愈,究其原因,为湿热之邪缠绵难愈,久则阻滞经脉,伤及腰府,此次因劳累后腰痛旧疾复发,虽有正虚之本,但腰痛因湿热瘀血阻滞为标为急,腰酸痛,大便黏,苔黄腻为湿热下注之象;头晕为湿热之邪困阻清阳之象。急则治标,治以清热利湿为主,佐活血止痛之药,方以四妙丸加减。四妙丸是治疗湿热下注之基本方,考虑患者腰痛病情缠绵,久病多瘀,久病入络,遂加赤芍、桃仁、红花、延胡索以活血,络石藤、忍冬藤通络止痛;肾虚之本,以地黄补肾填精;佐甘草以调和诸药。全方共奏清热利湿,活血止痛之功。后随访,患者诉服药14剂后,腰痛未再发作,遂未来复诊。

(胡天祥　毛　炜)

参考文献 ●————————————————————————

1. 谭伟伟,何升华.腰痛-历史沿革与文献探微[J].实用中医内科杂志,2016,30(3):87-88.

2. 曹佳城,黄雪莲.张介宾治疗腰痛用方浅析[J].新中医,2018,50(12):266-268.

3. 金晓,王文凤,杨霓芝.杨霓芝教授治疗慢性肾病药对应用经验撷菁[J].中国中西医结合肾病杂志,2015,16(9):758-759.

4. 金晓,王文凤.杨霓芝教授运用加味二至丸治疗肾脏病的临床应用举隅[J].中国中西医结合肾病杂志,2015,16(3):192-193.

5. 杨霓芝,毛炜.中西医结合肾脏病学研究新进展[M].北京:人民卫生出版社,2017:10.

45检